普通高等教育"十一五"国家级规划教材

供临床、预防、基础、口腔、麻醉、影像、药学、检验、护理、法医等医学类专业用

医学机能学实验教程

第 4 版

U0291149

主　　编	胡还忠　牟阳灵

副主编	郭莲军　曹济民　管茶香　万　瑜　张京玲
	王小川　王　勇　张　业　吴基良　何小华
	余上斌　胡　浩　杨俊卿　席姣娅

秘　　书　王　维

编　　委　（以姓氏笔画为序）

<table>
<tr><td>万　瑜（武汉大学）</td><td>张　业（厦门大学）</td></tr>
<tr><td>王　勇（汕头大学）</td><td>张京玲（南开大学）</td></tr>
<tr><td>王　维（华中科技大学）</td><td>张海锋（第四军医大学）</td></tr>
<tr><td>王　媛（武汉大学）</td><td>陆　杰（重庆医科大学）</td></tr>
<tr><td>王小川（华中科技大学）</td><td>陈健康（第四军医大学）</td></tr>
<tr><td>田　琴（武汉民政职业学院）</td><td>欧阳昌汉（湖北科技学院）</td></tr>
<tr><td>牟阳灵（华中科技大学）</td><td>金大庆（南开大学）</td></tr>
<tr><td>闫国良（厦门大学）</td><td>周　勇（中南大学）</td></tr>
<tr><td>杜克莘（西安交通大学）</td><td>郑　敏（湖北科技学院）</td></tr>
<tr><td>杨俊卿（重庆医科大学）</td><td>胡　浩（西安交通大学）</td></tr>
<tr><td>李　丽（牡丹江医学院）</td><td>胡还忠（华中科技大学）</td></tr>
<tr><td>李　娜（南开大学）</td><td>耿志国（三峡大学）</td></tr>
<tr><td>李　静[1]（南开大学）</td><td>徐　戎（华中科技大学）</td></tr>
<tr><td>李　静[2]（重庆医科大学）</td><td>郭莲军（华中科技大学）</td></tr>
<tr><td>吴基良（湖北科技学院）</td><td>席姣娅（华中科技大学）</td></tr>
<tr><td>何小华（武汉大学）</td><td>曹济民（北京协和医学院）</td></tr>
<tr><td>余上斌（华中科技大学）</td><td>管茶香（中南大学）</td></tr>
</table>

特邀编委　黄　武（成都泰盟软件有限公司）

科学出版社

北　京

内 容 简 介

《医学机能学实验教程》第 4 版为普通高等教育"十一五"国家级规划教材。

本书包括机能学实验的基础知识、机能学实验的基本方法、机能学实验和机能学计算机模拟教学实验等内容，共 9 章。其中实验方法 26 种（类），机能学实验 160 多个，机能学计算机模拟教学实验 4 个。

本书根据机能学教学实验的特点和参编学校实验教学改革的经验，重点编纂了机能学实验的基本方法和经典的机能学实验内容；阐明了医学生物学科学研究思维方法、机能学探索性实验及实验研究论文的撰写，以期授人以渔。为了适应目前的机能学实验教学改革，根据编委会的共识，本书编排顺序有了较大变化，以系统归类，删除了生物电子学及相关内容，增加了一些新的实验方法和实验内容，供使用者参考和选用。

本书强调基础理论，注重实践。保持了知识性，趣味性，系统性，科学性，可读性和实用性的特点。内容安排有利于促进对学生观察问题、分析问题和自己动手解决问题的综合能力的培养。

本书为医药院校临床、预防、基础、口腔、麻醉、影像、药学、检验、护理、法医等专业的五年制、五加三年制和八年制学生的机能学实验教材，也可作为硕士生、博士生和相关人士的参考书籍。

图书在版编目（CIP）数据

医学机能学实验教程 / 胡还忠，牟阳灵主编. —4 版. —北京：科学出版社，2018.1

普通高等教育"十一五"国家级规划教材
ISBN 978-7-03-047160-4

Ⅰ. ①医… Ⅱ. ①胡… ②牟… Ⅲ. ①机能–人体生理学–实验–医学院校–教材 Ⅳ. ①R33-33

中国版本图书馆 CIP 数据核字(2016)第 013583 号

责任编辑：王　颖　朱　华 / 责任校对：桂伟利
责任印制：赵　博 / 封面设计：陈　敬

科 学 出 版 社 出版
北京东黄城根北街 16 号
邮政编码：100717
http://www.sciencep.com
北京天宇星印刷厂印刷
科学出版社发行　各地新华书店经销
*
2002 年 4 月第　一　版　　开本：850×1168　1/16
2016 年 6 月第　四　版　　印张：19 1/4
2024 年 1 月第二十一次印刷　　字数：603 000

定价：**69.80 元**
（如有印装质量问题，我社负责调换）

第4版前言

《医学机能学实验教程》问世以来，已走过近十五年历程，在这些年中，有无数人为之增光添彩。是张桂林教授和魏劲波教授的力荐，才使之有见到阳光的机会。又有王迪寻教授、黄承钧教授、胡文淑教授、魏劲波教授及樊继云教授等专业顾问的支撑，使之羽翼渐渐丰满。更有新老编委的通力合作，不懈努力；参编学校领导的关怀和支持；科学出版社的悉心指导；多家仪器研发单位特别是成都泰盟科技有限公司的加盟，最终使得该《医学机能学实验教程》得到国内许多院校师生的认可，倍感欣慰。

十五年来，有65位专家教授和工作在教学一线的老师参加了编委会工作，他们分别来自于四大直辖市和东至黑龙江省、西到新疆维吾尔自治区8省自治区的广袤地域，包括协和医科大学、第四军医大学等在内的17所高等医药院校。编委中，博士生导师达30%，更有长江学者、国家青年千人计划人才；有学校校长和多位学院院长亲自参加并撰写实验内容，评审稿件；还有幸邀请了4位海外学者参加编委会并撰写文章。他们肩负着广大师生和读者的殷切希望，为之付出了艰辛的劳动，才有了《医学机能学实验教程》的茁壮成长。

教材的编纂必须为教改服务是我们始终坚持的宗旨。我国医学机能学实验教学不断改革创新，对实验教材编纂工作随时都在提出更新更高的要求。第4版《医学机能学实验教程》的西安交通大学编委会议和武汉大学审稿会议，与会编委们分享了各校的医学机能学实验教学改革经验和成果，深入讨论和细致分析了当前的医学机能学实验教学改革的形势。探讨了何谓基础性实验？基础性实验与综合性实验的区别在哪里？何谓设计性实验？验证性实验和探索性实验都是设计性实验吗？随着医学机能学实验教学改革的进一步深化，会有更多的问题需要人们去思考；会议详细讨论了第4版《医学机能学实验教程》内容的编排，使之更适应教学需要。

医学机能学实验教学，在医学生的教育培养的系统工程中，到底处于何等位置？站在不同的角度会有不同的结论。通过医学机能学实验教学，学生参与思考、策划、动手实验，以及对实验结果的归纳分析，不仅加深他们对机能学理论知识的理解，而且通过医学机能学实验课程的学习，使学生较熟练地掌握实验操作技巧，"授人以渔"；同学带着自己关心和感兴趣的问题，学习生物医学科学研究的基本思维方法和原则；同时也可为进入临床学习打下良好的基础。

大多数的机能学实验，包括临床药理实验的内容都依赖于生物电子学仪器乃至电子计算机。第4版率先介绍了新型的BL-420N信息化信号采集与处理系统。该仪器的诞生，将明显的促进机能学实验教学的进步。

本教程包括机能学实验的基础知识、机能学实验的基本方法、机能学实验和机能学计算机模拟教学实验等内容，共9章。其中实验方法26种（类），机能学实验160多个，机能学计算机模拟教学实验4个。保留了探索性实验及论文的撰写等内容。全书插图和实时信号记录图177幅，计算公式71个和表格117张。

为了使编纂的《医学机能学实验教程》能适应不同院校的教学需要，编纂前不仅收集和分析了参编各校开设的机能学实验教学内容，而且内容的编排顺序也有了一些变化，还新增加了一些实用的实验方法和技术，力求保持《医学机能学实验教程》系统、科学、趣味、可读和实用。

第4版《医学机能学实验教程》的撰写工作得到了华中科技大学同济医学院、西安交通大学医学部和武汉大学医学部各级领导的关怀，各参编院校领导一如既往的支持；全体参编人员再次的精诚合作和艰辛努力；科学出版社领导和编辑的悉心指导；《医学机能学实验教程》的编纂工作再次得到了科学出版社的大力支持，才使第4版《医学机能学实验教程》如期出版，在此一并致谢。

本教程内容涵盖面广，适用范围宽，不仅是为医药院校临床预防、基础、口腔、麻醉、影像、药学、检验、护理、法医等专业的五年制、五加三年制和八年制学生量身定做的机能学实验教材，也可作为硕士生、博士生和相关人士的参考书籍。

尽管本教程历经近十五年之磨砺，希望本书至臻至美，然世上乃无完人完事，书中不足与错误实属难免，恭请使用本教程的广大师生和读者提出宝贵意见，以期再版时进一步订正。

胡还忠

2015 年 10 月

目 录

第一章 绪言 …………………………………… 1
  第一节 机能学实验的目的和要求 ……… 1
  第二节 实验观察指标的选择 …………… 2
  第三节 实验观察、结果的记录与处理 …… 2
  第四节 实验报告书写要求 ……………… 4
第二章 机能学实验的基本知识 …………… 5
  第一节 实验动物的基本知识 …………… 5
    一、实验动物的种类 …………………… 5
    二、实验动物的品种品系 ……………… 5
    三、实验动物的选择 …………………… 6
    四、实验动物的随机分组与标记 ……… 7
    五、实验动物的保护 …………………… 8
  第二节 实验动物用药量的确定及计算
     方法 ………………………………… 8
    一、动物给药量的确定 ………………… 8
    二、人与动物及各类动物间药物剂量
     的换算 ……………………………… 9
  第三节 实验动物的给药途径与方法 …… 10
    一、经口给药 …………………………… 10
    二、注射给药 …………………………… 10
  第四节 常用实验动物麻醉方法 ………… 11
    一、吸入麻醉 …………………………… 11
    二、注射麻醉 …………………………… 12
    三、局部麻醉 …………………………… 13
  第五节 机能学实验常用生理溶液的配制 … 13
    一、常用生理溶液成分与含量 ………… 13
    二、配制生理溶液的方法 ……………… 13
  第六节 机能学实验手术器械 …………… 14
    一、蛙类动物手术器械 ………………… 14
    二、哺乳类动物手术器械 ……………… 14
  第七节 哺乳动物实验的操作技术 ……… 15
    一、动物固定、剪毛 …………………… 15
    二、切开皮肤、皮下组织和止血 ……… 15
    三、神经、血管分离技术 ……………… 16
    四、插管技术 …………………………… 16
    五、实验动物取血技术 ………………… 19
    六、动物实验意外的处理 ……………… 20

    七、实验动物的处死 …………………… 21
  第八节 动物离体标本的制备 …………… 21
    一、两栖类动物组织标本的制备 ……… 21
    二、哺乳动物组织标本的制备 ………… 25
  第九节 我国医学机能学教学实验记录
     仪器的发展 ………………………… 29
  第十节 微循环的图像观察与处理 ……… 31
    一、基本结构 …………………………… 31
    二、微循环图像处理的基本过程 ……… 31
    三、结果输出 …………………………… 31
    四、肠系膜微循环图像观察测定指标 … 32
    五、部分观察指标测定原理 …………… 32
  第十一节 血气分析的原理及方法 ……… 32
    一、血气分析原理 ……………………… 32
    二、测量指标 …………………………… 32
    三、操作方法 …………………………… 32
    四、注意事项 …………………………… 33
  第十二节 液体电解质的测定原理及方法 … 33
    一、工作原理 …………………………… 33
    二、测定方法 …………………………… 33
    三、样品处理 …………………………… 33
    四、注意事项 …………………………… 33
  第十三节 计算机与机能学实验 ………… 34
  第十四节 BL-420F 生物信号采集分析
     系统 ………………………………… 36
    一、概述 ………………………………… 36
    二、原理 ………………………………… 37
    三、BL-420F 生物机能实验系统的软件
     使用 ………………………………… 37
  第十五节 BL-420N 生物信号采集分析
     系统 ………………………………… 39
  第十六节 RM6240C 生物信号采集分析
     系统 ………………………………… 42
    一、系统特点 …………………………… 42
    二、仪器面板 …………………………… 42
    三、窗口界面 …………………………… 43
    四、基本功能及使用 …………………… 43

第十七节 BI-2000 图像处理系统的
　　　　功能简介 …………………… 46
　一、基本结构与功能 …………………… 46
　二、BI-2000 图像处理系统基本操作
　　　步骤 ………………………………… 47
第三章　机能学实验的基本方法 ………… 49
　一、膈神经放电及膈肌收缩运动的同
　　　步记录 ……………………………… 49
　二、心、肺阻抗血流图 ……………… 50
　三、蛙在体心室肌细胞内动作电位、
　　　ECG 及心脏收缩活动的同步记录 … 50
　四、离体心房肌细胞内动作电位及收缩
　　　力的同步记录 ……………………… 52
　五、心脏电活动的点阵电极标测技术 … 52
　六、家兔室颤的诱发 ………………… 54
　七、家兔减压神经放电、心电图及
　　　动脉血压的同步记录 ……………… 56
　八、肾神经放电、心电图和动脉血压
　　　的同步记录 ………………………… 57
　九、实验动物血压与心室内压的测定 … 59
　十、动脉血流量的测量 ……………… 64
　十一、大鼠肾性高血压实验方法 …… 66
　十二、手指容积脉搏波的描记 ……… 67
　十三、小鼠空肠平滑肌细胞内电活动
　　　　与肌张力的同步记录 …………… 68
　十四、Oddi's 括约肌电活动的记录 … 69
　十五、数字显示小动物脑立体定位仪
　　　　及脑立体定位技术 ……………… 70
　十六、大鼠脑脊液的收集 …………… 72
　十七、蛙缝匠肌被动张力的定量变化
　　　　和肌梭放电的同步记录 ………… 73
　十八、多电极阵列记录技术 ………… 74
　十九、脑片神经元膜电流的记录 …… 75
　二十、大鼠中枢神经元电活动的记录 … 79
　二十一、大鼠在体海马长时程增强
　　　　　电位的记录 ………………… 80
　二十二、豚鼠耳蜗微音器效应 ……… 82
　二十三、动物免疫与抗体制备 ……… 83
　二十四、受体的检测 ………………… 86
　二十五、实验动物行为学实验方法 … 91
　二十六、糖尿病动物模型的复制 …… 98
第四章　机能学实验各论 ………………… 101
　第一节　神经肌肉 …………………… 101

　一、蛙坐骨神经双相、单相动作电位
　　　的记录与强度法则 ……………… 101
　二、蛙坐骨神经兴奋传导速度和不应
　　　期的测定 ………………………… 102
　三、蛙坐骨神经-腓肠肌标本的神经
　　　干动作电位、肌细胞动作电位和
　　　肌张力的同步记录及影响因素 … 103
　四、骨骼肌终板电位及其药物的
　　　影响 ……………………………… 105
　五、负荷对骨骼肌收缩的影响 ……… 106
　六、刺激强度和频率对骨骼肌收缩活
　　　动的影响 ………………………… 107
　七、局麻药对神经干动作电位的
　　　影响 ……………………………… 109
　第二节　血液系统 …………………… 110
　一、血液凝固及其影响因素 ………… 110
　二、血红蛋白量的测定 ……………… 110
　三、红细胞沉降率的测定 …………… 111
　四、红细胞渗透脆性的测定 ………… 112
　五、出血时间的测定 ………………… 113
　六、凝血时间的测定 ………………… 113
　七、ABO 血型的鉴定 ……………… 113
　八、药物的溶血反应 ………………… 115
　九、弥散性血管内凝血（DIC）及
　　　治疗 ……………………………… 116
　第三节　心血管系统 ………………… 117
　一、蛙心起搏点的观察 ……………… 117
　二、蛙心灌流 ………………………… 118
　三、期前收缩与代偿间歇 …………… 120
　四、对在体蛙心心输出量的影响
　　　因素 ……………………………… 120
　五、心室肌环等长收缩力的影响
　　　因素 ……………………………… 122
　六、肠系膜微循环的观察 …………… 124
　七、心血管活动的神经体液调节 …… 125
　八、人体心音听诊 …………………… 128
　九、人体动脉血压的测量 …………… 129
　十、人体体表心电图的记录 ………… 130
　十一、人体无创心功能的测定 ……… 133
　十二、人体血流动力学的测定（直接
　　　　法） ………………………… 134
　十三、药物对家兔血流动力学的
　　　　影响 ………………………… 135

十四、药物对大鼠血流动力学的
　　　影响 …………………… 137
十五、大鼠内毒素性休克 ………… 138
十六、大鼠离体心脏氧反常和钙反常
　　　实验 …………………… 139
十七、钙反常对大鼠离体心肌的
　　　影响 …………………… 140
十八、酸中毒对离体蛙心收缩活动的
　　　影响 …………………… 140
十九、实验性急性右心衰竭 ……… 141
二十、急性心力衰竭及其治疗 …… 142
二十一、失血性休克及其治疗 …… 144
二十二、家兔急性心源性心力衰竭 ·· 145
二十三、药物对离体血管条平滑肌张
　　　　力的影响 …………… 146
二十四、药物对大鼠在体心肌缺血再
　　　　灌注损伤的影响 …… 147
二十五、药物对大鼠离体心脏缺血再
　　　　灌注损伤的影响 …… 149
二十六、药物的抗心律失常作用 …… 149
二十七、急性心功能不全的药物
　　　　治疗 ………………… 151
二十八、急性高血钾对心脏的作用及
　　　　其解救 ……………… 153
二十九、急性肾血管性高血压及抗高
　　　　血压药物的作用 …… 154
三十、可乐定的中枢性降压作用 …… 155
三十一、拟肾上腺素和抗肾上腺素类
　　　　药物对大鼠血压的影响 … 155
三十二、硝普钠和三磷酸腺苷的降压
　　　　作用 ………………… 156
三十三、药物对家兔离体心脏收缩功
　　　　能的影响 …………… 157
三十四、药物对离体蛙心活动的
　　　　影响 ………………… 158
三十五、强心苷对豚鼠在体心脏收缩
　　　　功能的影响 ………… 159
三十六、强心苷对在体蛙心收缩功能
　　　　的影响 ………………… 160
三十七、硝酸甘油的扩血管作用 …… 161
三十八、药物对心肌缺血的治疗
　　　　作用 ………………… 162
第四节　呼吸系统 ………………… 163

一、豚鼠离体气管平滑肌张力的影响
　　因素 ……………………… 163
二、人体肺通气量的测定 ………… 164
三、人体呼吸运动的影响因素 …… 166
四、呼吸运动的调节 ……………… 167
五、胸内负压的测定和开放性气胸 ·· 168
六、大鼠呼吸功能不全 …………… 170
七、小鼠低氧耐受性的影响因素 … 171
八、实验性缺氧症 ………………… 173
九、吲哚美辛对大鼠离体肺缺氧性肺
　　血管收缩的影响 …………… 176
十、旁分泌调节在缺氧性大鼠肺血管
　　收缩（HPV）反应中的作用 … 177
十一、前列腺素在缺氧性肺动脉高压
　　　发生中的作用 …………… 179
十二、实验性肺水肿 ……………… 180
第五节　消化系统 ………………… 182
一、家兔消化道运动的影响因素 … 182
二、离体小肠平滑肌收缩活动的影响
　　因素 ……………………… 183
三、肠腔内容物渗透压对小肠水分
　　吸收的影响 ………………… 184
四、神经体液因素对胆汁分泌的
　　影响 ……………………… 185
五、四氯化碳实验性肝细胞性黄疸 ·· 186
六、阻塞性黄疸 …………………… 189
七、肝性脑病及其解救 …………… 191
八、小鼠急性肝功能不全对氨的
　　耐受性 ……………………… 193
九、急性肝损害时氨的毒性作用 …… 194
十、家兔肠缺血/再灌注损伤 …… 195
十一、胃溃疡模型的建立与防治 …… 195
十二、药物对小鼠消化道运动功能
　　　的影响 …………………… 196
第六节　泌尿系统 ………………… 198
一、尿生成的影响因素 …………… 198
二、急性中毒性肾功能不全 ……… 199
三、油酸引起的急性缺血性肾功能
　　衰竭 ……………………… 201
四、夹闭肾动脉引起的急性缺血性肾
　　功能衰竭 …………………… 203
五、利尿药实验 …………………… 205
六、水肿的形成及利尿药的作用 …… 208

第七节　神经系统……………………209
　一、窒息对大鼠大脑皮层诱发电位的
　　　影响……………………………209
　二、家兔大脑皮层运动机能定位……210
　三、损伤一侧小脑对躯体运动的
　　　影响……………………………211
　四、去大脑僵直……………………212
　五、半横断小鼠脊髓实验…………213
　六、脊髓反射与反射时间的测定……214
　七、反射弧的分析…………………215
　八、人体腱反射……………………216
　九、人体脑电图的引导……………217
　十、视敏度的测定…………………218
　十一、视野的测定…………………218
　十二、盲点的测定…………………219
　十三、视觉调节和瞳孔对光反射……220
　十四、人体眼震颤的观察…………221
　十五、人的声源定位………………221
　十六、声音的传导途径……………221
　十七、破坏豚鼠一侧迷路的效应……223
　十八、七氟烷的吸入麻醉…………224
　十九、血-脑屏障的检测……………224
　二十、传出神经系统药物对家兔眼
　　　　瞳孔的作用………………225
　二十一、传出神经系统药物对蟾蜍离
　　　　　体腹直肌张力的影响作用…226
　二十二、传出神经系统药物对家兔离
　　　　　体肠管收缩活动的作用……227
　二十三、香烟烟碱的急性毒性作用…228
　二十四、传出神经系统药物对动物血
　　　　　压的影响………………229
　二十五、苯巴比妥钠与苯妥英钠的抗
　　　　　惊厥作用………………230
　二十六、中枢性抑制药中毒的呼吸
　　　　　抑制作用与对抗药的解救
　　　　　效应…………………231
　二十七、氯丙嗪对小鼠激怒反应的
　　　　　镇静安定作用…………233
　二十八、氯丙嗪对大鼠体温的影响…234
　二十九、药物对小鼠学习记忆功能的
　　　　　影响…………………235
　三十、药物的镇痛作用……………236
　三十一、普鲁卡因对家兔的脊髓麻醉

　　　　　作用…………………238
　三十二、局灶性脑缺血动物模型的制作
　　　　　及药物的保护作用………239
第八节　内分泌与生殖系统…………240
　一、激素的测定方法………………240
　二、血糖的动态影响因素…………242
　三、地塞米松的抗炎作用（鼠耳肿
　　　胀法）…………………………243
　四、糖皮质激素对红细胞膜的稳定
　　　作用……………………………243
　五、胰岛素过量反应及其解救……244
　六、人体 hCG 测定………………244
第五章　应激、发热及酸碱平衡……246
　一、应激……………………………246
　二、家兔内毒素性发热……………247
　三、代谢性酸中毒…………………249
　四、家兔单纯性酸碱平衡紊乱……250
　五、实验性气胸与酸碱平衡紊乱……251
第六章　药代动力学与药效学………253
　一、药代动力学实验………………253
　二、药物半数致死量（LD_{50}）的测定…255
　三、药物量效曲线的测定…………256
　四、pD_2 和 pA_2 的测定……………257
　五、pH 对药物吸收的影响………263
　六、肝脏功能损害对药物作用的影响…263
　七、给药途径对药物作用的影响……264
　八、机能状态对药物作用的影响……264
　九、青霉素 G 钾盐和钠盐快速静脉
　　　注射的毒性作用………………265
　十、链霉素毒性反应及氯化钙的拮抗
　　　作用……………………………266
　十一、抗生素对体内感染小鼠的保护
　　　　作用…………………………266
　十二、钙镁的对抗作用……………268
　十三、有机磷酸酯类农药急性中毒
　　　　及其解救…………………268
　十四、药物对局麻药中毒的保护作用…270
　十五、子宫平滑肌兴奋药对离体子宫
　　　　平滑肌收缩活动的影响……270
　十六、利用豚鼠肠肌标本鉴别未知
　　　　药品………………………271
　十七、局麻药作用强度的比较……272
　十八、普萘洛尔的抗缺氧作用（常压

缺氧法）……………………… 273
十九、安慰剂的药理效应 ………… 273
二十、家兔肝功能障碍对磺胺嘧啶的
　　　药代动力学的影响 ………… 275
二十一、家兔硫酸镁药代动力学性质
　　　　的研究 ……………… 276
二十二、磺胺在动物体内的组织
　　　　分布 ……………… 277
第七章　探索性实验 ……………… 279
一、压力感受性反射在急性失血性
　　休克过程中的作用 ………… 279
二、某些因素对循环、呼吸、泌尿
　　功能的影响 ……………… 279
三、药物对犬冠脉循环、脑循环和肾
　　循环血流动力学的影响 ……… 282
四、自体血液回输对急性失血动物呼
　　吸运动和心电活动的影响 …… 284
第八章　机能学计算机模拟教学实验 ……… 285
一、神经纤维动作电位 ………… 285
二、神经干动作电位 …………… 286
三、肌肉收缩的力学 …………… 287

四、细胞静息电位和动作电位与 Na^+、
　　K^+ 的关系 ……………… 288
第九章　医学生物学实验及论文的撰写 …… 290
第一节　探索性实验 ……………… 290
一、概念及其意义 ……………… 290
二、探索性实验的基本研究模式 …… 290
三、机能学中探索性实验实施 …… 291
第二节　医学生物学科学研究思维方法
　　　　与创新 ……………… 291
一、医学生物学研究的基本程序 …… 291
二、科研质量控制有关参数及其
　　重要性 ……………… 292
第三节　机能学实验研究论文的书写 …… 293
一、一般要求 ……………… 293
二、各项具体内容的写作 ……… 294
参考文献 ……………………… 296
附录　常用实验动物一般生理常数 ……… 297

第一章 绪 言

第一节 机能学实验的目的和要求

医学机能学主要包括生理学、病理生理学和药理学，是一类实验科学，其理论知识来自实验。因此，机能学实验是研究和发展机能学的基本方法和途径。

医学机能学是医药学院校的重要基础课程，在理论和实验技能上为后续课程打下必要的基础。为了适应现代素质教育的需要，将上述三学科中教学实验的精选内容、实验方法和技术重新组合编写成医学机能学实验教程，用于独立开设的医学机能学实验课。

开设机能学实验课的目的，在于通过基本机能学实验和实验研究性训练，学会通用仪器的正确使用，初步掌握机能学实验的基本操作技术，建立科学研究的基本概念，逐步掌握获得机能学知识的科学方法。同时，通过机能学实验，培养学生具有科学的思维方法，开拓创新的精神以及观察问题、分析问题和解决问题的能力。

机能学实验课程的教学要充分调动学生的积极性，发挥他们的主观能动性。做一次实验容易，做好一次实验并非易事。机能学科的每一个基本理论大多都是通过不同的实验室无数次严密的设计好的实验，反复观察，将记录的实验结果分析归纳总结后，所得出的公认的结论，它较真实地反映了研究对象在确定的条件下活动或反应的规律。因此为了达到真实地揭示观察对象的活动规律，机能学实验必须遵循随机、对照和重复的原则，进行系统的观察与研究。但学生实验因时间的限制，特别是重复实验的机会不多，要通过有限的动手实验机会，培养学生的科研能力，首先要培养实验参与者即学生本人对机能学实验的兴趣；其次，在实验前要求学生一丝不苟地做好每一件与实验有关的准备工作，包括相关的理论基础和实验操作技能的准备，熟悉实验内容，预测实验结果，充分估计实验操作难度和可能出现的问题，设计解决的办法；此外，实验过程中，实验组成员明确分工（人人有事做，事事有人做），相互密切配合，仔细观察和翔实记录实验现象，不要轻易放过与预想不同的反应，把握必然与偶然、区分有意义与无意义的实验结果，此为

培养学生协作精神以及观察问题、分析问题和解决问题能力的必由之路；第四，对实验结果应有更深层的思考，因为书本上的实验都是成熟及经典的实验内容，结果已经知道，但如果能对实验结果进行一些更深入的讨论，例如坐骨神经干复合动作电位引导实验，记录到一个典型的双向波形后，可试用证据说明它不是干扰波而确实是神经干受刺激后产生的膜电位的变化，也应该思考前一波幅的绝对值比后一波幅大，为什么神经干的动作电位幅度在一定范围内随刺激的强度增加而增大，但既不像串联的电池按比例增加，又不像并联的电池保持电压固定不变等。弄清这些问题，需要物理的电学知识，也要机能学的专业知识。弄懂这些问题，不仅加强了与相邻学科基础理论之间的联系，而且能拓宽知识，开阔思路，加深专业知识的理解，将使基础理论学得更扎实，使用更灵活；第五，有条件要安排由学生自己设计的机能学实验，实践证明设计性机能学实验，能检验学生的综合能力和引起学生的极大兴趣，通过成功的设计性实验所学到的综合性知识和技能将使参与者受益终身。

为了实现机能学实验课的目的，要求学生做到：

1. 实验前

（1）仔细阅读实验教程，了解本次实验的目的和要求，充分理解实验原理，熟悉实验步骤、操作程序、实验项目和注意事项。

（2）结合实验内容复习有关理论，做到充分理解。

（3）预测该实验各个步骤可能得到的结果，对预期的实验结果能作出合理的解释。

（4）注意和估计实验中可能发生的误差，并制定防止误差的措施。

（5）通过查阅资料及思考，设想一些可能与理论不符的实验现象，开拓创新性思维。

2. 实验时

（1）实验器材的放置力求整齐、稳妥、有条不紊和操作方便。

（2）保持实验室安静，不得进行与实验无关的活动。

（3）注意保护实验动物和标本，使其始终处于良好的机能状态。按照操作规程正确使用仪器和手术器械。爱护公物，注意节省实验器材和药品。注意安全，严防触电、火灾、被动物咬伤及中毒事故

的发生。

（4）按照实验步骤，严肃认真地循序操作，不能随意更动。

（5）仔细、耐心地观察实验中出现的现象，随时客观地记录实验结果，及时加上必要的文字注释，不可单凭记忆，以免发生错误或遗漏。在实验过程中，实验条件应始终保持一致，如有变动，应加文字说明。

（6）联系有关理论知识对实验结果进行思考：出现了什么结果？为什么出现这种结果？这种结果有什么理论或实际意义？若出现非预期结果，应分析其原因，包括一些与理论不符、深究下去可能有新发现的实验现象，为以后的创新性实验做好准备。

3. 实验后

（1）整理实验仪器和用具，关闭仪器、设备的电源开关。洗净擦干手术器械并安放整齐。清点实验用具，如有损坏或短少应立即报告指导教师。临时借用的器械或物品如数归还。按规定妥善处理实验后的动物和标本。

（2）整理实验记录，对实验结果进行分析讨论，作出实验结论。

（3）认真撰写实验报告，按时交指导教师评阅。

（4）对一些与理论不符的实验现象，应和指导教师及同学讨论，决定是否进一步开展探索性实验，以求新发现。

第二节　实验观察指标的选择

医学机能学实验是对人体或动物的生理机能以及致病因子、药物引起的机能变化进行实验观察，探讨各种生理机能活动及其异常变化的规律和机制，药物的治疗作用及作用原理。因此，选择实验观察指标应注意以下几点：

（1）该观察指标能灵敏、可靠地反映实验对象的某种机能活动及其变化过程。例如，可采用动脉血压、心率、心输出量和通过计算所得到的外周血管阻力为指标，观察心血管活动及其某些因素对心血管活动的影响；以呼吸运动或膈神经放电为指标，观察呼吸中枢的节律性活动及某些因素对呼吸运动的影响；用尿量为指标，观察某些因素对尿生成的影响等。

（2）尽量使用可测量的观察指标。因为可测量的指标能客观、精确地反映被观察对象的机能活动的变化及变化程度，从而消除主观或模棱两可因素对实验结果判断的影响。更何况生物学的实验结果常常受到实验动物本身的机能状况、环境因素等多方面的影响，而采用可测量指标所获得的结果数据，

可经统计学处理，以判定观察指标的变化是否显著，实验结果有无统计学意义。前面列举列几项实验观察指标均属于可测量指标，其变化数据可通过仪器测量而获得。

（3）有些实验的结果难以用仪器定量记录，但能通过客观、具体、准确地描述，或用摄像或照相的方法记录结果，如去大脑僵直、大脑皮层机能定位、动物一侧迷路破坏的效应、微循环的观察等实验的结果。有些实验，如微循环的观察，还能应用动态图像分析系统实时记录和分析某些指标数据的变化。

（4）尽可能利用新技术观察一些传统技术观察不到的新的实验现象，以求创新。

第三节　实验观察、结果的记录与处理

在实验过程中，要仔细、耐心地观察并及时记录每项实验出现的结果。若出现非预期结果或其他异常现象，也应如实记录。实验记录要做到客观、具体、清楚、完整。如刺激的种类、强度、时间、所用药物的名称、剂量、给药时间和途径，动物或标本对刺激或药物的反应性质、特征、强度、持续时间、变化过程等，都应逐一记录。在每次刺激或给药前，均要有正常对照，以便与刺激或给药后的变化进行对比，要等前一项实验的结果恢复稳定后再进行下一项实验。为了保证实验结果真实可靠，并便于分析，实验条件应始终保持一致，如环境温度、动物的机能状态、刺激条件、记录仪的走纸速度等均应保持前后一致。若有变动，应及时注明。如果出现可能影响实验结果的非实验因素，也应及时作文字说明。

实验记录的结果必须进行整理和分析，以明确实验结果的可靠性，分析其产生的原因或机理，得出正确的结论。

实验中得到的结果数据，一般称为原始资料。原始资料可分为测量资料和计数资料两大类。测量资料是以数值大小来表示某事物变化的程度，例如心率、血压值、血流量、呼吸频率、尿量、血糖浓度、神经冲动频率等。这类资料可用测量仪器获得，也可通过测量实验描记的曲线而得到。计数资料是清点数目所得到的结果，例如动物实验中记录存活或死亡动物的数目，又如白细胞分类计数等。在取得一定数量标本的原始资料后，即可进行统计学处理，得到可用来对实验结果某些规律性进行适当评价的数值，有些数值如率、比、平均数、标准差、

标准误、相关系数等，称为统计指标。经统计学处理的结果数据，为了便于比较和分析，可用表格或绘图表示。用表格表达实验结果，应事先制出完善的表格。一般将观察项目列在表内左侧，由上而下逐项填写。表内右侧可按时间或数量变化的顺序或不同的观察指标，由左至右逐格写入相应的结果数据，包括均数及标准差或标准误。

绘图表达实验结果，需要周密设计和精心制图，来准确表示实验中某变量的增减或变化过程，以及

诸变量之间的相互关系，使人一目了然，易于理解和便于分析。常用于表达实验结果的图形有直方图和坐标图。

（1）直方图适用于比较在不同情况下所收集到的一系列不连续的或性质不同的数据。例如，从健康受试者在安静和进行不同强度劳动时测定的能量代谢率，或从不同种类的动物体上收集到安静状态下的血压、心率、呼吸频率等数据，均可用直方图来比较（图1-1）。

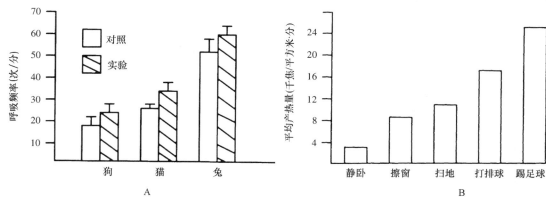

图 1-1 直方图

A. 实验前后狗、猫和兔的呼吸频率变的化；B. 劳动或运动时的能量代谢率

直方图也可用于组间某变量的比较，但各组的直方图应能被区分开来。绘制直方图时，各组直方图的宽度应相同，长度表示该组结果数据的均数，其标准差或标准误的表示方法是在直方图的顶端划一适当长度的垂直线，并在线的两端划一水平短线。垂直线在直方图顶端内外各为 1/2 长度，并与所表示的标准差或标准误一致，图外为正值，图内为负值。也可只划出直方图顶端外的一段垂直线。

（2）当两个相关联的变量呈连续变化时，可采用绘制坐标图（曲线图）的形式表示。

（3）对实验结果的观察要细致入微，善于捕捉一些不太容易察觉的迥异、有趣的现象，或许是新发现的前奏。

（4）充分发挥学生的数理化知识优势，对一些实验结果做深入处理和分析，可能会有一些新发现。

例如，在刺激或药物作用下血压的变化过程，可用坐标图表示。绘制坐标图时，一般以横坐标表示的变量是不受实验因素影响的变化（如时间）；纵坐标表示的变量是实验因素（如刺激、药物等）引起的变化。可分别将对照组和实验组变量的各数据点连接起来绘成曲线，以表示各组数据变化的过程或趋势见图1-2。

曲线中各数据点的数值是样本的变量在该点的均数，其标准差或标准误的表示方法与"直方图"

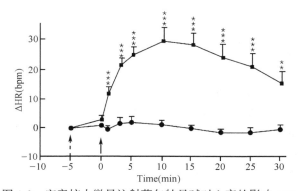

图 1-2 室旁核内微量注射荷包牡丹碱对心率的影响 ΔHR. 心率的变化（次/分，均值±标准误）；↑.注射 NS（0.5 μl）；↑.注射 NS（0.5 μl）或荷包牡丹碱（4 μg/0.5 μl）；●—●：NS 对照组（n=10）；■—■：荷包牡丹碱组（n=10）；与 NS 对照组比较：$*P<0.05$，$**P<0.01$，$***P<0.001$

中所述相同。通常将对照组和实验组相同指标的数据变化曲线绘制在同一坐标图上，以便组间比较，但需将各组的曲线加以区分，以便识别。坐标图的纵横两轴应有标目，标目如有单位必须注明。坐标轴上的标度应长短适当，使绘出的曲线在图中均匀分布，不致过于集中。绘图完成后，必须注明图号、图题和图注，图注应明确简练。

凡有曲线记录的实验，应保持曲线记录的客观性，不可随意修改或取舍。整理曲线图时，应在图上标注说明，要有刺激记号、时间记号等。

第四节　实验报告书写要求

写实验报告是对实验的总结，也是机能学实验课的一项基本训练。通过书写实验报告，可以熟悉撰写科学论文的基本格式，学会绘制图表的方法，可以应用学过的有关理论知识或查阅的有关文献资料，对实验结果进行分析和解释，作出实验结论，从而使学生应用知识、独立思考、分析和解决问题的能力以及书写能力得到提高，为将来撰写科学论文打下良好的基础。因此学生应以科学的态度，严肃认真地独立完成实验报告的书写，不应盲目抄袭书本和他人的实验报告。

写实验报告应注意文字简练、通顺、书写清楚、整洁、正确使用标点符号。实验报告的一般格式：

机能学实验报告

姓名　班次　组别　日期　室温　气压

实验号和题目

实验目的

实验对象

实验方法

实验结果

讨论和结论

书写实验报告时应注意以下几点：

1. 实验方法　如与《实验教程》相同，可简写见《实验教程》××页。如果实验仪器或方法有所变动，可作简要说明。

2. 实验结果　是实验中最重要的部分。应将实验中所观察到和记录到的现象忠实、正确、详细地记述。如有曲线记录，应进行整理，合理剪贴，并附以图注和必要的文字说明。若原始的曲线记录图只有一份，同实验组的其他同学可采用复印等方法加以解决。有些实验的结果数据，可绘制图表来表达。

3. 讨论和结论　实验结果的讨论是根据已知的理论知识对结果进行解释和分析。分析推理要有根据，符合逻辑。还要指出实验结果的理论或实际意义。如果出现非预期的结果，应考虑和分析其可能的原因，并写入讨论中，请教师评阅。结论是从实验结果和讨论中归纳出一般的、概括性的判断，也就是本次实验所能验证的概念或理论的简明总结。结论应与本次实验的目的相呼应。结论的书写应简明扼要，概括性强，不要罗列具体的结果，也不能轻易推断或引申。未能在实验结果中得到充分证据的理论分析不应写入结论。参考的课外资料应注明出处。

实验室守则

（1）遵守学习纪律，按时到达实验室。实验时因故外出或早退应向教师请假。

（2）凭学生证领取、归还实验用品。实验用的动物按组发给，如需补充使用，须经教师同意才能补领。

（3）实验时必须严肃认真地工作，不得进行任何与实验无关的活动。

（4）保持实验室安静，讲话要低声，以免影响他人实验。

（5）各组实验仪器和器材由各组自己使用，不得与他组调换，以免混乱。如仪器发生故障，应立即报告负责教师，以便修理或更换，不要自行拆卸或修理。因违反操作规程而损坏仪器设备要赔偿。

（6）爱护公共财物，注意节约各种实验器材和用品。

（7）保持实验室清洁整齐，不必要的物品不带进实验室。实验完毕后，应将手术器械洗净擦干，将实验器材、用品和实验台收拾干净，数点清楚，不可零乱。动物尸体、废品及纸片应放到指定地点，不要随地乱丢。下课后由值日生打扫实验室清洁，关好门、窗、水、电、气，以确保安全。

（曹济民）

第二章　机能学实验的基本知识

第一节　实验动物的基本知识

实验动物是指经人工饲育，对其携带的微生物实行控制，遗传背景明确或者来源清楚的，用于科学研究、教学、生产、检定以及其他科学实验的动物。机能学实验主要以实验动物及其组织标本为研究对象，通过观察实验动物或其组织标本的基本生理生化反应、疾病发生的病理生理机制，分析干扰因素的影响或药物的作用与效应等。因此，合理正确地选择和使用实验动物，熟练掌握实验操作的基本方法与技巧是顺利完成动物实验并获得可靠实验结果的保证。

一、实验动物的种类

随着科学技术及动物实验研究的进展，生物医学研究使用的实验动物的数量与种群愈来愈多。为此，常根据动物的遗传学原理、微生物学控制原理等对实验动物进行科学分类。

（一）按遗传学控制原理分类

按遗传学控制方法，根据基因纯合的程度，把实验动物分类为：近交系、突变系、杂交群、封闭群四类。

1. 近交系动物（inbred strain animals）　近交系动物一般称为之纯系动物。是采用兄妹交配或亲子交配，连续繁殖20代以上而培育出来的纯品系动物。

2. 突变系动物（mutant strain animals）　是保持有特殊的突变基因的品系动物，也就是正常染色体的基因发生了变异的、具有各种遗传缺陷的品系动物。

3. 杂交群动物（hybrid animals）　也称杂交一代动物或系统杂交动物，是指两个近交品系动物之间进行有计划交配所获得的第一代动物，简称F1动物。

4. 封闭群动物（closed colony animals）　是指一个动物种群在五年以上不从外部引进其他任何品种的新血缘，由同一血缘品种的动物进行随意交配，在固定场所保持繁殖的动物群。

（二）按微生物学控制原理分类

通过微生物学的监察手段，按对微生物控制的净化程度，把实验动物区分为无菌动物、悉生动物、无特定病原体动物和清洁动物四类。

1. 无菌动物（germ free animals）　是指机体内外均无任何寄生物（微生物和寄生虫，包括绝大部分病毒）的动物。此种动物在自然界中并不存在，必须用人为的方法培育出来。

2. 悉生动物（gnotobiotic animals）　是指机体内带着已知微生物（动物或植物）的动物。

3. 无特定病原体动物（specific pathogen-free animals）　是指机体内无特定的微生物和寄生虫存在的动物，简称SPF动物。

4. 清洁普通动物（clean conventional animal，CCV）　亦称最低限度疾病动物（minmal disease animal，MDA）或称清洁动物（clean animal，CL）。

普通动物（conventional animals）是未经积极的微生物学控制，严格的说只能称为"实验用动物"，而非"实验动物"；普通动物大都饲养在开放卫生环境里的动物，只能供教学和一般性实验，不适用于科学研究实验。

（三）按我国实际情况分类

一九八八年十一月，国家科学技术委员会发布施行的《实验动物管理条例》将实验动物分为四级：一级，普通动物（conventional animals）；二级，清洁动物（clean animals）；三级，无特定病原体动物（specific pathogen free animals）；四级，无菌动物（germ free animals）。

二、实验动物的品种品系

实验动物的品种和品系是衡量实验动物质量与科研水平的重要条件。品种是指由于长期进行自然或人工选择，而形成的在外表形状、生长发育性状、繁殖性状及其他性能等与其他同类动物有明显区别，并具有一定数量的群体。如目前我国各生物制品、医学研究单位繁育使用的小鼠多为昆明种。品系是同一品种内具有共同特点、彼此有亲缘关系的个体所组成的遗传性稳定的群体。由于遗传变异和自然选择的作用，即使同一种属动物，也可以有许许多多品系，虽然它们在作为分类鉴定的一些主要性状上是相同的，但是在次要性状（如生化性状、代谢产物和产量性状）上可以有或大或小的差异。同一种属不同品系的动物，对同一刺激的反应有很大差异。不同品系的动物对同一刺激具有不同反应，而且各个品系均有其独特的品系特征。

1. 近交品系（inbred stain） 近交系动物具有基因位点的纯合性、遗传组成的同源性、表型一致性、长期遗传稳定性、遗传特征的可分辨性、遗传组成的独特性、分布的广泛性和背景资料的完整等特征，是实验动物学研究和培育品系最多的实验动物。

2. 突变品系（mutation gallery） 是保持有特殊的突变基因的品系动物，也就是正常染色体的基因发生了变异的、具有各种遗传缺陷的品系动物。生物在长期繁殖过程中，子代突变发生变异，其变异的遗传基因等位点可遗传下去，或即使没有明确的遗传基因等位点，但经过淘汰和选拔后，仍能维持稳定的遗传性质。这种变化了的能保持遗传基因特性的品系，称之为突变品系。在小鼠和大鼠中，通过自然突变和人工定向突变，已培育出很多突变品系动物。

3. 杂交（hybrid colony） 一代动物（F1）品系是指两个近交品系动物之间进行有计划交配所获得的第一代动物。简称F1动物。F1动物品质的好坏完全取决于其亲代特点。因此，选择遗传特性能表现出杂交优势、组合力强、具有研究实验所要求的特性的、具有较强的亲和力和较少的异质差异等特征的两个品系作杂交组合，从中选出最理想的杂交品系组合，作为大量繁殖杂交F1的双亲，进行杂交F1繁殖。

4. 封闭群（closed colony） 动物品系是指一个动物种群在五年以上不从外部引进其他任何品种的新血缘，由同一血缘品种的动物进行随意交配，在固定场所保持繁殖的动物群。一般对群的大小、封闭年月、繁殖结构等均有明确的规定。可分为起源于近交系但并不进行兄妹交配的维持群和不起源于近交系亦不进行兄妹交配的维持群。也就是在这固定的一群动物中，有的可能有近交关系，有的则无近交关系，但都要避免兄妹交配，也要避免亲子、表兄妹、侄伯之间相互交配，保持其一定的遗传差异。

三、实验动物的选择

（一）选择原则

1. 选用与人的机能、代谢、结构及疾病特点相似的实验动物 医学科学研究的根本目的是要解决人类疾病的预防和治疗问题。因此，动物的种系发展阶段是选择实验动物时应优先考虑的问题。在实际可能的条件下，尽量选择那些机能、代谢、结构与人类相似的实验动物做实验。一般来说，实验动物愈高等、进化愈高，其结构、机能和代谢愈复杂，反应就愈接近人类。

2. 选用遗传背景明确具有已知菌丛和模型性状显著且稳定的动物 医学科研实验中的一个关键问题，就是怎样使动物实验的结果正确可靠、有规律，从而达到精确判定实验结果，得出正确的结论。因此，要尽量选用经遗传学、微生物学、营养学、环境卫生学的控制而培育的标准化实验动物，才能排除因实验动物带细菌、带病毒、带寄生虫和潜在疾病对实验结果的影响；也才能排除因实验动物杂交、遗传上不均质、个体差异所致反应不一致；才能便于把我们所获得的实验研究成果在国际间进行学术交流。

3. 选用解剖和生理特点符合实验目的要求的动物 选用解剖生理特点符合实验目的要求的实验动物做实验，是保证实验成功的关键问题。某些实验动物具有某些典型的解剖或生理特点，为实验观察提供了便利条件，如能适当使用，将减少实验准备方面的麻烦，降低操作的难度，使实验容易成功。

4. 选择不同种系实验动物存在的某些特殊反应的动物 不同种系实验动物对同一因素的反应虽然往往是相似的，即有它共同性的一面，但也往往会出现特殊反映的情况，有它的特殊性，实验研究中常要选用那些对干扰因素最敏感的动物作为实验对象，因此不同动物实验存在的某些特殊反应性在选择实验动物时更为重要。

5. 选用人畜共患疾病的实验动物和传统应用的实验动物 有些疾病的病源不仅对人而且对动物也造成相似的疾病。由此提供研究病因学、流行病学、发病机理、预防和治疗的良好动物模型。如黑热病地区的家犬也感染利朵曼原虫发病，犬当然就成为研究黑热病的最好实验动物。

6. 选用易获得易养易繁殖符合节约原则的动物 根据实验目的和要求不同而选用相应的实验动物，选用对实验因素敏感的实验动物，能获得真实可靠的数据，并符合节约的原则。例如测定药物的 LD_{50} 和 ED_{50}，常选用小鼠。

（二）机能学实验常用实验动物

1. 蛙和蟾蜍 蛙和蟾蜍容易获得、离体组织器官实验条件容易达到，是医学实验中常用的动物。在生理、药理实验中，蛙类的心脏在离体情况下可长时间、有节律地搏动，所以常用来研究心脏的生理功能、药物对心脏的作用等。蛙类的腓肠肌和坐骨神经可以用来观察外周神经的生理功能，以及药物对坐骨神经、横纹肌或神经肌肉接头的作用。蛙的腹直肌还可以用于鉴定拟胆碱药物。蛙还常用来做脊休克、脊髓反射和反射弧分析等实验。

2. 小鼠 由于小鼠的体形小，生长繁殖快，成熟早，性情温顺，对外来刺激敏感，质量标准明确，易于饲养管理和大量繁殖且价廉，故应用较为广泛。特别是用于需要大量动物实验的研究，如药物筛选、半数致死量的测定、药物效价比较、抗感染、抗肿瘤药物及避孕药物的研究等。此外，破坏小脑动物观察、去大脑僵直等实验也常选用小鼠。小鼠是生物医学领域品种最多、用量最大、用途最广的哺乳类实验动物。目前，我国生物医学动物实验中使用最多的是昆明小鼠（Kunming mice，KM 小鼠），昆明小鼠是我国生产量、使用量最大的远交群小鼠，来源于 swiss 小鼠。

3. 大鼠 大鼠是最常用的实验动物之一，其用量仅次于小鼠。大鼠的特点与小鼠相似，但体型较大。一些在小鼠身上不便进行的实验可改用大鼠。如大鼠的血压和人相近，且较稳定，常选用大鼠进行心血管功能的研究。在抗高血压药的研究开发中，自发性高血压大鼠（SHR）品系是最常采用的动物。目前，我国生物医学动物实验中使用最多的是 Wistar 大鼠和 SD 大鼠。Wistar 大鼠为大鼠 rattus norregicus 的一个品系，1907 年由美国维斯塔尔 wistar 研究所育成，现已遍及世界各国的实验室。SD 大鼠为 rattus norregicus 的一个品系，1925 年，美国斯泼累格·多雷农场用 Wistar 大鼠培育而成。

4. 豚鼠 对组织胺很敏感，易致敏，常用于平喘药和抗组胺药的实验。对结核杆菌亦敏感，故也用于抗结核药的研究。此外还用于离体心脏及肠平滑肌实验，其乳头状肌和心房肌常用于电生理特性及心肌细胞动作电位实验，及抗心律失常药物作用机制的研究。还用于听力和前庭器官的实验等。

5. 家兔 温顺、易饲养，常用于观察药物对心脏活动、呼吸运动的影响及有机磷农药中毒和解救实验。亦用于研究药物对中枢神经系统的作用、体温实验、热源检查及避孕药实验等。

6. 猫 猫对外科手术的耐受性较强，血压较稳定，故常用于血压实验，但价格较昂贵。此外，猫也常用于心血管药物及中枢神经系统药物的研究。

7. 犬 常用于观察药物对心脏泵血功能和血流动力学的影响，心肌细胞、浦肯野纤维电生理研究，降压药及抗休克药的研究等。犬还可以通过训练，用于慢性实验研究，如条件反射、高血压的实验治疗、胃肠蠕动和分泌实验、慢性毒性实验和中枢神经系统的实验等。现在，新药开发研究中，部分实验（如 Ⅱ 类以上新药的长期毒性试验）要求使用 Beagle 犬。Beagle 犬又名"比格犬"，是一种原产于英国的小型猎兔犬，由于体形适中、性情温顺、遗传性状稳定、实验结果重复性好、适应性强等优点，经 100 多年的驯养成为标准实验动物。它被广泛应用于医学、生物学、病理学、肿瘤学、药理学、生物化学等生命科学领域。1950 年美国推荐 Beagle 犬作为标准实验用犬，获得了大多数国家的认可，并被 WHO（世界卫生组织）推荐为安全性评价研究的首选用犬。

四、实验动物的随机分组与标记

（一）实验动物的随机分组

动物实验时，常常按研究需要分组。分组时为了避免人为的因素影响，常应用随机数字表进行完全随机化的分组。

如某实验需随机分成两组，设有小鼠 14 号，试用随机数字表将其分成两组。先将小鼠依次编为 1、2、3…14 号，然后任意从随机数字表的某一行某一数字开始抄录 14 个数。令单数代表 A 组，双数代表 B 组，便可将小鼠分为 A、B 两组。

动物编号	1	2	3	4	5	6	7	8	9	10	11	12	13	14
随机数目	16	22	77	94	39	49	54	43	54	82	17	37	93	24
归组	B	B	A	B	A	A	B	A	B	B	A	A	A	B

（二）实验动物的标记

1. 颜料涂染标记法 对小鼠、大鼠等体型较小动物常用被毛涂色标记方法标记。该方法使用的颜料一般有 3%～5% 苦味酸溶液（黄）、2% 硝酸银（咖啡色）溶液和 0.5% 中性品红溶液（红色）等。标记时用毛笔或棉签蘸取上述溶液，在动物身体的不同部位涂上斑点，以示不同号码。编号的原则是：先左后右，从上到下。一般涂标在左前腿上的斑点标志为 1 号，左侧侧腹部为 2 号，左后腿为 3 号，头顶部为 4 号，背部为 5 号，尾基部为 6 号，右前腿为 7 号，右侧侧腹部为 8 号，右后腿计为 9 号。若动物编号超过 10 或更大数字时，可使用上述两种不同颜色的溶液，即把一种颜色作为个位数，另一种颜色作为十位数，这种交互使用可编到 99 号，假使把红的记为十位数，黄色记为个位数，那么右后腿黄斑，头顶红斑，则表示是 49 号，其余类推（图 2-1）。

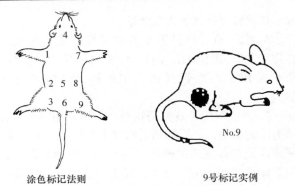

涂色标记法则　　　　9号标记实例
图2-1　小鼠背部涂色标记法

2. 烙印法　常用于对家兔进行标号。做法是先用乙醇溶液消毒烙印部位，再用刺数钳在动物耳上刺上号码，然后用棉签蘸着溶在乙醇溶液中的黑墨在刺号上加以涂抹。

3. 号牌法　猫、犬、家兔等较大的动物，可用特制（金属）的号码牌固定于实验动物的耳上，或系于颈部进行标号。

五、实验动物的保护

"实验动物是为人类的健康和发展作出贡献和牺牲的生命体，人类在利用的时候应该予以善待"。为保护实验动物，国家科学技术部于2006年10月8日发布了《关于善待实验动物的指导性意见》，基本内容摘要如下：

《实验动物管理条例》的制定在于提高实验动物管理工作质量和水平，维护动物福利，促进人与自然和谐发展，适应科学研究、经济建设和对外开放的需要。

所谓善待实验动物，指在饲养管理和使用实验动物过程中，要采取有效措施，使实验动物免遭不必要的伤害、饥渴、不适、惊恐、折磨、疾病和疼痛，保证动物能够实现自然行为，受到良好的管理与照料，为其提供清洁、舒适的生活环境，提供充足的、保证健康的食物、饮水，避免或减轻疼痛和痛苦等。

善待实验动物包括"3R"原则，实现科学、合理、人道地使用实验动物。"3R"原则：①减少（reduction）：如果某一研究方案中必须使用实验动物而没有可行的替代方法，则应把使用动物的数量降低到实现科研目的所需的最小量。②替代（replacement）：是使用低等级动物代替高等级动物，或不使用活着的脊椎动物进行实验，而采用其他方法达到与动物实验相同的目的。③优化（refinement）：是指通过改善动物设施、饲养管理和实验条件，精选实验动物、技术路线和实验手段，优化实验操作技术，尽量减少实验过程对动物机体的损伤，减轻

动物遭受的痛苦和应激反应，使动物实验能得出科学的结果。

应用过程中善待实验动物的要求：

（1）国家开始实施资格许可制度，只有通过培训而且获得动物实验资格证书的人员，才能从事动物实验的工作。

动物实验实施方案设计合理，规章制度齐全并能有效实施；使用实验动物的组织和个人必须取得相应的行政许可。

使用实验动物进行研究的科研项目，应制定科学、合理、可行的实施方案。该方案应经实验动物管理委员会（或实验动物道德委员会、实验动物伦理委员会等）批准后方可组织实施。

（2）实验动物应用过程中，应将动物的惊恐和疼痛减少到最低程度。实验现场避免无关人员进入。

（3）在对实验动物进行手术、解剖或器官移植时，必须进行有效麻醉。术后恢复期应根据实际情况，进行镇痛和有针对性的护理及饮食调理。

（4）保定实验动物时（保定：为使动物实验或其他操作顺利进行而采取适当的方法或设备限制动物的行动，实施这种方法的过程叫保定），应遵循"温和保定，善良抚慰，减少痛苦和应激反应"的原则。保定器具应结构合理、规格适宜、坚固耐用、环保卫生、便于操作。在不影响实验的前提下，对动物身体的强制性限制宜减少到最低程度。

（5）在不影响实验结果判定的情况下，应选择"仁慈终点"（仁慈终点：是指动物实验过程中，选择动物表现疼痛和压抑的较早阶段为实验的终点），避免延长动物承受痛苦的时间。

（6）处死实验动物时，须按照人道主义原则实施安死术（安死术：是指用公众认可的、以人道的方法处死动物的技术。其含义是使动物在没有惊恐和痛苦的状态下安静地、无痛苦地死亡）。处死现场，不宜有其他动物在场。确认动物死亡后，方可妥善处置尸体。猿类灵长类动物原则上不予处死，实验结束后单独饲养，直至自然死亡。

（王　勇）

第二节　实验动物用药量的确定及计算方法

一、动物给药量的确定

机能学实验中观察研究一种治疗药或工具药的

作用时，确定实验动物的用药量是实验开始阶段的一个重要问题，剂量太小，作用不明显，剂量太大，又可能引起动物中毒甚至死亡，通常可以按下述方法确定剂量。

（1）先用小鼠粗略地探索中毒剂量或致死剂量，然后选用小于中毒量的剂量为应用剂量，或取致死量的 1/10～1/5 为初试剂量（initial dose）。

（2）根据参考文献提供的相同药物的剂量确定应用剂量，或参考化学结构和作用都相似的药物的剂量确定初试剂量。

（3）一般情况下，在适宜的剂量范围内，药物的作用常随剂量的加大而增强。有条件时，选用几个剂量作药物的剂量-效应曲线（dose-effective curve），以获得药物作用的较完整资料，并从中选择适当的剂量为应用剂量。

（4）根据动物或人的应用剂量进行动物之间，以及动物与人之间的剂量换算以确定初试剂量。

（5）剂量确定后，可通过预实验对药物作用进行观察，根据实验情况作相应调整，最终确定应用剂量。如在预实验中初试剂量的作用不明显，也没有中毒的表现（体重下降、精神不振、活动减少或其他症状），可以加大剂量再次试验。如出现中毒现象，作用也明显，则应降低剂量再次试验。

二、人与动物及各类动物间药物剂量的换算

在机能学实验研究中，动物与动物之间以及动物与人之间在药物使用量上存在一定的差异，需进行换算。通常可按体重或按体表面积进行换算。

1. 按体重换算　已知 A 种动物每公斤体重用药剂量，欲估算 B 种动物每公斤体重用药剂量时，可先查表 2-1，找出折算系数（W），再按公式 2-1 计算。

B 种动物剂量（mg/kg）＝ 折算系数×

A 种动物剂量（mg/kg）　　　（2-1）

表 2-1　动物与人体的每公斤体重等效剂量折算系数表

折算系数		小鼠（0.02kg）	大鼠（0.2 kg）	豚鼠（0.4 kg）	家兔（1.5 kg）	猫（2 kg）	犬（12 kg）	人（60 kg）
B种动物或成人	小鼠（0.02 kg）	1.00	140	1.60	2.70	2.20	4.80	9.01
	大鼠（0.2 kg）	0.70	1.00	1.14	1.88	2.30	3.60	6.25
	豚鼠（0.4 kg）	0.61	0.87	1.00	1.65	2.05	3.00	5.55
	兔（1.5 kg）	0.37	0.52	0.60	0.00	0.23	0.76	3.30
	猫（2 kg）	0.30	0.42	0.48	0.81	1.00	1.44	2.70
	犬（12 kg）	0.21	0.28	0.34	0.56	0.68	1.00	1.80
	人（60 kg）	0.11	0.16	0.18	0.30	0.37	0.53	1.00

【例 2-1】　已知某药对小鼠的最大耐受量（maximum tolerance dose）为 20mg/kg（20g 小鼠用 0.4mg），需折算为家兔用药量。

查表 A 种动物为小鼠，B 种动物为兔，交叉点为折算系数为 0.37，故家兔用药量为 0.37×20mg/kg=7.4mg/kg，2.0kg 家兔用药量为 7.4mg/kg×2.0kg= 14.8mg。

2. 按体表面积换算　根据不同种属动物体内的血药浓度和作用与动物体表面积成平行关系，按体表面积折算剂量比按体重折算更为精确。

【例 2-2】　由动物用量推算人的用量。家兔静脉注射已知浓度某药的最大耐受量为 4mg/kg，推算人的最大耐受量是多少？

表 2-2　常用动物与人体表面积比值表

		小鼠（20 g）	大鼠（200 g）	豚鼠（400 g）	家兔（1.5 kg）	猫（2 kg）	犬（12 kg）	人（50 kg）
20 g	小鼠	1.00	7.00	12.25	27.80	29.70	124.20	332.40
200 g	大鼠	0.14	1.00	1.74	3.90	4.20	17.30	48.00
400 g	豚鼠	0.08	0.57	1.00	2.25	2.40	10.20	27.00
1.5 kg	兔	0.04	0.25	0.44	1.00	1.08	4.50	12.20
2 kg	猫	0.03	0.23	0.41	0.92	1.00	4.10	11.10
12 kg	犬	0.01	0.06	0.10	0.22	0.24	1.00	2.70
50 kg	人	0.003	0.021	0.036	0.08	0.09	0.37	1.00

查表 2-2，先竖后横，兔体重 1.5kg，与人体表面积比值为 12.20，家兔最大耐受量为 4×1.5=6mg，那么人的最大耐受量为 6mg×12.2=73.2mg。取其 1/3～1/10 作为初试剂量。

【例 2-3】 由人用量推算动物用量 已知某中药成人每次口服 10 g 有效。拟用犬研究其作用机制，应用多少量？

查表 2-2 人与犬的体表面积比值为 0.37，那么犬用量为 10×0.37=3.7 g。取其 1/3 作为初试剂量。

（王　勇）

第三节　实验动物的给药途径与方法

一、经 口 给 药

（一）自动摄入给药

自动摄入给药方法是将溶于水并且在水溶液中较稳定的药物放入动物饮水中，不溶于水的药物混于动物饲料内，由动物自行摄入。该给药方法操作简单，给药时动物接近自然状态，不会引起动物应激反应，适合于长期给药干预实验，如抗高血压药物药效，药物毒性测试等。该方法的缺点是动物饮水和进食过程中，总有部分药物损失，药物摄入量计算不准确，而且由于动物本身的状态、饮水量、摄食量和时间不同，药物摄入量和时间不易保证，影响药物作用分析的准确性。

（二）强制经口给药

强制经口给药是将动物适当固定，强迫动物摄入药物。这种方法的优点是能准确把握给药时间和剂量，及时观察动物的反应，适合于急性和慢性动物实验。缺点是经常强制性操作易引起动物不良生理反应，甚至操作不当引起动物死亡。故应熟练掌握该项技术。强制性给药方法主要有两种：

1. 固体药物口服　一人操作时用左手从背部抓住动物头部，同时以拇指、食指压迫动物口角部位使其张口，右手用镊子夹住药片放于动物舌根部位，然后让动物闭口吞咽下药物。

2. 液体药物灌胃　小鼠与大鼠一般由一人操作，左手捏持或抓住住动物头、颈、背部皮肤，使动物腹部朝向术者，右手将连接注射器的硬质灌胃管由口角处插入口腔，用灌胃管将动物头部稍向背侧压迫，使口腔与食管成一直线，将灌胃管沿上腭壁轻轻插入食道，插入深度小鼠一般 3cm，大鼠一

般 5cm。插管时应注意动物反应，如插入顺利，动物安静，呼吸正常，可注入药物。如动物剧烈挣扎或插入有阻力，应拔出胃管重插。如将药物灌入气管，可致动物立即死亡。给家兔灌胃时宜用兔固定箱或由两人操作。助手取坐位，用两腿夹住动物腰腹部，左手抓兔双耳，右手握持前肢，以固定动物。术者将木制开口器横插兔口内并压住舌头，将一导尿管经开口器中央小孔沿上腭壁插入食道约 15cm，将导尿管外口置一杯水中，看是否有气泡冒出，检测是否插入气管。确定导管不在气管后，即可注入药物。

二、注 射 给 药

（一）两栖类动物淋巴囊注射

青蛙与蟾蜍皮下有多个淋巴囊，注射药物易于吸收，适合于这些动物全身给药。常用注射部位为胸、腹和股淋巴囊。为防止注入药物自针眼处漏出，胸淋巴囊注射时应将针头刺入口腔，由口腔组织穿刺到胸部皮下，注入药物。股淋巴囊注射时应由小腿刺入，经膝关节穿刺到股部皮下，注射药液量一般为 0.25～0.5ml。

（二）皮下注射

皮下注射是将药物注射于皮肤与肌肉之间，适合于所有哺乳动物。实验动物皮下注射一般应由两人操作，熟练者也可一人完成。由助手将动物固定，术者用左手捏起皮肤，形成一皮肤皱褶，右手持注射器刺入皱褶皮下，将针头轻轻左右摆动，如摆动容易，表示确已刺入皮下，再轻轻抽吸注射器，确定没有刺入血管后，将药物注入。拔出针头后应轻轻按压针刺部位，以防药液漏出，并可促进药物吸收。

（三）肌内注射

肌肉血管丰富，药物吸收速度快，故肌内注射适合于几乎所有水溶性和脂溶性药物，特别适合于狗、猫、兔等肌肉发达的动物，而小鼠、大鼠、豚鼠因肌肉较少，肌内注射稍有困难，必要时可选用股部肌肉。肌内注射一般由两人操作，小动物也可由一人完成。助手固定动物，术者用左手指轻压注射部位，右手持注射器刺入肌肉，回抽针栓，如无回血，表明未刺入血管，将药物注入。然后拔出针头，轻轻按摩注射部位，以助药物吸收。

（四）腹腔注射

腹腔吸收面积大，药物吸收速度快，故腹腔注

射适合于多种刺激性小的水溶性药物的用药，是啮齿类动物常用给药途径之一。腹腔注射穿刺部位一般选在下腹部正中线两侧，该部位无重要器官。腹腔注射可由两人完成，熟练者也可一人完成。助手固定动物，并使其腹部向上，术者将注射器针头在选定部位刺入皮下，然后使针头与皮肤成45°角缓慢刺入腹腔。如针头与腹内小肠接触，一般小肠会自动移开，故腹腔注射较为安全。刺入腹腔时，术者可有阻力突然减小的感觉，再回抽针栓，确定针头未刺入小肠或膀胱后，缓慢注入药液。

（五）静脉注射

静脉注射将药物直接注入血液，无须经过吸收阶段，药物作用最快，是机能学急、慢性动物实验最常用的用药方法。静脉注射给药时，不同种类的动物由于其解剖结构的不同，应选择不同的静脉血管。

1. 兔耳缘静脉注射　家兔耳廓背面外侧缘有粗长而清晰的耳缘静脉，很适合静脉注射。将家兔置于兔固定箱内，没有兔固定箱时可由助手将家兔固定在实验台上，特别注意使兔头不能随意活动。剪去兔耳外侧缘被毛，用乙醇轻轻擦拭、轻揉或加温耳缘局部，使耳缘静脉充分扩张。术者左手食指与中指轻夹耳缘静脉心脏端，使其进一步充盈扩张，拇指和无名指固定耳廓末端，并使其被拉直。右手持注射器由远心端刺入静脉。再顺血管腔向心脏端刺进约1cm，然后由左手拇、食、中指将穿刺静脉段与针头紧紧捏住以固定两者关系，右手缓慢推注药物入血液。如感觉推注阻力很大，并且局部肿胀，表示针头已滑出血管，应重新穿刺。注意兔耳缘静脉穿刺时应尽可能从远心端开始，以便重复注射，必要时可仅将注射器取下，将针头留置于静脉内，并在针头内插入一个针芯，防止出血，下次注射时将针芯取出，不必再进行静脉穿刺（图2-2）。

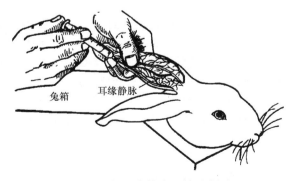

图2-2　兔耳缘静脉注射示意图

2. 小鼠与大鼠尾静脉注射　小鼠尾部有三根静脉，两侧和背部各一根，两侧的尾静脉更适合注射。注射时先将小鼠置于鼠固定筒内或扣在烧杯中，让

尾部露出，用乙醇溶液或二甲苯反复擦拭尾部或浸于40～50℃的温水中加热1min，使尾静脉充分扩张。术者用左手拉尾尖部，右手持注射器（以4号针头为宜）将针头刺入尾静脉，然后左手捏住鼠尾和针头，右手注入药物。如推注阻力很大，局部皮肤变白，表示针头未刺入血管或滑脱，应重新穿刺，注射药液量以每只动物0.15ml为宜。幼年大鼠也可进行尾静脉注射，方法与小鼠相同，但成年大鼠尾静脉穿刺困难，不宜采用尾静脉注射。

3. 犬前肢头静脉注射　犬前肢小腿前内侧有较粗的头静脉，是犬静脉注射较方便的部位。注射时先剪去该部位被毛，用压脉带绑扎前肢小腿近端或由助手抓紧该部位，使头静脉充分扩张。术者左手抓住小腿末端，右手持注射器刺入静脉，此时可见明显回血，然后放开压脉带，左手固定针头，右手缓慢注入药物

（王　维　骆红艳）

第四节　常用实验动物麻醉方法

在急、慢性动物实验中，手术前均应将动物麻醉，以减轻或消除动物的痛苦，保持安静。实验动物麻醉方法主要有如下几种：

一、吸入麻醉

机能实验常用的吸入麻醉剂是乙醚。乙醚为无色易挥发的液体，有特殊的刺激性气味，易燃易爆，应用时最好在通风橱中进行，并远离火源。乙醚可用于多种动物的麻醉，麻醉时对动物的呼吸、血压无明显影响，麻醉速度快，维持时间短，更适合于时间短的手术和实验，如去大脑僵直，小脑损毁实验等，也可用于凶猛动物的诱导麻醉。

给犬吸入乙醚麻醉时可用特制的铁丝犬嘴套套住犬嘴，由助手将犬固定于手术台，术者用2～3层纱布覆盖犬嘴套，然后将乙醚不断滴于纱布上，使犬吸入乙醚。吸入乙醚后，往往由于中枢抑制解除而首先有一个兴奋期，动物挣扎，呼吸快而不规则，甚至出现呼吸暂停。如呼吸暂停应将纱布取下，等动物呼吸恢复后再继续吸入乙醚，以防呼吸暂停后呼吸过度，吸入过多乙醚。继而动物逐渐进入外科麻醉期，呼吸逐渐平稳均匀，角膜反射消失或极迟钝，对疼痛反应消失，即可进行手术。

麻醉猫、大鼠、小鼠时可将动物置于适当大小的玻璃罩中，再将浸有乙醚的棉球或纱布放入罩内，并密切注意动物反应，特别是呼吸变化，直到动物麻醉。给家兔麻醉时，可将浸有乙醚的棉球置于一

个大烧杯中,术者左手持烧杯,右手抓兔双耳,使其口鼻伸入烧杯吸入乙醚,直到动物麻醉。

乙醚麻醉注意事项:①乙醚吸入麻醉中常刺激呼吸道黏膜而产生大量分泌物,易造成呼吸道阻塞,可在麻醉前半小时皮下注射阿托品(0.1ml/kg),以减少呼吸道黏膜分泌物;②乙醚吸入过程中动物挣扎,呼吸变化较大,乙醚吸入量及速度不易掌握,应密切注意动物反应,以防吸入过多,麻醉过度而使动物死亡。如出现呼吸停止,应立即处理(方法见本章第七节)。

二、注射麻醉

机能实验中常用的注射麻醉剂有如下几种:

1. 氨基甲酸乙酯(又称乌拉坦 urethane) 该药易溶于水,在水溶液中稳定,一般配制成20%~25%的水溶液,常用于兔、犬、猫、大鼠、豚鼠的麻醉,可静脉注射和腹腔注射。一次给药后麻醉持续时间约4~6h或更长,麻醉速度快,麻醉过程平稳,麻醉时对动物呼吸、循环无明显影响。但动物苏醒很慢,仅适用于急性动物实验。

2. 戊巴比妥钠 该药易溶于水,水溶液较稳定,但久置后易析出结晶,稍加碱性溶液则可防止析出结晶。根据实验动物不同,可配制1%~3%水溶液,由静脉和腹腔注射,一次给药后麻醉维持时间3~4h,一次补充量不宜超过原药量的1/5。

3. 硫喷妥钠 为黄色粉末,水溶液不稳定,需临时配制成2%~4%的水溶液静脉注射。麻醉时间短为其特点,一次注射后麻醉维持时间仅0.5~1h,实验中常需补充给药。在给予肌松剂的清醒动物实验中,可用该药做麻醉,气管插管,或在接通呼吸机前的麻醉给药。

4. 氯醛糖 该药溶解度小,宜配制成1%的水溶液静脉或腹腔注射,使用前应加热促其溶解,但该药对热不稳定,故加热不宜过高,以免降低药效。本药单独使用时同等剂量情况下麻醉出现时间和麻醉深度因动物物种和个体差异变化较大,故在注入计算剂量后仍未达到理想麻醉状态时,不宜盲目加大剂量,应观察一段时间,以免用量过大使动物死亡。氯醛糖较少抑制反射活动,故较适合于需要保留反射的实验。几种常用注射麻醉剂的参考剂量见表2-3。

表 2-3　几种常用注射麻醉剂的参考剂量

药物名称	给药途径	参考剂量(g/kg)					
		狗	猫	兔	豚鼠	大鼠	小鼠
氨基甲酸乙酯	静脉注射	0.75~1		1			
	腹腔注射	0.75~1	1	1	1	1	1
戊巴比妥钠	静脉注射	0.025~0.035		0.035~0.04			
	腹腔注射	0.025~0.035	0.04	0.035~0.04	0.035	0.04	0.04
硫喷妥钠	静脉注射	0.015~0.025		0.010~0.015			
氯醛糖	静脉注射	0.06~0.01		0.06~0.08			
	腹腔注射		0.06~0.01	0.06~0.08			

注射麻醉一般采用静脉注射和腹腔注射,注射方法与前述的"实验动物的给药途径与技术"相同。静脉注射较适合兔、犬等静脉穿刺较方便的动物。静脉注射麻醉速度快,兴奋期短而不明显,可根据动物反应随时调整注射速度和量,易于准确达到所需麻醉深度,是机能实验中最常用的麻醉方法之一。静脉注射麻醉时,一般应将计算用药总量的1/3快速注入(但也不宜过快),这样可使动物迅速度过兴奋期,而且节省时间,其余2/3应缓慢注射,以防麻醉过度。静脉注射过程中,术者应密切注视动物呼吸频率和节律(而不是由术者或助手用手触摸呼吸运动),如呼吸过度减慢或不规则,应暂停或减慢注射,并且随时检查动物肌张力和对夹捏肢体皮肤的痛反应,以判断麻醉深度,直至达到所需麻醉状态。理想麻醉状态的指标包括:动物失去知觉、呼吸深慢平稳,角膜反射消失或失极迟钝,全身肌肉松弛,痛反应极迟钝。腹腔注射常用于大鼠、豚鼠和猫的麻醉,一般将计算麻醉剂量一次性注入,操作较为简便,但麻醉作用慢,兴奋期表现较明显,麻醉深度不易掌握。

注射麻醉时应注意如下事项:①术者一定要密切观察动物呼吸,根据呼吸随时改变注药速度,绝不能当动物已经出现呼吸过慢,甚至停止,术者还未发现;②如用药量已达参考剂量而动物仍呼吸急促,对夹捏肢体末端的痛反应明显,可继续缓慢加注麻醉药(但氯醛糖例外,需等候一段时间),直到麻醉满意。但腹腔注射一次加用剂量不能超过计算总量的 1/5；③在寒冷条件下麻醉动物往往体温逐渐下降，应注意保温；④如动物呼吸停止应立即抢救（见本章第七节"动物实验意外的处理"）。

三、局部麻醉

局部麻醉通常用 1% 普鲁卡因溶液在手术部位做皮内注射和皮下组织浸润注射。局部麻醉主要用于实验要求全身浅麻醉或清醒动物时减轻动物疼痛。

（王　维　骆红艳）

第五节　机能学实验常用生理溶液的配制

内环境稳态是细胞、器官维持正常功能活动的必要条件。细胞或器官的正常功能活动受所浸泡的液体中各种理化因素的影响，如各种离子浓度、渗透压、酸碱度、温度等。因此在离体组织实验中浸泡离体标本的液体或机体补液时输入体内的液体，皆须接近于生理情况的液体。常用的生理溶液有：

生理盐水（normal saline）：0.9% NaCl 为哺乳动物的生理盐水；0.65% NaCl 为两栖类动物组织和细胞的生理盐水。

任氏溶液（Ring's solution，又称林格液）：适用于两栖类动物实验。

乐氏溶液（Lock's solution）：适用于哺乳类动物实验。

台氏溶液（Tyrode's solution）：亦用于哺乳类动物的组织，特别是小肠。

一、常用生理溶液成分与含量

常用生理溶液成分与含量见表 2-4。

表 2-4　常用生理溶液的成分

药品名称	任氏液（Ringer）用于两栖类	乐氏液（Locke）用于哺乳类	台氏液（Tyrode）用于哺乳类（小肠）	克氏液（Krebs）用于肝、脑、肾、脾和肺	克-亨氏液（Krebs-Henseleit）用于血管
NaCl（g/L）	6.50	9.00	8.00	5.54	6.90
KCl（g/L）	0.41	0.42	0.20	0.35	0.35
$CaCl_2$（g/L）	0.12	0.24	0.20	0.28	0.28
$NaHCO_3$（g/L）	0.20	0.1～3	1.00	2.09	2.09
NaH_2PO（g/L）	0.01	–	0.05	–	–
$MgCl_2$（g/L）	–	–	0.10	–	–
$MgSO_4$（g/L）	–	–	–	0.29	0.29
KH_2PO_4（g/L）	–	–	–	0.16	–
Na-Pyrurate（g/L）	–	–	–	0.43	0.22
Glucose（g/L）	2.0（可不加）	1.00	1.10	2.00	2.00

二、配制生理溶液的方法

配制生理溶液的方法是先将各成分分别配成一定浓度的基础溶液（表 2-5），然后按表所载分量混合之。

表 2-5　用基础溶液配制生理代用溶液方法

成分	基础溶液浓度（%）	任氏液	乐氏液	台氏液
氯化钠（NaCl）	20	32.5 ml	45.0 ml	40.0 ml
氯化钾（KCl）	10	1.4 ml	4.2 ml	2.0 ml
氯化钙（$CaCl_2$）	10	1.2 ml	2.4 ml	2.0 ml

续表

成分	基础溶液浓度（%）	任氏液	乐氏液	台氏液
磷酸二氢钠（NaH$_2$PO$_4$）	1	1.0ml	–	5.0ml
氯化镁（MgCl$_2$）	5	–	–	2.0ml
碳酸氢钠（NaHCO$_3$）	5	4.0ml	2.0ml	20.0ml
葡萄糖	–	2.0g（可不加）	1.0～2.5g	1.0g
加蒸馏水至		1000ml	1000ml	1000ml

应当注意的是氯化钙溶液需在其他基础溶液混合并用蒸馏水稀释后再逐滴加入，同时注意搅拌，以免生成钙盐沉淀；葡萄糖应在临用时加入。已加入了葡萄糖的溶液不能久置。

（王　勇）

第六节　机能学实验手术器械

一、蛙类动物手术器械

1. 剪刀　普通剪刀用于剪断蛙和蟾蜍的脊柱或四肢骨骼；组织剪用于剪皮肤和肌肉等组织；眼科剪用于剪血管、神经和心包膜等细软组织。

2. 镊子　中号镊子用于夹捏组织和牵提切口处的皮肤；眼科镊有直、弯两种，用于夹捏和分离血管、神经等细软组织。

3. 刺蛙针　用于破坏蛙或蟾蜍的脑和脊髓。

4. 玻璃分针　用于分离血管和神经等组织。

5. 锌铜弓　用于对蛙神经肌肉标本施加刺激，以检查其兴奋性。

6. 蛙心夹　用于对蛙心脏舒缩活动的描记，使用时一端夹住心尖部，另一端用丝线连于张力能器的应变梁上，即可记录蛙心的缩缩活动。

7. 蛙板　木质蛙板用于固定蛙或蟾蜍，使用时用蛙足钉将蛙前后足钉在木质蛙板上，以便进行实验操作。玻璃蛙板为一与木质蛙板大小相同的玻璃，用于蛙离体组织器官制备，如坐骨神经—腓肠肌标本制备等，使用时把玻璃蛙板放在木质蛙板上，然后将分离的蛙游离的后肢等放在此清洁并用任氏液浸湿的玻璃蛙板上进行操作，以减轻对标本的损伤。

二、哺乳类动物手术器械

1. 手术刀　用于切开皮肤和脏器，握持方法如图2-3所示。

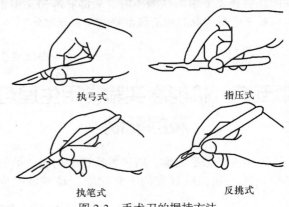

图 2-3　手术刀的握持方法

（执弓式　指压式　执笔式　反挑式）

2. 手术剪　弯手术剪用于剪毛；直手术剪用于剪开皮肤、皮下组织、筋膜和肌肉等组织；眼科剪用于剪断神经、剪破血管、输尿管等（手术剪的握持方法见图2-4）。

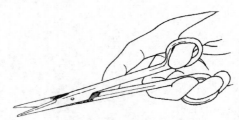

图 2-4　手术剪的握持方法

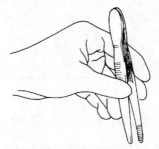

图 2-5　镊子的握持方法

3. 镊子　常用中号镊子，有齿镊用于牵拉切口处的皮肤或坚韧的筋膜，无齿镊用于夹捏较大或较厚的组织和牵拉切口处的皮肤；眼科镊和钟表镊子用于镊夹血管、神经等细软组织（镊子的握持方法见图2-5）。

4. 止血钳 有直、弯和中、小号之分，除用于夹住出血点以止血外，无齿的止血钳可用于分离皮下组织和肌肉，有齿的止血钳用于提起切口处的皮肤。蚊式止血钳较细小，适于分离小血管及神经周围的结缔组织（止血钳及其握持见图2-6）。

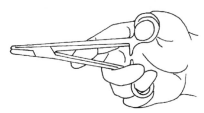

图 2-6　止血钳的握持方法

5. 咬骨钳 用于打开颅腔和骨髓腔时咬切骨质。

6. 颅骨钻 用于开颅钻孔。

7. 气管插管 为"Y"形管。急性动物实验时插入气管插管，以保证呼吸道通畅。

8. 动脉夹 用于夹闭动脉，暂时阻断动脉血流。

9. 塑料插管 用粗细不同的塑料管制成，分别作动脉、静脉和输尿管插管之用。

10. 三通阀 可按实验需要改变液体流通量的方向，以便于静脉给药、输液和描记动脉血压。

11. 其他 如持针器（图2-7）、缝线、缝针、注射器和针头等，也是常用物品。

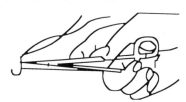

图 2-7　持针器的握持方法

（王　勇）

第七节　哺乳动物实验的操作技术

一、动物固定、剪毛

为方便实验手术操作和结果记录，一般应将麻醉动物固定于手术台。固定动物的方法和姿势依实验内容而定。仰卧位是机能实验中最常用的固定姿势，适合于颈部、胸部、腹部和股部的手术及实验。固定方法是使动物仰卧，先用四根棉绳分别打活结套在动物四肢腕、踝关节近端并稍拉紧，另一端缚于手术台两侧的四个木钩上固定四肢；再用棉绳钩住动物两只上门齿，稍加牵引将棉绳系在手术台前端的铁柱或木钩上，以固定头部。俯卧位适合于颅脑和脊髓实验，用同样的方法固定四肢，头部可根据实验要求固定于立体定向仪、马蹄形头固定器，或用棉绳钩住上门齿，系缚于手术台前端的木钩上。侧卧位适用于耳蜗和肾脏（腹膜后入路）部位的实验。可顺势将动物固定于手术台。

动物固定后，应将手术部位皮肤被毛剪去，以显露皮肤。剪毛宜用弯头剪毛剪或家庭用粗剪刀，不能用组织剪，更不能用眼科剪。剪毛部位及范围依皮肤切口部位和大小而定，应大于皮肤切口。为避免剪伤皮肤，术者可用左手拇和食指绷紧皮肤，右手持剪刀平贴皮肤，逆着毛的方向剪毛，并随时将剪下的被毛放入盛有水的烧杯中，以保持手术台及实验室的整洁。剪毛后用湿纱布擦拭局部，以清除剪落的被毛。

二、切开皮肤、皮下组织和止血

切开皮肤前，应根据实验要求确定皮肤切口的部位和大小。例如要显露颈总动脉、迷走神经时应选用颈前正中线切口；显露膈肌时应在剑突下切口；显露心脏时应在胸前正中线或左胸部切口；显露膀胱、输尿管应在耻骨联合上方正中线切口；显露肾脏、肾神经应在左肋缘下、骶棘肌腹侧缘切口；显露股动脉、股静脉应在股部切口。切口一般应与血管或器官走行方向平行，必要时可做出标记。切口大小应便于深部手术操作，但不宜过大。切开皮肤时，术者一般站在动物右侧，也可根据需要站在距手术野较近的位置，助手站在对面。术者用左手拇、食指将预定切口部位皮肤绷紧，右手持手术刀，以适当力度一次全线切开皮肤、皮下组织、直至皮下筋膜。顺肌纤维或神经血管走行方向反复撑开血管钳，分离筋膜或腱膜，必要时用血管钳夹持并提起筋膜或腱膜，用组织剪剪开一小口，然后顺皮肤切口的方向剪开扩大剪口，直到需要暴露的器官。注意切口部位的解剖结构及特点，以避开或尽量少损伤神经、血管为原则。

手术过程中要注意不要损伤大血管，如有出血应及时止血，以免动物失血过多，并保持手术野清晰。止血的方法酌情而定。微小血管损伤引起的局部组织渗血，一般用湿热盐水纱布压迫即可止血。较大血管损伤出血时，可用止血钳夹住出血点及周围的少量组织，然后用丝线结扎止血，结扎后将血管钳取下并剪去多余丝线。肌肉组织出血多为渗血，且出血较多，可将肌肉结扎，以便止血。

在实验间歇，应将切口部位用温热生理盐水纱布盖好，防止组织干燥。

三、神经、血管分离技术

电刺激各神经干、引导记录神经干放电、各种血管插管均需事先将其游离，故神经、血管分离技术是机能实验的基本技术之一。

神经、血管均很娇嫩，分离时应轻柔、耐心，决不能用镊子或止血钳夹持神经血管。分离神经、血管应按照先辨认后分离、先分离神经，后分离血管、先分离较细的神经，后分离较粗的神经的原则进行。分离神经血管时，应首先明确其解剖位置及其与周围组织器官之间的关系，确定后再行分离。分离较粗大神经血管时（如颈总动脉和迷走神经），可用止血钳分离，方法是顺着神经、血管走行方向轻轻反复撑开止血钳，将其与周围组织分离。如遇较大阻力，应仔细检查是否有血管分支，不可盲目用力，或者改变分离部位，直到将所需神经、血管分离。分离家兔和大鼠较细的神经、血管时，宜用玻璃分针完成，方法是用玻璃分针顺着神经、血管走行方向轻轻划开神经-血管之间、神经-神经之间、动脉-静脉之间及周围的结缔组织，使神经、血管游离。如果要引导神经干放电，分离时玻璃分针的划向应与神经冲动传导方向相反，例如分离减压神经时应划向外周端，分离膈神经和肾神经时应划向中枢端，以减轻分离时对冲动来源神经段的牵拉，而且应尽量去除附着于神经干上的结缔组织，分离段也不宜过长。

四、插 管 技 术

（一）气管插管

气管插管是指将一个金属、玻璃或塑料Y形或T形导管插入动物气管，普遍应用于哺乳动物急性实验中。气管插管的意义在于保持麻醉动物呼吸道通畅，便于清除气管内分泌物，收集呼出气体样品，也可连于气体流量计等传感器检测呼吸运动，根据实验内容增加呼吸道死腔，阻力或窒息。气管插管所用器材包括哺乳动物手术器械一套、兔或大鼠手术台、棉绳、纱布、气管插管、注射器、20%氨基甲酸乙酯或1%戊巴比妥钠。

气管插管的基本方法如下：

（1）动物麻醉后仰卧位固定在手术台上，颈部放正拉直，剪去颈前区被毛。

（2）于喉部下缘至胸骨上缘之间，沿正中线切开皮肤（切口长度，家兔约6～8cm，犬约8～10cm，大鼠约2～3cm）。用止血钳反复撑开组织的方法，沿正中线纵向分离皮下组织，暴露颈前肌肉群，用止血钳插入两侧肌肉群，顺肌纤维方向作钝行分离。

再沿气管走行方向分离气管两侧及其与食道之间的结缔组织，游离气管，在气管下方穿一棉线。术者左手轻提棉线，右手持组织剪在甲状软骨下缘1～2cm处的气管环状软骨之间横向剪开气管前壁，深度约1/3气管直径，再于剪口上缘向头侧剪开0.5cm长的纵切口，使切口成一"⊥"形。如气管内有血液或分泌物，应用棉签吸干净。将气管插管经此"⊥"形切口向肺脏方向插入适当深度，用棉线将气管与气管插管一起结扎，并固定，以防气管插管滑脱（见图2-8）。

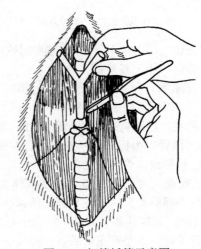

图2-8 气管插管示意图

气管插管过程中应注意：①由于颈部大血管和重要神经均在中线两侧，而且愈往颈根部方向，愈向中线靠拢，因此颈部皮肤切口，皮下组织和颈前肌群的分离一定要沿正中线进行。而且手术越靠近颈根部，操作越要仔细，以免损伤大血管和重要神经；②初学者手术操作要细致，力戒粗暴，分离颈前肌群时，要顺着肌纤维方向，而且止血钳插入不宜过深，以防损伤深层的气管和血管。

（二）颈总动脉插管

颈总动脉插管是将一根充满肝素或其他抗凝剂溶液的插管插入颈总动脉，可用于检测多种生理、病理、药物因素作用时动脉血压的变化，也可用于采集动脉血样，是机能实验最常用的技术。所需实验器材与"气管插管"相同，但需增加动脉插管、动脉夹、三通管、1%肝素生理盐水。肝素粉剂用于体外抗凝时，可配成0.5%～1%的肝素生理盐水溶液；肝素针剂用于体外抗凝时，可配成500～1000U/ml的肝素生理盐水溶液。体外抗凝还可用6%的枸橼酸钠溶液。

动物的麻醉与固定、颈部剪毛，切开颈部皮肤并进行气管插管等操作技术与前面所述相同。术者用左手拇、食指捏起颈部皮肤切口缘和部分颈前肌肉稍向外侧牵拉，中指和无名指从外面将背侧皮肤向腹侧轻轻顶起，即可清晰显露颈总动脉；右手持玻璃分针顺颈总动脉走行方向轻轻划开其周围的结缔组织，游离颈总动脉2～3cm，并在其下方穿两根丝线备用。

取直径适宜的动脉插管并将其连接三通管，检查其插入端是否光滑，确定无尖无钩，将插管内充满1%肝素生理盐水，并排尽插管内气泡。

用一根丝线结扎分离的颈总动脉段远心端，用动脉夹夹闭其近心端，另一丝线置于结扎部位与动脉夹之间。术者左手拇、中指提起结扎线，食指自下方托起血管，右手持眼科剪在靠近结扎线处成45°角在颈总动脉向心方向做一"V"切口，切口的大小约为颈总动脉直径的1/3～1/2，将动脉插管向心脏端插入颈总动脉1～1.5cm，用丝线结扎动脉与动脉插管，并固定插管，以防插管滑脱（图2-9）。剪除多余丝线后，将插管连于传感器，放开动脉夹，即可检测动脉血压。

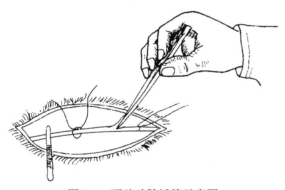

图2-9　颈总动脉插管示意图

颈总动脉插管应注意：①颈总动脉剪口的部位尽量靠近头端，切口不宜过大或过小，过小时插管不易插入，过大时易于使颈总动脉插断。如不小心将颈总动脉插断，可将剪口处结扎，再向心脏端分离一段颈总动脉，重新剪口插管；②动脉插管顶部要光滑，不能过尖，以防刺破动脉壁，引起大出血。如刺破动脉壁，应立即用动脉夹夹闭颈总动脉心脏端，再向心脏端分离一段颈总动脉，重新插管，必要时改插对侧颈总动脉；③插管内肝素浓度不宜过低，以防插管内凝血，堵塞插管。如已出现凝血，可通过三通管向颈总动脉注入肝素生理盐水，冲出血凝块，必要时拔出插管，清除凝血块，冲洗后重新插管。

（三）家兔、大鼠颈外静脉插管

颈外静脉位于颈部左、右两侧皮下，颈外静脉插管可建立一个通道，给动物注射多种药物，快速输液，采取静脉血样，也可用于检测中心静脉压，特别适合于大鼠和豚鼠等表浅静脉注射困难的动物。实验器材与"动脉插管"相似，但一般不用肝素。

动物的麻醉、固定、气管插管均与前述相同。术者用左手拇、食指捏起颈部切口皮缘，向外侧牵拉（但不要捏住肌肉），中指和无名指从外面将颈外侧皮肤向腹侧轻推，使其稍微外翻，右手用玻璃分针将颈部肌肉推向内侧，即可清晰显露附着于皮肤的颈外静脉（紫蓝色，较粗）。用玻璃分针或蚊式止血钳钝性分离颈外静脉周围结缔组织，游离颈外静脉2～3cm，在其下方穿两根丝线备用。

用动脉夹夹闭颈外静脉游离段的心脏端，待血管充盈后用一根丝线结扎其远心端。术者左手提起结扎线，右手用眼科剪成45°角于近结扎处向心脏端将颈外静脉剪一"V"形小口，然后将充满生理盐水的静脉插管向心脏方向插入颈外静脉约2cm（如检测中心静脉压，则宜插至上腔静脉），用另一根丝线将静脉与插管结扎并固定，以防插管滑脱。然后放开动脉夹。

颈外静脉插管时应注意：①颈外静脉与皮肤粘连较紧密，分离时应仔细、耐心，以防撕裂血管；②插管顶部不宜过尖，以防刺破血管壁。

（四）兔、大鼠股动脉和股静脉插管

股动脉与股静脉插管也是机能实验的基本技术之一，而且由于颈总动脉插管过程中会不可避免地影响压力和化学感受性反射，而股动脉插管则无此缺陷，故有人主张用股动脉插管检测动脉血压、放血、采取动脉血样。股动脉和股静脉插管与颈总动脉插管术所需的器材相似，但导管直径应适合于股动脉和股静脉。

将动物麻醉、仰卧固定、剪去腹股沟部位的被毛。术者先用手指感触股动脉搏动，以明确股部血管的走向，然后沿血管走行方向切开皮肤3～5cm。用蚊式止血钳顺血管走行方向钝性分离筋膜和肌肉（熟练者用眼科剪更为方便），显露股血管和股神经。一般股动脉在背外侧，可被股静脉掩盖，粉红色，壁较厚，有搏动；股静脉在股动脉腹内侧，紫蓝色，壁较薄，较粗；股神经位于股动脉背外侧。用玻璃分针顺血管方向轻轻划开神经、血管鞘和血管之间结缔组织，游离股动脉或股静脉约2～3cm，并在其下方穿过两根丝线备用。

用动脉夹夹闭股血管的近心端，靠近远心端丝线结扎，近结扎处用眼科剪呈45°角剪开血管直径的1/3～1/2，将充满抗凝剂的插管插入血管2～4cm，在近心端结扎和固定血管导管，松开动脉夹。

进行股动脉和股静脉插管时应注意：①腹股沟区股动脉段常有分支，如分离遇较大阻力，应注意是否由于分支，不可盲目用力，以防撕裂血管，引起出血。遇到分支时，不必处理，可继续分离下段血管。②股静脉壁较薄，而且该段股静脉的纵向张力较大，弹性小，容易撕裂出血，故分离时一定仔细、耐心、轻柔，以防出血。③插管前一定要检查插管顶部是否光滑，是否过尖，过尖时虽易于插入，但插入时或插入后易刺破血管壁，引起插管失败。因股动脉和股静脉的可分离段较短，再分离及再插管较为困难，故要求一次成功。

（五）兔、犬输尿管插管

输尿管插管是泌尿功能实验的基本技术。通过输尿管插管不仅可以收集尿液以观察神经、体液、药物对尿量和尿液成分的影响，而且可以以对侧肾为对照观察一侧肾脏缺血或药物处理时肾泌尿功能的变化。输尿管插管所用器材与"气管插管"术的相似，但增加适当直径的输尿管导管。

动物的麻醉与固定、气管插管与前述相同。剪去耻骨联合上方腹部被毛，在耻骨联合上方沿正中线切开皮肤和皮下筋膜4～5cm，可见腹白线。由术者左手和助手分别用止血钳夹持腹白线两侧组织，提起腹壁，术者右手用组织剪经腹白线剪开腹壁0.5cm，进入腹腔。在看清腹腔内脏的条件下，用组织剪沿腹白线向上和向下剪开腹壁4～5cm，直至耻骨联合上沿，即可看到膀胱。将膀胱牵拉出腹腔并向下翻转，可见膀胱三角，在膀胱底部两侧结缔组织中仔细辨认输尿管（注意围绕输尿管横向走行的白色管为输精管，与膀胱无联系；输尿管呈粉红色，自膀胱底部向腹腔深部延伸）。用玻璃分针或蚊式血管钳将近膀胱一段输尿管与周围结缔组织分离，游离双侧输尿管约1.5～2cm，并分别在输尿管下方穿两根丝线备用。用一根丝线将输尿管膀胱端结扎，术者左手拇、中指提起结扎线，用食指托起输尿管（或左手用刀柄或镊子柄托起输尿管），右手用眼科剪与输尿管成45°角在近结扎处将输尿管向肾脏方向剪一"V"形小口，剪口深度约为输尿管直径1/3～1/2，然后将充满生理盐水的输尿管插管向肾脏方向插入输尿管约2～3cm。用另一丝线将输尿管与插管结扎并固定，以防输尿管插管滑脱。

输尿管插管应注意：①腹壁切口时勿伤及腹腔内脏。②分离输尿管时不要伤及周围血管，以防出血模糊手术野。分离应尽量干净，以便剪口和插管时看得清楚。③输尿管插管易引起输尿管出血，血凝块阻塞插管，可用肝素生理盐水冲洗，保持输尿

管通畅。④输尿管插管时输尿管易于扭曲，使输尿管堵塞，纠正扭曲后，可用胶布将插管固定于手术台上，以防再度扭曲。

（六）兔、大鼠膀胱插管

通过膀胱插管，收集两侧肾脏尿液，可测量尿量和对尿化学成分进行分析，而且膀胱插管操作简便，是泌尿机能实验中最常用的技术。实验器材与输尿管插管的相似，改用漏斗形膀胱插管或细导尿管。

如前述麻醉、固定、气管插管、耻骨联合上部切口，将膀胱牵拉出腹腔。术者和助手各用止血钳夹持膀胱顶部组织并轻轻提起，用组织剪在膀胱顶部血管较少处剪一小纵行口，将充满生理盐水的漏斗形膀胱插管插入膀胱，然后将膀胱顶部与插管一起结扎固定。插管口最好正对输尿管入口处，但不要紧贴膀胱后壁以免阻塞。将膀胱插管与塑胶管相连，收集尿液。

膀胱插管也可通过尿道进行。选用雄性家兔，用顶端涂有液状石蜡的导尿管经尿道插入6～8cm。插入膀胱后尿液自行流出。然后固定导尿管，以防滑脱。

膀胱插管时应注意：①手术前让动物食用青菜，以增加基础尿量；②手术后用盐水纱布覆盖手术部位，以防水分过多丢失；③经尿道膀胱插管时，为保证导尿通畅，可在导尿管近顶端部再剪1～2个侧孔。

（七）兔、猫胆总管、胰管插管

胆总管插管和胰管插管可用于记录胆汁和胰液流量，分析其成分，观察神经、体液和药物对胆汁、胰液分泌的影响，是消化系统机能实验常用技术。实验器材与"气管插管"术相似，增加莫非氏管、胆总管和胰管插管。

将动物麻醉、仰卧位固定、气管插管，剪去上腹部被毛，在剑突下正中线切开皮肤约10cm，显露腹白线。术者和助手各用止血钳夹持腹白线两侧组织，提起腹壁，术者用组织剪沿腹白线剪开腹壁约0.5cm，进入腹腔，在看准腹腔内脏的条件下，向上和向下剪开腹白线至皮肤切口长度。打开腹腔，将肝脏轻轻向胸腔推移，胃向左下方推移，以胃幽门为标志找到十二指肠，将十二指肠向尾侧翻转，可见到其后壁上略呈红黄色的奥狄氏括约肌，以此为标记找到胆总管。用玻璃分针在近十二指肠处仔细分离胆总管2～3cm，并在其下方穿过两根丝线备用。用一根丝线结扎胆总管十二指肠端，术者左手提结扎线，右手用眼科剪在近结扎线处剪开胆总管直径

1/3~1/2。将适当粗细（相当于颈总动脉插管）的玻璃插管（最好弯成直角，每侧长2~3cm，一端插入胆总管，另一端连于软质塑胶管）插入胆总管2~3cm，并结扎固定。在胃前壁作一荷包，在荷包中部剪一小口进入胃腔，将一导尿管插入胃腔，随后拉紧结扎荷包缝线，在手的引导下继续插入导尿管至十二指肠。将胆总管插管连于莫非氏管上部记录胆汁滴数，莫非氏管下部与导尿管相连接，将流出的胆汁记滴后再引流至十二指肠，以防胆汁丢失。此种胆总管插管适用于记录胆汁流量。

如果要测定胆总管内压，可在肝叶部位分离一根肝叶胆管，由该部位将插管插入胆总管。以检测记录胆总管内压。

胰管插管与胆总管插管方法相似，切开腹腔后将动物肝脏向右上推移，以十二指肠为标记找到胰腺。将胰腺向上翻转，显露胰腺背侧的胰管，用玻璃分针仔细分离胰管，并注意不要伤及周围的血管和胰腺组织。用上述同样方法插入胰腺插管，但胰管较细、短，插入不宜过深。

胆总管和胰管插管时应注意：①兔胆总管和胰管壁薄，宜用玻璃分针仔细分离；②分离胰管应尽量少伤及胰腺组织，胰管插管不宜过深；③插管时和插管后应防止导管扭曲，保证引流通畅；④插入肝总管，可见绿色胆汁流出，未见胆汁可按压胆囊，如仍未流出则需重插管。

（八）兔左心室插管

动物左心室插管可用以检测多种心室功能参数，包括左心室舒张压、左心室收缩压、左心室内压最大上升速率、左心室内压最大下降速率等，借以观察神经及体液因素、多种病理因素及药物对心室功能的影响，是心脏机能实验的基本技术之一。左心室插管所用器材与"气管插管"相似，另外增加软硬度和直径适当的心室插管（必要时可选用6号或5号导尿管）、三通管、压力传感器、生物信号采集分析系统、1%肝素生理盐水。

如前所述，将动物麻醉、仰卧位固定、气管插管，分离右侧颈总动脉，在颈总动脉下方穿过两根丝线备用。用一根丝线结扎颈总动脉远心端，用动脉夹将其近心端夹闭。量取拟定动脉切口至心脏的距离，并在心室插管上做标记，作为插管插入长度的参考。术者左手拇、中指提起结扎线，用食指托起颈总动脉，右手用眼科剪与血管成45°角向心方向剪开颈总动脉直径1/3~1/2，将充满肝素生理盐水的心室导管（或6号插尿管）向心脏方向插入颈总动脉（必要时可先在颈总动脉插入1cm长的硬质套管，经套管插入心室插管），并用另一丝线打一松结，

以防出血。然后去掉动脉夹，术者左手轻捏颈总动脉插入部位，右手将插管继续插入，同时通过三通管接通颈总动脉与压力传感器，在监视器上观察血压波形和读数。当插管至主动脉瓣时，手中可有搏动感，如继续插入阻力较大，切勿硬插，可稍退并旋转导管，将导管抬高，继续插入，如此反复数次，可在主动脉瓣开放时将插管插入心室。如用6号或5号导尿管，则没有搏动感。插管插入心室后，血压波动明显加大，并出现左心室血压特征性波形，随后结扎颈总动脉并固定插管，以防滑脱。

左心室插管时应注意：①如选用塑料管做心脏插管，插管口径不宜过粗，不能有尖，以防刺破血管；②插入插管接近预定长度时应密切观察血压波形；③插管时应耐心，遇阻力决不可硬性插入，否则很可能误插入心包。

五、实验动物取血技术

血液常被比喻为观察内环境的窗口，在需要检测内环境变化的机能实验中常要采取血液样本。在急性动物实验中，可通过上述血管插管取血；在慢性动物实验中，既要取血，又要保持动物正常功能时，因实验动物解剖和体型大小差异，以及采取血样的不同，取血方法不尽相同。

（一）家兔

1. 耳中央动脉取血　将家兔置于兔固定箱或由助手将动物固定，剪去兔相应部位被毛，用手轻柔或用乙醇溶液涂擦耳中央动脉部位，使其充分扩张，用注射器刺入耳中央动脉抽取动脉血样，一次性取血时也可用刀片切一小口，让血液自然流出，收取血样。取血后用棉球压迫局部止血。

2. 股动脉取血　将家兔仰卧位固定。术者左手以动脉搏动为标志，确定穿刺部位，右手将注射器针头刺入股动脉，如流出血为鲜红色，表示穿刺成功，应迅速抽血，拔出针头，压迫止血。

3. 耳缘静脉取血　将家兔仰卧位固定好后，用手轻揉耳缘，待静脉充血后，在靠耳尖部的静脉处用6号针头沿耳缘静脉远端刺入血管，抽取血液。取血后压迫止血。

4. 心脏穿刺取血　将家兔仰卧位固定，剪去心前区被毛，用碘酒消毒皮肤。术者用安装有7号针头的注射器，在胸骨左缘第三肋间或在心跳搏动最明显部位刺入心脏，刺入心脏后血液一般可自动流入注射器，或者边刺入边抽吸，直至抽出血液。抽血后迅速拔出针头。心脏取血可获得较大量的血样。

（二）大鼠和小鼠

1. 断尾取血 固定动物，露出尾部，用二甲苯擦拭尾部皮肤或将鼠尾浸于 45～50℃的热水中数分钟，使其血管充分扩张，然后擦干，剪去尾尖数毫米，让血自行流出，也可从尾根向尾尖轻轻挤压，促进血液流出，同时收集血样。取血后用棉球压迫出血。该方法取血量较少。

2. 眼球后静脉丛取血 术者用左手抓住鼠耳之间的头皮，并轻轻向下压迫颈部两侧，致静脉血回流障碍，右手将一特制的毛细吸管（直径 1～1.5 mm）自内眦插入，使毛细管与眶壁平行向眼底方向插进（大鼠需转动毛细管推进），直至有静脉血自动流入毛细吸管，取到需要的血样后，拔出吸管。数分钟后可在同一穿刺孔重复采血。可用纱布压迫眼球止血。

3. 心脏取血 适用于取血量较大时，方法与家兔心脏取血相同，但所用针头可稍短。

（三）犬

一般采用前肢头静脉取血，方法同静脉注射给药。

注：如需要抗凝血样时，应事先在注射器或毛细管内加入适量抗凝剂，如草酸钾或肝素，将它们均匀浸润注射器或毛细管内壁，然后烘干备用。

六、动物实验意外的处理

动物实验意外是指在动物实验中发生的，实验者事先未曾预料到的，而且事关实验成败的动物紧急情况。常见动物实验意外如下：

（一）动物麻醉过量

麻醉过量是由于麻醉剂给药速度过快或剂量过大引起动物生命中枢麻痹，呼吸缓慢且不规则，甚至呼吸、心跳停止的紧急情况，是机能实验中较常见的意外之一。在学生机能实验实际操作中，麻醉过度大部分由于给药速度过快，仅少部分由于给药剂量过大，因为学生抽取麻醉剂时一般较少超过计算剂量。给药速度过快的常见原因有二：一是片面理解教科书上或指导教师所述的"先快后慢"，致使开始注射速度过快。二是静脉注射给药时未能正确观察动物呼吸（静脉注射麻醉的正确方法是术者一方面注入药物，一方面用眼睛注视动物胸、腹部呼吸运动，而不是由助手触摸呼吸运动，因为用手触摸呼吸运动极不敏感，也不准确，反可挡住术者视线，以致呼吸停止仍未被发现）。一般情况下如能密切注意动物呼吸，

发现呼吸过度减慢即暂缓或暂停给药，可避免发生麻醉过度。

麻醉过量一旦发生，应尽快处理。处理的方法是：如呼吸极度减慢或停止，而心跳仍然存在，应赶快进行人工呼吸。给家兔和大鼠做人工呼吸时，用双手抓握动物胸腹部，使其呼气，然后快速放开，使其吸气，频率约每秒一次，如呼吸停止系由于给药太快，注入量未达计算剂量，一般可很快使动物恢复呼吸，也可同时夹捏动物肢体末端部位，促进呼吸恢复。如果给药量已达或超过计算剂量，在人工呼吸的同时应静脉注射尼克刹米（50mg/kg）以兴奋呼吸中枢。如果动物心跳也已停止，在人工呼吸的同时，还应做心脏按压，对家兔实施人工呼吸，用拇指、食指、中指挤压心脏部位，有时可由于机械刺激或挤压使心脏复跳。处理开始时间距呼吸、心跳停止时间越近，处理成功的机会越大，故及时发现呼吸运动的变化，积极采取预防措施是极其重要的。

（二）大出血

大出血是机能实验中另一紧急情况。手术过程中发生大出血多由于手术操作不当误将附近大血管损伤或血管分离时撕裂大血管所致。手术后实验过程中大出血多半由于血管插管滑脱、血管插管过尖刺破血管壁引起，也可由于手术过程中止血不彻底，动物全身肝素化后引起再次出血。

实验动物大出血的预防是最重要的，其次才是尽快止血。因为如果动物出血过多，可使实验结果不准确，甚至不能再进行实验。防止手术大出血的方法是手术前一定熟悉手术部位的解剖结构，以防误伤大血管，分离血管时要仔细、耐心（但也不能不敢动手，以致延迟实验时间），分离血管遇阻力时应仔细检查有无血管分支，特别是手术野背侧的分支。分离伴行的动、静脉时（如股动、静脉，肾动、静脉），最好用顶端圆滑的玻璃分针分离。颈部手术时，大出血最常见的原因是误伤颈根部位颈总动脉和颈外静脉。防止方法是强调在暴露气管前皮肤切开、分离皮下筋膜和肌肉均应在正中线操作；具体做法是先让皮肤、皮下筋膜处于自然位置（即不受任何牵拉时的位置），找出正中线，然后切开、分离，因为颈部大血管均位于正中线两侧，且愈近颈根部，越往中线靠近。大出血发生后的处理方法是赶快用纱布压迫出血部位，并吸去创面血液，然后去除纱布，看清出血部位，用止血钳夹尖端住出血血管及周围少量组织，然后用丝线结扎出血点。颈部大出血的另一常见原因是颈总动脉插管结扎不紧

漏血、插管滑脱和插管刺破血管壁出血，处理方法是重新结扎，或止血后重新插管。颈部手术大出血时，出血迅速，但止血也相对容易，止血后一般仍能进行动物实验，故处理时不要惊慌，不要盲目用止血钳乱夹，应按照操作规程止血、处理。股动脉、股静脉手术大出血大部分由于分离股动脉时未注意分支或操作粗暴引起股动脉撕裂和分支断裂引起，少部分由于分离动、静脉引起股静脉撕裂。出血发生后的处理应据情而定，如股动、静脉出血发生在较远端，可将出血部位暂时压迫止血，继续向近心端分离一端血管，然后按前述方法插入血管插管，让原出血点位于远端结扎线与血管插管之间，可自然达到止血目的，又不影响实验。如出血发生在近心端，插管已不可能，宜用止血钳夹住出血部位，结扎止血后，再于对侧肢体分离血管。其余部位出血的处理与上述大致相似。

（三）窒息

窒息是指动物严重缺氧并伴有二氧化碳蓄积的紧急情况。也是机能学实验中的常见意外之一。实验动物窒息大部分由于呼吸道阻塞所致，主要表现有发绀、呼吸极度困难，呼吸频率减慢。如能及早发现并处理，一般不会造成严重后果；但往往被实验者忽视，甚至呼吸停止后仍未被发现，最终实验失败。

在慢性动物实验先期手术时，由于麻醉后动物咽部肌肉松弛，不做气管插管，动物常有一定程度的呼吸不畅，严重时可造成窒息，此时将动物舌头向一侧拉出，多可缓解。在急性动物实验中，实验动物窒息大部分由于气管插管扭曲和气管分泌物过多，阻塞气道，偶可由于气管插管时引起气管黏膜出血，血凝块堵塞气管插管引起。气管插管扭曲堵塞多见于插入端有斜面的金属插管或玻璃插管，其斜面贴于气管壁，造成气道阻塞，这时将气管插管旋转 180°，即可缓解。气管分泌物过多造成气道阻塞时常伴有痰鸣音，易于判断；血凝块堵塞气管插管可无痰鸣音；通过气管插管将一细塑料管插入气管，用注射器将分泌物或血凝块吸出，多可缓解，必要时需拨出气管插管，吸出分泌物后再重新插入。

七、实验动物的处死

急性动物实验结束后，应将动物及时处死。处死动物的原则是使动物迅速死亡。

对于犬和猫等较大动物常用处死方法是空气栓塞法，即用注射器向静脉或心脏内注入大量空气，造成广泛空气栓塞，动物可立即痉挛、死亡；或者急性失

血法，即一次从心脏抽取大量血液致死或从大动、静脉放血致死。对兔、大鼠和豚鼠，除上述处死方法外，可用木棒用力敲击其后脑致死。小鼠处死可用颈椎脱臼法，用左手拇指、食指捏住头部，右手抓住尾部或身体用力后拉，即可使其颈椎脱臼致死。

实验动物处死后应装入垃圾袋交回动物中心处理，禁食用。

（田　琴）

第八节　动物离体标本的制备

一、两栖类动物组织标本的制备

【实验目的】

（1）掌握离体组织、器官标本制备的基本操作过程，训练学生从事实验的基本技能。

（2）掌握不同的组织、器官离体标本的制备方法。

（3）熟悉手术器械正确的使用方法。

【实验原理】

在教学和科研工作中，常常利用离体组织和器官来研究其生命活动的基本规律以及影响因素。两栖类动物来源丰富，它的某些基本生命活动和生理功能与哺乳类动物有相似之处。如将某一组织或器官从动物机体中游离出来，放置于合适的人工环境中，其仍能保持旺盛的生命力。可见两栖类动物的组织或器官在离体的情况下，其生命活动要求的条件比较低，易于控制和掌握。因此，两栖类动物的组织、器官离体标本的制备被广泛应用于机能学实验和部分科学研究中。

【实验对象】

蟾蜍（toad）或蛙（frog）。

【实验药品与器材】

任氏液；蛙类手术器械一套，培养皿，刺蛙针锌铜弓，玻璃蛙心插管，铁支架，双凹夹，蛙心夹，木夹，手术线等。

（一）蛙坐骨神经-腓肠肌标本制备

【实验方法与步骤】

（1）破坏脑和脊髓：取蟾蜍 1 只，用自来水冲洗干净。左手握住蟾蜍，小指和无名指夹住后肢，拇指压住背部，中指放于胸腹部，用食指压住其头部前端使头前俯（图 2-10）。右手持刺蛙针从枕骨大孔垂直刺入（两眼裂之后连线背侧近似等边三角形的顶角凹陷处为枕骨大孔），然后向前倾斜刺入颅腔，左右搅动捣毁脑组织，将刺蛙针抽出再由枕骨大孔向后刺入脊椎椎管，捣毁脊髓。此时如果蟾蜍的四肢先强直后松软、呼吸消失，表示脑脊髓已被完全破坏，否则应按上述方法重复操作。

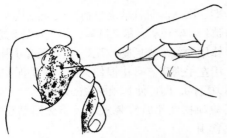

图2-10 破坏蟾蜍脑和脊髓的方法

（2）剪除躯干上部及内脏：在骶髂关节水平以上0.5~1cm处剪断脊柱，左手握住蟾蜍脊柱和躯体后部悬空提起，使蟾蜍头与内脏自然下垂，右手持粗剪刀，沿脊柱两侧剪除皮肤、肌肉、全部内脏及头胸部组织，注意勿损伤坐骨神经（图2-11），仅留下肢、骶骨、脊柱及坐骨神经。

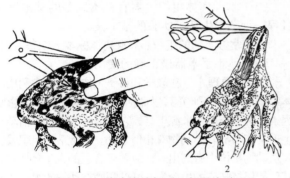

1　　　　　　　　　　2
图2-11 剪除蟾蜍躯干上部及内脏

（3）去皮：左手用镊子夹住脊柱的断端（注意不要握住或接触神经），右手捏住其上的皮肤边缘，向下去掉全部后肢的皮肤（图2-12），将标本放在盛有任氏液的培养皿中。

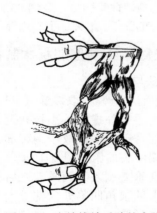

图2-12 去掉蟾蜍后肢的皮肤

（4）清洗器械：操作者洗手，并将用过的剪刀、镊子等手术器械洗净后，进行下述操作。

（5）分离双腿：用镊子从背位夹住脊柱将标本提起，剪去向上突出的骶骨（注意勿损伤坐骨神经）。

然后沿正中线用粗剪刀将脊柱分为左右两半，再从耻骨联合中央剪开，使两后肢完全分离，将分开的标本浸入盛有任氏液的培养皿中备用。

（6）游离坐骨神经：取一后肢背侧向下放于蛙板的玻璃板上，两端用蛙钉固定。用玻璃分针沿脊柱内侧游离坐骨神经，并于近脊柱处穿线结扎。将标本背侧向上放置，把梨状肌及其附近的结缔组织剪断，再沿坐骨神经沟（股二头肌与半膜肌之间的肌缝处）找出坐骨神经的大腿部分，用玻璃分针小心剥离。然后从脊柱根部将坐骨神经剪断，手执结扎神经的线将神经轻轻提起，剪断坐骨神经的所有细小分支，并将神经一直游离至腘窝（图2-13）。

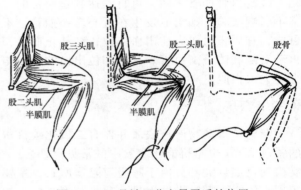

图2-13 坐骨神经分离暴露后的位置

（7）完成坐骨神经-小腿标本：将游离干净的坐骨神经放置于腓肠肌上，在膝关节周围剪掉全部大腿肌肉，并用粗剪刀将股骨刮干净，然后在股骨的中部剪去上段股骨，保留的部分就是坐骨神经—小腿标本（图2-14左）。

（8）制备坐骨神经-腓肠肌标本：将上述坐骨神经—小腿标本在跟腱处穿线结扎，在结扎的远心端处剪断跟腱。游离腓肠肌至膝关节处，然后沿膝关节将小腿其余部分剪掉，这样就完成了具有附着在股骨上的腓肠肌并带支配腓肠肌的坐骨神经标本（图2-14右）。

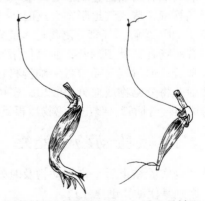

图2-14 坐骨神经-小腿标本（左）及坐骨神经-腓肠肌标本（右）

（9）检查标本的兴奋性：用浸有任氏液的锌铜弓迅速接触坐骨神经，如腓肠肌发生明显而灵敏的收缩，则表示标本的兴奋性良好，可将标本放在盛有任氏液的培养皿中备用。若无铜锌弓，可用中等强度的单个电脉冲刺激坐骨神经，检查标本的兴奋性。

【注意事项】

（1）制备神经肌肉标本时，不要过度牵拉神经，并且在分离神经时只能用玻璃分针。

（2）制备标本时应随时滴加任氏液，保持神经和肌肉的湿润。

（3）在处理股骨时，要将股骨留长一些，以保后续实验顺利进行。

（二）蛙坐骨神经标本制备

【实验方法与步骤】

（1）动物处理：与坐骨神经-腓肠肌标本制备方法相同。

（2）游离坐骨神经至腘窝：分离坐骨神经（sciatic nerve）的方法与步骤与上述"蛙坐骨神经-腓肠肌标本制备"中1～6项相同。

（3）游离坐骨神经至足趾：坐骨神经被游离至腘窝处后，向下继续剥离，在腓肠肌两侧的肌沟内找到胫神经和腓神经，剪去任一分支（腓神经位于表浅部位，易于分离，实验中常保留），分离留下的一支至足趾。

（4）完成坐骨神经标本：用线将坐骨神经足趾端结扎，在结扎处的远端剪断。将分离好的坐骨神经标本放置在盛有任氏液的培养皿中备用。

【注意事项】

（1）分离皮肤时要用剪刀剪断皮下结缔组织。不要强行撕扯皮肤，以免损伤神经。

（2）坐骨神经在腘窝处分成两支，它们绕过膝关节时，其上覆有肌腱和肌膜。分离时用玻璃分针挑起然后用组织剪剪断这些肌腱和肌膜，切勿损伤需保留的神经。

（3）神经干易受损伤而丧失兴奋性，所以制备标本时应作钝性分离，避免机械损伤。

（4）在避免机械损伤的情况下，仔细清除附着于神经干上的结缔组织膜及小血管。

（三）带神经的蛙缝匠肌标本制备

【实验方法与步骤】

（1）制备去皮的腰背下肢标本：其步骤和方法与前述的"蛙坐骨神经-腓肠肌标本制备"中的1～5项相同。

（2）辨认缝匠肌：将去皮的腰背下肢标本背位固定于放有玻璃板的蛙板上，仔细辨认缝匠肌（sartorius）（图2-15）。缝匠肌起自耻骨的外侧，止于胫骨上端，是一条狭长而肌纤维平行的薄片状骨骼肌。

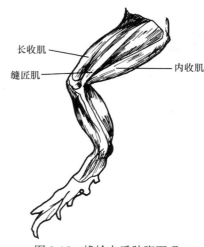

图2-15 蟾蜍右后肢腹面观

（3）分离缝匠肌：识别缝匠肌后，用玻璃分针小心分离缝匠肌的内外侧肌膜。再小心分离缝匠肌的近膝关节端，穿线，在紧靠膝关节处结扎并剪断肌肉。

（4）制备带神经的缝匠肌标本：轻轻提起游离缝匠肌的结扎线，面对灯光，于肌肉内侧中三分之一与下三分之一交界处仔细分辨神经和肌膜。用眼科剪剪开肌膜，分离半膜肌和股二头肌。找到神经后，以大头针牵开两侧肌肉并固定于蛙板上。顺神经两侧剪去肌膜，尽可能长地分离神经。然后分离和结扎缝匠肌的耻骨联合端，从结扎点的远端剪断肌肉。近中枢端结扎并剪断支配缝匠肌的神经。将带神经的缝匠肌标本置于任氏液中备用。

【注意事项】

（1）用玻璃分针分离缝匠肌内、外侧肌膜时，不要伸入过深，以免损伤由内侧进入肌肉的神经分支。

（2）标本制备过程中，避免损伤神经和肌肉。

（3）随时滴加任氏液，保持标本的湿润和兴奋性。

（四）蛙腹直肌标本制备

【实验方法与步骤】

（1）用刺蛙针捣毁蛙脑及脊髓，仰卧位固定在蛙板上。

（2）沿正中线剪开腹部皮肤，暴露腹直肌，剪断胸骨。按（图2-16A）所示的顺序操作，在剑突处剪断附着于其上的一对腹直肌。取出后置于任氏液中，然后从正中分开二条腹直肌（图 2-16 B）。取其中一条，两端缝线，下端固定在浴槽中的 L 形管上，上端连张力换能器供实验用。

【注意事项】 制备蛙腹直肌标本时，勿损伤腹直肌。切勿用有齿镊去夹肌肉标本。

（五）离体蛙心灌流标本制备

【实验方法与步骤】

（1）暴露心脏：取蛙或蟾蜍 1 只，破坏脑和脊髓，将其仰卧位固定于蛙板上。从剑突下向上依次剪开胸前区皮肤、胸骨和左右锁骨及左右鸟喙骨，开胸暴露心脏（注意开胸不可太大，以免腹部内脏翻出）。用眼科镊提起心包膜，再用眼科剪仔细剪开心包膜，暴露心脏。

（2）固定蛙心：仔细辨认心脏的结构与大血管分布（图 2-17）。然后用带有连线的蛙心夹在心室舒张期夹住心尖。

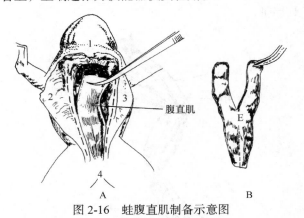

图 2-16 蛙腹直肌制备示意图

A. 分离腹直肌（1，2，3，4 代表手术剪开的顺序）；B. 从 E 处垂直剪开腹直肌

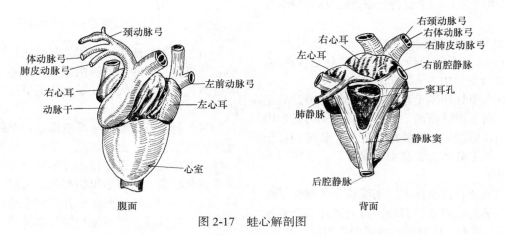

图 2-17 蛙心解剖图

（3）心脏插管：将盛有任氏液的蛙心插管插入心脏内。其插管方法有 2 种，可根据情况任选一种。

1）动脉插管法（又名 Straub 插管法）

A. 将与蛙心夹相连的线用胶泥固定在蛙板的一端。用线结扎右主动脉干（也可不结扎）。在动脉圆锥上方穿一预置线，打一松结（暂勿扎紧）。

B. 用眼科剪在松结的上方、左主动脉干的根部向心脏端剪一小斜口（只剪破前壁，不能剪断动脉），将盛有少量任氏液的蛙心插管由此切口插入动脉球。然后将插管稍向后退，再转向心室中央的方向，在心室收缩期插入心室腔内。插管是否插入心室，可看插管中的任氏液面是否随心搏而上下移动。如已进入心室，此时即可将打了松结的预置线扎紧，并固定于插管的侧钩上（图 2-18）。

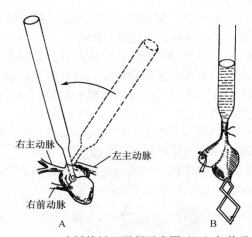

图 2-18 Straub 法插管插入要领示意图（A）与装置（B）

C. 游离心脏：将插管和蛙心夹一并提起，剪断与心脏相连的动脉、静脉及周围结缔组织，使心脏离体。注意勿损伤静脉窦（相当于哺乳动物的窦房

结），以保持心脏的自律性收缩活动。吸去蛙心插管内的血液，用任氏液反复灌洗数次，以防血液凝固而堵塞插管。

D. 固定支架：将蛙心插管用木夹夹住并固定于铁支架的双凹夹上，以备后续实验用。

2）腔静脉插管法

A. 结扎左、右主动脉干后，用带有连线的蛙心夹在心室舒张期夹住心尖，并将心脏提起，用胶泥将蛙心夹的连线固定在蛙头部的蛙板上，以暴露腔静脉。

B. 在腔静脉的下方穿一线备用，用眼科剪将腔静脉剪一小切口（尽可能离心脏远一些，以免误伤静脉窦）。将充有任氏液的蛙心插管由腔静脉切口处插入心室（图 2-19），用线结扎并固定于蛙心插管上。连同插管将心脏一并提起，剪断心脏周围的组织，使心脏离体。

C. 固定支架：将蛙心插管用木夹夹住并固定于铁支架的双凹夹上，以备后续实验用。

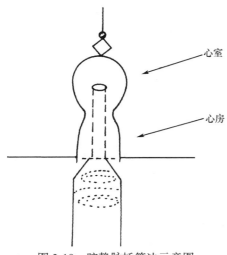

图 2-19　腔静脉插管法示意图

心室
心房

【注意事项】

（1）用蛙心夹夹心尖部时，尽可能少夹一些，以免损伤心脏。

（2）蛙心插管插入的深度要适宜，过深易损伤心肌，过浅则不能插入心室腔。

（3）腔静脉插管时，结扎固定尽可能离静脉窦远一些，避免扎住静脉窦，防止心脏停搏。

（4）注意及时滴加任氏液保持心脏表面湿润状态。

（张　业　闫国良　叶本兰）

二、哺乳动物组织标本的制备

（一）离体消化道平滑肌标本制备

【基本原理】　消化道（alimengtary tract）和胰胆管的括约肌（sphincter）均含有丰富的平滑肌（smooth muscle）组织，具有自律性运动，耗能较少及易发生同步性（synchronism）收缩等特点。此类平滑肌离体后在适宜的条件下仍能进行节律性运动。在电刺激、温度改变、递质或药物等影响下，平滑肌细胞膜通透性（permeability）和电位会发生改变而产生张力性变化，或诱发动作电位（action potential）而发生收缩运动。

【实验对象】　家兔（rabbit）。

【实验药品与器材】　克氏液（Kerb's 液），生理盐水；哺乳类动物手术器械一套，兔手术台，缝合线，纱布，注射器。

【实验方法与步骤】

（1）家兔禁食 24h，自由饮水，击头致昏（建议半剂量麻醉后取标本）。

（2）迅速打开腹腔，取出胃、肠、胆囊或末端胆道。

（3）去除附着的系膜或脂肪，置于充氧（或含 5%CO_2）、保温 38℃左右的克氏液中。

（4）洗净其内容物，制成所需标本。

1）胃肌条：胃底部收缩最强，故取胃底部组织，沿胃小弯剪开胃腔，去除黏膜（mucosa）（图 2-20），平行剪 5～6 条，制成较长的胃底组织条，一般标本需 2～3cm 长，上下两段结扎备用。

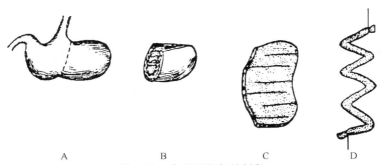

A　　　　B　　　　C　　　　D

图 2-20　大鼠胃底条的制备

A. 沿虚线剪下胃底部；B. 沿胃小弯剪开胃底部，成一平面；C. 按划线切开，使之呈条状；D. 用线结扎后悬吊于浴槽中

2）肠平滑肌标本：取十二指肠或空回肠上半段，当肠管出现明显活动时，将其剪成 2～3 cm 长的肠小段，用线结扎两端。若要观察以肠管纵行肌为主的活动，可将其沿长轴剖开，取一条肌片两端结扎固定；若要观察以环行肌为主的运动，则将肠管纵行切开后作 s 形交互剪开，两段结扎固定（图 2-21）。

3）胆囊标本：兔胆囊较小，取材时常与胆管同时取下，沿其长轴切开分为两半，取其半备用。

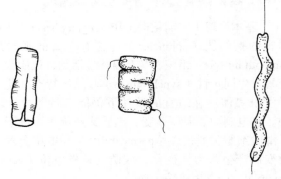

图 2-21　肠管环肌运动的肌片制备

【实用价值】　本实验标本常用于消化系统生理学和药理学研究，其他系统药物的生物效应检定等，还可用于观察研究量效关系（dose-effect relation）。

【注意事项】

（1）本实验动物可选用家兔、豚鼠、大鼠或小鼠，实验所用营养液应视不同动物不同组织而不同，兔肠管宜用台氏液，兔狗大鼠胃肌或胆囊片用 Kerb 氏液较好，而豚鼠结肠用 Botting 液。营养液宜临时新鲜配制为佳。

（2）肠段一端缝线时，只需穿过一侧肠壁，勿将肠腔封住。

（3）制备标本时动作轻柔，以保持良好的机能状态。

【思考题】

（1）离体平滑肌实验中为什么需不断供氧？

（2）制备标本时为什么一般不用药物将动物麻醉后再取标本，而是采用击头致昏后取标本？

（二）离体气管标本制备

【基本原理】　气管（trachea）平滑肌纤维短，要靠多数纤维收缩的累加作用表现出效应，环行肌（circumduction muscle）收缩引起气管内径缩小，纵行和斜形肌收缩引起气管略为缩短，故可将气管制成不同类型来满足实验要求，其中豚鼠气管对药物反应性较其他动物更为敏感，其生理功能特性更接近人的支气管（bronchus）。因此常用豚鼠气管制备标本。

【实验对象】　豚鼠（guinea pig，400～600 g，雌雄均可）。

【实验药品与器材】　克-亨（Kerbs-Henseleit）营养液；哺乳动物手术器械一套，平皿，缝合线，棉球。

【实验方法与步骤】

（1）取豚鼠一只击头致昏（建议常规麻醉动物后再取标本）。

（2）即刻从颈正中切开颈部皮肤及皮下组织，仔细分离出气管。

（3）自甲状软骨（thyroid cartilage）下剪下全部气管，放入盛有 37℃克-亨液的平皿中，剪除周围结缔组织。

（4）制成各种不同类型标本。

1）气管片标本：将离体的整条豚鼠气管从腹面（软骨环面）纵行切开，而后在 2～3 个软骨环（cartilagnious ring）间隙横切，将离体的气管平分为 5～6 段，各气管片在其纵轴切口处缝合相互连成一串，两端扎线即成气管片标本（图 2-22）。

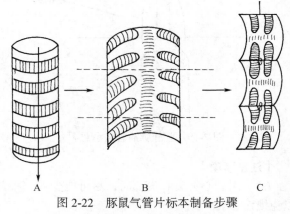

图 2-22　豚鼠气管片标本制备步骤

A. 腹面纵切；B. 横切；C. 气管片串联

2）气管螺旋条（Spirals strip）标本：将离体的气管由一端向另一端螺旋形剪成条状，每 2～3 个软骨环剪成一个螺旋，也可用一根直径 2～3mm 玻璃棒，将气管套在其上，用组织剪剪成螺旋形。可用整个螺旋形长条作为一个实验标本，也可用半段做一个标本。

3）气管环标本：将离体的气管切成宽度相近的 12 个环，然后用线将 12 个环缝合成一串（图 2-23）。

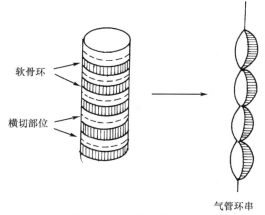

图 2-23 气管环制备法

4）气管连环标本：取下整段的气管，从软骨环之间由前向后和由后向前交叉横切，不切断如图 2-24 所示 CD 段，整段气管从上到下约横切 10～15 处，而后两端缝线，拉开即成气管连环标本（图 2-24）。

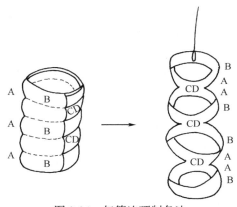

图 2-24 气管连环制备法

【实用价值】 常用于筛选平喘药，观察药物对气管的作用。

【注意事项】

（1）分离气管及缝合气管片时，动作迅速轻柔。

（2）气管条标本不可在空气中暴露过久，勿用力牵拉。

【思考题】

（1）不同类型标本各有何有缺点？主要区别在何处？

（2）各类型标本分别适用于哪些方面的研究？

（三）离体肺标本制备

【实验对象】 豚鼠（guinea pig，400～600 g，雌雄均可）。

【实验药品与器材】 乐氏液；哺乳动物手术器械一套，烧杯。

【实验方法与步骤】

（1）取豚鼠一只击头致昏（建议常规麻醉后再取标本），颈动脉切开放血，仰卧位固定。

（2）由胸骨（breast bone）下端向上剪开皮肤暴露胸部，提起胸骨下端于剑突（xiphoi）下剪开横膈（midriff）膜形成气胸（pneumothorax）使肺萎缩。

（3）自横隔裂口将胸骨向上剪开至颈部，暴露气管、心、肺。

（4）气管插管后，分离气管及肺周围组织，游离肺（lung）后取出，置于含氧的乐氏液中，轻挤捏肺脏数次，排除肺内气体备用。

【实用价值】 肺反应性代表小气道（airway）功能状况，常用于研究呼吸道（respiratory tract）不同区域药理特点的实验。

【注意事项】

（1）放血要彻底，避免血块塞于肺脏内。

（2）挤捏肺脏时动作要轻巧，尽可能将肺内气体排出。

（3）切勿损伤气管及肺组织，如不慎造成一侧肺漏气可用棉线将漏气处结扎。

（四）离体血管条标本制备

【基本原理】 主动脉含有 α 受体（receptor），一根主动脉能制作 3～4 个标本，可供配对实验，组织稳定性好，维持较长时间，其中兔动脉（artery）螺旋条是最合适的标本之一。

【实验对象】 家兔（雌雄均可）。

【实验药品与器材】 克氏液（氧饱和/或含 5%CO_2）；哺乳类动物手术器械一套，兔手术台，细玻棒（直径 3～4 mm）。

【实验方法】

（1）取家兔一只，击头致昏（建议半剂量麻醉后再取标本）。

（2）立即开胸暴露心脏，分离主动脉。

（3）靠近心脏处剪取主动脉置于预先处理的克氏液中。

（4）去除血管周围结缔组织，清洗血凝块，后将血管套在细玻棒上，剪成宽 4mm，长 2cm 左右的螺旋条片，一端扎线备用。

【实用价值】 主动脉血管上含有丰富的 α 受体，是测定作用于 α 受体药物的理想标本，广泛用于分析拟交感药（sympathomimetic drug）及其对抗药的作用，尤其对低浓度的拟交感药很敏感。

【注意事项】

（1）取标本时应迅速，勿用力牵拉刺激标本，以免损伤。

（2）不宜在空气中暴露过久，以免失去敏感性。

（3）制备螺旋条时，细玻棒插入主动脉内动作要轻柔，以免损伤血管内皮（endothelium）。

（4）也可用大鼠主动脉条，宽 2～2.5 mm，长 2～3cm 为宜。

（五）离体心脏标本制备

离体心脏（heart）实验常用方法 Straub 法、八木—Hartung 法及 Langendorff 法，其中 Langendorff 法适用于药物对哺乳类动物离体心脏的影响，离体动物心脏给予适宜恒定灌流液在一定时间内可保持自动节律性舒缩活动。

【实验对象】 豚鼠（300～400g，雌雄均可）。

【实验药品与器材】 任-乐液（氧饱和或含 5%CO$_2$）；哺乳类动物手术器械一套，蛙心夹，肌张力换能器，多导生理记录仪，灌流装置仪器一套。

【实验方法】

（1）取豚鼠一只，击头致昏（建议半剂量麻醉后再取标本）。

（2）迅速开胸，暴露心脏，剪破心包膜（pericardium）。

（3）剪断心脏周围的组织及血管，摘出心脏，于接近心脏主动脉根部保留 1cm 左右长度，以备心脏插管用。

（4）将心脏取出后立即放入预先备好的氧饱和的冷任-乐液（4℃）中，轻轻挤压心脏，排出心脏内剩余血液。

（5）用棉线将主动脉固定于灌流装置的心脏套管上，38℃氧饱和的任-乐液灌流。

（6）心脏夹夹住心尖，连接肌张力换能器，用生物信号采集分析系统记录心收缩张力及心率。

【实用价值】 通过换能器（converter）记录心脏舒缩活动的变化，观察分析心脏活动变化的规律和引起变化的原因及机制。常用于观察药物对心肌的直接作用及对冠脉流量（flow）的影响。

【注意事项】

（1）摘取心脏时动作迅速仔细并用营养液冲洗。

（2）主动脉插管时不宜过深，以防损伤主动脉瓣（aortic valve）及堵塞冠状动脉（coronary artery）入口。

（3）用线固定心脏时，注意心脏位置是否垂直。

（4）灌流液保证足够的氧和恒定的灌流压力和温度，不宜超过 39℃，否则易致心室颤动。

（六）离体乳头肌标本制备

乳头肌（papillary muscle）具有心肌的各种特性，同时具有肌纤维收缩方向一致，在离体情况下不受心率因素干扰等特点，根据不同实验目的和动物来源，选用猫、大鼠和豚鼠等动物的乳头肌。本实验介绍豚鼠乳头肌的制备方法，由于右心室（ventricle）前乳头肌细长，变异小，故常用。

【实验对象】 豚鼠（雌雄不拘）。

【实验药品与器材】 台氏液；哺乳类动物手术器械一套平皿，恒温肌槽。

【实验方法】

（1）取豚鼠一只，击头致昏（建议半剂量麻醉后再取标本）。

（2）迅速开胸取出心脏置于盛有氧饱和或 95%O$_2$＋5%CO$_2$ 混合气的台氏液中，排出腔内残血后移至含台氏液的平皿中。

（3）心脏腹面朝上，沿右心室左缘将右心室剪开，暴露右室乳头肌，结扎前乳头肌腱索（tendinous cords）端后剪下。

（4）提起腱索端，游离基底部（basilar part），于乳头肌与心室肌交界处结扎剪下，迅速移入恒温肌槽中备用。

【实用价值】 离体乳头肌的实验法常用于研究药物对心肌的直接作用，特别是对心肌收缩性能的直接影响，揭示药物对心脏的作用机制，乳头肌几何形状近似圆柱，肌纤维（muscle fiber）排列成线形，测量分析心肌收缩性能改变比完整心脏更简便。

【注意事项】

（1）制备过程要迅速，动作轻柔，勿用有齿镊钳夹避免损伤乳头肌。

（2）取下标本后要立即将其置于预处理的台氏液平皿中。

【思考题】 研究药物对心脏的作用有哪几种实验方法，各有何特点？

（七）离体输卵管标本制备

【实验对象】 雌性（femininum）家兔（1.5～3.0kg）。

【实验药品与器材】 20%氨基甲酸乙酯（乌拉坦 urethane）溶液，洛氏液；哺乳类动物手术器械一套，兔手术台。

【实验方法】

（1）20%氨基甲酸乙酯溶液 1g/kg 经耳缘静脉注射麻醉家兔后仰卧位固定。

（2）沿腹正中线剖开下腹部，将内脏推向一侧找出输卵管（fallopian tube）。

（3）用线结扎两端，剪断结扎线外侧相连的组织，分离输卵管置于充氧的洛氏液中备用。

【注意事项】 动作轻柔，时间越短越好，保持输卵管活性。

（八）离体子宫标本制备

【基本原理】　子宫对药物的效应在很大程度上由子宫所处的内分泌环境所决定，当子宫兴奋性增加时，宫体的收缩强度、收缩频率及舒张期的肌张力均明显增加。

【实验对象】　雌性大鼠（体重 150～250g）。

【实验药品与器材】　洛氏液；哺乳类动物手术器械一套，固定板，平皿。

【实验方法】

（1）取大鼠一只，乙醚轻度麻醉后颈椎（cervical vertebra）脱臼（luxation）法处死，仰卧位固定。

（2）经腹正中线切开下腹部，在膀胱及直肠间可见到子宫（metra），自子宫颈（cervix）处剪断取出子宫后立即置于盛有洛氏液的玻璃平皿中。

（3）分离附着于子宫壁上的结缔组织和脂肪组织后，将一侧子宫角（cornua uteri）的两端分别用线结扎备用。

【实用价值】　描记子宫的电活动及机械运动对于了解子宫的兴奋性和机能状态，指导产科用药或寻找新药都有重要意义。

【注意事项】

（1）选择动物时常用断乳后即与雄鼠隔笼饲养的健康雌性大鼠，鼠龄在 3 个月左右，用阴道涂片法选择动情期前的动物，也可在实验前 1～2 天每日皮下注射二丙酸己烯雌酚 0.1mg/kg，人工造成动情期，提高子宫敏感性。

（2）制作标本时动作轻柔，勿过度牵拉子宫。

（九）离体输精管标本制备

【基本原理】　大鼠输精管（spermaductus）上含有丰富的交感神经（sympathetic nerve）末梢，其前列腺（prostatic gland）段与附睾段对外界刺激所起反应不同，而前列腺段对刺激所起的反应能够以及 α_2-受体激动剂对其的依量性抑制作用可重复性较好，故本实验介绍前列腺段输精管标本制备。

【实验对象】　雄性的 Wistar 大鼠（体重 250～350g）。

【实验药品与器材】　克氏液；哺乳类动物手术器械一套，固定板，浴槽。

【实验方法】

（1）取大鼠一只，击头致昏（建议常半剂量麻醉动物）后颈动脉放血处死。

（2）仰卧位固定，沿下腹部切开腹腔至耻骨联合（public symphysis）。

（3）向上推开腹腔内容物，挤压两侧阴囊（scrotum），压迫睾丸（testis）进入腹腔。

（4）提起一侧睾丸可见一条白色管状组织，一端起自附睾尾部，另一端止于尿道前列腺部，即为输精管。

（5）剪下全段输精管（包括副睾，便于区分两端）后，迅速置于盛有通氧的克氏液玻璃平皿中，分离除周围组织，于近中点处将其一分为二，取前列腺段两端结扎备用。

【实用价值】　常用于研究药物对 α_2 受体的作用。

【注意事项】

（1）选择动物年龄不宜过大，其对药物敏感性较高。

（2）操作要轻柔。

（十）大鼠肛尾肌标本制备

【基本原理】　雄性大鼠肛尾肌上富含 α_1 受体，离体情况下成活时间较长，对药物反应的可重复性较好，故常用其做实验标本。

【实验对象】　雄性的 Wistar 大鼠（体重 250～350g）。

【实验药品与器材】　克氏液；哺乳类动物手术器械一套，固定板。

【实验方法】

（1）取大鼠一只，击头致昏（建议半剂量麻醉动物）后颈动脉放血处死。

（2）自腹白线剪开下腹部暴露耻骨联合，从正中剪开耻骨联合并左右分开，向上推开腹腔内容物找到直肠。约在盆腔（pelvic kidney）入口平面剪断直肠（rectum），夹住其远心端并向下方牵引。

（3）沿直肠后壁自上而下小心分离，直至近直肠末端可见两条并行的条状肌肉组织即肛尾肌。

（4）滴加克氏液于标本上，分离周围结缔组织，结扎两端（取约 6～8mm），剪下后置于通氧的克氏液中。

【实用价值】　常用于研究药物对 α_1 受体的作用。

【注意事项】

（1）颈动脉放血应充分，否则局部淤血不易找到肛尾肌。

（2）肛尾肌组织较薄且色淡，注意与其周围结缔组织相区别，避免损伤。

（田　琴）

第九节　我国医学机能学教学实验记录仪器的发展

医学基础课程生理学、病理生理学、药理学和临床药理学等机能学科，所使用的教学实验仪器、实验方法、实验对象和观察指标基本相同，理论教学和实验教学的发展也基本同步，在我国现代医学教育历程中，共同走过了各个历史阶段。

机能学实验教学实验仪器的发展大致分为三个时代：即"记纹鼓时代"、"分离的电子仪器电生理实验系统和笔式记录仪时代"和"生物信号记录分析的数字化时代"。虽然前两个阶段相应的实验仪器已经作古或基本退出了历史舞台，但它们都在我国的医学教育史上写下了重重的一笔，为我国的医学教育事业的发展作出了不可磨灭的贡献。

（一）记纹鼓机械模拟信号记录时代

早期有条件的医药院校，机能学实验观察指标的记录基本都使用进口的记纹鼓记录肌肉收缩、呼吸运动及血压等实验指标。新中国成立后新中国有了自己的民族工业，借鉴国外记纹鼓的工作原理和基本结构，相继研制了弹簧式机械单鼓，电动式单鼓，电动式双鼓，这些记纹鼓除驱动力不同或记录纸的长度不同外，最大的共同点均需粘贴记纹纸。分别通过玛利式气鼓、水银检压计和浮标杠杆式描笔等辅助装置，记录实验动物的呼吸运动，动脉血压，肌肉收缩，胃肠道平滑肌的运动等实验观察指标，但误差大，灵敏度低及稳定性差，而且数据的测量和处理困难。同时期的刺激器为感应线圈刺激器，通过调整原、副线圈的距离和角度来改变刺激强度；调节弹片与触点的距离，调节刺激频率；通电断电由水银手动开关控制。

（二）分离的电子仪器电生理实验系统和笔式记录仪模拟信号记录时代

20世纪30至80年代，因中国的电子工业的发展，开始研制生物电子实验仪器，如通用前置放大器，电子刺激器，监听器，积分器，微分器，微电极放大器。南京六合无线电厂，上海嘉龙电子仪器厂为此做出了突出贡献。同时利用国外的相关技术研制成功SBR-1型生物信号示波器。成都仪器厂研制的二道记录仪和上海的四道生理记录仪并驾齐驱。这些电子仪器对机能学的实验教学改革的促进和科研工作的开展立下了汗马功劳。同期还引进日本光电公司的四道记录仪，八道记录仪等电子产品。使机能学实验技术以及两个以上实验观察指标的同步记录技术有了长足的发展。但该时期的实验记录仍为模拟信号。

（三）生物信号记录分析的数字化时代

机能学实验仪器的改革或进步促进了机能学理论教学和实验教学的改革和进步，而机能学理论教学和实验教学的改革和进步对相应的实验仪器设备提出了更高的要求，也促进了实验仪器的改进和新型实验仪器的研制。现代生物信号记录分析系统的诞生和发展与机能学理论教学和实验教学的改革和进步之间同样存在这种相互的依赖关系。回顾我国生物信号记录分析系统的发展，总体看来有如下特点：

生物信号记录分析系统的开发地域由南到北，由东向西，由医药院校进入工厂；支持平台由DOS到Windows，形式由外置到内置再到外置的发展过程；其计算机接口由标准的RS232串口的ISA和PCI插槽、并口接口到USB接口的1.0、2.0版。这些变化代表了现代生物信号记录分析系统技术发展的不同阶段。

1. 起步阶段 20世纪80年代初医学科研工作日益兴旺，需要处理的数据量也越来越大，手工数据处理方法已力不从心；为了对快速变化的信号进行比较，解决昙花一现的图像（波形）的实时记录和长期保存成为当务之急，人们开始想到了数字方法，走向了数字计算机，产生了以TQ-19为先驱的信号处理系统，同时出现了利用Z-80单板机和平果Ⅱ计算机，制作相关的硬件和编制软件，开发了一些生物信号处理系统，在当时解决了不少问题。曹银祥、肖家思等均有文章发表。80年代末期，为了改善机能学实验教学和研究工作落后的状态，通过世界银行贷款，国家投资二百多万美元，引进美国哥德公司配备IBM286计算机数据处理系统的四道记录仪四十六台套。这些工作一定程度上改善了教学科研基本条件，但由于器件和计算机配置的限制，所有系统都存在存储容量小，速度慢，稳定性（特别是分离件）差，功能相对简单，处理精度也不高等先天性缺陷，虽持续使用的时间较长，但随着机能学教学和科研发展的需要终被淘汰。

2. 发展阶段 20世纪90年代初，随着教学改革的深入，教学规模的不断扩大，传统通用的实验仪器的老化，数量和质量已明显地不能适应教学改革的需要，人们走到了三岔路口：是继续用传统仪器更换旧设备，还是寻找功能更强，操作更方便而寿命更长的设备？

开始有一批学医出生的，对生物电子技术情有独钟并具有良好的计算机理论基础和操作能力的研究人员，各自独立地开发研制了由DOS操作系统支持的"生物信号记录分析系统"，主要产品有：SMUP-PC（DOS）、MS302、MS2000、NSA-Ⅲ、D-951Super Lab及BL-310等。这类产品尽管没有人们希望的那样好，但与传统的仪器和早期的记录系统相比，功能较齐全，工作稳定操作较方便，对于1997年后生物信号记录分析系统的普及，促进教学条件的进一步改善，提高教学质量乃至改变传统观念均起到了至关重要的作用。这一阶段开始淘汰和更新部分分离式的电子仪器和笔式记录仪。

3. 步入成熟阶段　计算机技术日新月异，人们的要求也越来越高，微软的Windows操作系统深入人心，要求资源、数据共享的呼声越来越高。1999年后，在用户的压力下"挤出"了Windows支持的生物信号记录处理系统，并出现了USB接口系列，包括：BL-410、PCLAB-3802、Rm-6240B/C、Rm-6280、SMUP-PC（Windows）、BL-420E、BL-420E+、BL-420F、MedLab-U、MS4 000U和PCLAB-USB、等产品。这类仪器实现了资源共享，实验数据远距离传输，并增强了兼容性，同时新的生物信号记录处理系统提高了对计算机配置的要求。程控电子刺激器的功能也有了明显改进，使之更适合生物医学实验的需要。到目前为止，全国医药院校的机能学教学实验室均装备了现代生物信号记录处理系统，有的院校还配备了与信号处理系统兼容并能同屏显示的微循环图像处理系统。与国外的同类仪器相比，不仅符合中国人的习惯，而且具有明显的价格优势。新的仪器开发和相应实验室的建设，满足了教学的需要，促进了机能学教学的发展，明显地提高了机能学实验教学的水平。至此，医学机能学实验全面进入数字时代。

人们走过了使用较落后的仪器进行教学的艰难岁月，充分地感受了现代科学带来的文明，也一定会触发更深层的思考，对仪器的性能将会提出更高的要求。

（四）展望

我国改革开放以来，党和国家出台一系列政策，采取了一系列措施，有效地支持了教育的发展，大力促进了科技进步，这些举措也推进了民用科技的发展。可以想象得到，医学机能学教学实验记录仪器不会停止在现有水平，一定会与其他科技一道，迈上新的台阶。触手可及的事实已能说明问题。

（1）以成都泰盟软件公司为代表的新型的生物信号记录分析系统BL-420N生物信号采集与处理系统已诞生。这种实验系统的特点：运用了智能化技术，如自动识别置零和定标传感器、自动扩展通道数、多台仪器级联使用等；实现网络化，多台仪器联成小范围网络，也可通过第三方存储单元寄存资料，通过互联网，使在限定的人群中资源共享。

（2）国产化机能学实验虚拟系统：在国家的倡导下，不少的医药院校正与多家研发单位合作，将有不同风格国产化机能学实验虚拟系统问世，给生物医学机能学实验教学带来新的活力。

（胡还忠）

第十节　微循环的图像观察与处理

一、基　本　结　构

硬件由显微镜，高分辨率（380线）彩色摄像头，信号转换盒，图像捕获卡（含A/D转换器）及图像处理卡组成。

软件包括图像捕获软件，图像管理软件，图像分析软件和文档资料管理软件。

二、微循环图像处理的基本过程

微循环图像由数码摄像头或相机直接拍取，基本过程如下：

实验标本→图像（形）拾取装置→光电转换装置（CCD摄像头或数码相机）→数字图像→几何修正和色亮度调整→几何测量→结果分析。

三、结　果　输　出

1. 打印机打印彩色拷贝　利用彩色喷墨打印技术，把数字图像缩小或放大后打印到照片纸上，用于论文写作和学术交流。

2. 电视机实况输出　利用电视成像技术，把数字图像或动态视频，数字录像直接显示到电视屏幕上，用于课堂教学和学术交流。

3. 数字录像　对电视成像的视频，直接数字化保存到计算机硬盘中。由于数据传输速度受限，目前一般采用MJPEG，MPEG-1（VCD），MPEG-2（DVD）压缩技术，其中MJPEG采用不掉帧压缩技术，所以数码率高，适合高要求分析场合，如心肌细胞动态测定；而MPEG-1/2压缩率高，适合用于教学和学术交流时的录像演示。

4. 数字图像文件存贮　数字化采集的图像，可以直接保存到计算机硬盘中，图像格式有一系列通行国际标准，其中BMP格式是Windows位图格式，无压缩，因此文件较大，大量应用于图像分析，处理；JPG格式压缩比高，文件大小一般仅为BMP图像格式的1/10甚至更小，但压缩图像使细节有失真。

四、肠系膜微循环图像观察测定指标

计算机屏幕或电视屏幕直观观察微循环动态图像（形），可以直接在视频上测量微循环的有关数据。主要测量以下参数：

输入管径、输出管径、血管数目、血管长度、管襻长度、管襻数目、管襻顶、血管交叉数、形态畸形、红细胞聚集个数、白细胞数、是否渗出、血流流态（线流、线粒流、粒线流、粒流及摆流等）和血流参照模拟流速等数据。

五、部分观察指标测定原理

1. 点测量 运用白噪音声技术进行灰度或颜色信息处理。可获得如血管数目，管襻数目，血管交叉数，红细胞聚集数，白细胞数等。

2. 线测量 运用线性相关原理，做直线测定-血管长度，输入和输出管径。曲线长度-管襻长度，管襻顶等。灰度和色彩信息-形态畸形，白细胞渗透，单位面积白细胞数，单位面积红细胞聚集数。

血流流速测定：肠系膜毛细血管、微动脉或微静脉内血流参照模拟流速，运用飞点跟踪原理计算获得流速数据。

（余上斌）

第十一节 血气分析的原理及方法

一、血气分析原理

血气分析仪又名酸碱分析仪，主要用来检测血液、溶液酸性和碱性生化指标、氧和二氧化碳指标以及气体氧和二氧化碳分压等等，广泛应用于临床医学检验及基础医学机能学科学生实验教学和科学研究。

血气分析仪 pH、P_{CO_2}、P_{CO_2} 三个电极的工作原理一般为两大类：光电原理和电化学原理。光电原理：运用红外型激发光，即具有很低能带；根据荧光化学物的电分子被激活后，可发射出特定能量带颜色的衍射光带。不同物质或分子对特定光带频率特异性识别和吸收，通过光密度读数分析物质含量。分析对象含量的测定结果由已知的标定点与检测到分析含量的荧光测定差计算而得出。

1. P_{CO_2} 测定 根据 Stem-Volmer 方程定量测量：

$$I_0/I = 1 + KP \qquad (2-2)$$

式中，I_0：荧光激发静态（临界）发射密度值；K：为常数值；I：荧光发射密度；P：分压。

当 P_{CO_2}（氧分压）值增加时，代表动态变化的荧光发射密度值"I"减少。与常用的电化学转换"Clark"（克拉克）P_{CO_2} 电极之间不同的是在测定过程中，氧电光变换电极不吸收氧分子。

2. pH 测定 pH 光电测定是根据固定在电极中的荧光剂随 pH 不同，发光强度发生改变的特点，通过 Mass-Action 改良的化学公式（2-3），测定和计算溶液的 pH。

$$I_0/I = 1 + I_0^{pk_a - pH} \qquad (2-3)$$

式中，I_0：荧光激发静态（临界）发射密度值；I：荧光发射密度；pK_a：荧光剂的特征常数；pH 光电电极不需要参比电极即可测量 pH。

3. P_{CO_2} 测定 P_{CO_2}（二氧化碳分压）光敏电极的结构与 Severinghan CO_2 电极结构相似，利用不透离子的膜将溶液中的离子与 pH 光电极隔开，即可通过 pH 光电极测定液体中的 P_{CO_2}。

4. 电解质钠离子（Na^+）、钾离子（K^+）、钙离子（Ca^{2+}）和氯离子（Cl^-）测定电极 采用不同特性的离子载体制成的离子选择电极（ISE's-ion selective electrodes），可特异性的结合离子，液体中离子的浓度不同，结合的量也不同，发光强度也随之变化。根据发光强度，即可测定溶液中的离子浓度。

二、测量指标

1. 液体样本直接测定值 可测定全血、血清及血浆中 pH（或 H^+ 浓度）、P_{CO_2}、P_{CO_2}、Hb；全血、血清及血浆中 K^+、Na^+、Cl^+ 浓度。适中性溶液中 pH（或 H^+ 浓度）、P_{CO_2}、P_{CO_2}、Hb；适中性溶液中 K^+、Na^+、Cl^+ 浓度。

2. 气体样本直接测定值 P_{CO_2}、P_{CO_2}、O_2 和 CO_2 的浓度。

3. 分析计算值 ①实际碳酸氢盐（AB）；②标准碳酸氢盐（SB）；③血浆总二氧化碳（Tco_2）；④实际碱剩余（ABE）；⑤标准碱剩余（SBE）；⑥缓冲碱（BB）；⑦血氧饱和度（SAT）和血氧含量（O_2CT）。

三、操作方法

以美国 AVOL 公司生产的 OPT1 血气分析仪为例：

（1）检查仪器电源、打印机上是否有打印纸和气瓶安装就位无误，开启电源。

（2）应用荧光测定微处理标定板，插入仪器检测光路窗口刷卡，仪器进行自动条纹码识别并自动记忆条纹码数值。

（3）此时仪器显示屏显示出操作规程对话框。按照顺序输入设定温度、日期和测定指标等。

（4）掀起电极工作室盖，按指定方向放置标准测试处理板并放下盖板，进行测定前所有被测参数校正。待仪器校正工作完毕取出校正处理板并妥善安置以备用。

（5）将装有被测样本 1ml 注射器，拿掉注射器前端密封头快速插入样本检测处理板上，按指定位置放置到测定室里，盖上电极工作室盖板，仪器自动测定，同时打印出结果。

四、注 意 事 项

（1）收集样品时注射器针管内不能有气泡；测试工作时测定室盖板一定要盖上；该仪器样本测试板为一次性使用。

（2）注意防尘、防震保持工作环境条件，如温度和湿度。

（余上斌）

第十二节 液体电解质的测定原理及方法

一、工 作 原 理

由于不同电解质离子的活度，而表现出特定能量带的活度特征，并产生一定的电位差值。溶液中离子活度是离子浓度的特异函数的表现关系。在溶液中的被测离子迁移到离子选择电极的膜上，便在测量电极和参比电极间产生了一个电位差，理想的离子选择电极，对离子产生的电位差符合能斯特（Nernst）方程：

$$E=E^\circ+[2.303RT/ZF]\times\log_{10}d(Ax)$$

其中，E°：电极的标准电位；T：绝对温度；R：气体常数；Z：离子价；F：法拉第常数；$d(Ax)$：离子活度。

电极电位和离子活度的对数成比例。当活度系数保持常数时，电极电位与离子浓度"C"的对数成比例。此时，电极工作室温度控制在 25℃时，电极电位可以用下式表示：

$$E=E^\circ+59.12/Z\log_{10}C(x) \qquad (2-4)$$

可见离子选择电极对溶液中的离子活度比对浓度更为敏感。

二、测 定 方 法

DH-501 型 Na^+、K^+分析仪的使用与血清 Na^+、K^+的测定。

1. 标定

（1）定位 balance 标定：把标准液 AL1 插入吸引嘴，按一下"ASP"按钮，置读数开关于 K^+通道，调节 K^+balance 旋钮，使数量值为 5.0；置读数开关于 Na^+通道，调节 Na^+balance 旋钮，使数量值为 140。

（2）斜率 slope 标定：把标准液 CAL2 插入吸引嘴，操作同（1）步方法，并分别调节 Na^+、K^+slope 旋钮，使其数显值 8.0 和 80。

（3）重复（1）、（2）过程直至斜率稳定不需要调节为止。

2. 待机 仪器自动产生冲洗循环 180s 后延续 3s，电极准备就绪，待机 LED 指示灯亮，并出现闪烁循环，然后闪烁停止，灯仍然发亮。

3. 加样 抬起吸引嘴组件，数字显示器不显示，待机 LED 指示灯（绿亮），冲洗泵不转。此时，可将样品插入吸引嘴，一旦按下吸引"ASP"键，随即产生吸引动作，并自动停止吸样过程。Standby LED 指示灯（绿）熄，Analysis LED 灯（淡黄）亮，吸引泵动作 12s，同时黄色灯闪烁。随即将吸引嘴搬回停止位置（垂直），指示灯亮，表明样品进样过程结束。

4. 测定 吸引循环 12s 末，为样品平衡期间，泵再转动 3s，产生液接效应，这时采集信号并在 LED 显示器上显示数据；自动冲洗 10s 后结果锁存并保留在数字显示器上，等待下一工作流程。standby LED 指示灯亮。

三、样 品 处 理

血液：该仪器可对全血、血浆及血清直接测定，采样血液量为 180μl/次。

尿液：进行尿液 Na^+/K^+测定时，应将所取尿液按 1：10 稀释，该读数结果×10。稀释尿量为 50μl。

四、注 意 事 项

（1）工作环境温度为 10～37℃，湿度<85%。

（2）测定线性范围：Na^+ 70～180mmol·L^1，K^+ 2～10mmol·L^1。

（3）利用标准溶液标定离子选择电极（I、S、E）分析仪，首先必须使标本和标准液的离子活度系数一致，以确保测量结果的准确性。

（余上斌）

第十三节　计算机与机能学实验

我国的机能学实验教学经历了记纹鼓,电子放大器、示波器及笔式记录仪和生物信号记录分析系统等不同的年代。计算机生物信号记录分析系统不仅控制生物信号的记录过程,而且由于其强大的计算功能,实现了对生物信息的实时记录和处理,计算机具有卓越的记忆存储能力,使实验数据得到长期保存和方便调用。通过网络化和智能化,还有可能对实验教学的管理乃至使某些实验过程实现自动化。

1. 计算机技术与生物信号记录分析系统　微型计算机由于中央处理器(central processor unit,CPU)运算速度的不断提高,使之运用于生物信号的实时记录和处理成为可能。近年产品均为与 windows 操作系统兼容的生物信号记录处理系统。虽然不同的产品有不同的特点,但基本的结构形式和管理过程有一定的共性。

（1）物信息记录分析系统的基本结构:由图 2-25 可知,生物信号采集分析系统由两部分组成,一部

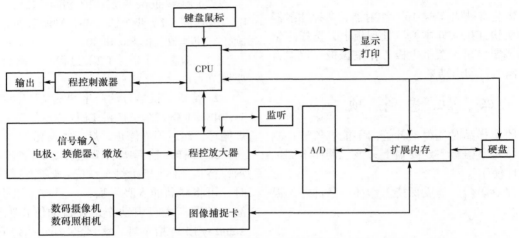

图 2-25　计算机生物信息记录处理系统的基本结构示意图

分为通用的数字计算机,包括 CPU、输入输出单元;另一部分为专用的机能学实验系统,包括程控电子刺激器、程控放大器、模/数（A/D）转换器等硬件和相应的管理软件所组成。硬件部分目前以外置式 USB 为主流的产品。

（2）生物信号采集分析系统的信息记录原理（以生物电信号的记录为例）:程控刺激器和程控放大器是实验记录分析系统的专用结构,它们的工作原理与一般的刺激器和放大器完全一样,其主要区别在于仪器的调节和设置机构由过去的机械触点式切换开关被电子模拟开关所代替,开关动作由程序控制,取消了一切形式的机械触点,从而提高了仪器的可靠性,延长了仪器的寿命。

1）A/D 转换:A/D 转换即模 / 数转换。生物信号采集分析系统对生物信息记录和处理的关键环节在于 A/D 转换过程。通过 A/D 转换后,将连续的时间函数转变成离散函数,再将离散函数按计算机的"标准尺度"数字化,以二进制表达转换结果。A/D 转换过程包括采样保持和 A/D 转换。

A. 采样保持:采样保持是 A/D 转换的前期准备工作。由于被记录的原始信号几乎均为模拟信号,而数字计算机不能直接识别模拟信号;同时,微型

计算机的存储容量和运算速度有限,使单位时间内处理的数据量受到限制。所以,对要处理的模拟信号只能分时段选取具有"代表"性的量,然后进行处理。计算机对模拟信号选取"代表"量的过程称为采样。显然,采样的速度（单位时间的采样点）不能太慢,因为"代表"太少,不能真正反映采样点邻近范围的变化;采样的速度也不能太快,否则,数据量太大,增加处理难度和占用过多的存储空间。此外,采样速度快的芯片造价明显升高。所以,采样速度应有一个合适的范围。由于计算机对于采集的样本进行数字转换的过程需要时间,对采集的样本须等待转换完成后才能被更新,否则将造成采集的数据丢失,使误差增加。这种对采集的样本维持到转换完成后才被更新的过程称采样保持。

B. A/D 转换:以计算机内的单位值为尺度,测量被采集的样本的整数倍数值,将测得的值实行二进制编码后进行存储和运算,这一过程称 A/D 转换。计算机内单位值的大小,取决于计算机的精度和 A/D 转换器的转换位数。以 12 位计算机和 A/D 转换器说明转换过程和转换精度。所谓 12 位,就是用二进制的 12 位字节长度来表示数值的大小。在进行 A/D 转换时,计算机把某一规定值（如 5V）分为 2^{12}=4 096

个单位，每个单位即为 5V÷4 096=0.0012V（1.2mV），以此作为测量的标准和尺度，来衡量输入信号的大小。如输入信号为 1.2mV，计为 1 单位，二进制编码数为 000 000 000 001，如输入信号为 2.4mV，计为 2 单位，二进制编码数为 000 000 000 010，如此

类推。如果输入的值不是 1.2mV 的整数倍，其余数即被舍去，并由此产生转换误差。误差的大小小于一个测量单位。12 位转换器，满幅度输入值的最大误差为 1/4096=0.24‰。所以，转换器的位数决定了模/数转换的精度。图 2-26 为采样转换示意图。

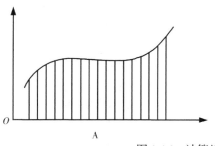 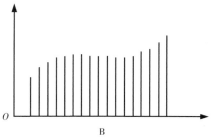

图 2-26　计算机采样转换示意图

A. 示连续函数曲线；B. 示采集的代表值

由上可知，A/D 转换误差的大小与采样速度和 A/D 转换器的位数直接相关。采样速度快，A/D 转换器字节长，则转换误差越小。

2）物信号采集分析系统的信息处理：计算机记录和存取生物信号，使实验工作快捷方便，记录资料可以长期保存，但这些不是记录生物信号的最终目的。人们设计实验，希望能从记录的信息中观察和测量信号的大小、多少，分析信号的变化程度和变化规律。故对记录的信息必须进行必要的测量、计算和综合分析，称数据处理。如对信号积分、微分、频谱分析、幅度时间测量等；将测量、计算的结果以十进制数表达。实验者既可根据需要对感兴趣的数据进行分析处理，也可将测量和计算的结果进行统计处理，确定其变化的程度和分析其变化规律。所以，现代的计算机生物信号记录分析系统，不仅具备了刺激器、放大器、示波器、记录仪和照相机等通用仪器的记录功能，而且兼有了微分器、积分器、触发积分器、频谱分析仪等信号分析仪器的信息处理功能。

2. 计算机机能学模拟实验　机能学实验教学工作者经过长期努力，收集了大量的实验数据，充分分析实验的结果和研究反应的规律，再将这些实验数据写入相应的控制软件，然后在虚拟的情况下按实际实验的要求，改变实验的参数或影响因素，即可得到与实际实验十分相近的结果。这种虚拟的实验过程称模拟实验。机能学的计算机模拟实验教学方法的运用，不仅使学生能反复观察同一种实验过程和现象，加深对相关理论的理解，而且可使抽象的生命活动过程形象化。此外，还能利用计算机模拟实验教学，完成实验技术难度大，费用高或时间长的实验内容（如电压钳技术与相应的实验内容），为开阔学生的视野起到一定的作用。

3. 机能学实验网络教学　利用远程和局域多媒体计算机网络，可方便地将计算机生物信号记录分析系统的实时实验过程、记录的数据、微循环图像信息和计算机模拟实验内容进行网上传送和双向通讯联络，使机能学实验的示范教学、观摩教学、现场监视和咨询、成绩评估等变得轻而易举。

4. 计算机技术在机能学实验教学中的应用前景　随着计算机技术在机能学实验教学中日益广泛的应用，它不仅促进了实验教学方法的改革，甚至使教师队伍的思想观念也在发生变化。记纹鼓时代对生物信号的记录一般只限于单一参数，如血压或张力，对于要求多参数的同步记录很难实现。即使记录到原始资料，分析也十分困难。而同样的问题在计算机生物信息记录分析系统上，记录和分析都十分容易。计算机技术在机能学教学实验中的运用，已经给教学带来了极大的效益，但人们并不满足现状，希望有朝一日，能使机能学实验的许多过程尽量减少人的干预，实现程序化，自动化，结果数量化，使机能学实验数据更加可靠，实验变得更轻松愉快。

5. 生物信号采集分析系统的基本要求　生物信号采集分析系统应达到的基本技术指标（表示仪器的好坏）

（1）放大器

1）一般要求具备四个高增益的通用放大器。

2）放大器的单边对地输入阻抗 1～5MΩ。

3）通频带 0～10kHz 可控，时间常数（DC～0.001s）和高频滤波（5Hz～10kHz）可调。

4）最高灵敏度：张力 1mg/cm，压力 1mmHg/cm，电压 2μV/cm，电压信号安全输入范围±10V。

5）等效输入噪声＜10μV（由放大器的输出端通过示波器观察）。

6）直流平衡可调和平衡自动跟踪功能。

7）共模抑制比（CMRR）不小于 80dB。

8）输入电容＜100pF。

9）放大器的线性好，稳定性高，漂移小。

（2）刺激器

1）系统必须具备具有隔离和短路保护装置的电子刺激器。

2）输出方式：具有安全措施的交流高电压（不小于 100V)输出可调(供惊厥实验用)；直流：恒流 10mA，恒压最大输出应大于 40V，电压输出最小步长 1mV。

3）直流输出波形：矩形波，三角波，锯齿波和阶梯波等。

4）工作方式

A. 单脉冲刺激（幅度，波宽可调节）。

B. 手动脉冲双刺激（幅度，波宽分别可调节）。

C. 自动脉冲双刺激（幅度，波宽分别可调节）。

D. 程控双脉冲刺激（S_1、S_2，脉冲参数单独可调节）。

a. $S_1 : S_2$，1：1、2：1、4：1、8：1（n：1）。

b. 自动改变 S_2 的幅度。

c. 自动改变 S_2 的宽度。

d. 自动改变 S_1-S_2 的时间。

E. 串脉冲刺激（串数、每串的刺激次数及频率，幅度，波宽均可调节）。

F. 连续单脉冲刺激（频率，幅度，波宽均可调节）。

（3）图像显示系统

1）实时记录和数据回放，示波器扫描和记录仪扫描方式切换方便，信号的先后时间关系保持不变。

2）扫描速度均匀，无明显跳动感。

3）最高采样速率应不低于 100kHz（图形显示不能有数据丢失）。

4）具备不同的（内、外和刺激器触发）触发扫描方式，整屏显示，延迟时间可调。

5）对某一通道或几个通道的信号的叠加平均可任选，并允许其他通道记录别的指标。

6）实时记录过程中应有横向（时间轴）压缩功能，保证高速采样，缓慢显示，并保持时间标尺的准确性。

7）纵向扩屏显示时，各通道摆幅应保持满屏。

8）工作稳定，较低或零"死机"事件。

（4）图像质量

1）无图形失真（与放大器的线性、软件的采样速度和软件处理过度有关）。

2）在不用软件滤波的条件下，图形的噪声小，干扰小（仪器硬件噪声低，抗干扰能力强）。

3）快速变化的信号"锯齿感"细微（图形显示分辨率不小于 1024×768）。

4）刺激标记大小可调，可显可藏，可任意标记

入不同或全部通道。

5）设置基线移位，基线移动时图形不被压缩或拉伸。

6）输出方式灵活，符合专业习惯和规定。

（5）数据的测量和处理系统

1）不同形式的处理应符合实际工作的需要，实现准确合理的量化处理。

2）有完整的定标记忆系统，能方便准确地定标。

3）标尺清晰、合理、准确，度量单位和数据的单位应与被测量信号的性质一致。

4）各通道信号的频率、电压、张力和压力读数应准确、方便，回放显示能准确识别显示速度和通道增益的变化，显示的数据应为输入端的信号大小。如有外接仪器时（如微电极放大器等），应能通过软件设置自动匹配，获得正确结果。

5）实时记录和数据回放时均能进行动态测量和分析。数据共享性好。

6）最好能嵌入一些专用软件，如血流动力学分析、心肌细胞的动作电位、FFT、ECG 等的自动测量分析软件等。

7）能监听实时记录和回放信号。

（6）操作界面友好，性能/价格比高

1）与 Windows 操作系统兼容性好、安装方便。

2）操作界面有菜单式和仪器面板式，而以菜单和仪器面板混合式操作界面更为直观、方便和实用。

3）显示通道和通道数任选。未选中的通道最好能全关闭，避免资源的浪费，以保证运行通道的采样速度。

6. 国际医学生物电子仪器通用安全警示标志

仪器的输入器件或电极可与人体直接接触。

仪器的输入器件或电极可与人体甚至心脏直接接触。

不能用于人体记录，应严格根据厂家随机文件提示使用。

（骆红艳　胡还忠）

第十四节　BL-420F 生物信号采集分析系统

一、概　　述

BL-420F 机能实验学系统是以计算机为基础的 4 通道生物信号采集分析系统，该系统主要用于记录生物体

内或离体器官中的生物电信号以及张力、压力、呼吸等生物非电信号的波形,从而分析生物机体在不同实验条件下所发生的机能变化。该实验系统完全替代了传统的生理实验设备,包括:生物电前置放大器、示波器、记录仪、刺激器、监听器、及其他信号处理器等。

BL-420F 放大器有 4 个通道,为 USB 接口,采样率 0.01Hz～1 000kHz,A/D 转换精度 16 位,电压增益 2～100 000 倍,5 阶贝塞尔滤波器,低通(高频)滤波 1～30kHz15 档,时间常数 DC～0.001s11 档,共模抑制比>100dB,含信号监听和记滴功能,第 1 通道有 12 导联心电选择电路。刺激器为光电隔离、恒流恒压输出,电压幅度 0～100V,电压步长 5mV 输出,电流 0～20mA,波宽0.05～2 000ms。

二、原　理

BL-420F 生物机能实验系统工作时,先将生物电信号或通过传感器将生物非电信号转换为电信号后进行放大、滤波等处理,然后对处理的信号通过模数转换,将数字化后的信号传输到计算机,再通过实验系统软件将收集到的信号进行实时处理。实验系统软件还可以接受指令发出刺激信号,作用于实验动物或标本(图 2-27)。

三、BL-420F 生物机能实验系统的 软件使用

1. 仪器界面　BL-420F 和 BL-420S 系统使用相同的信号采集和分析软件 TM_WAVE(图 2-28),通过该软件,对生物信号进行采集、显示、分析等工作。

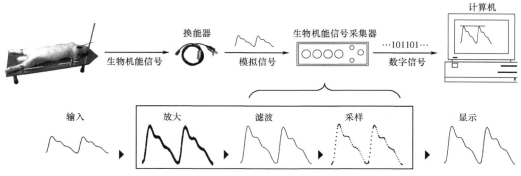

图 2-27　生物信号转换原理图

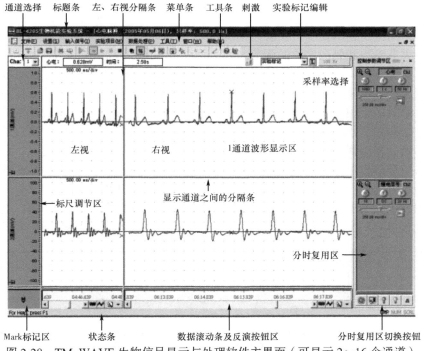

图 2-28　TM_WAVE 生物信号显示与处理软件主界面(可显示 2～16 个通道)

基本的功能:

(1)顶部窗口:顶部窗口位于工具条的下方,

波形显示窗口的上面。顶部窗口由 4 部分组成,他们分别是:当前选择通道的光标测量数据显示、启

动刺激按钮、特殊实验标记编辑以及采样率选择按　　钮等，参见图2-29。

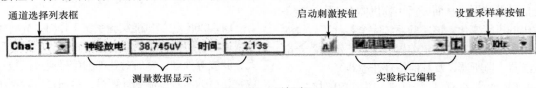

图 2-29　顶部窗口

测量数据显示区显示当前测量通道的实时测量最新数据点或光标测量点处的测量结果，包括信号值和时间。启动刺激按钮及设置采样率按钮可在实时实验的状态下启动刺激器和设置系统的采用率。

实验标记编辑区包括实验标记编辑组合和打开实验标记编辑两个对话框。对实验标记进行预编辑。标记记号可用虚线或箭头标示，见图2-30。

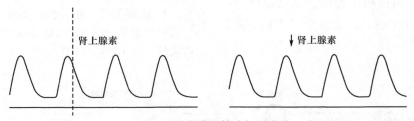

图 2-30　示虚线和箭头标记方式

（2）底部窗口：底部窗口位于界面的最下方，由 Mark 标记区、状态条、数据滚动条及反演按钮区和分时复用区切换按钮 4 部分组成。如图 2-31 所示。

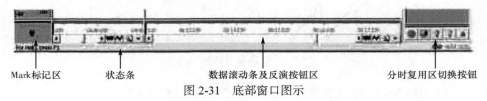

图 2-31　底部窗口图示

用于记录数据的测量、显示提示、实验数据实时显示和反演及放大器参数和刺激参数的调节、通用信息和专用信息显示

（3）标尺调节区：显示通道的最左边，每一个通道均有一个标尺调节区，用于实现调节坐标零点的位置以及选择坐标单位等功能。

使用时将鼠标光标移动到坐标单位显示区，按下鼠标右键，弹出一个信号单位选择快捷菜单。标尺单位选择快捷菜单分为上、中、下三个部分，最上面的 16 个命令用于选择标尺类型；中间的"标尺设置"命令用于设置单位刻度的标尺大小；底部的

三个命令用于光标测量时选择光标在波形上的最大、最小或平均值的位置。

（4）波形显示区：实验记录到的所有生物信号波形及处理后的波形根据需要显示再 1 至 16 个波形显示窗口，也可以通过波形显示窗口之间的分隔条调节各个波形显示窗口的高度，当把其中一个显示窗口的高度调宽时，会导致其他显示窗口的高度变窄。需还原时可在任一显示窗口上双击鼠标左健即可。

一个通道的波形显示窗口，包含有标尺基线、波形显示和背景标尺格线等三部分，如图2-32所示。

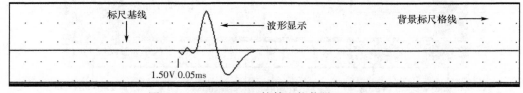

图 2-32　TM_WAVE 软件生物信号显示窗口

在信号窗口上单击鼠标右键时，结束所有的选择和正在进行的测量功能，同时将弹出一个快捷功能菜单，供对所选通道信号的叠加、反相、平滑等处理，还能控制基线的显示。

（5）硬件参数调节区：该调节区位于显示窗的右端，属于分时复用区的第一个界面，您可以根据需要调节硬件的参数（图2-33）。

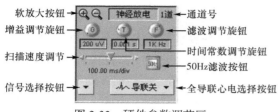

图2-33　硬件参数调节区

1）增益调节旋钮（G）：用于调节通道电压增益（放大倍数）档位。在增益调节旋钮上单击鼠标左键将增大一档该通道的增益，而单击鼠标右键则减小一档该通道的增益。

2）时间常数调节旋钮（T）：用于调节时间常数的档位。在时间常数调节旋钮上单击鼠标左键将减小一档该通道的时间常数，而单击鼠标右键则增大一档该通道的时间常数。

3）滤波调节旋钮（F）：用于调节低通滤波（高频滤波）的档位。

4）扫描速度调节器（绿色游标）：分别改变各通道波形的扫描速度。

5）50Hz滤波按钮：用于启动和关闭50Hz抑制功能。

2. 开始、暂停、结束实验　双击桌面上的BL-420F系统软件图标可以进入到系统软件中。

在BL-420F生物信号采集分析系统软件中包含4种启动生物机能实验的方法，它们分别是：

（1）选择"输入信号"→"通道号"→"信号种类"为相应通道设定相应的信号种类，然后从工具条中选择"开始"命令按钮▶。

（2）从"实验项目"菜单中选择自己需要的实验项目。

（3）是选择工具条上的"打开上一次实验设置"按钮▶。

（4）是通过TM_WAVE软件"文件"菜单中的"打开配置"命令启动波形采样。

无论使用那种方法启动BL-420生物机能实验系统工作，软件都将根据选择的信号种类或实验项目为每个实验通道设置相应的初始参数，包括实验通道的采样率、增益、时间常数、滤波、扫描速度等。从工具条上选择"暂停"命令按钮▮，即可暂停对波形观察与记录。完成本次实验后，选择工具条上的"停止"按钮▮，此时，系统将提示为本次实验得到的记录数据文件命名，以便于保存和以后使用，然后结束本次实验。可以利用工具条上的"打开"

按钮▦重新打开这个文件进行分析。

从"文件"菜单中选择"退出"命令或者单击窗口左上角的"关闭"命令可以退出该软件系统。

3. 定标的原理和操作　定标就是确定非电生物信号与通过传感器转换后得到的电压信号之间的一个比值，通过该比值，可以计算记录的非生物电信号的真实大小。比如压力或张力定标后，可计算压力或张力变化的电信号，再根据定标比值由计算机计算压力或张力的实际值。生物电信后的记录也可通过类似的定标计算信号的实际值。

选择"设置"菜单中的"定标"命令，根据弹出的定标对话框完成定标操作。

4. 刺激器的使用　用软件右端底部的分时复用区切换按钮选择刺激参数调节区，然后按照自己要求选择刺激参数。

刺激参数区由上至下分为3个部分，包括：基本信息、程控信息、波形编辑。选择相应参数对刺激器进行设置，然后按下"启动刺激按钮"启动刺激功能。

5. 数据分析与测量　选择"数据处理"菜单，会弹出数据处理和测量的命令，包括：积分、微分、频率直方图、频谱分析……。

6. 其他功能　BL-420F生物信号采集分析软件能实现实验报告的打印，与其他系统（Excel、Word等）的数据交换，自定义实验模块等。BL-420F系统还具有动态心率的准确分析，心功能参数测量，血流动力学分析，血压分析，无创血压分析以及群体峰电位（population spike，PS）等专用数据分析功能。

（骆红艳　胡还忠　熊宗斌）

第十五节　BL-420N 生物信号采集分析系统

以计算机为基础的生物信号采集与处理系统在中国医学机能学实验教学已有20多年的历史，基本取代了机能学实验中传统的笔式记录仪，示波器，示波器照相机，积分器，微分器，刺激器及磁带记录仪等设备。

BL-420N信息化生物信号采集与处理系统是全新一代生物信号采集与处理平台系统，不仅满足所有常规计算机信号采集与处理系统的功能，还扩充了以Internet为基础的信息化功能等一系列新的功能，将原来孤立的单台信号采集系统连接成一张网络（图 2-34）。

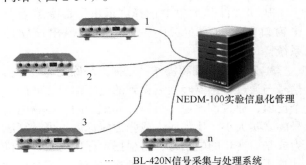

图 2-34 BL-420N 信号采集与处理系统网络连接拓扑图

BL-420N 系统在实验前向学生展示实验内容的相关原理、方法和操作技巧等知识；实验后提取实验数据并生成可编辑的实验报告。与 NEIM-100 实验信息管理系统配套使用时，可以直接将实验数据和报告上传到该信息化管理中心，实现实验资料远距离传输、管理等功能（图 2-35）。

（一）BL-420N 系统的基本功能特点

1. 多媒体展示功能 BL-420N 系统内可以嵌入播放各种多媒体资料，实验前帮助学生学习关于仪器和相关实验内容的知识，原理，实验方法和操作技术。当系统与学校的虚拟仿真实验教学中心直接连接时，可获取更多虚拟实验内容和进行虚拟实验操作。

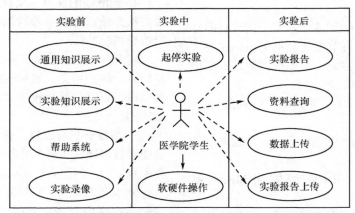

图 2-35 学生使用 BL-420N 生物信号采集与处理系统的模式图

2. 实时采样数据和反演数据同时显示 用 BL-420N 系统进行生理实验，实验过程中，可以使用双视功能对比查看本次实验不同时间段记录的数据。还可以打开以前实验记录的文件进行反演，实时对比不同时期的实验结果，为科研工作带来极大地便利（图 2-36）。

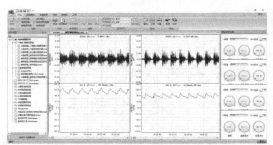

双视功能对比同一实验记录中不同时间段的数据

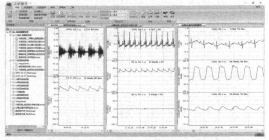

实时实验过程中打开反演文件对比实验结果

图 2-36 BL-420N 生物信号采集与处理系统数据对比功能

3. 无纸化的实验报告管理功能 实验后直接在 BL-420N 系统中提取实验数据，撰写实验报告，实验报告可以上传到 NEIM-100 实验信息管理中心，教学老师则可以实现对实验报告的网上批阅和指导。

4. 设备使用的自动记录，报告实验设备的使用情况

5. 实验数据及实验环境（如温度、湿度、大气压） 实时记录与保存。

6. 通道智能识别与扩展功能

（1）在一个通道物理接口上连接不同型号扩展器，系统自动识别连入设备，并扩展采样通道。比如在设备上连接人体生理实验接口，该通道会自动扩展为 7 个物理通道，分别采样人体心电、呼吸、血压、血氧等信号。

（2）识别公司生产的智能传感器，读取不同传感器的信息，自动完成传感器的设置与定标。

（二）硬件安装

BL-420N 硬件系统分为内置外置两种。内置系统不能内置于计算机主机内，需要安装在 BL-420I 集成化信号采集与处理系统中，由公司专业人员指导安装。外置硬件系统通过 USB 接口和数据线与计算机相连。

（三）硬件系统的配件和接口

1. CH_1、CH_2、CH_3、CH_4 8 芯生物信号输入接口，均可连接引导电极、压力传感器、张力传感器。

2. 全导联心电输入接口 用于输入全导联心电信号

3. 触发输入 用于在刺激触发方式下，外部触发信号输入触发采样。

4. 刺激输出 2 芯刺激输出接口

5. 记滴输入 2 芯记滴输入接口

6. 信息窗口 显示实验条件和通道接入状态。包括当前温度、湿度和大气压力及传感器的通道数。

7. 刺激提示 发光二极管提示发出刺激。

另外，系统背面板中包含有电源接口、电源开关、接地柱以及 USB 接口等。外置硬件系统前面板和后面板参见图 2-37 和图 2-38。

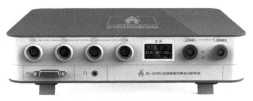

图 2-37　外置硬件系统前面板

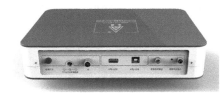

图 2-38　外置硬件系统后面板

（四）软件安装

1. 电脑硬件环境 BL-420N 的硬件最低配置要求：CPU：主频 800 MHz 或以上；内存：1G 或以上；硬盘：20GB 或以上；USB 接口：2.0 或更高版本；显卡和显示器均无特殊要求。

2. 软件环境 操作系统：Win7、Win8、Win10，Office：Office2003 或更高版本。

3. 网络环境 BL-420N 软件基于 Internet 的信息化信号采集与处理系统，计算机连入 Internet 网状态时，实现软件自动升级、意见及实验报告网上提交等功能；当系统与 NEIM-100 实验室信息管理服务器连接时，提供实验报告网上批阅功能。

（五）软件安装

双击光碟中安装目录下的 Setup.exe 安装软件图标，根据安装向导的提示逐步完成软件安装和驱动。

（六）入门指南

1. 启动系统

（1）硬件启动：打开硬件设备电源开关，硬件设备上的信息窗口会提示当前启动进度，当启动进度达到 100% 之后，会听到"嘀"的一声声响，表示硬件设备启动完成。

（2）软件启动：双击操作系统桌面上的"BL-420N 系统启动图标"。BL-420N 软件系统启动，进入到系统主界面。

2. 主界面介绍 BL-420N 生物信号采集与分析系统主界面包含 4 个主要的视图区，分别为功能选择视图区、文件视图区、波形显示视图区以及系统信息显示视图区，参见图 2-39。

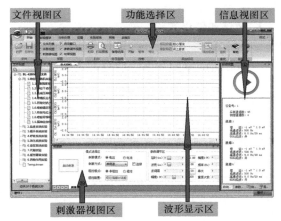

图 2-39　BL-420N 程序主界面

视图区是指一块独立功能规划的显示区域。在 BL-420N 系统中，除了波形显示视图不能隐藏之外，其余视图均可显示或隐藏。其余视图中除顶部的功能视图之外，其他视图还可以任意移动位置。在系统信息显示视图中通常还会有其他被覆盖的视图，包括硬件参数调节视图，刺激参数调节视图、快速启动视图以及测量数据显示视图等。

打开软件，找到波形显示图区，波形显示区是主视图。在波形显示图区上面为功能选择图区，右键点击"最小化功能图区"，使功能选择区视图可最小化和恢复。左右分别为文件视图区和信息视图区。

主界面上主要功能区划分见表 2-39。

主界面上主要功能区划分：①波形显示区：显示采集到或分析后的通道数据；②功能选择区：主要功能按钮的存放区域，是各种功能的起始点；③文件视图区：默认位置的数据文件列表，双击文件名直接打开该文件；④信息视图区：显示连接设备信息、环境信息、通道信息等基础信息；⑤刺激器视图区：刺激参数调节和刺激发出控制区；

此外，还有硬件参数调节视图：刺激参数调节和刺激发出控制区；快速启动视图：快速启动和停止实验和测量数据显示视图：显示测量数据

3. 开始实验 BL-420N 系统有三种方法开始实验，分别是从实验模块启动实验、从信号选择对话框进入实验或者从快速启动视图开始实验。

（1）从实验模块启动实验系统时，由于选定了实验内容，系统自动设置实验参数，包括采样率、增益、滤波、程控刺激等参数。

（2）从选择信号选择对话框开始实验时，系统会弹出一个信号通道选择对话框，根据不同的实验内容，设置相应的参数。

（3）利用快速启动视图中的开始按钮直接按照系统默认方式启动实验。

4. 暂停和停止实验 暂停指在实验过程中停止快速移动的波形，便于仔细观察分析停留在显示屏上的一幅静止图像的数据，而数据采集的过程仍然在进行但不被保存；重新开始，采集的数据恢复显示并被保存。停止是停止整个实验，并将数据保存到文件中。

5. 保存数据 停止实验的时候，系统弹出对话框询问是否保存数据，选择"是"，系统会弹出"另存为"对话框，文件的默认命名为"年_月_日_"。也可以自己修改输入文件名，点击"保存"即可保存采集到的数据。

6. 结束实验 结束实验的步骤非常简单，在停止实验时，按提示数据文件命名和保存数据即可。但正确结束实验非常重要，否则将导致实验数据丢失。

7. 数据反演 数据反演是指重新查看保存的实验数据，有两种操作途径：

（1）"功能选择区"→"开始"→"文件"→"打开"找到要打开的数据文件打开；

（2）在"文件列表视图"中直接双击要打开的文件图标。

8. 生成实验报告并上传和下载 实验报告用于所做实验结果的处理，分析，小结和说明。系统只有在数据反演时生成验报告，实验报告生成后还可对实验报告再编辑。在编辑实验报告时还可从反演的数据中提取波形图像。编辑完后保存实验报告。系统提供实验报告上传到 NEIM-100 实验信息管理系统的功能，一定要将实验报告提供到管理系统之后，学生自己才可以下载该实验报告，老师则可以在管理系统中直接批阅实验报告。

（黄　武）

第十六节　RM6240C 生物信号采集分析系统

一、系 统 特 点

RM6240 生物信号采集处理系统有多种型号，其中 RM6 型是国产医疗仪器级产品。RM6240 有并口机型（EPP）和 USB 两种类型接口。

仪器采用 12 位 A/D 转换器，采样频率 100kHz（EPP 机型）或 200kHz（USB 高速机型），仪器全程控调节控制。

RM6240 有 4 个输入阻抗 100MΩ信号输入通道，频率响应为 DC～10kHz，每一通道的放大器均可作生物电放大器、血压放大器、桥式放大器使用，还可作肺量计（配接流量换能器）、温度计（配接温度换能器）、pH 计（配接 pH 放大器），具有记滴、监听、全隔离程控刺激器（刺激器自带刺激隔离器）功能，6240C 型有合国际标准的 12 导联转换器，可同时在任意通道观察不同导联的心电波形。另有 4 个模拟通道，可在物理通道和模拟通道对各通道动态、静态地进行微分、积分、频谱分析及相关分析等数据处理。系统可记录和处理多种生理信号，具有信号实时显示、记录、波形分析、处理、打印等多种功能。

二、仪 器 面 板

1. 通道输入接口 通道是模拟信号输入、处理放大、转换成数字信号并被显示记录的物理通路。一般生物信号采集处理系统有四个物理通道，可同时处理放大和记录四路信号。RM6240 四个物理通道输入接口采用五芯航空插座，插头与插座有对应的凹凸槽。

2. 刺激输出接口 输出刺激电压或电流，刺激波形为方波。

3. 受滴器输入接口 用于插入受滴器，记录液体的滴数。该接口也可用于外触发。

4. 监听输出接口 接有源音箱可监听第通道信号的声音。

5. ECG 接口 接 ICE 标准导联线，可观察记录 12 导联心电图。

三、窗口界面

RM6240 软件窗口界面如图 2-40 所示，可划分 6 个功能区：

1. 菜单条 显示顶层菜单项。选择其中的一项即可弹出其子菜单。

2. 工具条 工具条的位置处于菜单条的下方。工具条提供了仪器基本功能的快捷按钮。

3. 参数设置区 位于窗口的右侧。有"采样频率"及各通道的"通道模式"、"灵敏度"、"时间常数"、"滤波"、"扫描速度"等参数，用鼠标选择各功能键可调节各通道的实验参数。

4. 数据显示区 实验数据以波形的形式显示于该区域内。

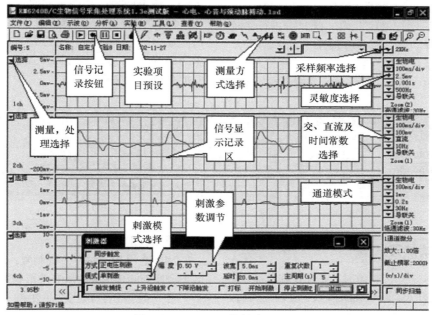

图 2-40 RM6240 软件窗口界面

5. 标尺及处理区 该区显示各通道的通道号及对应信号的标尺。鼠标点击"选择"按钮，弹出菜单，有对应通道"定标"、"显示刺激标记"、"实时测量"、"静态测量"及对信号进行"微分"、"滤波"等处理的功能选项。

6. 刺激器 程控刺激器为一弹出式浮动窗口，该刺激器可满足各种实验刺激的需要。

四、基本功能及使用

（一）仪器参数及设置

1. 仪器参数的快捷设置方法 仪器本身及实验室事先已将大多数实验项目的参数进行了预先设置，实验时仅需打开相应的实验项目，就可进行实验，无须进行各项参数设置，操作方法：系统软件启动后，在"实验"菜单选择所需实验项目或"自定义实验项目"，实验项目选择完成后，系统自动将仪器参数设置为该实验项目所要求的状态。

2. 通用放大器的参数设置

（1）通道模式选择：点击"通道模式"，在下拉菜单中选择记录的信号形式。

通过通道模式选择使各通道的放大器成为生物电放大器或桥式放大器或呼吸流量放大器等，如作血压实验时，应选择血压模式及血压单位。系统软件启动后，还可选择通道关闭，即该通道不使用不显示。

（2）仪器的带通设置。

时间常数：调整放大器的低频通过频率（低半功率点）。

滤波频率：调整放大器的高半功率点。

还可使用数字滤波功能。该功能在效果上与硬件滤波相当，但需消耗计算机的系统资源，并会产生延时，因此更适合于在实验后处理波形时使用。

（3）采样频率：共有 21 档采集频率（从 1Hz～100kHz），实验时应根据信号的频率选择合适的采集频率，信号频率高选择高采样频率，信号频率低选择低采样频率。

（4）灵敏度调节：调节灵敏度使信号在信号显示区有适当的幅度以便观察和分析。

（二）信号记录

1. 信号记录快捷按钮 如图 2-41 所示，四个按钮的功能分别是：

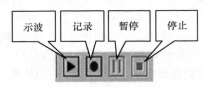

图 2-41 示波记录按钮

（1）示波按钮：启动示波按钮，信号实时动态地显示在"信号显示记录区"内，此时可进行系统参数设置、"采样频率"调节、打开"实时显示"、定标等操作。但系统不保存数据。

（2）记录按钮：启动记录，信号实时动态显示在"信号显示记录区"内同时将数据保存在计算机硬盘上。

（3）暂停按钮：点击暂停按钮，信号停止显示存盘。如再点击记录，信号继续显示存盘于同页内。

（4）停止按钮：点击暂停按钮，信号停止显示存盘，并将已经记录的数据静态的显示于"信号显示记录区"。如再点击记录，信号将换页显示和存盘（可用键盘上的"Page Up"和"Page Down"键显示各记录页。

2. 同步触发记录 打开刺激器窗口（图 2-42），选中"触发同步"功能，此时记录观察信号需要点击"开始刺激"按钮，信号从左至右显示一"屏"。信号显示的"屏"数由"重复次数"决定。选中"记录当前波形"功能，信号同步显示和存盘。每一"屏"波形存放一子文件。

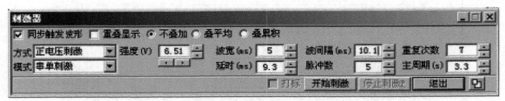

图 2-42 刺激器窗口

（三）刺激器功能及设置

需要对实验对象进行刺激时，可打开刺激器（图3-43），选择刺激方式，调节刺激参数，设置完成后，启动"刺激"按钮，刺激器按设定的刺激方式和刺激参数输出刺激脉冲。

1. 功能选项

（1）同步触发：一旦选择同步触发，系统采集信号和刺激器发刺激脉冲即同步进行，每发一次刺激，系统采集并显示一屏波形。

（2）记录当前波形：选中此项，系统以子文件形式保存当前屏幕波形。每点击一次该键，即保存一屏波形，子文件以数码号1，2，3，…编号。可通过键盘上的"Page Up"和"Page Down"键依次查看各子文件的实验波形。在退出系统前，若选择保存命令保存实验结果，系统将全部子文件保存在同一文件内。

（3）不叠加：每发一次刺激，显示一屏最新采集的原始波形。

（4）叠平均：每发一次刺激，以当前采集的一屏波形和此前同步采集的所有波形叠加平均再显示。

（5）叠累积：以当前采集的一屏波形和此前同步采集的波形叠加后再显示。

（6）开始刺激按钮：点击按钮，刺激器按设定的刺激方式和刺激参数发出刺激脉冲。

（7）停止刺激按钮：点击按钮，刺激器停止发出刺激脉冲。

2. 刺激参数 刺激器输出的刺激脉冲的波形是方波，如图 2-43。刺激器的基本参数如下：

（1）强度：脉冲电压范围为 0～50 V，0～10 V 内以步长 0.02 V 增减，10～50 V 内以步长 0.05 V 增减。脉冲电流范围为 0～10mA。

（2）波宽：单个脉冲（方波）高电平的持续时间，即刺激的持续时间，波宽可在 0.1～1000ms 调节。

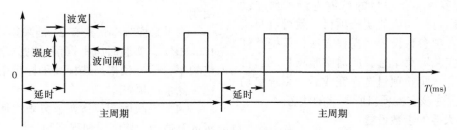

图 2-43 刺激脉冲参数图

（3）波间隔：连续脉冲刺激，刺激脉冲之间的时间间隔，波间隔在0.1～1000ms调节。波间隔与波宽之和的倒数可理解为刺激频率，调节范围为1～3000Hz。

（4）主周期：刺激器以周期为单位（时间）输出序列脉冲，一个主周期内，刺激脉冲可以是一个、数个，甚至数百个，且波间隔可因需设定。"周期数"或"重复次数"是指以主周期为单位序列脉冲的循环输出次数，如"主周期"＝1s、脉冲数＝3、"延迟"＝5ms、"波间隔"＝200ms、"波宽"＝1ms、"强度"＝1V、"重复次数"＝7，点击"刺激按钮"，刺激器在1s内发出强度为1V、波宽为1ms的3个脉冲，脉冲的时间间隔为200ms，第一个脉冲在开始刺激的第5ms发出。如此重复7次。

主周期（s）＞延时（s）＋[波宽（s）＋波间隔（s）]×脉冲数

（5）脉冲数：刺激器在设定的时间内发出刺激脉冲的个数。

（6）延迟：延迟是指刺激器启动到刺激脉冲输出的延搁时间。在触发同步记录时，延迟可用来调节反应信号在屏幕上的水平位置。

3. 输出方式　刺激器有恒压（电压）和恒流（电流）两种输出方式，刺激脉冲的波形是方波，恒压输出方式有正电压和负电压两种脉冲，恒流输出方式也有正电流和负电流两种脉冲。

4. 刺激模式　将刺激脉冲按一定的主周期、脉冲数、波间隔等参数编组成某种特定脉冲序列，这种特定脉冲序列称刺激模式。该仪器基本的刺激模式如图2-44所示，可适用各种实验的需要。

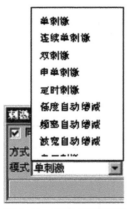

图2-44　刺激器对话框

（1）单刺激：一个主周期内输出一个刺激脉冲，可调节参数有强度、波宽、延时、主周期、重复次数。可采用同步触发的方式记录。该刺激模式常用于神经干动作电位、骨骼肌单收缩、期前收缩，诱发电位等实验。

（2）连续单刺激：主周期等于1s，无限循环的连续刺激，一个主周期内输出的脉冲数等于频率，

脉冲的波间隔相等。该刺激模式常用于刺激减压神经、迷走神经，刺激频率对骨骼肌收缩的影响实验。

（3）双刺激：一个主周期内输出二个刺激脉冲，可调节参数有强度、波宽、延时、波间隔、主周期、重复次数。可采用同步触发的方式记录。该模式常用于骨骼肌收缩、不应期测定等实验。

（4）串单刺激：一个主周期内输出一序列刺激脉冲，序列脉冲的脉冲数为3～999个，可调节参数有强度、波宽、延时、波间隔、主周期、脉冲数、重复次数。可采用同步触发的方式记录。该刺激模式常用于刺激减压神经、迷走神经，刺激频率对骨骼肌收缩的影响实验。

（5）定时刺激：在设定的刺激持续时间内，刺激脉冲按设定的频率输出，常用于观察同一刺激时间内，不同刺激频率的刺激效果。如刺激减压神经、迷走神经，刺激频率对骨骼肌收缩的影响实验。可调节参数有延时、波宽、幅度、刺激时间、频率、主周期、重复次数。

（6）强度自动增减：单刺激或双刺激模式下，刺激强度从首强度按强度增量自动递增或递减至末强度。该模式常用于刺激强度与反应自动测定实验。

（7）频率自动增减：连续单刺激和定时刺激模式下，刺激频率从首频率按频率增量自动递增或递减至末频率。该模式常用于刺激频率与反应自动测定实验。

（8）波宽自动增减：单刺激和连续单刺激模式下，刺激波波宽从首波宽按波宽增量自动递增或递减至末波宽。该模式常用于基强度和时值自动测定实验。

（9）串双刺激：由两个刺激脉冲组成一个脉冲组，一个主周期内可输出数个至数百个脉冲组，可调节参数有强度、波宽、延时、波间隔、频率、组数、主周期、重复次数。

（10）连续双刺激：连续双刺激串双刺激作用基本相同，主周期内的脉冲组数用频率表示。

（11）高级功能：可根据需要将不同主周期、强度、波间隔、脉冲数等刺激模式组成刺激序列，构成功能强度的程控刺激器。

（四）记录和处理实例

频率或面积的触发积分，能定量的地反应每一个呼吸周期膈肌放电的总的情况，便于统计和比较。

同样的方法可用于如肾神经放电、减压神经放电及其他具有明显周期性活动的处理。ps: pules。

分别从家兔血压波（上线）、左心室内压（中线）和心电图（下线）中计算的心率分别为184次/分、184次/分和183.01次/分，说明计算的准确性（图2-45、图2-46）。

（骆红艳　胡还忠）

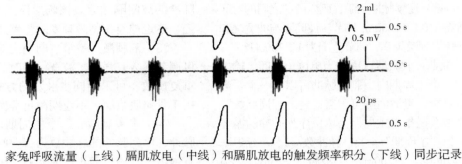

图 2-45　家兔呼吸流量（上线）膈肌放电（中线）和膈肌放电的触发频率积分（下线）同步记录

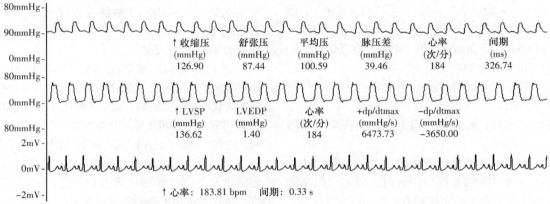

图 2-46　家兔颈总动脉血压（上线）、左心室压（中线）和心电图的同步记录

第十七节　BI-2000 图像处理系统的功能简介

一、基本结构与功能

（一）基本结构

显微镜，冷、热调节光源，370（SONY）线彩色摄像头，美国 MAROL 图像转换器，MAROL 图像捕获卡，图像处理与分析卡，显示卡，图像分析处理软件包；计算机和喷墨打印机等组成。基本结构如图 2-47 所示。

（二）功能

BI-2000 图像分析系统的基本功能主要有以下两种：

1. 动态图像分析　如微循环观察分析、小鼠水

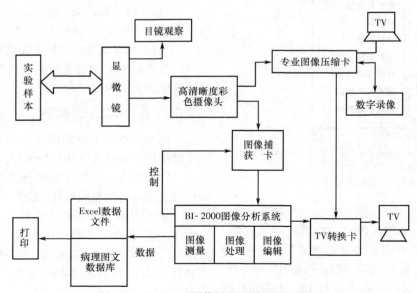

图 2-47　BI-2000 图像处理系统的基本结构

迷宫行为学分析和细胞分裂过程的动态分析等。

2. 静态图像分析　包括组织切片细胞计数和免疫组织化学的形态学分析。

二、BI-2000 图像处理系统基本操作步骤

（一）系统硬件安装与检查

1. 微循环显微镜与摄像头的安装　①小心取出微循环显微镜，轻放在平稳的工作台面上；②按显微镜常规安装步骤，装配架台，装好物镜，目镜和光源系统；③安装摄像接口，取出摄像头移去摄像头护盖；④将摄像头轻轻插入接口套筒内固定；⑤连接摄像头电源。必须使用摄像头专用电源，以免烧毁摄像头；⑥禁止碰触目镜、物镜和摄像头靶面，以免影响正常摄取图像。

2. 其他安装　通过信号转换器的复合视频信号线连接，作拾取信号传输。①选择一根适当长度的复合视频信号线，一端（黄色）接头插入视频卡的 VIDEO IN 口中；②将另一端接口插入摄像头的 AV OUT 口；③也可使用 S 端子作视频信号传输，即用 S 端子一端接头插入视频卡的 S-VIDEO IN 插座中，另一端与电视机的 S-VIDEO OUT 插座相连。

3. 使用前检查　确认摄像头电源是否良好，电源指示灯亮；各接口模式选择是否正确；摄像头接口是否稳定牢固。

4. 如果一切检查无误，方可连接计算机电源　开机进入 WINDOWS98 进行下一步：图像分析仪系统软件安装。

（二）软件安装

（1）在断电状态，把软件加密狗插入机箱后面的并口槽上固定；如果并口上连有打印机，应先取下并口接头，在安装好的加密狗上并接打印机。

（2）打开计算机，进入 WINDOWS 系统。

（3）用鼠标点击"开始"菜单，然后选择"运行"命令，在"运行对话框"中输入：A：\SETUP.EXE 单击"确定"。

（4）在安装过程中计算机会自动设置系统运行环境，修改配置。安装完成后，单击"完成"，再进行"快捷键"设置。

（三）使用操作

（1）在 WINDOWS 操作系统环境下，可按以下步骤之一启动图像分析仪软件。①常规方式：开机进入 WINDOWS 中文操作系统，单击"开始"按钮，在开始菜单中选择"程序"选项，在"程序"菜单中，选择"泰盟医学图像分析仪"命令选项；②快捷方式：开机进入 WIN98 中文操作系统，在"桌面"上，直接用鼠标双击选择"泰盟医学图像分析仪"图标。程序运行后，出现应用程序主控制界面。如图 2-48 所示。

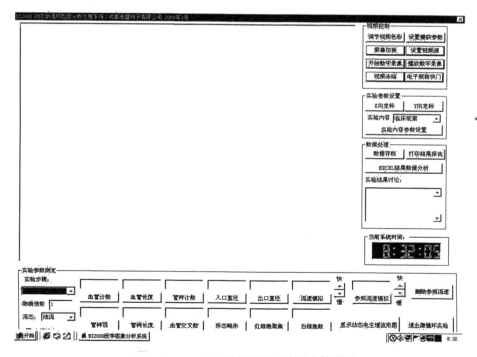

图 2-48　BI-2000 图像处理系统的主控界面

（2）整体界面：该系统整个软件界面由程序标题栏，菜单栏，工具栏，工作区和状态栏五部分组成。

（3）在菜单栏选择"微循环测量"单击，约 3s 后，自动弹出"微循环测量"工作界面。

（4）定标，当图像工作区出现白点噪音信号，表明整机系统处于正常工作状态。将显微标尺置于显微镜目镜下，拉开摄像接口信号转向栓通向监视器；调节显微镜焦点为最佳状态，点击 标定 ，先后弹出"X 轴—定标"，"Y 轴—定标"分别输入"10mm"，然后"确定"，标定完成。（若不删除"标定"，计算机默认保存）。

（5）点击 实验标题 选择/输入实验题目如"休克"，在工作区左下角自动弹出"实验前"、"流态"选择框及"数据功能选择框"。

（6）在图像工作区下面"数据功能选择框"，顺序点击输入"输入口径"，光标自动进入图像工作区，可通过鼠标操作，并视血流流动方向，用"红色"线条测量毛细血管管径，按 Enter 确定；点击"输出口径"用同样方法可测量出口径大小；点击"血管长度"、"交叉点"、"管绊长度"、"管绊数"用同样方法可测量出血管长度、节点数、绊长度、管绊数；然后点击"血流流速"，此时光标自动进入图像工作区，并有一"红色光点"闪烁，用鼠标点击"速度调节框"并按住"鼠标"左键直至"红色"光点飞动速度与所测量血管血流速度同步时，放松鼠标左键，按 Enter 确定即可得出指定区段毛细血管的血流速度。

（7）最后点击"流态"框，弹出流态选择指标：线流、线粒流、粒线流、粒流、摆流或停止，若有白细胞渗出即可选择，视实时流态状况选定。所有被测量数据自动暂存于内存中。

（8）上述为一次实验前的图像数据指标拾取过程。根据实验设计步骤和过程，只需选定每一个过程标题后，重复第 6 项和第 7 项的操作即可得到所需指标数据。

（9）实验结果打印：点击工作区右边"打印"功能按钮，可按实验报告格式打印出实验结果；在右下角有一文字输入区可供结果讨论文字编辑，形成完整实验结果报告。

（10）数据处理，应用"Excel"功能，可进行实验结果分析处理和绘制统计图表。

（余上斌）

第三章　机能学实验的基本方法

一、膈神经放电及膈肌收缩运动的同步记录

【实验目的】

（1）学习在体膈神经群集性放电的记录方法。

（2）加深对节律性呼吸运动及其起源的认识。

【实验原理】　呼吸中枢的节律性兴奋，通过支配呼吸肌的膈神经和肋间神经引起膈肌和肋间肌的节律性收缩与舒张，从而产生节律性呼吸运动。因此引导和观察膈神经传出纤维的放电可以反映呼吸中枢的活动。

【实验对象】　家兔。

【实验药品与器材】　尼可刹米，生理盐水，1%（g/ml）戊巴比妥钠或20%氨基甲酸乙酯（乌拉坦）溶液，38~40℃医用液状石蜡；生物信号采集分析系统，记录电极，张力换能器，兔手术台，哺乳动物手术器械一套，照明灯，玻璃分针，5ml、20ml、30ml注射器，纱布。

【实验方法与步骤】

（1）安装和调试仪器。

（2）麻醉和固定：称量家兔体重，由兔耳缘静脉缓慢注入1%戊巴比妥钠溶液（0.03~0.04 g/kg体重）或20%氨基甲酸乙酯溶液（1 g/kg体重），动物麻醉后，背位固定于兔手术台。

（3）分离颈部膈神经：剪去颈部兔毛，作一长6~8cm的颈正中切口，分离皮下组织，可看到胸锁乳突肌及气管。胸锁乳突肌外侧有紧贴皮下的颈外静脉。在颈外静脉与胸锁乳突肌之间用止血钳向深处分离，直到气管边上，可见较粗大的臂丛神经向后外侧行走。于臂丛的内侧有一条较细的膈神经横过臂丛神经并和它交叉，向后内侧行走。认清膈神经，用玻璃分针将膈神经向上分离1~2cm，并在神经下穿线备用。

（4）分离颈部迷走神经并进行气管插管（方法见第二章第七节）。在两侧迷走神经下穿线备用。

（5）呼吸运动的描述（膈肌运动描述法）：在剑突下方沿腹中线做一长约3cm切口，用止血钳分离皮下组织，沿腹白线分离两侧腹壁肌以暴露出剑突，用有齿镊夹住剑突软骨边缘将其内侧向上翻起，可见其两侧分别附着有一膈肌条，称膈肌角。在膈肌角和剑突间穿一长线并结扎两膈肌条。剪断剑突软骨使之完全游离，注意使膈肌条远端附有一小块

剑突软骨。将结扎线的另一端固定于张力换能器应变梁的小孔内。换能器垂直固定在铁支架的双凹夹上，使应变梁的活动方向与膈肌运动的方向一致。张力换能器连接生物信号记录系统。

（6）引导膈神经放电：于分出膈神经的一侧，用止血钳夹住伤口外侧皮肤向外、向上牵拉固定，形成一皮兜，滴入38℃的液状石蜡，起到保温、绝缘及防止神经干燥的作用。将记录电极固定于适当位置，用玻璃分针轻轻挑起膈神经搭在电极上，记录电极应悬空，不与周围组织接触，但神经不可牵拉过紧。动物接地，以减少干扰。

（7）参数设置：以成都泰盟软件有限公司生产的BL-420F生物信号采集分析系统为例。

第二通道记录呼吸运动：输入信号→CH₂→张力。第一通道记录膈神经放电：输入信号→CH₁→神经放电，τ：0.001s，高频滤波：10kHz，增益（G）：根据实验需要设置。两通道显速须一致。计算机音响监听。第三通道可作放电频率积分。

【实验项目】

（1）观察膈神经放电及其与呼吸运动的关系：注意膈神经群集性放电形式、频率及振幅，同时监听正常膈神经放电的声音（类似拉风箱时发出的声音）。

（2）肺牵张反射时观察膈神经放电的变化：将预先抽取好20ml空气的注射器经橡皮管连接在气管插管的一侧管上，观察一段呼吸运动。看准在吸气相之末夹闭另一侧管，同时立即向肺内迅速注入20ml空气，使肺过度扩张，观察膈神经放电和呼吸运动的变化。然后松开夹闭的侧管，待呼吸平稳后，再在呼气相之末夹闭另一侧管，同时用注射器迅速从肺内抽气约20ml，使肺过度萎缩，观察膈神经放电和呼吸运动的变化。

（3）尼可刹米对膈神经放电的影响：由家兔耳缘静脉注射稀释的尼可刹米 1ml（0.020~0.025g/kg），观察膈神经放电和呼吸运动的变化。

（4）迷走神经对膈神经放电的影响：切断一侧迷走神经，观察膈神经放电和呼吸运动的变化。再切断另一侧迷走神经，膈神经放电和呼吸运动又有何变化。然后重复上述向肺内注气或从肺内抽气的实验，观察膈神经放电和呼吸运动的变化。

【注意事项】

（1）神经须保持湿润，并避免被过度牵拉。

（2）每个实验项目结束后，待膈神经放电及呼吸运动恢复平稳后再进行下一项目。

（3）注意接地，避免干扰。

【思考题】

（1）分析各项实验对膈神经放电和呼吸运动影响的机制。

（2）在迷走神经完整时，如果吸入气中 CO_2 的浓度增加，膈神经放电有何变化？为什么？

（王 维 骆红艳）

二、心、肺阻抗血流图

（一）心阻抗血流图法

将心动周期中胸腔内大血管的容积搏动所引起的胸腔阻抗变化转换为电压信号，并按 Kubicek 公式计算心输出量。应用生物信号采集分析系统可描记心阻抗及微分图。具体操作：用 4 个针型电极插入/放置在被测对象皮下，两个内（电压）电极位置分别为胸骨柄上缘与剑突上相当心尖搏动最明显的部位，在此部位阻抗图受呼吸影响较小；两个外（电流）电极分别置于甲状软骨上缘及剑突下 1～2cm 处（大鼠），猫、狗或人一般为 5～10cm。由电流电极输入的恒流高频信号为：频率 100kHz，电流 380μA；经电压电极记录的电压变化，即心阻抗 ΔZ 曲线，其微分图为 dZ/dt 曲线，最后根据 Kubicek 公式求出每搏输出量。

$$S.V=\rho\,(L/Z_0)^2\cdot dZ/dt_{max}\cdot T \qquad (3-1)$$

ρ（Ω·cm）为血液电阻率，Z_0（Ω）为胸部基础阻抗；dZ/dt_{max} 为收缩期胸阻抗降低的最大速率；T 为射血时间，即 dZ/dt 曲线上 B 点至 X 点的时间；L（cm）为两内电极之间的距离，S.V 为每搏量。

求心输出量（C.O）：

$$C.O=S.V\cdot HR \qquad (3-2)$$

HR 为心率（beats/min）。在自然呼吸或呼气末自然屏气 2～3s（动物应用人工呼吸机控制）情况下，描记动物的心阻抗图及心阻抗微分图。为排除呼吸运动的影响，可将 3 个以上呼吸周期所有的心阻抗微分波形的 Dz/dt_{max} 和 T 值相加后求其平均值。

（二）肺阻抗血流图法

1. 实验原理 由于血液的搏动性流动，造成生物体各节段的容积周期性的变化，当容积增加时，电阻降低。随着心脏收缩，血液射向外周，使某一节段血管充盈，可引起该节段的容积增大，电阻变小；反之，当心脏舒张，射血停止，该节段血管容积变小，电阻也即增大，恢复至原来水平。由于电阻的变化与某一节段的容积变化量，即变化的血流量成一定比例关系。因此，可通过电阻的变化量来了解血流量的变化。这种利用电阻抗的变化来反映机体某部位血流量变化的方法叫阻抗血流图法。

2. 电极放置与测试 胸部电极以右侧第二肋间锁骨中线为准，发射电极（红色）向胸骨移约 1.5cm，探测电极（黑色）向腋窝侧移约 1.5cm。背部探测电极（黑色）置于右肩胛下角处，发射电极（红色）向脊柱侧移约 3cm。依次安放心电图电极于左右手及左下肢（标准 Ⅱ 导联）。受试者平躺，全身放松，平静呼吸，呼气末自然屏气，开始记录观测 Hs 波幅（肺血管收缩波波幅）、PAP 值（肺动脉压），记录基础反应性，约 5s 即可。Hs 是收缩波的最高点至基线间距离与标准信号高度（105～450MΩ）相比较而得，Hs 反映肺部血管的充盈程度，即肺动脉搏动性血液的供应程度。Hs 增高，表明肺动脉充盈度大，血容量多，肺血管扩张。反之则表示搏动性血液量减少，肺血管收缩。当机体其他条件不变时，如果肺血管收缩，Hs 降低，而 PAP 增高。因此，Hs 波幅的变化可反映肺血管舒缩状态的变化，可用 ΔHs% 作为肺血管反应性强弱指标。

3. 注意事项

（1）用乙醇溶液或生理盐水涂擦皮肤表面，降低接触电压，以免造成皮肤与电极间的过大的电位差，使图形失真。

（2）胸腔中有心脏及其他大血管存在，电极位置是否正确对测定结果会产生影响。

（3）肺部空气量的变化会影响阻抗值，使测得的肺血流图受到干扰，屏气可减少波形漂移、维持基线稳定。另外，屏气掌握不好，会影响胸膜腔内压，从而造成阻抗血流图波形波幅的改变，一定要注意保持平静呼吸，呼气末（呼气至 10mmH₂O 时）自然屏气时才可记录。也可采用仪器自身功能排除呼吸干扰。

（余上斌）

三、蛙在体心室肌细胞内动作电位、ECG 及心脏收缩活动的同步记录

【实验目的】

（1）介绍两栖类动物在体器官的玻璃微电极电生理实验技术和多参数电生理学实验记录方法。

（2）记录分析心室肌细胞内动作电位、体表心电图与心肌收缩之间的关系。

【实验原理】 体表心电图记录了心动周期中心肌细胞电活动产生的电压瞬时综合向量在体表心电导联

轴上的投影。在记录蛙体表心电图的同时，用悬浮式玻璃微电极技术记录在体心室肌细胞的动作电位，即可直观地显示 ECG 与心室肌细胞内动作电位之间的关系。

【实验对象】 蛙或蟾蜍。

【实验药品与器材】 任氏液，3mol/L KCl 溶液；微电极放大器 1 台，生物信号采集分析系统 1 套，电屏蔽台 1 个，活动支架 1 个，电极操纵器 1 台，蛙板 1 块，刺蛙针 1 根，手术剪 1 把，眼科剪 1 把，眼科镊 4 把（弯 1、直 3，其中 2 直头端包少许胶布），0.05～0.1mm 银丝弹簧 1 根，微电极贮存盒 1 个，电极充灌瓶 1 个，针型电极 3 枚，有钩镊 1 把，吸管 1 根，10cm 培养皿 1 个，污物缸 1 个，棉球少许。

【实验方法】

（1）标本制作（充分暴露心脏）

1）用刺蛙针经枕骨大孔破坏蛙脑脊髓。

2）用有钩镊提起剑突下皮肤及肌肉组织，用手术剪刀剪开皮肤及肌肉。由剪口将剪刀伸入腹腔及胸腔，剪开剑突下至左右锁骨肩端的皮肤及肌肉，剪断两侧锁骨和鸟喙骨，从下颌、颈部横向剪除软组织、锁骨鸟喙骨。

3）用直眼科镊提起心包膜，用眼科剪剪开心包膜，充分暴露心脏，盖上吸足任氏液的棉花球（片）防止心脏表面干燥。

（2）准备玻璃微电极（事先准备好）

1）玻璃微电极的控制：用 95 料（GG-17）硬质有芯玻璃微电极毛坯，在专用的微电极控制仪上拉出尖端 φ＞0.5μm、颈长 1.2cm 左右的电极，倒置存于电极贮存盒内。

2）充灌：将拉好的微电极小心地插入充灌瓶内"梅花座"上的沟槽中，由橡皮筋的弹性回缩力固定，再将其浸入 3mol/L 的 KCl 溶液中，要求溶液浸没电极杆。因毛细作用，可见电极尖端管腔内液平上升，杆尾有突起的气泡形成，待液体灌满后即可使用。

3）调试仪器、安装电极：按常规检查仪器的工作状态，将灌好的电极小心取出，用吸水纸吸净外部管壁上的液体，左手握电极杆，右手持有胶布的直眼科镊夹住微电极近肩部的颈，折断颈部，再将尖端套在细银丝弹簧的游离端，装紧，调整电极状态，使其纵轴与水平面垂直。

（3）记录

1）按第 Ⅱ 标准导联安装肢体针型电极，由第一通道记录 ECG。

2）调整微电极使之与选择的心脏表面接触，并适当压紧。

3）用电极操纵器提起微电极后，稍加速使微电极回位，因重力作用可使之插入心脏表面的细胞内。

4）第二通道选直流放大器，微电极放大器的输出信号有第二通道输入端单边输入（另一输入端接地短路），放大后的信号于第二通道显示。将第二线的信号微分，其微分值于第三通道显示（有的生物信号采集分析系统的微分图可在同一通道显示）。

5）用蛙心夹夹住心尖，蛙心夹的连线沿水平方向附于张力换能器的应变梁上，调节张力换能器和放大器，记录心脏的收缩活动。

【实验项目】

（1）观察 ECG 和心室肌细胞内动作电位的形态，辨认各波及时相。

（2）改变第二通道颜色，将第二通道的信号叠显在第一通道上，确认 ECG 的各波与心室肌细胞内动作电位各时相之间关系。

（3）观察微分值曲线的波形，确定最大值所处的细胞内动作电位的时相。

示范记录如图 3-1 所示。

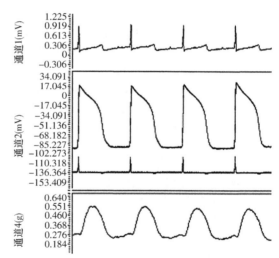

图 3-1 ECG、心室肌细胞内动作电位、微分及心脏收缩的同步记录

上线：ECG；第二线：动作电位；第三线：动作电位的微分；第四线：心脏收缩曲线

【注意事项】

（1）标本制作，谨防出血过多，应及时止血。

（2）肺泡过度鼓胀时，可刺破肺泡，使之塌陷，有利充分暴露心脏。

（3）注意维持电极的相对稳定。

（4）良好接地，排除干扰。

【思考题】

（1）阐明心室肌细胞电活动机制及影响因素。

（2）举例说明心电图的某些变化，可反映心室肌细胞电活的变化。

（田 琴 汪长东 马立群 骆红艳 胡还忠）

四、离体心房肌细胞内动作电位及收缩力的同步记录

【实验目的】

（1）了解同步记录心房肌细胞动作电位和收缩力的方法。

（2）观察心房肌细胞动作电位与机械收缩活动之间的关系。

【实验原理】 静息状态下，心肌细胞（cardiomyocyte）膜表面任何两点的电位相等，而细胞内外存在着明显的电位差，膜外电位为正，膜内为负，称静息电位（resting potential）。细胞兴奋时，兴奋部位发生去极化，并出现反极化，然后恢复到原来的静息状态。这一短暂、有规律并能向远处传导的膜电位的变化称动作电位（action potential）。心肌细胞动作电位的复极化所需时间特别长，使心肌具有与骨骼肌细胞明显不同的生理特性。通过浮置式微电极细胞内电压记录的电生理学方法，可以直接记录保留窦房结的离体组织单个心房（atrium）肌细胞跨膜电位的变化。将心肌组织与张力传感器相连，通过生物信号采集分析系统，可以记录其收缩频率和张力（frequency and tension of contraction）的变化。如果同步记录心房肌细胞动作电位和收缩张力，即可观察心房肌细胞动作电位与机械收缩活动之间的关系。

【实验对象】 豚鼠。

【实验药品与器材】 20%氨基甲酸乙酯（乌拉坦，urethane）溶液，充氧的Kreb's液，生理盐水等；微电极操纵器，微电极放大器，生物信号采集分析系统，恒温离体标本灌流浴槽，95%O_2+5%CO_2供气装置，手术器械。

【实验方法与步骤】

（1）玻璃微电极拉制与充灌：将直径1.3～1.5mm的有芯玻璃管毛坯置于微电极拉制仪上，拉制成尖端外径小于0.5μm的微电极。将微电极置入3mol/L的KCl溶液内自动充灌。充灌好的微电极电阻为10～25MΩ，要求微电极尖端无气泡、无结晶。将直径50～80μm的细银丝绕3～5圈，呈弹簧状，末端留15～20mm，镀上氯化银，头端焊于细铜棒下端，固定在操纵器上，细铜棒另一端的连线与微电极放大器探头的输入端相连。

（2）离体心房组织标本的制备：腹腔注射20%氨基甲酸乙酯溶液0.5g/kg半量麻醉，迅速开胸并取出完整心脏，在95%O_2+5%CO_2饱和的kreb's液中保留窦房结，分离出右心房。

（3）标本的固定：将分离的标本用细不锈钢针固定于10ml容积的标本灌流槽中，用95%O_2+5%CO_2饱和的37℃kreb's液灌流。在右心房游离缘系一细丝线。

（4）仪器连接：将电极微电极放大器的输出信号由生物信号采集分析系统的第一通道输入，监视和记录动作电位。将第一通道的信号微分后在第三通道显示零期去极化速率（或将微电极放大器的输出信号通过微分器微分后，输入到示波器下线，监视零期去极化速率）。

生物信号采集分析系统的第一、二通道均设为直流放大器。第四通道记录心房组织的收缩活动。

【实验项目】

（1）心房肌收缩张力的记录及收缩频率的测定将细丝线与张力传感器相连，通过生物信号采集分析系统的第二通道记录心房肌张力的变化。负荷0.5g，平衡30min后，测定张力的大小和心率。

（2）心房肌细胞内动作电位的记录：将充灌好的玻璃微电极（glass microelectrode）距离尖端8～10mm处，用锯安瓿的小砂轮片轻轻锯一小横线，用尖端套有细胶皮管的直眼科镊，从锯痕处轻轻折断微电极尖端。将折下的微电极尖端套在的银丝弹簧的末端。调整电极尖端使之垂直，调节操纵器至最低位置时，电极尖端能接触心房组织表面并轻轻压紧。由于心房肌的收缩活动，使电极尖端刺入心房组织表面的细胞内，即可记录到动作电位。如果穿刺失败或电极从细胞内滑出，可重新提起操纵器，再稍加速下滑到底，一般易成功。

【注意事项】

（1）制备标本时应尽量减少对心肌组织损伤。

（2）制备浮置式微电极是实验成功的关键，记录时电极要尽量垂直。

（3）尽量排除50Hz干扰。

【思考题】

（1）与神经纤维和骨骼肌相比，心肌细胞动作电位有何特点？对心脏功能的完成有何重要作用？

（2）简述心肌细胞动作电位形成的离子基础。

（张海锋　陈健康）

五、心脏电活动的点阵电极标测技术

【实验目的】

（1）学习心脏电活动的点阵电极标测方法。

（2）了解心脏激动传导的宏观特点。

【实验原理】 心肌是机能合胞体，心脏有两块肌肉，即心房肌和心室肌。对于心房肌或心室肌来说，只要有一个心肌细胞兴奋，动作电位就可通过闰盘在心肌细胞之间迅速传播，最后完成激动在整

个心房肌或心室肌的传导。心肌兴奋的传导实际上是许多心肌细胞的动作电位向静息心肌细胞传播的过程在空间和时间上的宏观综合表现，这种激动的传导前沿（相当于动作电位除极相）称为激动波阵面（wave front），而激动波的后沿称为激动波尾（wave tail）。激动波在心肌的传导可利用点阵电极在心脏表面记录下来，这种技术称为电标测技术（electrical mapping, Emap）。由于这种技术所记录的信号其信息量很大，需要计算机采集和分析，因此又称为计算机辅助电标测技术（computerized electrical mapping）。该技术的优势在于可分析激动的起源和传播路径，在心律失常的诊断中有独到之处。

【实验对象】　犬（家兔也可应用。该类实验以心脏体积较大的大动物为佳）。

【实验器材】

（1）基于 Linux 操作系统的 Emap 硬件和软件：硬件主要包括多道（几百个通道）放大器、点阵电极和计算机等；软件主要是基于 Linux 操作系统的 Emap 信号采集分析系统。该系统的价格昂贵（约 40 万美元），国内尚没有厂家生产，需从国外购买。

（2）点阵电极：可由研究人员根据自己的要求自行设计制造。如果要观察激动在整个心室肌的传导情况，可设计一个帽状或袜套样点阵电极，约有100 多个双极电极按一定顺序排列在"尼龙帽"的内表面，称为袜套样点阵电极（shock electrode array）（图 3-2A）。尼龙帽的大小正好可套在心室上，这样心室激动的心外膜电活动就被完全记录下来。如果要观察心室肌局部的高分辨率电活动，可制作方块型板状点阵电极（plaque electrode array）（图 3-2B），这种点阵电极的优点是可观察心肌激动传导的细节。如果要观察心室内表面的电活动，可购买专门设计在心导管头部的"伞状"点阵电极。当这种电极头部插入心室腔后，可人工控制张开伞状点阵电极，这样电极就与心室内表面接触。

（3）大动物手术室及手术器械：由于这种实验是在开胸条件下进行的，所以必须配备施行大手术的条件，包括手术室、呼吸机、高频电刀、除颤器、手术器械等。

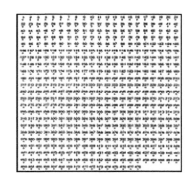

A　　　　　　　　　　B

图 3-2　袜套样点阵电极和板状点阵电极

A. 袜套样点阵电极（共 125 个双极电极）；B. 板状点阵电极（共 480 个双极电极）

【实验方法和步骤】

（1）开胸手术：选用成年杂种犬，氯醛糖麻醉，气管插管并与呼吸机接通，开通呼吸机。胸骨正中切口，电锯切开胸骨，暴露心脏，剪开心包，施行心包吊床术。

（2）点阵电极安置：将点阵电极放置于心脏表面，并用缝线固定于心脏上。

（3）心电信号记录：将电极与放大器相连，放大器与计算机相连，开通放大器和计算机，采样，文件贮存。

（4）可根据自己的研究意图对心脏施加电刺激，如诱发室颤或心动过速，观察心律失常时的心肌激动传导特征。

（5）数据分析：这部分工作非常耗时，需要人工校正计算机自动选取 R 波的误差。

（6）作图：数据分析结束后，需要用计算机绘出心肌激动的等时图（isochronal map），此图可形象地反映心肌激动的顺序。计算机将用不同颜色代表心肌兴奋的不同时相，如用红色代表除极化，用黄色、绿色、蓝色和黑色分别代表复极化的早晚以及静息期。

【实验项目】

（1）正常心肌激动传导的观察：记录窦性心律时心肌激动的传导特征。具体表现为心肌某一点先激动，然后激动在周围心肌平滑传播，就像在平静的湖面投入一颗石子，激起的波浪向周围水面传播一样。

（2）快速起搏诱发室颤：可观察到在室颤发生

时激动波阵面的分裂，以及分裂后形成多个螺旋波（spiral wave）。

（3）其他心脏病理模型：如心梗、心肌肥大、心衰等，都可用该技术观察心肌激动传导顺序的改变。

【实验结果】 主要利用等时图对实验结果进行分析，然后得出恰当结论，例如激动起源的判断、激动传导途径的改变、有无阵面波分裂等。

【注意事项】

（1）发生室颤时，除颤器的使用要注意隔离，防止电击事故发生。

（2）动物、仪器应有良好的接地。

【思考题】

（1）电标测技术主要观察什么信号？有何临床实用价值？

（2）电标测信号与心肌细胞动作电位有何关系？

（曹济民）

六、家兔室颤的诱发

【实验目的】

（1）掌握家兔开胸手术操作技术。

（2）学习心外膜电图的记录方法和室颤的诱导方法。

（3）掌握冠状动脉结扎术和心肌缺血模型建立方法。

【实验原理】

（1）家兔开胸术：兔的胸部解剖有一个区别于其他动物的特点：左右两侧胸膜腔之间有一个间隙。实验中可以利用这一特点，在两侧胸膜腔之间打开胸腔而不破坏胸膜，这样在开胸的情况下可以不用呼吸机和气管插管，动物的血气指标在实验过程中可以在动物机体的自我调节之下长时间保持正常，给实验带来了极大的方便，并且由于动物的生命体征稳定而使得实验数据非常可靠。

（2）电刺激诱导室颤的原理：心肌细胞兴奋的标志是产生动作电位。动作电位有去极相和复极相，其中复极化是否充分将决定该细胞下一次激动（去极化）的难易以及激动传导的难易。如果因为某种情况（例如心率过快或心肌复极时程过长）使得心肌还没有充分复极化而再次激动，则此次激动（去极化）时由于钠通道还没有完全复活而使得动作电位去极速率和振幅降低，根据生理学原理，这样小

的动作电位其传导将变慢甚至发生传导阻滞，造成激动的折返或阵面波分裂，于是发生室性心动过速（ventricular tachycardia，VT）或室颤（ventricular fibrillation，VF）。心肌快速起搏可以模拟心动过速，会诱发室颤。

【实验对象】 家兔。

【实验器材】

（1）生物信号采集对分析系统 这些系统都集成有电子刺激器，具有对生物信号的采集、放大和分析等功能。所用仪器可根据学校的硬件配置，选用成都泰盟软件有限公司的 BL-420E（或更高版本）生物信号采集分析系统，成都仪器厂生产的 RM-6240BD/B/C 生物信号采集处理系统，或美国 MathWorks 公司生产的 MetLab 生物信号采集分析系统。

（2）家兔手术器械：包括手术刀剪（特别是眼科剪）、胶布、纱布、粗缝线、细缝线、带缝针的眼科缝线等。

【实验方法和步骤】

（1）家兔开胸术

1）动物及麻醉：选用成年家兔，常规麻醉，仰卧，将四肢固定于手术台上，用细绳牵拉牙齿将头部略拉伸并固定于手术台，以保持气管通畅。如果发现呼吸道有分泌物，可用一些减少痰液分泌的药物（如阿托品）。稍将舌头拉出口外，防止舌头后缩阻塞气道。一般不用气管插管和呼吸机。

2）备皮：剪除胸部（特别是左前胸）的毛发。不需要无菌操作。

3）开胸：胸部正中线切口，切开皮肤（约5cm）；在胸骨左缘旁开2mm处逐层切断胸部肌肉（如有出血可用止血棉或电刀止血），暴露肋骨；准备4根最粗的缝线（长约50cm），伸展并分开放置于颈部。用小号弯头止血钳依次从2～5肋骨下缘穿出（注意：紧贴肋骨下缘！以防刺破胸膜腔），弯头止血钳穿过部位在肋膈角和胸肋关节中点略偏胸骨中线处。将一根粗缝线对折并用弯头止血钳在缝线对折处将缝线从肋骨下方抽出一半；在缝线对折处将其剪断；在辨别两根缝线没有发生缠绕的前提下将两根缝线的两头聚拢并分别向肋骨的左右施力拉伸，使肋骨下缘有一个8～10mm的空间，备剪断肋骨用；分别将两根缝线打死结于肋骨上，作为"拉钩"用（因动物小，不能用金属拉钩），如图3-3所示。

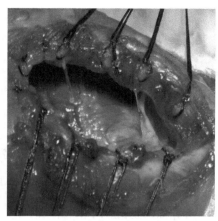

图 3-3　家兔开胸手术操作

待四根肋骨都被打结后，依次提起每一根肋骨上的打结线，用弯钝头手术剪剪断肋骨（注意：剪断处位于肋膈角和胸肋关节中点略偏胸骨中线处，不能太接近胸骨，以防剪断内乳动脉，也不能太靠近肋膈角，以防弄破胸膜；此外，只能剪断 2～5 肋骨，因为剪断第一肋容易剪破内乳动脉，剪断第六肋容易破坏胸膜）；待四根肋骨都被剪断后，分别向两侧聚拢左右两侧的四根缝线，用胶布将每一侧缝线聚拢、黏结，并借胶布黏结力将胶布固定于手术台侧缘（不可用力过猛）；用眼科颞和眼科剪分离、剪断肋骨下的胸壁组织（肌肉、脂肪、筋膜），此时可看到心前区脂肪和跳动的心脏；用钝头止血钳将心前区脂肪拨开，以暴露心包。

4）打开心包及缝制心包"吊床"：由于心脏位置较深不便电极放置，所以需要打开心包并缝制心包"吊床"。用钝头眼科镊在主动脉弓下方约 3mm 处提起心包（注意：因心包张力很大，所以提起心包前需将眼科镊先下施加一定压力才能"抓住"心包），用眼科剪在提起处将心包剪一小口，之后用眼科镊继续提起心包，并用眼科剪从头侧和尾侧剪开心包，在头侧剪到主动脉根部上方约 3mm 处，在尾侧剪到距心尖 5～6mm 处；用带缝针的眼科缝线将缝针在剪开的心包边缘 3mm 处进针，将心包拉伸并缝制于胸壁上，左右两侧各缝 3 针。这样，心脏就被心包"兜"起来了，心脏位置更靠上，容易放置电极。

（2）电极制作和放置：术前用细针灸针或其他细钢丝制作挂钩式电极，刺激电极用双极电极，记录电极根据实验需要可制作单级或双极电极（其实都是双极电极，只不过用单级记录时一级接触心脏，另一极接动物胸部）。分别将刺激电极和记录电极挂钩尖端刺入心室肌内，刺入深度不可太深，以防刺穿心室壁。具体放置部位没有硬性规定，但刺激电极和记录电极的位置应有一定距离，以免记

录到的刺激尾迹过大；此外，电极刺入处应避开冠状血管。

（3）体表心电图和心外膜电图记录，心脏起搏有效性验证：打开生物信号采集分析（四个通道），选择"实验项目"为"心电图描记"或者选择"实验通道"为"心电"，即可开始实验。记录双极体表心电图（左、右前肢）；将心表面电极放置好后，将电极与生物信号采集分析系统接通，开通刺激器窗口，测试刺激阈值（一般是 0.5V 左右），用 2～3 倍阈强度、刺激频率高于自然心率的恒压刺激（约 2～3V，刺激间隔 200～150ms）起搏心脏，如果能在电脑的记录通道上看到起搏引起的心电信号，说明信号通路和刺激有效。

【实验项目】

（1）单级或双极心外膜电图记录：单级心外膜电图（记录电极一个与心外膜接触，一个与胸壁或动物身体其他部位接触）类似于心肌细胞动作电位或细胞外记录的单相动作电位，有平台期，可使学生在没有细胞内记录的条件下了解心肌动作电位的形态学特征。双级心外膜电图的波形锐利，便于分析心率的变化。

（2）心肌有效不应期（effective refractory period，ERP）测定：采用 8∶1 刺激输出法，即 8 个起搏刺激（S_1）后跟一个期前刺激（S_2），通过调节 S_1-S_2 的延时（即逐渐缩短或延长 S_1-S_2 间隔），即可测出有效不应期。

（3）室颤诱导：电刺激诱导室颤有下述三种方法。

1）快速起搏法（rapid pacing）：即逐渐增加起搏频率的多个串刺激法组合。一般先用一串频率比心率快的刺激，刺激强度用 2～3 倍阈强度，波宽 2ms，刺激间隔开始为 200～150ms，串长 20 个刺激，串与串之间相隔至少 20s。如果第一串刺激没有诱发室颤，遂将刺激间隔缩短 10ms，其他参数不变；依此法递减刺激间隔，直到室颤出现（图 3-4）。一般刺激间隔缩短至 80ms 以下时一部分家兔会发生室颤，但也有部分家兔对该法有抗性。一般心脏越大，对此法越敏感。以刺激间隔的长短作为室颤发生难易程度的判断标准，较长刺激间隔便诱发室颤，表示室颤容易发生，反之表示室颤不容易发生。

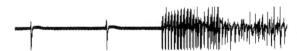

图 3-4　快速起搏诱发室颤（心外膜电图）

要点：一串刺激必须覆盖自然心律 3 个以上心动周期，而且每一个刺激都必须有效（引起动作电位），实现 1∶1 夺获（capture）才能诱发室颤。刺

激间隔一般不能短于有效不应期，否则刺激无效，出现 2：1 夺获。因此，如果因为刺激间隔太短，而使得一串刺激没有覆盖 3 个心动周期，则可适当增加串长（例如 30 个刺激）。

2）50Hz 超快速起搏法（burst pacing）：采用 50Hz 频率的串刺激，串长 60 个刺激，波宽和刺激强度同上，大多数正常心脏会发生室颤。

3）单个期前刺激法（single extra stimulus）：采用 8：1 刺激输出法（上述），但期前刺激强度应较大（例如 5～10 倍阈强度）。此法一般不容易诱使正常心脏室颤，但心梗心脏很容易发生室颤。以期前刺激强度作为室颤发生难易程度的判断标准，强度小就能诱发室颤，表示室颤容易发生。

（4）易颤期（vulnerable period）的测定：在心电图 T 波顶点之前有一小段时间，如果期外刺激落在该段时间内，便可能诱发室颤。利用这一原理，采用 8：1 刺激输出法，先将 $\widetilde{S_1S_2}$ 延时缩短至有效不应期内，然后逐渐增大 $\widetilde{S_1S_2}$ 间隔，直到 S_2 引起室颤，此时 $\widetilde{S_1S_2}$ 间隔为易颤期的上界。然后将 $\widetilde{S_1S_2}$ 延时延长至舒张期，再逐渐缩短 $\widetilde{S_1S_2}$ 间隔，直到 S_2 引起室颤，此时 $\widetilde{S_1S_2}$ 间隔为易颤期的下界。在上界和下界之间的时间段一般都可诱发室颤。由于正常心脏的易颤期极短，一般不易测出。但急性心梗的心脏由于易颤期明显向下界方向延长，有时会延伸至舒张期，一般很容易测出。易颤期延长表示心脏的易颤性增高。

（5）冠状动脉结扎/松扎致急性心肌缺血-再灌注：在左心室侧壁找到冠状动脉左室支（相当于人的左前降支，颜色粉红，管壁微隆起，不与冠状静脉伴行），用穿线手术弯针从前降支下方穿过，聚拢两个线头，套一个 1.5cm 长的硬质细塑料管，用止血钳紧靠细塑料管施力向下勒紧冠状动脉，紧扣止血钳，造成动脉闭塞，观察心尖部颜色和跳动情况，以判断是否发生心梗。松开止血钳即造成再灌注。观察缺血及再灌注时上述电生理指标（室颤难易、有效不应期等）的变化，以判断心肌缺血-再灌注对室颤发生的影响。

【实验结果】

（1）开胸、暴露心脏，但保持胸膜腔完整，掌握家兔开胸技术。

（2）单级和双极心外膜电图的比较。

（3）阈强度、有效不应期、易颤期的测定。

（4）不同室颤诱导法的比较。

（5）心肌缺血-再灌注模型的建立及相应电生理指标的观察。

【注意事项】

（1）家兔开胸是难度较大的手术之一，应小心谨慎。

（2）动物、仪器应有良好的接地。

（3）刺激强度不应过大（不应超过 10V），以防漏流对人身的伤害。

【思考题】

（1）正常心脏发生室颤的机制是什么？

（2）急性心梗时为何容易发生室颤？

（曹济民）

七、家兔减压神经放电、心电图及动脉血压的同步记录

【实验目的】

（1）学习哺乳类动物在体神经干动作电位的记录方法。

（2）学习动脉插管的方法。

（3）观察家兔减压神经传入冲动的发放及其影响因素，加深减压反射的理解和认识。

【实验原理】 家兔的主动脉弓压力感受器（baroreceptor）的传入神经在颈部单独成一束，称为减压神经（depressor nerve）或主动脉弓神经，其冲动通过减压反射活动对动脉血压产生调节作用。动脉血压升高时传入冲动增多，反射地使血压降低；动脉血压降低时传入冲动减少，减压反射减弱，动脉血压升高。所以，同步记录家兔的心电图和减压神经放电活动，可了解心脏活动与减压神经放电的关系。通过药物等引起血压改变时观察减压神经放电活动的改变，加深理解减压反射及其基本过程。

【实验对象】 家兔（体重 2～2.5kg，雌雄兼用）。

【实验药品与器材】 医用液状石蜡（38～40℃），1%戊巴比妥钠或 20%氨基甲酸乙酯（乌拉坦 urethane）溶液，0.5%肝素生理盐水溶液，1：100 000 乙酰胆碱，阿托品，1：10 000 去甲肾上腺素，生理盐水；生物信号采集分析系统，记录电极，血压换能器，动脉插管，动脉夹，铁支架，三通管，兔手术台，哺乳动物手术器械一套，照明灯，玻璃分针，1ml、2ml、20ml 注射器，纱布。

【实验方法与步骤】

（1）麻醉：称量家兔体重，按 30～40mg/kg 体重的剂量，由兔耳缘静脉缓慢注入 1%戊巴比妥钠或 1g/kg 的 20%氨基甲酸乙酯溶液，麻醉不宜太浅，以防动物挣扎而产生肌电干扰。

（2）手术：动物麻醉后，仰卧位固定于兔手术台，将颈部正拉直，剪去颈部的毛。沿颈部正中线切开，切口 6～8cm。钝性分离肌肉，暴露气管。用左手拇指、食指捏住颈部皮肤切口缘和部分肌肉向外侧牵拉，用中指和无名指从外面将背侧皮肤向腹

侧轻轻顶起，以显露颈总动脉鞘，内有颈总动脉及伴行的迷走神经、交感神经和减压神经。其中迷走神经最粗，交感神经次之，减压神经最细（细如兔毛）常与交感神经或迷走神经紧贴，这时可反复变换中指位置，使减压神经清晰显露。认清减压神经后，用玻璃分针或小镊子沿神经走向钝性分离，尽量去除神经外的结缔组织，勿损伤神经，游离一段（约 2cm）减压神经，在其下方穿一经生理盐水润湿的细线备用，滴上液状石蜡（38～40℃），以防干燥。

（3）动脉插管：分离一侧颈总动脉，进行动脉插管，描记血压（方法参照动脉插管技术及不同因素对家兔心血管活动的影响）。

（4）引导减压神经放电：用钩状保护电极将减压神经悬空钩起（不要拉得太紧）不与周围组织接触，把电极固定在支架上，然后用止血钳将颈部皮肤提起拉开，作一皮兜，滴入 38℃的液状石蜡，以保温和防止神经干燥。动物接地。记录电极与导线均用屏蔽线输入生物机能实验系统，输入导线插头插入生物信号采集分析系统信号输入面板的插座。

（5）参数设置 1 通道记录减压神经放电，τ：0.001s，高频滤波：10kHz，电压增益：5 000 倍左右；2 通道记录心电图，3 通道记录神经放电的频率积分图；4 通道记录动脉血压。

【实验项目】

（1）记录一段时间的正常曲线，观察减压神经冲动发放情况，其特点是呈群集性放电，每次放电的幅度突然增加，以后逐渐减弱至停止，电位幅度一般为 30～200μV，群集性放电与心电图同步，监听器中可听到类似火车开动的声音（图 3-5）。

（2）由耳缘静脉注入 1∶10 000 去甲肾上腺素 0.2～0.3ml，观察减压神经放电，减压神经放电的频率积分和心电图的变化。

（3）减压神经放电恢复稳定后，向耳缘静脉注入 1∶100 000 乙酰胆碱 0.2～0.3ml，观察减压神经放电，减压神经放电的频率积分和心电图的变化。

（4）静脉注射阿托品 0.5ml，1～2min 后再注射 1∶100 000 乙酰胆碱 0.2～0.3ml，观察血压、心率和放电频率的变化。

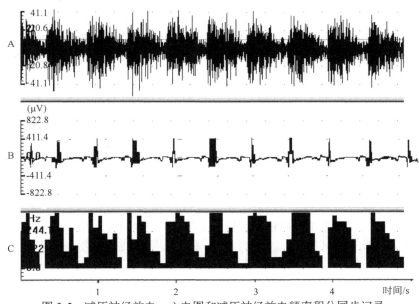

图 3-5　减压神经放电、心电图和减压神经放电频率积分同步记录
A. 减压神经放电；B. 心电图；C. 减压神经放电频率积分

【注意事项】

（1）认清减压神经。分离神经动作轻柔，勿用力牵拉神经及周围组织。并注意滴加液状石蜡保持神经湿润。

（2）麻醉动物不宜过浅，引导电极不接触周围组织等，尽量排除干扰。

【思考题】

（1）试述去甲肾上腺素和乙酰胆碱影响减压神经放电的机制。

（2）说明减压神经放电与动脉血压的关系。

（田　琴）

八、肾神经放电、心电图和动脉血压的同步记录

【实验目的】　学习肾神经放电、心电图和动脉血压的同步记录方法。

【实验原理】　肾交感神经传出纤维末梢支配肾

脏血管平滑肌、肾小管上皮细胞和近球细胞，对肾血流量、肾小管对 Na$^+$、水等的重吸收，以及肾素的分泌有调节作用。容量、压力和渗透压等感受器的活动可反射性影响肾交感神经传出纤维电活动的变化。记录肾交感神经电活动可反映交感神经中枢紧张度的变化，因此，整体实验时，以肾神经放电（renal nerve discharge）活动为指标，同时监测心电图（electrocardiogram）和动脉血压（blood pressure）的变化，可观察实验因素对效应器官的影响，也可分析对交感中枢的作用。

【实验对象】 家兔。

【实验药品与器材】 1%戊巴比妥钠，石蜡油，生物信号采集分析系统，手术器械，注射器及针头。

【实验方法与步骤】

（1）连接实验装置：按图 3-6 所示连接实验仪器。压力换能器、电图导联线和肾神经电活动引导电极分别连接到生物机能实验系统。

（2）麻醉与固定：实验选用体重 2.0～2.5kg 成

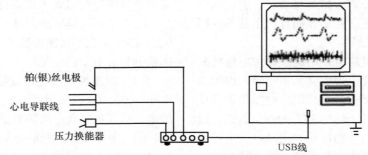

铂(银)丝电极

心电导联线

压力换能器

USB线

图 3-6 心电图、肾神经放电及颈总动脉血压的同步记录实验仪器连接示意图

年家兔，耳缘静脉注射戊巴比妥钠 30mg/kg 麻醉，仰卧位固定。颈部正中切口 6～8cm，暴露气管并行气管插管，自主呼吸。

（3）动脉血压记录：一侧颈动脉插管，连接压力换能器，接入生物机能实验系统，监测血压。

（4）心电图记录：将 4 个 6 号新注射针头分别插入四肢部皮下，心电图导联线的鳄鱼夹分别夹住插入四肢的针头，分别连接右前肢（红）、左前肢（黄）、左后肢（绿）、右后肢（黑）。

（5）肾交感神经放电记录：动物行右侧卧位，在左侧肋弓下方肾区作纵向切口（约 6cm），分离皮下组织及肌肉，用拉钩分别向左右两侧牵拉皮肤和肌肉，于腹膜后暴露左侧肾脏及肾蒂，在肾动静脉之间用两个钩状细玻璃分针钩起肾神经，然后将两

个钩状细玻璃分针分别向内外两侧分离出一段肾神经，丝线结扎其外周端后，将肾神经置于双极铂丝电极上（铂丝间距 3mm）记录兔肾神经放电。并借助背部皮肤肌肉形成的兜，用适量 37℃石蜡油浸浴肾神经，以防干燥。

（6）仪器参数调节：手术结束后，开启计算机及启动机能实验系统。以成都泰盟 BL-420F 生物信号采集分析系统为例：记录血压通道选择为压力，增益 50 倍，时间常数 DC，滤波 100Hz；记录心电图通道选择为心电，增益 1000 倍，时间常数 0.1s，滤波 1.0kHz；记录肾交感神经放电通道选择为神经放电，增益 5000 倍，时间常数 0.001 s，滤波 10 kHz。观察和记录家兔血压、心电图和肾神经放电，并根据波形适当调节参数（图 3-7）。

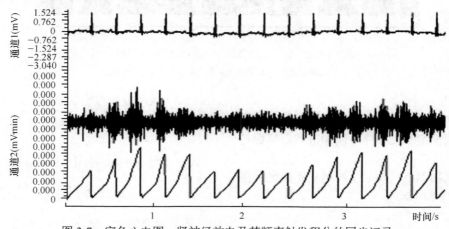

图 3-7 家兔心电图、肾神经放电及其频率触发积分的同步记录

上线：心电图；中线：肾神经放电；下线：肾神经放电频率积触发分

【注意事项】

（1）在分离肾神经过程中切勿损伤神经组织，以免影响肾神经放电的观察记录。

（2）实验过程中保持肾神经浸没于液状石蜡中，以防肾神经直接暴露于空气中而干燥。

（王　勇）

九、实验动物血压与心室内压的测定

（一）清醒大鼠动脉血压的测定

【实验目的】　学习清醒状态下大鼠动脉血压的测定方法。

【实验原理】　动脉血压是指血液在动脉内流动时对动脉管壁的侧压强，其测定方法可分为直接法和间接法两大类，本实验利用间接法测定清醒状态大鼠的动脉血压。其测定原理类似于采用血压计测量人体动脉血压的克氏音原理：即人为改变压脉套内压力，对动脉产生压迫（阻断血流）和松懈（血流恢复），采用高灵敏度的脉搏换能器感受动脉因血流量变化而产生的强弱不同的搏动。当压脉套内压力处于动脉血流从完全阻断到心脏收缩使血流恰好贯通时，此压力代表收缩压（systolic pressure，SP）；当压脉套内压力对动脉血流刚好不产生阻碍时，心脏处于舒张，此压力为舒张压（diastolic pressure，DP）。SP 和 DP 出现的时间由高灵敏的脉搏换能器记录的脉搏曲线提供明确标志：脉搏波从完全消失到出现第一个波，此波对应的压力为 SP；随后压脉套阻碍血流的压力逐渐降低，脉搏波逐渐增大并出现基线上移产生二级波，该波峰所对应的压力即 DP（图3-8）。

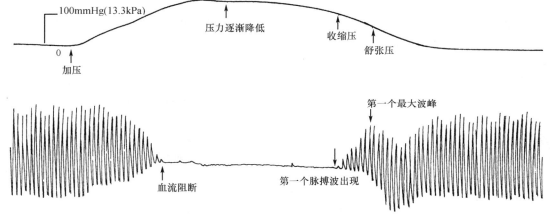

图3-8　大鼠尾动脉血压测量图
上线：脉套内压；下线：脉搏波

【实验对象】　Wistar 大鼠（体重 200～250g）。

【实验药品与器材】　HX-Ⅱ型小动物血压计（包括高灵敏脉搏换能器、压力表、尾动脉加压套及大鼠固定套），生物信号采集分析系统和压力换能器。

【实验方法与步骤】

（1）将血压测定器的压脉套套在大鼠尾部近心端处，换能器置于尾中上 1/3 处，换能器表面对准尾腹面，用尼龙扣带固定，松紧适宜。

（2）通过生物信号采集分析系统同步记录脉搏波和压力曲线，压脉套内压力常规定标。待动物平静后，打开记录系统，可见动脉脉搏信号。

（3）当规律性的脉搏波出现后，用充气球使压脉套内压力升高到脉搏波完全消失，再加压 30mmHg（4.0kPa）。然后通过气球阀门缓慢放气，从开始放气到管道内压力为零持续 5～6s 为宜。

（4）仔细观察并读取脉搏波从无到刚开始出现第一个波时对应的压力值（从压力表上读取），此即动脉 SP；随着压脉套内压力逐步下降，脉搏波幅逐步升高，并出现基线上移，形成一个二级波峰，该波峰所对应的压力即 DP。

【注意事项】

（1）为得到较好的脉搏波，应特别注意加热动物的尾部使血管充分扩张。

（2）测定时间不宜过长，压脉套不能太靠近尾部（不要超过体毛覆盖处）以免测得的血压过高。

【思考题】　试述动脉血压的形成及其影响因素。

（周　勇　管茶香）

（二）家兔动脉血压的测定（直接测定法）

【实验目的】

（1）了解动脉血压的测定原理。

（2）学习家兔动脉血压直接描记法。

【实验原理】 血液在动脉内流动时对动脉管壁的侧压强称为动脉血压。直接法测量动脉血压是将导管直接插入家兔颈总动脉，通过压力换能器检测血流的部分动能所转变成的压强能，该方法所测得的血压称为端压，其数值稍高于侧压。一般成年家兔的血压正常值是收缩压 95.3～129.8mmHg（12.7～17.3kPa），舒张压 60～90mmHg（8.0～12.0kPa）。

【实验对象】 家兔（体重 1.5～2kg）。

【实验器材与药品】 1.5%戊巴比妥钠溶液，0.5%肝素；生物信号采集分析系统，血压换能器，三通阀，台称，兔手术台，注射器，哺乳类手术器械，铁支架，玻璃分针，动脉夹，动脉插管及棉线。

【实验方法与步骤】

（1）仪器连接

1）将颈总动脉插管与换能器相连，血压换能器连至生物信号采集分析系统面板的相应插座。

2）启动生物信号采集分析系统，预热 15min。

3）软件操作

A. 信号输入→通道 2→压力→自动调零（将换能器测压腔与大气相通，使压力为零）。

B. 增益选择→通道 2→选择→1mV/cm（可适当调整增益倍数）。

C. 参数设置→显示方式→连续示波（2 通道选平滑滤波）。

D. 显速选择：250～500mm/s。

（2）实验步骤

1）麻醉与固定：耳缘静脉注射 1.5%戊巴比妥钠溶液（2ml/kg 体重）麻醉家兔，固定于兔手术台上。

2）手术：剪去颈部手术区域的毛，于喉头下正中部位切开皮肤 6～8cm、皮下组织和钝性分离肌肉，暴露气管，钝性分离颈总动脉，穿双线备插管用。

3）颈总动脉插管：将颈总动脉尽可能靠远心端结扎，用动脉夹夹住近心端。用眼科剪在结扎线与动脉夹之间靠远心端作一斜形切口，将充满 0.5%肝素的动脉插管朝心脏方向插入动脉并结扎固定。

4）观察正常血压曲线：松开动脉夹后可在动脉血压曲线上可见到一级波和二级波，有时可见到三级波（见第四章第三节实验七）。

【注意事项】

（1）麻醉应适量，即保证呼吸心跳存在的情况下动物的痛觉消失。

（2）手术时应仔细辨认并钝性分离神经和血管。

（3）确保固定好动脉插管，避免插管滑脱或刺破颈总动脉，并注意插管方向朝向心脏。

【思考题】

（1）一般情况下，动脉血压为什么吸气时下降而呼气时上升？

（2）动脉血压是如何保持相对稳定的？

（周 勇 管荼香）

（三）家兔中心静脉压的测定

【实验目的】 学习家兔中心静脉压的测定方法。

【实验原理】 中心静脉压（central venous pressure，CVP）是指右心房及胸腔大静脉内的血压。CVP 的高低取决于静脉回心血量与心脏射血力量之间的平衡关系。当回心血量过多或心力衰竭时 CVP 升高，回心血量过少时 CVP 降低。由于 CVP 的变化早于动脉血压的变化，因此临床上对急性循环功能不全、大量输液、危重病人以及血压正常而出现少尿或无尿病人常同时监测 CVP。在有关心血管系统的生理、病生和药理实验中，常用家兔作为研究对象，测定动物的 CVP。

【实验对象】 家兔（体重 1.5～2kg）。

【实验药品与器材】 0.5%肝素，1.5%戊巴比妥钠溶液；生物信号采集分析系统，压力换能器，哺乳类动物手术器械一套，1ml、10ml 注射器，铁支架，动脉夹，动脉插管，兔手术台，台秤。

【实验方法与步骤】

（1）仪器调试

1）仪器连接：静脉插管和动脉插管分别连接压力换能器，换能器的输出头插入 2 和 3 通道的输入插座。

2）接通计算机电源，预热 15min，进入生物信号采集分析系统。

3）生物信号采集分析系统设置：2 通道记录 CVP，3 通道记录动脉血压；选择适当的增益和显速等；将压力换能器与大气相通进行调零。

（2）实验步骤

1）麻醉与固定：经耳缘静脉注射 1.5%戊巴比妥钠溶液（30mg/kg 体重）麻醉家兔，仰卧固定于兔手术台上。100U/kg 静脉注射肝素全身抗凝。

2）手术：剪去颈部手术视野的毛，于喉下正中部位切开皮肤 6～8cm，钝性分离肌肉，暴露气管，分离左颈总动脉，穿双线备用。分离右侧颈外静脉，穿线备用。

3）插管

A. 颈总动脉插管：具体方法见第二章第七节。

B. 右心房插管：用静脉导管量取结扎处到右心房的距离并标记。将静脉导管连于压力换能器上，通过三通管注入生理盐水于静脉导管中。用眼科剪自颈外静脉结扎线处剪一斜形切口，将静脉导管向心脏方向缓慢插入到标记处，固定。打开三通阀，可见到 CVP 曲线。

4）记录 CVP 和动脉血压：先打开连接 CVP 及动脉血压三道开关，使换能器与大气相通进行调零，应特别注意 CVP 测定器与右心房处于同一水平。调节三通开关，监视记录 CVP 和动脉血压。

5）观察各影响因素的作用：可经连接静脉导管的三通管分别给予快速输液和药物等因素，观察 CVP 和动脉血压的变化。

【注意事项】

（1）静脉导管尖端要光滑，插管时动作要轻柔。

（2）在静脉插管进入右心房的过程中静脉血压突然出现显著的波动性升高时，很可能是导管尖插入右心室，应立即退出一小段后再测压。

（3）颈外静脉壁薄、张力小，与皮下粘连较紧，需小心分离。

（4）应保持插管通畅。

【思考题】 试述 CVP 的影响因素及其临床意义。

（周 勇 管茶香）

（四）左心室内压的记录与分析

【基本原理】 心脏左心室内压（left ventricular pressure LVP）及其变化速率，是反映和评价左心室收缩与舒张功能的重要指标，不论是在临床的心导管检查，还是在基础医学的实验教学与科研中，经常要用到这一测量方法。一般情况下，家兔、大鼠均可通过颈总动脉插管到达心脏左心室的方法，获得反映左心室收缩与舒张功能的指标，该方法操作简便、易行。大鼠还可以采用经左心室心尖部插管至左心室的方法，检测左心室内压及其变化速率。

心脏左室内压的测定，可以在测量左心室收缩与舒张功能的同时，还可获得心脏泵功能的指标，但该方法需要进行开胸手术暴露心脏，需用小动物人工呼吸机辅助呼吸。

【实验对象】 家兔（体重为 2～2.5kg；或大鼠，体重为 200～250g）。

【实验药品与器材】 20%氨基甲酸乙酯（乌拉坦）溶液或 1.5%戊巴比妥钠注射液，1%普鲁卡因注射液，0.3%肝素生理盐水注射液，液状石蜡；常用实验器械一套，家兔或大鼠实验台一个，用于家兔或者大鼠的聚乙烯医用塑料插管（家兔插管外径为 2mm，内径为 1.5mm；大鼠插管外径为 1mm，内径为 0.8mm），压力换能器及其生理信号采集分析系统。

【实验方法与步骤】 取家兔一只，称重后经耳缘静脉注射氨基甲酸乙酯溶液（1g/kg）或戊巴比妥钠注射液（30mg/kg）麻醉动物，注射速度不要太快。动物麻醉后，背位固定在实验台上，颈部剪毛。用 1%普鲁卡因注射液 2ml 在颈部正中的皮下进行局部浸润麻醉，切开颈部正中的皮肤（大鼠用手术剪剪开），钝性分离皮下组织和覆盖在气管上面的肌肉，暴露出气管。在气管的左右两侧，就可以看到红色的颈总动脉和白色的迷走神经同在一个鞘膜里。打开鞘膜，分离出右侧的颈总动脉 2～4cm，分别在远心端和近心端穿两条手术线备用。插管前将插管和压力换能器相连，并充满 0.3%肝素生理盐水注射液，排出气泡，并且准备好记录仪器。颈总动脉远心端结扎，动脉夹夹住近心端，近远心端结扎处用眼科剪以 45°角度剪口，深度不超过颈总动脉直径的二分之一。将颈总动脉插管向近心端插入约 2cm，用近心端的穿线结扎动脉血管和插管，但是不要太紧，以便插管可以继续插入。松开动脉夹记录一段颈总动脉的血压波形。用左手指捏着剪口处的血管和插管，用右手轻轻地将插管向心脏方向送入，插管经过颈总动脉、主动脉弓到达主动脉瓣膜口时，血压的波幅会有些变大，手指可以明显地感受到心脏的跳动，继续送入插管使之进入左心室，即可记录到左心室内压和左心室内压变化速率的波形，见图 3-9。根据记录波形，再轻轻调整一下插

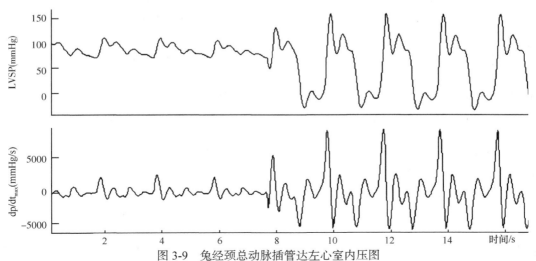

图 3-9 兔经颈总动脉插管达左心室内压图

管的位置，近心端的结扎固定，即可进行实验。

大鼠经左心室心尖部插管的方法：取大鼠一只，称重后经腹腔注射氨基甲酸乙酯溶液（1g/kg）或戊巴比妥钠注射液（30mg/kg）麻醉动物，动物被物麻醉后，将其固定在实验台上，颈部、胸部剪毛。用手术剪剪开颈部正中的皮肤，钳钝性分离皮下组织和覆盖在气管上面的肌肉，暴露出气管，进行气管插管，连接小动物呼吸机进行辅助呼吸。做开胸手术，沿胸骨正中剪开皮肤，紧贴胸骨左缘剪开第5、第4、第3、第2肋骨，用烧灼器烧灼止血，进入胸

腔，调整呼吸机的潮气量到双侧肺脏膨起适度为止。用小拉钩拉开切口，打开心包膜，用眼科缝合针在左心室心尖处做一个荷包缝合圈，在准备好的心室插管口1cm处结扎一条短丝线，然后将与压力换能器连接好的插管直接插入心尖处的荷包缝合圈内，收紧并结扎荷包缝合线，将荷包缝合线与插管口上结扎线固定在一起，以防插管从心尖处滑脱，即可记录到左心室内压和左心室内压变化速率的波形，见图3-10。

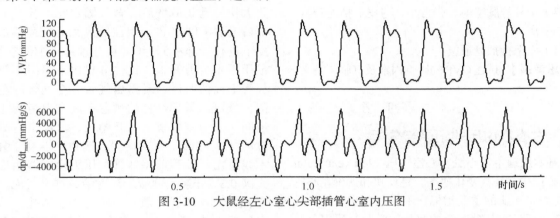

图3-10　大鼠经左心室心尖部插管心室内压图

【实用价值】　心脏左心室内压及其变化速率，是反映和评价左心室收缩与舒张功能的重要指标。经颈总动脉插管或者经左心室心尖部插管到达左心室的方法，可以获得如下指标：左心室收缩压（left ventricular systolic pressure，LVSP）、左心室舒张压（left ventricular diastolic pressure，LVDP）、左心室舒张末压（left ventricular end-diastolic pressure，LVEDP）、左心室内压上升最大速率（$+dp/dt_{max}$）、左心室内压下降最大速率（$-dp/dt_{max}$）、心率（heart rate，HR）。在动脉插管未插入心室前，还可以获得动脉血压（BP）的指标，包括动脉收缩压（systolic blood pressure，SBP）、动脉舒张压（diastolic blood pressure，DBP）和平均动脉压（mean blood pressure，MBP）。在这些指标中，左心室收缩压（LVSP）、左心室内压最大上升速率（$+dp/dt_{max}$），主要反映左心室的收缩功能；左心室舒张压（LVDP）、左心室舒张末压（LVEDP）和左心室内压最大下降速率（$-dp/dt_{max}$），主要反映左心室的舒张功能。

【注意事项】　经颈总动脉插管，插管口一定不要太尖（尤其是选用大鼠做实验时），否则容易插破血管壁，发生大出血。插管前用液状石蜡润滑插管的外壁，这样阻力小，容易将插管送入左心室。在插管过程中，如果原来波幅较大的血压波形，突然变小或者成为一条直线，可能是插管口抵在了动脉血管壁上，或者是抵在了主动脉瓣膜上，这时应

该轻轻后退一点插管，或者转动一下插管方向，使原来的血压波形出现后再继续送入即可进入左心室。切记没有血压波形显示时，不要硬行推送，以防插破血管壁。而采用经左心室心尖部插管时，插管口一定要尖，这样才容易穿透左心室壁，进入左心室腔内。

（刘　健　杜克莘　胡　浩）

（五）右心室内压的测定

【基本原理】　心脏右心室内压（right ventricular pressure，RVP）的变化，主要反映右心室的收缩与舒张功能。右心室收缩与舒张功能的改变受到两个方面因素的影响，一是右心室心肌自身收缩、舒张性能的改变，二是肺循环内压力的变化，如肺动脉高压时。一般情况下，用特制的塑料插管从右侧颈外静脉插入，送至上腔静脉，进入右心房，再进入右心室后，测量右心室内压，该方法有一定的难度。

【实验对象】　家兔（体重为2～2.5kg；或大鼠，体重为200～250g）。

【实验药品与器材】　20%氨基甲酸乙酯（乌拉坦）溶液或者1.5%戊巴比妥钠注射液，1%普鲁卡因注射液，0.3%肝素生理盐水注射液；常用实验器械一套，家兔或者大鼠实验台一个，用于家兔或者大鼠、比较柔软的塑料管（家兔插管外径为2mm，内

径为 1.5mm；大鼠插管外径为 1mm，内径为 0.8mm ），经过特殊的加工处理，使插管的管头部分有一定的弯度，见图 3-11。压力换能器及其生理信号采集分析系统。

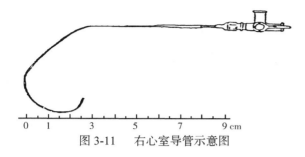

图 3-11　右心室导管示意图

【实验方法与步骤】　取大鼠一只，称重后经腹腔注射氨基甲酸乙酯溶液（1g/kg）或戊巴比妥钠注射液（30mg/kg）麻醉动物，动物麻醉后，固定在实验台上，颈部剪毛。用手术剪剪开颈部正中的皮肤，分离右侧皮下组织，即可看到颈外静脉。用眼科镊分离出

长度约为 1cm 左右的颈外静脉血管，分别在远心端和近心端穿两条手术线备用。插管前将塑料插管和压力换能器相连，并充满 0.3%肝素生理盐水注射液，排尽气泡，将记录仪显示的压力量程调节到 0～50mmHg 的范围。将颈外静脉远心端结扎，轻轻提起近心端手术线，在远心端结扎处的静脉壁上用眼科剪以 45° 角度剪口，将特制的塑料插管插入颈外静脉，用近心端手术线结扎血管及插管，但是不要太紧，以便插管继续插入。在记录仪上观察静脉压力的波形。继续缓慢地将插管送入，到达右心房时，看到右心房内压力的波形，幅度约 0～5mmHg。在插管从右心房进入右心室时，由于管头部分弯度的合适程度不同，有时候很容易进入右心室，看到与右心房内压力波形完全不同的右心室内压力波形，幅度范围在 0～25mmHg，见图 3-12 和图 3-13。但有时候则很难进入右心室，需要多试几次才能成功。

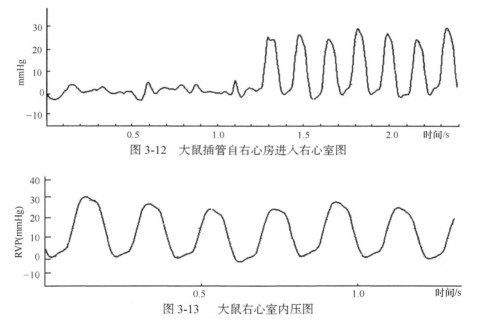

图 3-12　大鼠插管自右心房进入右心室图

图 3-13　大鼠右心室内压图

【实用价值】　由于右心室与肺循环密切相关，因此多数情况下，右心室内压的变化，主要用来反映和评价肺循环功能的变化。比如肺源性心脏病患者，就是由于长期慢性的肺部疾患，引起肺动脉压力增高，累及右心室时，右心室压力也增高，严重时右心失去代偿能力，将发生心力衰竭。因此右心室压力的变化，是反映和评价肺循环功能变化的重要指标。

【注意事项】　从右侧颈外静脉插管到达右心室，进行右心室内压测定的方法，插管管头部分合适的弯度是非常重要的一个环节。弯度小了，插管容易在右心房内滑入下腔静脉，而弯度太大时，插

管可能会在右心房内打圈而不能进入右心室。

（刘　健　杜克莘　胡　浩）

（六）肺动脉压的测定

【基本原理】　肺动脉压（pulmonary artery pressure，PAP）的变化，主要反映肺循环及肺功能的变化，还可以间接地反映左心功能的变化。如肺部疾患时，肺毛细血管内压改变，引起肺动脉压力改变。另外临床上还通过测量肺动脉毛细血管内压，又称为肺动脉楔压（pulmonary artery wedge pressure，PAWP），来观察左心功能的情况。这一方法操作过

程是在右心室内压测定方法的基础上进行的。依然是用特制的塑料插管，从右侧颈外静脉插入，送到上腔静脉，进入右心房、进入右心室，再进入肺动脉，进行肺动脉压的测定。因为插管要进入右心房、右心室，再进入肺动脉，因此这一测量方法有较大的难度。

【实验对象】 家兔（体重为 2～2.5kg；或大鼠，体重为 200～250g）。

【实验药品与器材】 20%氨基甲酸乙酯（乌拉坦）溶液或 1.5%戊巴比妥钠注射液，1%普鲁卡因注射液，0.3%肝素生理盐水注射液；常用实验器械一套，家兔或者大鼠实验台一个，用于家兔或者大鼠、比较柔软的塑料管（家兔插管外径为 2mm，内径为 1.5mm；大鼠插管外径为 1mm，内径为 0.8mm），经过特殊的加工处理，使插管的管头部分有一定的弯度，压力换能器及生物信号采集分析系统。

【实验方法与步骤】 取体重 200～250g 左右大鼠一只，称重后经腹腔注射氨基甲酸乙酯溶液（1g/kg）或戊巴比妥钠注射液（30mg/kg）麻醉动物，待动被物麻醉后，将其固定在实验台上，颈部剪毛。

用手术剪剪开颈部正中的皮肤，分离右侧皮下组织，即可看到颈外静脉。用眼科镊分离出长度约为 1cm 左右的颈外静脉血管，分别在远心端和近心端穿两条手术线备用。插管前将塑料插管和压力换能器相连，并充满 0.3%肝素生理盐水注射液，排尽气泡，将记录仪显示的压力量程调节到 0～50mmHg 的范围。先将颈外静脉远心端结扎，轻轻提起近心端手术线，在远心端结扎处的静脉壁上用眼科剪以 45°角度剪口，将特制好的塑料插管插入颈外静脉，用近心端手术线结扎血管及插管，但是不要太紧，使插管可以继续插入，在记录仪上观察静脉压力的波形。继续缓慢地将插管送入，就可以到达右心房，看到右心房内压力的波形，幅度约 0～5mmHg。继续插管到右心室，出现右心室内压力波形，幅度范围在 0～25mmHg，见图 3-14。再继续插管，就可以进入肺动脉，出现肺动脉压波形，收缩压高度与右心室内压高度相同，舒张压高度在 10～15mmHg。见图 3-15。

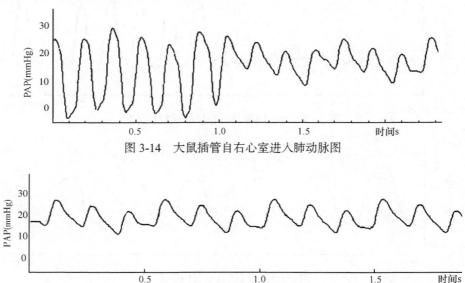

图 3-14 大鼠插管自右心室进入肺动脉图

图 3-15 大鼠肺动脉压图示

【实用价值】 肺动脉压的变化，主要反映肺循环及肺功能的变化，是评价肺功能的一个重要指标。此外，由于肺循环与左心房密切相关，临床上经常采用通过测量肺动脉楔压的变化，监测左心房压力的变化，间接地反映左心功能的情况，因此也是评价左心功能的一个重要指标。

【注意事项】 从右侧颈外静脉插管到达右心房，进入右心室，再进入肺动脉，进行肺动脉压测定的方法，插管管头部分合适的弯度依然是非常重要的一个环节。弯度小了，插管容易在右心房内滑入下腔静脉，而弯度太大时，插管可能会在右心房内或者在右心室内打圈而不能进入肺动脉内。

（王兴会 杜克莘 胡 浩）

十、动脉血流量的测量

血流量（blood flow）是指单位时间内流过血管某一截面积的流量。血流量作为血流动力学研究的基本问题，是反映心血管功能的重要指标，也是反映组织器官供氧状况的重要指标。血流量的测定方法很多，常用且可精确地测量平均血流量及搏动血流量方法有：电磁感应法、脉冲多普勒超声法、染料稀释法及同位素法等。这些方法中有些需要通过手术辅助完成测量，对人或动物组织具有一定的创伤性，有些是无创伤的。目前，越来越受到关注的测量方法是接在心导管尖端上的微型电磁流量计法和无创多普勒超声流量计法。无创多普勒超声流量计与超声切面扫描仪结合，可在测定血流量的同时观察并拍摄血管舒缩状态的图像，其在临床辅助诊断上有着重要的意义。

本节主要介绍实验研究中经常使的用电磁流量计法测量动物主动脉流量、冠状动脉流量、椎动脉流量和颈内动脉流量的方法。

【基本原理】 电磁流量计测量血流量的原理基于法拉第的电磁诱导定律，即线圈中感应电动势的大小与穿过线圈的磁通量成正比。据此推导出以下公式：

$$E=(M \cdot D \cdot V) \times 10^8 \quad (3-3)$$

其中 E：感应电动势；M：磁场强度；D：通过磁场管腔直径；V：管内液体流动速度。

实验表明，当血流垂直通过磁场时可诱导产生电动势。血液成分作为运动导体切割磁场中磁力线而引起磁通量的变化。当磁场强度（M）、管腔直径（D）血液成分浓度不变时，磁场感应电动势（E）与血流成正比。

电磁流量计的基本结构由信号换能器即探头（图3-16）和信号处理器即主机两部分构成。

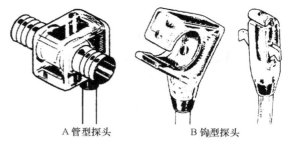

A 管型探头　　　B 钩型探头
图 3-16　常用电磁流量计探头

常用的探头有两种。一种为管型，有不同直径的探头，适应于不同口径的血管。使用这种探头，动物血管必须切开，动物需全身肝素化；另一种为钩型探头，这种探头的优点是手术简便，不需要切开血管，也不需要全身肝素化，除用于急性实验外也可将探头埋于动物体内，记录清醒状态下药物对动物的血流量影响。

【实验对象】 犬（体重为 8～12kg；或兔，体重为 2～2.5kg）。

【实验药品与器材】 3%戊巴比妥钠；生理数据采集与处理系统，MFV-3000 电磁流量计，哺乳类动物急性手术器械一套。

【实验方法与步骤】

1. 犬主动脉与冠状动脉左旋支血流量的测定

（1）仪器准备

1）按图 3-17 将仪器连接好。

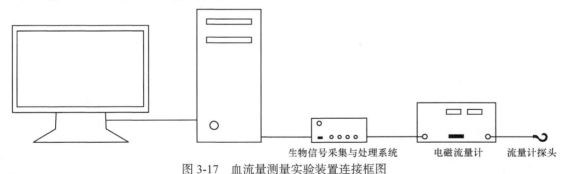

生物信号采集与处理系统　　电磁流量计　流量计探头
图 3-17　血流量测量实验装置连接框图

2）电磁流量计探头的选择：急性实验可选择钩型或管型探头，慢性实验可选用钩型探头。应用钩型探头时，选择直径适当的探头是用本法取得准确结果的重要条件。必须保持探头与血管紧密接触，结果才准确。故实验一般选用比血管外径小 5%～10%的探头。

3）电磁流量计探头的准备：为保证探头有良好的传导性，应用前应将选好的探头浸泡在生理盐水中至少 30min，新探头必须浸泡 2h。

4）仪器参数的设定与校准：不同的仪器有不同的操作，但一般都应经调零、校准步骤。

（2）手术步骤

1）取健康犬一只，称重后戊巴比妥钠（30mg/kg）静脉注射麻醉，仰卧位固定于手术台上，剪去颈部、左胸部及腹股沟处的毛。

2）颈部正中切开皮肤，分离出气管、颈总动脉，穿线，以备气管插管。气管插管插入后与动物呼吸机相连，以备开胸后做辅助呼吸。

3）切开一侧腹股沟处的皮肤，分离出股动脉、股静脉，穿线，以备插管测量血压和输入液体。

4）在左侧胸部第 4～5 肋间横向切开皮肤，分离肌肉。用开胸器撑开胸腔切口暴露心脏，开动呼吸机行正压辅助呼吸。

5）纵向切开心包膜，做心包床。仔细分离升主动脉根部并放置适宜内径的探头。以备测量主动脉流量。

6）在左心耳基底部仔细分离冠状动脉左旋支，并

放置适宜内径的探头，以备测量冠状动脉左旋支流量。

（3）测量：手术结束以后整理器械，并将创口用盐水纱布覆盖，稳定 30min 后，根据实验要求开始记录数据。图 3-18 为主动脉与冠状动脉左旋支每搏流量。

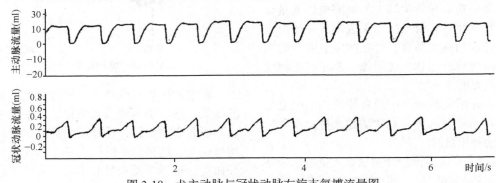

图 3-18　犬主动脉与冠状动脉左旋支每搏流量图

2. 犬椎动脉血流量的测定

（1）仪器准备：同上述犬主动脉与冠状动脉左旋支流量的测定仪器准备。

（2）手术步骤

1）取健康犬一只，称重后戊巴比妥钠（30mg/kg）静脉注射麻醉，仰卧位固定于手术台上，剪去颈部的毛。

2）沿颈正中线切开颈部皮肤，切口长 8～10cm，其下端至第一肋骨上缘。在气管的正下方可触及到一突起的椎骨，相当于第六颈椎，在其下外侧第七颈椎水平可摸到一凹陷，此处可出及一搏动的血管，即椎动脉。

3）分离椎动脉，套上内径合适的电磁流量计探头，以备测量椎动脉血流。

（3）测量：手术结束以后整理器械，并将创口用盐水纱布覆盖，稳定 30min 后，根据实验要求开始记录数据。

（杜克革　王兴会　胡　浩）

十一、大鼠肾性高血压实验方法

（一）大鼠急性肾性高血压

【实验目的】　学习夹闭一侧肾动脉复制急性肾性高血压动物模型的方法。

【实验原理】　夹闭一侧肾动脉肾动脉 4h 造成肾缺血（renal ischemia），激活肾素-血管紧张素系统（renin- angiotensin system，RAS），血管再开放后，蓄积的肾素（renin）释放到循环血液中，引起血管紧张素 II（angiotensin II）生成增加而导致急性肾性高血压（acute renal hypertension）。这一实验性高血压（experimental hypertension）模型可用以筛选降压药物。

【实验对象】　大鼠（300g 左右）。

【实验药品与器材】　20%（g/ml）氨基甲酸乙

酯（乌拉坦 urethane）溶液，0.2%（g/ml）酒石酸喷托铵（pentolinium），1%（g/ml）普鲁卡因，1%（g/ml）肝素生理盐水，生理盐水；大鼠固定台，1ml、2ml、5ml 注射器各 2 只，动脉夹 2 个，动脉、静脉插管各一个，手术器械一套，生物信号采集分析系统。

【实验方法与步骤】

（1）大鼠称重，腹腔注射 20%（g/ml）氨基甲酸乙酯溶液（1g/1kg 体重）麻醉后俯卧位固定在鼠台上，去背毛。

（2）在脊柱左侧 1%普鲁卡因局部浸润麻醉，从肋下缘往下切开皮肤，长约 3cm，从腰肌和腹肌交界处分开，暴露肾脏，用动脉夹夹闭肾动脉 3.5～4h。

（3）手术后 3.5h，腹腔注射 20%（g/ml）氨基甲酸乙酯溶液（0.5g/kg 体重）麻醉。颈部正中皮下注入 1%普鲁卡因局部浸润麻醉，自颌下至胸骨上缘切口，钝性分离颈部肌肉、气管、右侧颈外静脉和左侧颈总动脉。行气管插管。行静外静脉插管以利给药，颈总动脉插管并连接到压力传感器上，以测定收缩压与舒张压。

（4）在血压平稳的条件下，静脉注射酒石酸喷托铵 10mg/kg 进行神经节阻滞，血压稳定下降后开发放肾动脉夹，15min 内可获得平稳的高血压状态。

（5）静脉注射一定剂量的受试药物，持续监测血压，评价实验药物的降压效果。

【注意事项】

（1）气管插管要扎紧，以防血液或气管周围的液体流进气管，必要时用注射器将痰液抽出，以保证呼吸道通畅。

（2）麻醉是影响血压的重要因素，注意掌握麻醉的深浅和每次麻醉深浅的一致性。

（3）降压实验一定要将动脉插管内气泡完全排出，否则待药物发挥降压作用后，气泡倒流入心脏

影响实验结果。

（二）大鼠慢性肾性高血压

【实验目的】 学习"1-肾-1-夹法"造成单侧肾动脉狭窄，单侧肾切除复制大鼠慢性肾性高血压（chronic renal hypertension）模型的方法。

【实验原理】 单侧肾动脉狭窄，单侧肾切除，造成肾缺血，引起肾素-血管紧张素系统激活，导致稳定、持续的血压升高。该方法适用于狗、家兔和大鼠，所复制的肾性高血压稳定，与临床高血压的病理生理多半相同，适宜于降压药物的疗效研究。也可以采用双侧肾动脉狭窄的方法复制该模型。

【实验对象】 大鼠（200～250g）。

【实验药品与器材】 20%（g/ml）氨基甲酸乙酯（乌拉坦 urethane）溶液，青霉素，1%（g/ml）普鲁卡因，1%（g/ml）肝素生理盐水，生理盐水；大鼠固定台，大鼠肾动脉"U"形银夹(间隙为 0.25mm)，手术消毒器械包，动脉夹 2 个，动脉插管一个，手术器械一套，生物信号采集分析系统。

【实验方法与步骤】

（1）大鼠称重，腹腔注射 20%（g/ml）氨基甲酸乙酯溶液（1g/1kg 体重）麻醉后俯卧位固定在鼠台上，去背毛，背部皮肤消毒。

（2）在脊柱左侧 1%普鲁卡因局部浸润麻醉，从肋下缘往下切开皮肤，长约 3cm，从腰肌和腹肌交界处分开，暴露肾脏，将肾脏牵拉至腹腔后，暴露肾蒂，细心分离左侧肾动脉，将肾动脉"U"形银夹套入肾动脉（若是 6～8kg 犬则银夹的间隙应为 0.8～1.2mm，家兔则银夹的间隙应为 0.5～0.8mm）。结扎另一侧肾蒂，切除肾脏。依次缝合肌肉皮肤，碘酒消毒伤口，术后头 3 天肌注青霉素（200 000U/d）。

（3）钳夹 4～5 周后测量血压，选择血压高于150mmHg 的大鼠用于实验。

【思考题】 简述肾性高血压的发生机制。

（周新文 王小川）

十二、手指容积脉搏波的描记

【实验目的】 了解动脉容积脉搏波的描记方法及正常脉搏波图的波形。

【实验原理】 血管容积变化取决于血管壁的弹性和血液在血管内的充盈程度。将小电珠放射的光线照于手指上，指端血管内搏动的血液将光线反射到光敏电阻（kotoconductiv resistane）上，光敏电阻阻值将随搏动血液反射光线的微弱变化而变化。由于血管容积会伴随心动周期（cardiac cycle）而出现变化，所以光敏电阻值也随之相应变化，从而导致流经光敏电阻上电流的变化，电流经放大可显示于示波器或由记录仪记录动脉搏动的血管容积脉搏波（angiobulk pulse wave）。

【实验对象】 人。

【实验药品与器材】 生物信号采集分析系统，光电血管容积描记传感器。

【实验方法与步骤】

（1）传感器（picku）与生物信号采集分析系统的连接

1）将光电血管容积描记传感器的红、白、黑三根连线分别与一通道输入线的红、白、黑三线相连。

2）一通道输入选择：神经放电。

3）扫描速度设为 320ms/div；时间常数（T）：5s，高频滤波（F）：100Hz。增益（G）：200～500 倍。

（2）传感器探头的放置

1）用乙醇溶液棉球清洁受试者的示指或中指第一节指端皮肤。

2）将光电血管容积描记传感器的探头包绕在受试者的食指或中指第一节指端上，使传感器与皮肤紧密接触。

【实验项目】

（1）观察正常容积脉搏波图形，其波图形如图 3-19。

（2）深呼吸以改变胸膜腔内压及静脉回流量，观察血管容积脉搏波图形的变化。

（3）用冰袋（cold pack）安放在同侧前臂皮肤上，观察血管容积脉搏波图形的变化。

（4）压迫记录侧的桡动脉（radial arteria）改变血流状态，观察血管容积脉搏波图形的变化。

（5）给受试者以重掌声（applause）刺激，观察血管容积脉搏波图形的变化。

（6）比较男女同学间的指血管容积脉搏波图形的异同。

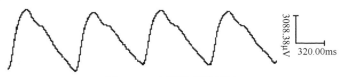

图 3-19 血管容积脉搏波

【注意事项】

（1）小电珠光线变暗提示传感器所用电池电压不足，应更换电池。

（2）记录过程中要保持手指处于静止状态。

（3）指端部位温度较低者记录效果差。

（4）探头部位须防止外部光线照射。

【思考题】 简述血管口径的神经体液调节。

（陆 杰）

十三、小鼠空肠平滑肌细胞内电活动与肌张力的同步记录

【实验目的】

（1）学习胃肠道离体平滑肌标本的制备。

（2）观察和同步记录离体空肠平滑肌标本张力和细胞内电活动。

【实验原理】 消化道平滑肌在神经、体液及慢波电节律的影响下，产生具有一定规律的收缩和舒张活动。平滑肌的收缩和舒张活动引起平滑肌张力的变化，通过张力换能器和生物信号采集分析系统，可记录和分析其张力变化的规律。消化道平滑肌为可兴奋性细胞，兴奋收缩时伴随生物电活动，包括静息电位、慢波、动作电位、兴奋性接头电位和抑制性接头电位等。用玻璃微电极插入细胞内，同步记录细胞内电位活动和平滑肌张力的变化，观察不同因素对肌张力和电活动的影响，并可分析其影响机制。

【实验对象】 小鼠（体重20～25g）。

【实验药品与器材】 乙醚，3 mol/L KCl溶液（微电极冲灌液），Kreb's液成分（mmol/L）：NaCl 120.35，KCl 5.9，NaHCO$_3$ 15.5，Na$_2$HPO$_4$ 1.2，MgCl$_2$ 1.2，Gucose 11.5，T 36.5～37.5℃，pH 7.3-7.4；哺乳动物常用手续器械，微电极推进器，微电极放大器MEZ-8300（Nihon Kohden，Japan），生物信号采集分析系统，张力换能器，微量蠕动泵灌流。

【实验方法与步骤】 动物于实验前禁食12h，自由饮水。乙醚轻度麻醉后颈椎脱臼处死，打开腹腔，以 Triz 韧带为标志取出空肠组织，用95%O$_2$+5%CO$_2$混氧饱和 Kreb's 液清洗。切取肠管2cm，清除肠系膜，沿纵轴将肠管剪开，用眼科剪除去肠黏膜，制成长×宽为1.5cm×0.5cm的肌条，去除黏膜；迅速移至预先盛有37℃混氧饱和Kreb's液的恒温浴槽（容积2ml）中。沿纵轴将肌条一端固定于槽底的硅胶板上，另一端与张力换能器的应变梁连接。用微量蠕动泵灌流（2ml/min）。给予1g前负荷，平衡1h左右。信号采集用生物信号采集分析系统记录。

玻璃微电极由 PE-2（Narishige.Japan）拉制而成。尖端外径0.2μm，管内充灌3mol/L KCl溶液，阻抗10～20MΩ。电极由SM20夹持，步进马达推进，步幅1μm/步，远距离控制推进。微电极记录的细胞内电位输入微电极放大器（宽带DC～1kHz）放大后，由生物信号采集分析系统记录，储存和处理结果（图3-20）。

【观察指标】 张力：幅度（g）、张力频率（次/min）；静息电位（Rp）：mV；慢波（SW）：幅度（mV）、频率（次/分）；动作电位（Ap）：幅度（mV）、频率（次/分）。

【记录结果】 见图3-20。

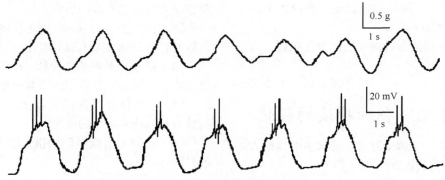

图3-20 小鼠肠标本张力的变化及细胞内电位变化的同步记录

上线：肌肉收缩张力的变化；下线：细胞内电位变化

【注意事项】

（1）平滑肌条黏膜要尽量清除干净。

（2）持续向 Kreb's 液通入 95%O$_2$+5%CO$_2$混合气体，保证 Kreb's 液的氧饱和度和pH。

（3）细胞内电活动的记录过程中，若遇到电信号的噪声突然变小，常由于微电极尖端折断所至，应更换微电极。

（4）注意干扰的排除。

【实用价值】　运用消化道平滑肌离体标本细胞内电压和肌肉张力变化的同步记录方法，可同时观察标本的生物电活动和张力变化，分析平滑肌生物电活动与机械收缩间的关系及不同因素对肌电活动和肌收缩张力的影响。为研究消化道运动的活动规律、发生机制和不同因素对消化道运动的影响的有效方法。

（马立群　汪长东　田　琴　骆红艳　胡还忠）

十四、Oddi's 括约肌电活动的记录

【实验目的】

（1）学习哺乳动物 Oddi's 括约肌标本的制作及其电活动的记录方法。

（2）观察生理、病理和某些药物等因素对 Oddi's 括约肌电活动的影响。

【实验原理】　括约肌为可兴奋组织，可产生生物电活动，并可通过兴奋-收缩耦联过程发生机械收缩。

Oddi's 括约肌的电活动受到神经、体液等因素的调节，如交感神经、副交感神经、胆囊收缩素、胃动素等；还受多种药物因素的影响，如 M 受体激动剂和阻断剂，α、β 受体激动剂和阻断剂等。当某些神经活动水平，或体液、药物的浓度等因素改变时 Oddi's 括约肌电活动的便受到影响，记录Oddi's 括约肌的电活动，观察生理、病理和某些药物等因素对 Oddi's 括约肌电活动的影响，可加深对 Oddi's 括约肌活动调节的理解，也是研究药物作用的重要方法。

【实验对象】　家兔(体重 2～2.5 kg，雌雄兼用)。

【实验药品与器材】　20%氨基甲酸乙酯（乌拉坦，urethane）溶液或 1%戊巴妥钠；生物信号采集分析系统，肌电引导电极，兔手术台，哺乳动物手术器械一套，肌肉牵开器，手术灯，注射器（1ml、2ml、20ml），丝线，纱布，棉球。

【实验方法与步骤】

（1）制作 Oddi's 括约肌肌电引导电极（见后）。

（2）手术：家兔实验前禁食 1d，自由饮水。

1）麻醉与固定：20%氨基甲酸乙酯溶液 1g/kg体重或 3%戊巴比妥钠 25～30mg/kg 体重自耳缘静脉注射麻醉。注射时应密切注意动物呼吸，并检查动物肌张力、角膜反射、夹捏肢体皮肤的反应，直至达到理想麻醉状态并防止麻醉过度。麻醉后将动物仰卧位固定在兔手术台。

2）气管插管（见第二章第七节）。

3）剪去上腹部被毛，沿正中线切开上腹部皮肤约 10cm，沿腹白线剪开腹壁，进入腹腔（见第二章第七节），用肌肉牵开器将腹壁切口向两侧牵开，以暴露腹腔内脏。

4）沿胃幽门找到十二指肠，将十二指肠向尾侧翻转，可看见位于其后壁的 Oddi's 括约肌。Oddi's 括约肌略呈红黄色，稍微突起，向上连接胆总管，易于辨认。将两根不锈钢针状引导电极分别刺入Oddi's 括约肌浆膜下，两电极间距约 2～3mm，使埋入肌肉内的电极长度约为 1.5～2mm，并让其尖端露出。然后将一端闭合的塑料管套在引导电极尖端，防止引导电极裸露部位与其他组织接触，并可防止引导电极滑脱。将地线接于腹部手术切口。20min 后即可引导纪录 Oddi's 括约肌的放电活动（图 3-21）。

（3）仪器连接与调试

1）让 Oddi's 括约肌肌电引导电极连接在生物信号采集分析系统的 CH_1 通道上。

2）开机并进入生物信号采集分析系统。

3）在"输入信号"菜单中选择"1 通道"菜单项，单击"肌电"命令项，然后选择"2 通道"菜单项，单击"肌电"命令项。

4）单击启动键启动生物信号的采集与显示。

5）参数设置："时间常数 0.1s"、"高频滤波300Hz"、"增益 1000"、"扫描速度 1s/div"。

6）实验完成后，用鼠标单击工具条上的"停止"键，将弹出"另存为"对话框，完成数据文件的命与保存名，然后按"确定"键。

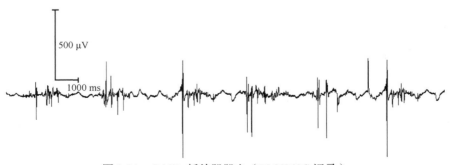

500 μV

1000 ms

图 3-21　Oddi's 括约肌肌电（RM6240C 记录）

【实用价值】 在体 Oddi's 括约肌收缩活动的纪录在技术上常有一定困难，而其肌电活动记录较为容易。上述方法主要记录 Oddi's 括约肌的动作电位。动作电位引起平滑肌收缩，并且其频率与平滑肌收缩的幅度和张力呈正相关。因此，Oddi's 括约肌电活动可大致反映其收缩活动。该方法可用于生理、病理及药物因素对 Oddi's 括约肌收缩活动影响的研究，例如多种激素对 Oddi's 括约肌收缩活动影响的研究等。

【注意事项】

（1）操作过程中应尽量减少对 Oddi's 括约肌的机械刺激，操作要轻柔，否则肌电活动不易引导。

（2）如为慢性实验，应在无菌条件下操作，术后应给予抗菌药物。

（3）急性实验引导记录时为减少呼吸运动的干扰，可将浸有液状石蜡的棉片放在引导部位表面作为隔离。

【思考题】

（1）静脉注射新斯的明，上述肌电有何变化，为什么？给阿托品后再给予新斯的明与不给予阿托品时的反应有何不同，为什么？

（2）分别给予去甲肾上腺素、异丙肾上腺素后，肌电有何变化，为什么？给予酚妥拉明或普萘洛尔后，再分别给予上述两种药物时的作用与单独给予去甲肾上腺素、异丙肾上腺素时的反应有何不同，为什么？

附：

Oddi's 括约肌肌电引导电极的制作：选用直径为 0.15～0.3mm 的不锈钢丝或钨丝，一端磨尖，准备插入平滑肌层，或者选用细针灸针。另一端与软引导线相焊接以输入给记录仪器。将不锈钢丝距尖端约 5mm 处弯成直角，直角近端部位套以软塑料管以绝缘，仅让尖端约 5mm 处裸露，另外备用两个一端闭合的细塑料管，以便套在引导电极尖端。

（张海锋　陈健康）

十五、数字显示小动物脑立体定位仪及脑立体定位技术

在神经科学研究中，应用脑立体定位技术将不同的电极、导管、探针、注射针、光纤等插入指定的脑皮层、深部核团乃至细胞，配合使用相应的仪器对其进行刺激、损毁、微量注药、记录细胞的电活动等，以探究脑的结构与功能，是神经生理、神经药理、神经解剖以及神经外科等领域重要的研究手段。

【实验目的】 了解脑立体定位的基本原理和脑定位图谱，熟悉小动物脑立体定位仪的结构和使用方法。

【实验原理】 利用颅骨表面的某些解剖标志，如外耳道的中心轴、眶下缘中央部、上门齿根部、矢状缝、前囟中心和人字缝尖等部位与脑皮层及深部某一结构的相对恒定关系，借以从外部确定脑深部结构的位置。

【实验对象】 小鼠、大鼠、豚鼠、仓鼠、树鼩、兔、猫等。

【实验方法与步骤】

（1）脑立体定位仪的结构、性能和使用方法：脑立体定位仪的种类较多，但最常用的是直线式或三平面式，它以三个假想的彼此相互垂直的平面，组成空间立体直角坐标，脑皮层或深部的任一微小结构均可按这一坐标系统进行定位。目前国内常用的是 68 000 系列数字显示脑立体定位仪（瑞沃德生命科技有限公司生产），它适用于小鼠、大鼠、豚鼠、仓鼠、树鼩、兔、猫等常见实验动物。

1）仪器结构：68 000 系列数显脑立体定位仪整体结构如图 3-22 所示。

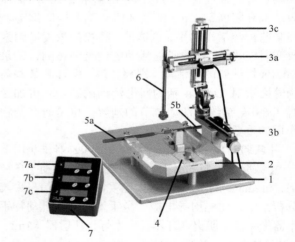

图 3-22　瑞沃德 68 000 系列脑立体定位仪（图示：单臂/数显/大鼠适配器和耳杆）

基本结构：1. 底盘；2. U 型底座；3a. 三维操作臂（X 轴），3b. 三维操作臂（Y 轴），3c. 三维操作臂（Z 轴）；4. 头部固定装置（适配器）；5a. 头部固定装置（右耳杆），5b. 头部固定装置（左耳杆）；6. 夹持器；7. 数显模块（7a. X 轴数显屏，7b. Y 轴数显屏，7c. Z 轴数显屏）

2）性能特点

A. 可以选择不同的适配器和（或）耳杆研究不同的动物（如小鼠、大鼠、豚鼠、仓鼠、树鼩、兔、猫等）。

B. 三维操作臂（X 轴、Y 轴和 Z 轴）左右、前

后、上下移动范围均为 80mm，读数精度为 10μm。

C. 垂直方向可 180°旋转、水平方向可 360°旋转并随时锁定任意位置，满足不同角度的电极植入

（2）使用方法

1）固定头部：头部固定部件主要由适配器（头部固定装置）和耳杆两部分组成。以大、小鼠为例，固定时，先从耳杆开始，将耳杆轻轻插入动物左、右外耳道，碰到骨性外耳道底后固定耳杆，继之同样插入固定另一耳杆，轻轻按一下头部，检查头部固定是否稳定，并检查左右耳杆刻度是否对称；紧接着固定上颌：将动物上门齿放进适配器前端下方适配器的方形孔或圆孔内，利用上方的曲形鼻杆，用以压住动物鼻梁。适配器可上下和前后移动调节，直至初步确定动物的头部处于水平状态（图 3-23）。头部固定是否成功常见三个标准：鼻对正中，头部不动，提尾不掉。

头部固定稳固后，需在动物腹部下方放置高度可调节的升降平台，使动物的身体与头部保持在同一水平面上，以保证动物的呼吸顺畅；在升降平台上方放置加热垫，维持手术过程中动物的体温。

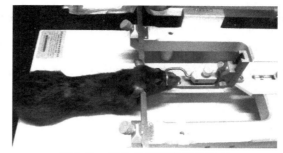

图 3-23　动物头部固定后的状态

2）定位方法

A. 大鼠脑立体定位：参考由 George Paxinos 和 Charles Watson 采用雄性 Wistar 大鼠脑结构编写的第 5 版脑图谱 the Rat Brain in Stereotaxic Coordinates。见图 3-24 颅骨表面具有两个明显的标记：前囟（Bregma）和后囟（Lambda）。这两个位置沿中心矢缝线的直线距离始终为 9.00mm，且基本位于同一水平面。三维坐标所在平面以及头部固定是否正确，参考如下：

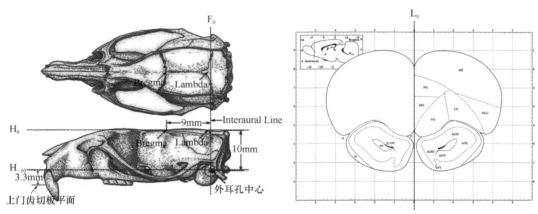

图 3-24　大鼠脑立体定位坐标示意图（雄性 Wistar 大鼠）
H_{-10}：标准水平面；H_0：水平零平面；F_0：冠状零平面；L_0：矢状零平面

标准水平面（H_{-10}）：经过左右外耳道中心点连线及两眼眶下缘最低点连线所在的平面，该平面与脑立体定位仪的底板或 U 型底座所在平面平行；

水平零平面（H_0）：位于标准水平面向上 10mm，并与其平行的平面。上下调节适配器，并借助颅面水平定位针，使前囟和后囟处于同一矢状缝和同一水平面上。在该平面下方，为负方向；

冠状零平面（F_0）：经过前囟点并与 H_0 垂直，或者经过外耳道中心连线并与 H_0 垂直的平面。以前囟点为临界点，往动物头部方向为正方向，往动物尾部方向为负方向；

矢状零平面（L_0）：经过矢状缝并与 F_0 和 H_0 均垂直的平面。在左侧为正方向，在右侧为负方向。

H_{10}：标准水平面；H_0：水平零平面；F_0：冠状平面；L_0：矢状零平面

B. 小鼠脑立体定位：参考由 George Paxinos 和 Keith B. J. Franklin 根据 C57BL/J6 小鼠编纂的第 2 版脑图谱 the Mouse Brain in Stereotaxic Coordinates，三维平面的定义与大鼠相同，差别在于前囟和后囟之间的直线距离为 3.8mm，水平零平面（H_0）位于标准水平面，（H_{10}）上 5.74mm。

C. 猫脑立体定位：参考 Snider 图谱，如图 3-25 所示。

标准水平面（H_{10}）：通过外耳道中心点连线及两眼眶下缘最低点连线的平面；

水平零平面（H_0）：标准水平面向上 10mm 并

与其平行的平面。由此向上为正方向，向下为负方向；

冠状零平面（F₀）：与 H₀ 平面垂直并通过两外耳道中心点连线的平面，由此向前（猫头部方向）

为正方向，向后（猫尾部方向）为负方向；

矢状零平面（L₀）：猫头正中线与 H₀ 和 F₀ 均垂直的平面，由此向右侧为正方向，向左侧为负防线。

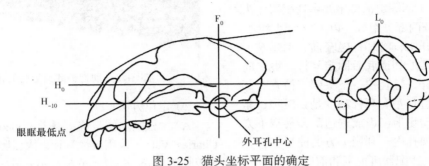

图 3-25　猫头坐标平面的确定

H_0：水平零平面；H_{10}：标准水平面；F_0：冠状零平面；L_0：矢状零平面

【注意事项】　脑立体定位仪经过长时间不用或者搬动后，在使用前需要对其进行校验。重点是检验电极移动架各滑尺是否保持直角，可用三角板测定各方向滑尺所成的角度是否是直角；各衔接部与螺丝有没有松动；滑尺是否太松；检查主框两臂的平行情况；最后观察固定头的装置两侧对称程度（瑞沃德 68 000 系列脑立体定位仪在各个方向上均有度数显示，检查是否呈直角只需观察各轴读数是否为 90°即可）。

【思考题】　如果 Z 轴与水平面不呈 90°而进行脑深部组织定位时会出现 X、Y、Z 三个方向均有定位误差，为什么？ 请用立体几何学解释其中原理，领会实验前校准仪器的重要性。

（王 洋 万 瑜）

十六、大鼠脑脊液的收集

【实验目的】　学习枕骨大孔穿刺采集脑脊液的方法。

【实验原理】　脑脊液（cerebrospinal fluid，CSF）是存在于脑室及蛛网膜下隙（subarachnoid space）内的一种无色透明液体。大约 70% 的脑脊液是在脑室的脉络丛（choroid plexus）通过主动分泌和超滤的联合过程形成的；约 30% 的脑脊液是在大脑和脊髓的细胞间隙形成的间质液。形成的脑脊液经第三、第四脑室（fourth ventricle）进入小脑延髓池（cerebellomedullary cistern），然后分布于蛛网膜下隙内。脑脊液是通过蛛网膜绒毛而返回静脉。

脑脊液具有提供浮力保护脑和脊髓免受外力震荡损伤；调节颅内压（intracranial pressure）；供给脑、神经系统细胞营养物质，并运走其代谢产物；调节神经系统碱贮量，保持 pH 在 7.31～7.34 之间等

作用。此外脑脊髓液还通过转送生物胺类物质影响垂体功能，参与神经内分泌调节。

中枢神经系统（central nervous system）任何部位发生器质性病变时，如感染、炎症、肿瘤、外伤、水肿和阻塞等都可引起脑脊液成分的改变。通过对脑脊液压力、一般性状、显微镜形态学、化学成分、微生物、免疫学的检测，达到对相关疾病的诊断、治疗和预后判断的目的。

脑脊液的获取有多方法，常见的有枕骨大孔（great occipital foramen）直接穿刺法、脑微透析方法以及利用脑立体定位仪进行的侧脑室抽取法，第四脑室抽取法等，本文主要介绍的是枕骨大孔法。

【实验对象】　大鼠（雌雄不拘，体重 200～250g）。

【实验药品与器材】　20%氨基甲酸乙酯（乌拉坦 urethane）溶液，生理盐水；止血钳 2 把，手术弯剪 1 把，手术直剪 1 把，眼科直剪 1 把，手术刀 1 把，眼科镊 2 把，脑脊液引流导管（外径约 1 mm 的薄壁塑料管）1 根。棉球、纱布若干，电热烧灼器。

【实验方法与步骤】

（1）麻醉固定：动物称重，以 20%氨基甲酸乙酯溶液按照 1g/kg 腹腔注射，麻醉后仰卧位固定于手术台上。

（2）暴露第四脑室：动物取俯卧位，颈背部皮肤剪毛，暴露皮肤，从枕骨（occipital bone）开始沿正中线向下切约 2cm 纵向切口，将皮肤向两侧分离，扩大视野。紧贴枕骨边缘，切断颈背部肌群的枕骨端，直至寰椎（atlas），剪去枕骨至寰椎的肌肉，动物颈部肌肉血管丰富，容易出血，可用电热烧灼器烧灼止血或用纱布（或棉球）压迫止血。清理手术区域的软组织。可以见到第四脑室上的白色硬脑膜（dura）。

（3）脑脊液的采集：于靠近枕骨大孔处以注射针头穿破第四脑室上的白色硬脑膜，可看到有清亮的脑脊液流出，插入脑脊液引流导管，引流管的末端要低于脑平面，使脑脊液顺利流出。将脑脊液引流到试管中（半小时可以收集约 50～100μm）。

（4）根据实验需要对脑脊液进行分析。

【实用价值】 中枢神经系统发生病变时，脑脊液的成分也会发生相应的改变，对脑脊液进行检查对于疾病的诊断，治疗以及预后的判断有重要的意义。使用本实验方法采集脑脊液，操作简单，可以持续收集，收集量比一般的采集方法多，也避免了透析法造成的脑脊液的稀释问题。

【注意事项】

（1）以注射针头穿刺硬脑膜时，针尖不要损伤脑组织，以免引起出血。

（2）标本采集后要立即送检、化验，一般不能超过 1h。因为放置时间过久，其性质可能发生改变，影响检验结果。如确需要可暂时放置在80℃低温冰箱内保存。

【思考题】 简述脑脊液的生成和回流过程。

（陆　杰）

十七、蛙缝匠肌被动张力的定量变化和肌梭放电的同步记录

【实验目的】 观察缝匠肌定量被动张力的变化与肌梭放电的对应关系，理解肌梭的感受器功能。

【实验原理】 肌梭是骨骼肌的本体感受器。当给予被动张力使肌肉拉长或 γ 运动神经元兴奋使梭内肌收缩，都会引起肌梭兴奋，产生冲动，沿Ⅰ、Ⅱ类传入神经纤维经脊髓背根传入脊髓，使脊髓前角 α 运动神经元兴奋，引起所支配的梭外肌收缩。一定范围内，每根传入纤维产生动作电位的频率以及同时兴奋的传入纤维的数目，与肌肉被动张力的大小呈正变关系。每个动作电位的波形都具有一定的面积。因此，单位时间内，传入神经产生的动作电位波形面积的总和与同一时间内产生的动作电位的数目呈正变关系。所以，记录肌肉被动张力大小的同时，记录传入神经纤维动作电位的面积积分幅度，可客观地反映骨骼肌被动张力的变化与肌梭放电的对应关系。

【实验对象】 蛙或蟾蜍。

【实验药与品器材】 任氏液；生物信号采集分析系统，张力换能器，记录电极，缝匠肌浴槽，万

能支架，生物电监听器，导线，蛙手术器械。所用仪器可根据学校的具体硬件配置，选用成都泰盟软件有限公司的 BL-420E（或更高版本）生物信号采集分析系统，成都仪器厂生产的 RM-6240BD/B/C 生物信号采集分析系统，或美国 MathWorks 公司生产的 MetLab 生物信号采集分析系统。

【实验步骤】

（1）标本制备

1）破坏脑和脊髓：去掉蛙或蟾蜍躯干上部及内脏，去掉皮肤。

2）将去皮的腰背下肢标本背位固定在放有玻璃板的蛙板上。用玻璃分针小心分离缝匠肌内、外侧肌膜（注意不要过深，以免损伤由内侧进入肌肉的神经支）。

3）分离并结扎耻骨联合端的肌肉。小心地分离膝关节端的肌肉，穿线，紧靠膝关节处结扎，近膝关节剪断肌肉。

4）轻轻提起游离的肌肉端的扎线，面对灯光，于肌肉中 1/3 与下 1/3 交界处仔细分辨神经和肌膜，用眼科剪剪开肌膜，分开半膜肌和股二头肌，看清神经后，以大头针牵开肌肉并固定在蛙板上。沿神经两侧剪去结缔组织，尽可能长地分离神经。近中枢端结扎剪断神经。将制备的标本置于任氏液中备用。

（2）实验装置的安装与记录：将缝匠肌耻骨联合端的扎线固定在标本槽斜板固定钩上（使神经向上），另一端扎线向下穿过滑轮槽，加入任氏液，部分浸泡肌肉。将神经置于可调动的电极上。扎线绕穿过滑轮向上牵引，并固定在换能器的应变梁上，调节支架，使肌肉具有较小的被动张力。

生物信号采集分析系统设置：一通道：肌梭放电。二通道：放电积分。三通道：肌肉被动张力。

【实验项目】

（1）记录基础放电。

（2）改变被动张力，观察放电的变化。

示范记录如图 3-26。

【注意事项】

（1）标本制备过程中，防止神经和肌肉损伤。

（2）滴加任氏液，保持标本的湿润和兴奋性。

（3）尽量排除干扰。

【思考题】

（1）肌肉被动张力的大小与传入神经纤维动作电位的频率有何关系？存在这种关系的原因何在？

（2）说明肌肉被持续拉长时肌梭放电的变化及其变化的原因。

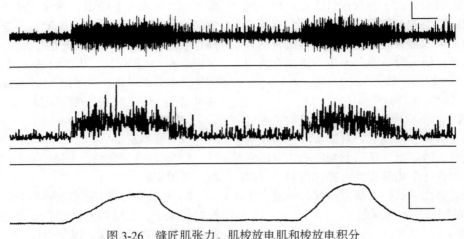

图 3-26　缝匠肌张力、肌梭放电肌和梭放电积分

上线.肌梭放电；中线.肌梭放电的积分；下线. 缝匠肌被动张力

图中标尺：横坐标.120ms；纵坐标.上线.20μV；下线.1.5g

（3）如果一个人极度紧张，其肌梭放电有可能发生那些变化?

（曹济民）

十八、多电极阵列记录技术

【实验目的】

（1）了解微阵列电极记录的技术优势和应用价值。

（2）学习微阵列电极记录培养神经元电活动的方法。

【实验原理】　多电极阵列记录技术（multi-electrode array，MEA）是将多电极点阵设置于特制的细胞培养皿上，可记录培养的细胞群的电活动，长期连续观察多个可兴奋细胞（如神经细胞）的自发或诱发电活动及细胞间电信号的传递。MEA 是一项多电极细胞外记录技术。由于该技术克服了传统的电压箝和膜片钳只能记录一个细胞电活动的缺陷，被誉为是"二十一世纪的电生理学"。该技术配合基因工程技术可观察某些在神经系统特异表达的基因的功能，是研究神经系统基因功能的一项强有力技术。MEA 也可用于研究其他可兴奋细胞，如心肌细胞、平滑肌细胞等，对于细胞之间的紧密联接（gap junction）的功能研究也有独到的优点。该技术在药理学上也有广泛的应用价值。

【实验对象】　任何动物（例如大鼠或小鼠）的培养神经细胞。其他可兴奋细胞（例如心肌细胞）也可尝试。

【实验器材】

（1）MEA 硬件和软件：硬件主要包括设计于培养皿上的点阵电极（电极数目从几十个到几百个不等）、计算机及附属配件等；软件主要是 MEA 硬件配套的数据采集分析系统。该系统的价格约10 万美元。有关该系统的购买和使用信息可直接在网上搜索 "multi-electrode array"。点阵电极的外观见图 3-27。

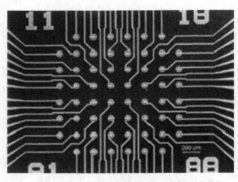

图 3-27　MEA 系统的点阵电极示意图

（2）细胞培养设备：包括用于细胞分离的酶类、CO_2 孵箱等。

（3）手术器械。

【实验方法和步骤】

（1）神经细胞分离：选用新生或幼年鼠，断头，取脑组织，分离海马或其他部位神经组织。酶解得到游离神经细胞。

（2）细胞种植及培养：将细胞置于带有点阵电极的培养皿上，在 CO_2 孵箱内培养 2～3 天。待细胞贴壁后再培养 3～4 天，使细胞长满整个培养皿底部，形成细胞培养片。在该段时间内应更换培养液数次。

（3）细胞电信号记录：将带有点阵电极的培养皿取出，在恒温、恒湿环境中将电极与放大器相连，放大器与计算机相连，开通放大器和计算机，采样，文件贮存。

（4）观察神经细胞有无自发放电，确定自发放电的神经细胞的定位，以及该细胞的自发放电是否可通过突触影响邻近细胞，导致邻近细胞发生突触后电位甚至神经冲动。亦可在某个电极施加人工电刺激，以诱发与该电极接触的神经细胞放电，观察该细胞放电的传播情况。

（5）数据分析：主要分析阵列电极上方培养细胞片的电活动及其传播情况，包括动作电位和局部电位（突触后电位）。

（6）作图：利用相应软件绘出培养细胞片电活动的等时图（isochronal map），借以分析细胞电活动的特征及影响因素。

【实验项目】

（1）培养神经细胞正常放电的观察：如上述。

（2）观察药物对培养神经细胞电活动及其传导的影响。

（3）观察转基因或缺基因神经细胞电活动的改变。事先必须对细胞施行转基因或基因敲除处理，然后再培养细胞，进行 MEA 实验。

【实验结果】　主要包括正常及药物、基因表达改变对细胞电活动的影响。也可观察在细胞发育过程中产生电活动能力的动态变化。

【注意事项】

（1）该系统属于精密仪器，应严格按照操作规程进行操作。

（2）动物、仪器应有良好的接地。

【思考题】

（1）MEA 技术有何优势？

（2）利用 MEA 技术研究心肌细胞间电信号传递应如何进行？

（曹济民）

十九、脑片神经元膜电流的记录

【实验目的】

（1）学习脑片神经元膜电流的记录方法。

（2）学习脑组织原位膜片箝技术。

【实验原理】　神经元的电活动（动作电位和等级电位）是神经系统的基本活动方式之一。神经元电活动的基础是神经细胞产生跨膜离子流（称为膜电流）。因此研究神经元膜电流是了解神经系统功能活动的重要手段之一。

神经元膜电流的传统记录方法是用细胞培养法或酶消化法分离出单个神经细胞，然后用全细胞电压钳或膜片钳方法分别记录全细胞或单个离子通道的电流活动。这种记录方法的优点是操作相对简单，便于形成电极尖端与细胞膜之间的高阻抗封接，缺点是切断了神经元之间的突触联系，不能观察神经元之间的相互作用，而只能观察单个神经元的电活动。另外，以往对突触传递机能的研究主要是以周围神经系统、无脊椎动物和培养细胞为对象发展起来的，因而对中枢内的突触特有的传递机能以及其可塑性机制的研究还没有充分展开。近年来在国际、国内已建立起了组织切片膜片钳技术（slice patch clamp），克服了中枢突触研究上的技术限制，使得在脑薄切片上记录单个神经元的膜电流成为可能。这种方法在一定程度上保留了所记录的神经元与其周围神经元的突触联系，对于研究突触传递对神经元膜电流的影响有独到的优点。

组织切片膜片钳技术可分为薄切组织切片膜片钳记录法和盲膜片钳记录法两种。前一种方法只对暴露于组织片表面的神经细胞进行膜电流记录，切片可较薄（100～200μm）。后一种方法则可将微电极深入到组织片100μm深处，在看不到靶细胞的状态下进行全细胞或单一离子通道的记录；能够使用较厚的标本（500μm 左右），可减少制作标本时细胞的损伤及较好地保存突触结构；另外在封接时不需要直视靶细胞，因此不需要高性能显微镜，实验操作也比较容易。

离子通道分为电压门控型通道、受体门控型通道和机械门控型通道等多种。其中电压门控型通道的开放、关闭甚至失活与膜电位有关。通过全细胞电压钳或膜片钳方法改变细胞的膜电位，使之达到某一通道开放的阈电位，该通道便开放，即可记录膜电流。下面主要介绍电压门控型通道电流的记录方法。

鉴别不同离子通道的要点：

（1）不同通道开放的阈电位（激活电位）有差异。

（2）不同通道电流的方向（内向或外向）可能不同：例如钠通道为内向电流，某些钾通道为外向电流。

（3）不同通道电流的电压-电流关系曲线各有其特点，失活特性也不同。

（4）当几种通道开放的阈电位有重叠时，可用通道阻断剂加以鉴别。

【实验对象】　Wistar 大鼠。

【实验器材】

（1）膜片钳系统：包括膜片钳放大器（如德国 EPC-10 型或更高的升级型号）、离子电流采集分析用计算机及软件（如美国 AXON 公司生产的 pLAMP5.5 或更高版本）、监视器、微操纵器、银-

氯化银无关电极、负压吸引系统、标本灌流槽（要求透明）、微电极拉制仪、微电极抛光仪、屏蔽室、防震台、地线等。

（2）倒置显微镜：对于薄切组织切片膜片钳记录法，最好选用直立镜筒上下型 Normarski 微分干涉显微镜，以便同时观察到细胞和微电极尖端。对于盲膜片钳记录法，用普通倒置显微镜即可。

（3）组织切片装置：用震动切片机。注意：切刀式或旋转式切片装置都不适于薄切组织切片之用。

（4）固定薄切组织切片的格栅：将直径为 0.7～0.8mm 的铂金丝弯制成"⊐"型，将之砸平制成框，将尼龙长筒袜的丝线分成单条纤维，在体视显微镜下，用镊子将其按间隔 200～400μm 排齐，将其充分伸展之后用瞬间黏合剂将之黏于框上。将制成的网格栅放在薄切组织切片上通过其重力作用可使薄切片稳定，不因灌流液的流动而摆动。

【实验方法和步骤】

（1）取材：选用出生 18～30 天健康的 Wistar 大鼠，雌雄均可。用蘸乙醚的棉球吸入麻醉，然后迅速断头取脑，置于含 95%O$_2$ 和 5%CO$_2$ 混合气饱和的人工脑脊液（artificial cerebrospinal fluid，ACSF）（4℃）中洗去血液，冷却约 10min。（亦有人用林格氏液代替 ACSF）。待组织完全冷却后，用镊子去除软脑膜，然后沿大脑中缝切开左右半球，取一侧脑组织，分离目的部位。

操作时要注意：

1）切勿挤压目的部位脑组织，以免影响脑组织的活性。

2）要不断地在目的部位脑组织滴加冷却（4℃）的 ACSF，以保持脑组织的硬度。

ACSF 的组成（mmol/L）：NaCl 124，KCl 3.4，CaCl$_2$ 2.4，MgSO$_4$ 1.7，KH$_2$PO$_4$ 1.2，NaHCO$_3$ 25，glucose 10。

（2）制作脑组织切片：在 4℃和供氧混合气的条件下，先将脑组织用琼脂固定，然后再切片。固定方法：将脑片置于氧混合气饱和的 ACSF 中，在室温下（22～25℃）孵育 1h 待用。将含有 2.0%～2.5% 琼脂的 ACSF 煮沸，然后冷却至 40℃以下，将脑组织置于其中，接着快速加入冷却的 ACSF，使琼脂固化后即可用于切片。将固定后的脑组织切成 400μm 厚的切片数片。切刀用双面刮胡刀片。切片机的切割速度调为最小（0.14mm/s），震动频率选 9（约 3500r/min）。理想的组织薄片应是在最表面有高密度的凸出的健康细胞存在。

（3）组织薄片的清洗：如采用薄切组织切片膜片钳记录法，应清除组织薄片表面的一些结缔组织，以免影响电极与神经细胞表面的接触。将 ACSF 从尖端为 10μm 的微玻管尖部向局部吹出以清除细胞周围的结缔组织。用这种方法可使胶质细胞和被破坏了的细胞碎片被除掉，但健康的细胞则因有树突支持不易脱离和被吹掉。待结缔组织和神经细胞分离后，可用微玻管负压吸引将结缔组织除掉。如采用盲膜片钳记录法则不需要进行组织薄片的清洗。

（4）实验装置流程：刺激器→隔离器→刺激电极→脑片→玻璃微电极拾取信号→膜片钳放大器→计算机。

（5）脑片放置及灌流：将孵育后的脑片用吸管移入灌流槽中，用网格栅压住。用输液泵持续向脑片浴槽灌流氧混合气饱和的 ACSF（25℃），流速为 1ml/min，脑片浸没于溶液下 2mm，整个实验在室温下进行。

（6）细胞封接：在微分干涉显微镜或倒置型显微镜下，采用脑片盲法全细胞记录技术（blind whole cell recording techniques for slice）记录电流信号。具体方法为：调节微操纵器将记录电极置于脑片上方，用微操纵器步进马达以 2 μm/次的步幅推进，使之接触细胞表面。通过由膜片钳放大器（EPC-10，德国）输出到探头的去极化引导脉冲（20mV），在示波器或电脑荧光屏上监测记录电极是否遇到了细胞。当遇到细胞后，去极化脉冲方波幅度会降低，此时即可用负压吸引达到高阻抗封接（giga seal）细胞。最后通过膜片钳放大器电击破膜形成全细胞记录。如果作单通道记录（膜片钳），则不需要破膜。

（7）电流记录：当微电极与细胞膜形成高阻抗封接后，即可通过软件控制的膜片钳放大器给微电极施加钳制电压。钳制电压与细胞膜电位的关系如下：由于灌流槽内的灌流液（相当于细胞外液）接地（零电位），在全细胞电压钳情况下（膜被击穿，电极尖端的电位反映细胞内电位），当钳制电压为 80mV 时，相当于细胞跨膜电位为 80mV（膜外为零电位，膜内为 80mV）；当钳制电压为正值时，相当于细胞反极化；当钳制电压的负值减小（如由 80mV 减小到 60mV）或钳制电压的负值小于静息电位时（如静息电位为 80mV，钳制电压为 50mV）时，相当于细胞去极化。而在膜片钳情况下（只对电极尖端覆盖的一小片膜进行电位钳制，而不能对整个细胞膜进行电位钳制，电极尖端的钳制电压只反映小片膜处的膜外电位，细胞膜不击穿），钳制电压与细胞膜电位的关系与全细胞电压钳相反：当钳制电压为正值时，相当于小片膜超极化；当钳制电压为负值时，相当于小片膜去极化。小片膜内可能只有少数几个通道。

膜片钳放大器拾取的电流信号，经接口进入计算机，通过 pClamp 软件（5.51 版或更高版本）的 Clampex（用于全细胞记录）和 Fetchex（用于单通道记录）采样程序采样，采样频率 5～10kHz。

（8）胞外刺激：在突触前施加胞外电刺激，可诱发突触后电流。胞外刺激强度可控制在 0.2～0.8V 范围内。

（9）给药方法

1）灌流给药：将已配好的药物（如通道阻断剂、受体阻断剂等）加入到 ACSF 中稀释至所需浓度，通过输液泵持续灌流脑片。

2）压力喷射给药：将药物充灌于给药玻璃电极内，通过压力注射仪（如美国的 BH-2 型）向脑片喷射给药。这种方法的优点是可以使药物迅速作用于神经元，缺点是药物浓度不易确定，压力注射仪价格昂贵等。

【实验项目】 使用标准 ACSF 和标准电极充灌液可记录到电压门控性钠电流和钾电流。其中钾电流包括瞬时外向钾电流（transient outward K$^+$ current，Ito）、延迟整流钾电流（delayed rectifier K$^+$ current，I_K）。

（1）钠电流（I_{Na}）的记录（图 3-28）：采用记录钠电流的细胞内液和细胞外液（见后），细胞内液中的 CsCl、TEA（四乙胺）以及细胞外液中的 TEA、4-AP（4-氨基吡啶）可阻断钾通道，细胞内液中的 F 可阻断钙通道。将膜电位钳制在 70mV，给予一系列时程为 50ms 的步阶去极化脉冲即可记录到分离出来的钠电流。钠电流为内向电流，对 TTX 敏感（1μM TTX 即可完全阻断钠电流），如果 TTX 可阻断该电流，可反证所记录的电流为钠电流。将膜电位钳制在 40mV 以下（例如 30mV）时，钠通道即完全失活，钠电流消失。钠电流的激活、失活速度极快，约在 5ms 即可完成。电压依赖性 Ca^{2+}电流由于电流幅度通常较小并且与 Na$^+$电流在激活时程上有一定差异因而其影响基本可以忽略。

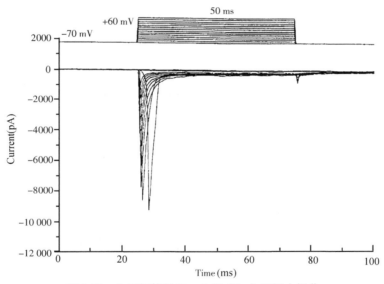

图 3-28 电压门控性 Na+ 电流（I_{Na}）逐级去极化

脉冲从 –70 mV 到 +60 mV，产生一系列内向 Na$^+$ 电流

用于全细胞记录的细胞内液（电极内液，用于全细胞记录）（mmol/L）：KCl 20，K-asparatate 125，MgCl$_2$ 1，K$_2$ATP 5，EGTA 10，Hepes 5，KOH 调 pH 至 7.3。记录钠电流时，将细胞内液以 CsCl 代替 KCl，并加入 10mmol/L TEA 可有效阻断外向 K$^+$ 电流。

用于全细胞记录的细胞外液（灌流液，mmol/L）：NaCl 140，KCl 5，MgCl$_2$ 1，Hepes 10，glucose 10，CaCl$_2$ 3，KOH 调 pH 至 7.3～7.4。记录钠电流时，在细胞外液加入适当浓度的 TEA 和 4-AP 可阻断钾电流。

（2）瞬时外向钾电流（I_{to}）的记录（图 3-29）：I_{to} 以前也称为 I_A。利用 I_{to} 对 4-AP 敏感而 I_K 对 4-AP 不敏感的特点，可将二者加以区分。

I_{to} 的特点：①快速激活和失活；②有明显的时间依赖性衰减（rundown）现象；③I_{to} 在去极化条件下激活，其激活电位在 60mV 左右。

记录 I_{to} 的细胞内液基本同上述全细胞记录的细胞内液，唯一不同的是在细胞内液中不加入 4-AP。如果溶液中加入 4-AP 后电流消失，说明电流为 I_{to}。加入 TTX 以去除 I_{Na} 的干扰。

记录 I_{to} 的细胞外液用无钠的细胞外液，即将上述全细胞记录用的细胞外液中的 NaCl 用 KCl 代替。加入 TTX 以阻断 I_{Na}。

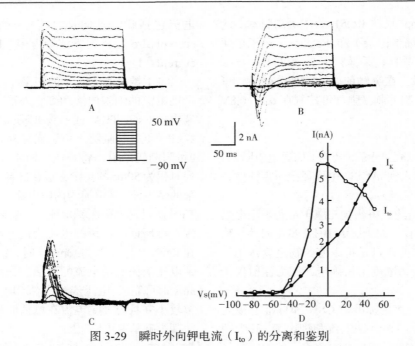

图 3-29　瞬时外向钾电流（I_{to}）的分离和鉴别

A. 在含有 1 mmTTX 的正常 ACSF 中记录到的 "混合" 外向钾电流；B. 加入 40 mM 4-AP 以去除 I_{to} 后主要剩下 I_K。内向（向下部分）电流为 Ca^{2+} 电流，由于加入 4-AP 去除 I_{to} 后 Ca^{2+} 电流得以显现；C. 用 Clampfit 程序减去其他电流后剩下的 I_{to} 电流；D.I_K 和 I_{to}（I_A）的电流-电压（I-V）关系曲线

（3）延迟整流钾电流（I_K）的记录（图 3-30）

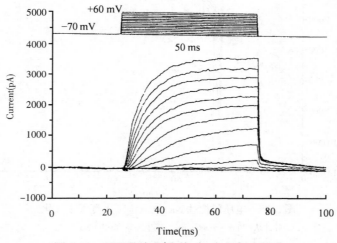

图 3-30　延迟整流 K^+ 电流（I_K）逐级去极化

脉冲从 -70 mV 到 +60 mV，产生一系列外向 K^+ 电流

I_K 的特点：①激活缓慢；②失活更为缓慢；③有强烈的外向整流特性，I_K 幅度随着去极化逐渐增大；④对 TEA 的部分敏感性，无论 TEA 在细胞内还是细胞外，都只能部分阻断。I_K 电流一般在 40mV 或 30mV 被激活。

记录 I_K 的细胞内液同上述 I_{to} 的细胞内液基本相同，浴槽中加入 4-AP 可将 I_{to} 除去，而剩下 I_K。

记录 I_K 的细胞外液用无钠的细胞外液，即将上述全细胞记录用的细胞外液中的 NaCl 用 KCl 代替。溶液中加入 4-AP 以阻断 I_{to}，加入 TTX 以阻断 I_{Na}。

【实验结果】

（1）钠电流的分析：观察以钠电流记录条件记录到的电流是否符合钠电流，例如通道开放的阈电位、失活特点、电流的方向、对 TTX 的敏感性等，并建立电压-电流关系曲线：以一系列钳制电位（holding potential）为横坐标，以各钳制电位对应的 I_{Na} 与 I_{Na}（max）（即最大 I_{Na}）的比值 [I_{Na}/I_{Na}（max）] 作为纵坐标作图，即为钠通道的电压-电流关系曲线。

（2）钾电流的分析：观察以上述两种钾电流记录条件记录到的电流是否为 I_{to} 和 I_K，分析 I_{to} 和 I_K 的激活电位、失活特点、电流的方向、对相应阻断剂的敏感性等，并建立相应电压-电流关系曲线并比较二者的特点。

【注意事项】

（1）脑片膜电流记录是一项理论和技术要求都很高的实验方法，应在有娴熟理论和技术经验的工作人员的指导下进行。

（2）标本、屏蔽室及其他仪器均应有良好的接地。

（3）在切片时应保持脑组织的活性。

【思考题】

（1）用脑片记录神经元膜电流有什么优点？

（2）记录脑片神经元膜电流的要点是什么？

（3）如何鉴别不同的离子通道？

（曹济民）

二十、大鼠中枢神经元电活动的记录

【实验目的】

（1）学习用微电极记录中枢神经系统中在体神经元电活动的电生理技术。

（2）观察躯体感觉传入对大鼠中缝大核内神经元放电活动的影响。

【实验原理】 中缝核位于脑干的近中缝区，由多个核组成。与纹状体、丘脑、下丘脑、边缘脑、大脑皮质、低位脑干及脊髓等区域有广泛的联系，为躯体感觉传入的中间结构之一。核内的部分神经元，在躯体感觉传入时产生电活动。如果将微电极插入核内并接近活动的细胞时，即可在细胞外记录其电活动。经微电极放大器和生物放大器放大后，最后由信号记录处理系统显示和记录放电活动，分析其活动规律。

【实验对象】 SD 大鼠（体重 300g，雌雄兼用）。

【记录指标】 ECG 监视，记录大脑中缝核内神经细胞外自发和诱发放电活动。

【实验药品与器材】 20%氨基甲酸乙酯（乌拉坦 urethane）溶液，箭毒，0.9%NaCl 溶液，液状石蜡；微电极放大器 1 台，脑立体定位仪及微电极三维推进器 1 套，生物信号采集分析系统 1 套，监听器 1 台，微电极控制仪 1 台，人工呼吸机 1 台，电屏蔽台，小颅骨钻 1 台。大鼠手术台 1 个，手术刀柄片 1 把，直、弯手术剪各 1 把，直、弯中号止血钳各 1 把，纹式止血钳 2 把，颅骨钻 1 个，大鼠气管插管 1 个，有钩镊（绝缘）1 把，1ml、2ml、5ml 注射器各 1 具，针头 3 个，微电极贮存盒 1 个，微电极充灌瓶 1 个，污物缸 1 个，带芯微电极毛坯、棉球、棉线、纱布等。

【实验方法与步骤】

（1）麻醉：20%氨基甲酸乙酯溶液 1～1.1g/kg 腹腔注射。

（2）手术

1）气管插管（见大脑皮层诱发电位）。

2）暴露颅骨：剪去头部毛，正中切开皮肤及皮下组织，用刀柄或纱布推开骨膜，有出血时压迫止血。

3）常规将大鼠固定在脑立体定位仪上，调整前后囟高度，使之水平（等高）。

4）颅骨表面定位，小骨钻开颅，防出血。剪开硬脑膜，除去软脑膜，表面滴 37℃液状石蜡少许防干燥。

（3）定位记录神经元电活动

1）自发放电

A. 连接调试仪器，记录标准二导联 ECG。

B. 连接人工呼吸机，调整潮气量及频率，腹腔注射箭毒，1mg/kg。

C. 同"心肌细胞电"准备玻璃微电极，颈长 1.0cm、尖外径 1～2μm。灌 3mol/L 的 NaCl 溶液（事先准备好）。

D. 安装灌好的电极（直流阻抗约 15MΩ）。

E. 按图谱取 Ap3.0～4.5；L0；H6～9mm 由微电极推进器将微电极尖端推至 H 6mm。

F. 边慢推进电极边观察，发现信噪比较大的电活动时，可在监听器中听到"啪啪"声，立即停止推进，观察电活动的频率和幅度，分辨单一神经元或多单元自发放电。

2）诱发放电：触毛或有钩镊夹尾或脚趾，观察放电活动的变化（包括频率和幅度的变化，可用仪器的积分功能）。如该单位神经元的活动无变化，可再记录新的神经元，直至检测到有反应的细胞。

3）必要时，作微电极尖端定位检测。

【注意事项】

（1）防止手术时出血。

（2）防止窒息。

（3）防震、屏蔽。

（4）准确定位。

【思考题】

（1）如果能在信息传入的通路中引入特异性化学物质，是否可能影响单位放电活动？理由何在？

（2）这种实验方法有何实用价值？

（骆红艳 胡还忠）

二十一、大鼠在体海马长时程增强电位的记录

（一）大鼠在体海马 CA1 区长时程增强电位的记录

【基本原理】 长时程增强（long-term potentiation，LTP）是突触前神经元受到短时间快速重复性刺激后，在突触后神经元快速形成的持续时间较长的兴奋性突触后电位（exitatory postsynaptic potential，EPSP）增强。表现为群峰电位（population spike，PS）的幅度增加，潜伏期缩短。这种现象普遍存在于中枢神经系统中。

LTP 在海马内最先被发现，被认为与学习、记忆过程密切相关，属突触可塑性的范畴。Shaffer 侧枝-CA1 区椎体细胞通路为 LTP 在海马的三条主要突触传递通路之一。短时间快速重复性刺激 Shaffer 侧枝，就可记录到 CA1 区辐射层（stratum radiatum）细胞群增强的 PS。

LTP 的产生可能是因短时间快速重复性刺激导致突触末梢释放大量的谷氨酸，与突触后 NMDA 受体结合，钙内流增加，使 AMPA 受体功能上调，而导致突触传递持续增强的效应。

【实验对象】 SD 大鼠（体重 200～250g，雌雄兼用）。

【实验药品与器材】 20%氨基甲酸乙酯（乌拉坦 urethane）溶液；生物信号采集分析系统，刺激电极和记录电极，大鼠脑立体定位仪，颅骨钻，哺乳动物手术器械一套，手术灯，2ml 注射器，纱布，棉球。

【实验方法与步骤】

（1）用 20%氨基甲酸乙酯溶液 1.0～1.2g/kg 体重腹腔注射麻醉。密切注意动物呼吸。

（2）沿正中线切开头皮，刮尽骨膜，用铅笔标记人字缝尖（后囟）和十字缝交叉点（前囟）。

（3）用大鼠耳杆从耳后小凹处固定头部，再固定到大鼠脑立体定位仪上，调整脑平面。

（4）室温较低时用恒温水循环系统保温，使体温维持在 37℃左右。

（5）在颅骨表面确定记录电极和刺激电极的坐标：记录电极其定位坐标：AP 2.8～3.2mm，L/R 1.8～2.3mm，H 1.8～2.2mm（AP 指前囟后，L/R 指中缝线左右旁开，H 为硬脑膜下的深度，下同）。刺激 Shaffer 侧枝电极坐标：AP 3.2～3.6mm，L/R 3.1～3.3mm，H 2.0～2.5mm。

（6）开颅，用颅骨钻分别在记录电极和同侧刺激电极坐标处钻开直径为 1.5mm 左右的小孔，深达硬脑膜。用弯曲的针头除去硬脑膜，用含生理盐水的棉球覆盖。

（7）PS 记录与 LTP 诱导

1）PS 记录的仪器设置：系统为十次叠加平均触发方式，放大器增益：1000～10 000 倍，$\tau=0.01s$，高频滤波 1～10kHz。刺激器参数：单刺激，强度 25～35V，频率 0.1Hz，波宽 150μs。

2）用推进器在坐标处将刺激和记录电极尖端插入到规定深度，用单脉冲刺激即可记到 PS。

3）诱导 LTP：刺激器参数：25～35V，波宽 150μs，100Hz，串长 50，串间隔 10s，共 4 串。

4）记录增强后的 PS：记录系统为十次叠加平均触发方式，放大器电压增益：1000～10 000 倍，$\tau=0.01s$，高频滤波 1～10kHz。刺激器参数：单刺激，强度 25～35V，频率 0.1Hz，波宽 150μs。

结果如图 3-31 所示。

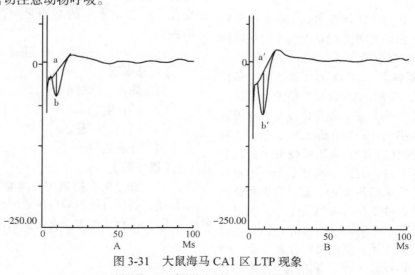

图 3-31　大鼠海马 CA1 区 LTP 现象

A. 诱导前；B. 诱导后（比较 ab 和 a′b′的幅度）

【实用价值】 用于对学习和记忆的研究。

【注意事项】

（1）准确定位。

（2）刺激器为隔离输出方式，防止干扰。

【思考题】 试说明海马 CA1 区 LTP 的形成机制与学习记忆的关系。

（郭莲军 徐旭林）

（二）大鼠海马 CA3 区长时程增强电位的记录

【实验目的】

（1）学习哺乳动物中枢神经系统细胞外电活动的记录方法。

（2）观察海马 CA3 区长时程增强（long-termpotentiation，LTP）现象。

【实验原理】 长时程增强是突触前神经元受到短时间快速重复性刺激后，在突触后神经元快速形成的持续时间较长的兴奋性突出后电位（exitatory postsynaptic potential，EPSP）增强。表现为群峰电位（population spike，PS）的幅度增加，潜伏期缩短。这种现象普遍存在于中枢神经系统中。

LTP 在海马内最先被发现，被认为与学习、记忆过程密切相关。属突触可塑性的范畴。海马穿通纤维（perforant path，PP）直接或通过齿状回的苔藓纤维与 CA3 区的锥体细胞构成突触联系。短时间快速重复性刺激 PP，就可记录到 CA3 区锥体细胞群增强的 PS。

LTP 的产生可能是因短时间快速重复性刺激 PP 导致突触末梢释放大量的谷氨酸，与突触后神经元 NMDA 受体结合，钙内流，使 AMPA 受体功能上调，而导致突触传递持续增强的效应。

【实验对象】 SD 大鼠（体重 200～250g，雌雄兼用）。

【实验药品与器材】 20%氨基甲酸乙酯；生物信号采集分析系统，刺激电极和记录电极，大鼠脑立体定位仪，颅骨钻，哺乳动物手术器械一套，手术灯，2 ml 注射器，纱布，棉球。

【实验方法与步骤】

（1）用 20%氨基甲酸乙酯 1～1.2g/kg 体重腹腔注射麻醉。密切注意动物呼吸。

（2）沿正中线切开头皮，刮尽骨膜，用铅笔标记人字缝尖（后囟）和十字缝交叉点（前囟）。

（3）用大鼠耳杆从耳后小凹处固定头部，再固定到大鼠脑立体定位仪上。调整脑平面。

（4）用恒温水循环系统。使体温维持在 37℃左右。

（5）在颅骨表面确定记录电极和刺激电极的坐标：记录电极定位坐标：AP 3.3～3.5mm，L/R 3.3～3.5mm，H 3.2～3.5mm（AP 指前囟后，L/R 指中缝线左右旁开，H 为硬脑膜下的深度，下同）。刺激 PP 电极坐标：AP6.8～7.0mm，L/R 4.3～4.4mm，H 3～4mm。

（6）开颅，用颅骨钻分别在记录电极和同侧刺激电极坐标处钻开直径为 1.5mm 左右的小孔，深达硬脑膜。用弯曲的针头刺破硬脑膜，用生理盐水棉球覆盖。

（7）PS 记录与 LTP 诱导

1）PS 记录的仪器设置：记录系统为十次叠加平均触发方式，放大器增益：1000～10 000 倍，τ=0.01s，高频滤波 1～10kHz。刺激器参数：单刺激，强度 30～40V，频率 0.5Hz，波宽 150μs。

2）用推进器在坐标处将刺激和记录电极尖端插入到设定深度，用单脉冲刺激即可记到 PS。

3）诱导 LTP：刺激器参数：30～40V，波宽 150μs，500Hz，串长 50，串间隔 2s，共 4 串。

4）记录增强后的 PS：记录系统为十次叠加平均触发方式，放大器电压增益：1000～10 000 倍，τ=0.01s，高频滤波 1～10kHz。刺激器参数：单刺激，强度 30～40V，频率 0.5Hz，波宽 150μs。

结果如图 3-32 所示。

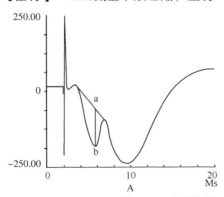

图 3-32 大鼠海马 CA3 区 LTP 的记录图

A 为诱导前的 PS，B 为诱导后的 PS 增强现象（比较诱导前后 ab 和 a′b′的幅度）

【实用价值】 用于对学习和记忆的研究。

【注意事项】

（1）准确定位。

（2）刺激器为隔离输出方式，防止干扰。

【思考题】 试说明LTP的形成机制。

（胡还忠 郭莲军 骆红艳）

二十二、豚鼠耳蜗微音器效应

【实验目的】 学习微音器电位的引导方法，观察微音器电位的某些特征。

【实验原理】 微音器是microphone（麦克风）的意译。耳蜗微音器电位是耳蜗受到声波刺激时，在耳蜗及其附近区域引导记录的波形、频率、幅度与刺激声波相一致的特殊电位变化，如果将这些电位变化放大后输出给扬声器可产生与刺激声波相同的声音，这种现象被称为微音器效应。微音器电位响应频率可达到10 000Hz以上，呈交流性质，目前认为其不是听神经动作电位，而是毛细胞产生的感受器电位。因此观察微音器电位可使学生了解感受器电位的某些特征。

【实验对象】 年幼豚鼠（体重300～350g）。

【实验药品与器材】 20%氨基甲酸乙酯（乌拉坦urethane）溶液；生物信号采集分析系统，扬声器，手术灯，小哺乳动物手术器械一套，小骨钻，三维操作器（可由移动尺改装），细银丝引导电极（头端烧成圆球状，套以软质塑料管以绝缘，仅头端圆球部位裸露），刺激器，耳塞机，纱布，棉球。

【实验方法与步骤】

（1）手术

1）用20%氨基甲酸乙酯溶液按1g/kg体重的剂量腹腔注射麻醉，侧卧位固定动物。

2）沿耳廓根部后缘切开皮肤1.5～2cm，用手术刀刮除乳突表面肌肉和其他组织，并用纱布钝分离，清晰显露颞骨乳突及其上部部分颅骨。在乳突表面可见有一略呈暗红色部位，该处骨壁最薄，其深部即为鼓室。用小骨钻（或采血针）在该部钻一小孔，用镊子仔细夹除骨壁使小孔扩大至3～4mm，即可借助灯光看到鼓室深部耳蜗的圆窗（在幼年豚鼠圆窗一般朝向外侧，边缘不整齐，直径约1mm）。用三

维操作器将银丝引导电极伸进鼓室，使银丝顶端球面与圆窗膜轻轻接触以引导微音器电位。如没有三维操作器，也可将银丝电极固定在一个螺钉上（螺钉直径与小骨钻相似并与银丝绝缘），在豚鼠颅骨壁上钻一小孔，将螺钉旋转固定于颅骨，术者左手从两侧捏住豚鼠头部，右手用镊子将银丝电极伸进鼓室，让其裸露的顶端球部与圆窗膜顺势接触。该方法的优点是动物活动时引导电极也不会自圆窗滑出。然后将银丝另一端输入给生物机能实验系统，并将参照电极连接于手术切口。

（2）仪器可根据学校的硬件配置，选用成都泰盟软件有限公司的BL-420E（或更高版本）生物信号采集分析系统，成都仪器厂生产的RM-6240BD/B/C生物信号采集分析系统，或美国MathWorks公司生产的MetLab生物信号采集分析系统。

1）将引导电极连接在生物信号采集分析系统的第一通道上。

2）将监听输出与扬声器或多媒体音箱相接。

3）开机并进入生物信号采集分析系统。

4）在"实验项目"菜单中选择"感觉器官实验"项下的"耳蜗生物电活动"实验，系统自动设置以下参数并开始实验。时间常数：0.01s，高频滤波：1kHz，增益：2000，扫描速度：10ms/div，刺激强度：3V，波宽：1ms，刺激方式：单刺激。"增益"、"扫描速度"、"刺激强度"、"时间常数"、"高频滤波"可在实验过程中根据需要调节。

5）实验完成后单击"停止"键，将弹出"另存为"对话框，完成数据文件的命名与保存。

【实验项目】

（1）对豚鼠外耳讲话、唱歌，听扬声器声音。

（2）对豚鼠外耳发高调音、低调音、强音、弱音，从监视器上观察微音器电位波形、频率（密度）、幅度变化。

（3）将耳塞机插入豚鼠外耳道，另一端与刺激器相连，以刺激器发生电脉冲触发耳塞机发出声波（1次/2s）刺激耳蜗，观察微音电位及其后的听神经动作电位。并改变刺激器强度和极性，观察微音电位和听神经动作电位的变化。

记录结果见图3-33。

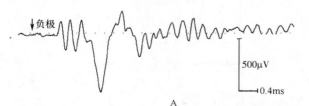

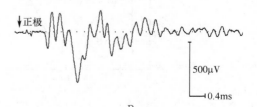

图3-33 豚鼠耳蜗微音器效应

A. 负相位声波刺激；B. 正相位声波刺激

【注意事项】

（1）选用 300～350g 年幼豚鼠，因该年龄的豚鼠耳蜗较浅且圆窗朝向外侧。

（2）乳突钻孔前应将乳突表面软组织清理干净，以防钻孔后血液和渗出液流入鼓室。

（3）扩大钻孔时不宜强行过度扩大，以防骨壁出血流入鼓室，如有出血可用棉球暂时压迫止血，等出血完全停止后再进一步操作。

（4）放置银丝引导电极时动作要轻柔，不要将圆窗膜弄破，以防淋巴液流出，影响实验效果。

（5）用三维操作器放入引导电极时，动物麻醉不宜过浅，以防动物活动时引导电极滑出圆窗。

【思考题】

（1）微音器电位有何特点？与听神经动作电位有何关系？

（2）根据什么说微音器电位不是动作电位？

（3）联系微音器电位的特点，设计耳蜗毛细胞局部电位的记录方法，并估计其对刺激发生反应的生理特点。

（曹济民）

二十三、动物免疫与抗体制备

【实验目的】

（1）理解机体的免疫应答过程和疫苗免疫接种的原理，了解免疫血清的分离、纯化及鉴定。

（2）了解抗原的制备方法，熟悉兔血的收集和掌握动物的免疫方法。

（3）比较免疫血清、纯化免疫球蛋白，以及抗生素对感染机体的保护效果，了解细菌感染治疗方法的基本过程。

【实验原理】　机体的免疫系统对入侵的各种病原菌有防御功能，其发生、发展与结局取决于机体免疫系统和病原菌相互斗争、相互作用的结果。从总体上看，机体的免疫功能处于优势，病原菌进入机体后，可迅速被消灭清除。如机体的免疫系统不完善，病原菌便可在机体的一定部位生长繁殖，造成不同程度的病理损害。

病原菌等抗原物质接种动物可刺激机体发生免疫应答。免疫应答是机体免疫系统对抗原刺激产生的以排除抗原为目的的生理过程。是免疫系统生理功能的综合体现，而体液免疫应答是其中重要的一个方面。抗原初次进入机体，经过较长的潜伏期才能在血液中检出抗体，抗体滴度底，持续时间短。机体受到相同抗原的再次刺激后，可产生再次应答。表现为潜伏期短，抗体效价高，持续时间长。这一特性已广泛用于传染病的预防，例如疫苗接种一般都做加强免疫。制备免疫血清也需多次复种才能获得高效价的抗体。

制备高特异性、高效价的免疫血清常常和抗生素配合使用，用于某些疾病的紧急预防和治疗，如破伤风。

免疫血清制备也是实验免疫学技术的基础。制备的免疫血清，常可用于凝集试验。颗粒状的抗原（如细菌、红细胞）与对应抗体在电解质（生理盐水）参与下产生大小不等的凝块，称为凝集反应。

【实验动物】　健康雄性家兔，昆明小鼠。

【实验药品与器材】　琼脂斜面培养基，3.5%碘酒，0.3%甲醛溶液，95%乙醇溶液，青霉素，生理盐水，痢疾杆菌菌种；解剖台，止血钳，大剪刀，小剪刀，大镊子，纱布，胶布，载玻片，离心机，离心管，记录标签，煮沸消毒锅，试管，Mc Farland 标准比浊管，无菌毛细滴管，无菌注射器，针头，无菌平皿，无菌 1ml 吸管，镊子，酒精灯，乙醇溶液棉签。

【实验方法与步骤】

（1）O（菌体）抗原（菌液）：取已鉴定合格的痢疾杆菌接种于普通琼脂斜面培养基（或 SS 琼脂平板培养基）。均匀涂布，置 37℃孵育 16～18h 后，用 0.3%甲醛生理盐水溶液将菌苔洗下，制成浓悬液，置 37℃孵育 24h 杀死活菌。将细菌浓悬液进行无菌试验，证实细菌确已被杀死后，用标准比浊管测定细菌浓度，再用无菌生理盐水稀释，最终浓度为 10^8/ml。

取一定量制成的原菌液置于与标准比浊管口径相等的试管中，与标准比浊管比浊，可通过滴加稀释液（生理盐水）调整其浊度与某标准管相当。则原菌液细菌数/m1=稀释倍数×标准比浊管相当菌数。例：取原菌液 0.5ml 加稀释液 9.5ml，浊度与 2 号比浊管浊度相当，则原菌液细菌数=20×6× 10^8/ml=1.20×10^{10}/ml；可进一步按免疫用菌液所需浓度算出应该加入稀释液量，以无菌生理盐水稀释。

（2）免疫：免疫方案因抗体种类不同而异。考虑教学实际诸多因素，力图操作时间统一，提出如下方案，供参考。

1）家兔免疫

动物选择：选择体重 2～3kg 的健康雄性家兔，先饲养观察 1 周左右，再由静脉采血 1ml，分离血清，与已制备的痢疾杆菌抗原（10^8/ml）菌液作试管凝集试验，测定有无天然凝集素，如不含或仅有微量凝集素时，该动物才可用来免疫。

将灭活痢疾杆菌菌液（10^8/ml）按以下剂量及程序给兔耳静脉注入（表 3-1）。

表 3-1　家兔免疫注射日程及剂量

日期	第 1 天	第 5 天	第 10 天	第 15 天
途径	颈背部多点皮内注射	耳缘静脉	耳缘静脉	耳缘静脉
注射剂量（ml）	0.25	0.5	1.0	2.0

接种方法：接种前选择家兔的适当部位，去毛，碘酒或乙醇溶液消毒，接种后进针处应以乙醇溶液棉球轻轻按压片刻，以防注射物外溢。

A. 皮内接种法：去毛消毒后将皮肤绷紧，用 1ml 注射器接上最小针头，针头尖端斜面向上，平刺入皮肤内，缓缓注入接种物，此时皮肤应出现小圆丘形隆起，否则表示不在皮内。

B. 耳缘静脉接种：以两耳外缘静脉为宜。若多次注射，应从耳尖开始，注射前先拔去注射部位的被毛，用手指轻弹或轻柔兔耳，左手与中指夹住静脉的近心端，右手持针尽量从远端刺入，回抽有无回血后用左手拇指固定针头，放开食指和中指，将药液注入。

2）小鼠免疫：取体重 18～22g 的昆明小鼠，将痢疾杆菌菌液（10^8/ml）按以下剂量及程序给小鼠腹腔注入（表 3-2）。

表 3-2　小鼠免疫注射日程及剂量

日期	第 1 天	第 5 天	第 10 天	第 15 天
途径	皮下	腹腔	腹腔	腹腔
注射剂量（ml）	0.1	0.2	0.5	1.0

接种方法：用右手拇指与食指提起鼠尾，使鼠爬于鼠罐铁网盖上，向后拉鼠尾，鼠呈固定状态。此时迅速以左手拇食二指捏住鼠头颈背部皮肤，提起，急速翻转，使鼠腹部向上躺于掌面。然后，以小指或无名指挟住鼠尾及左后腿于大鱼际肌处，中指垫于鼠背之下。用碘酒和乙醇溶液消毒注射部位。

A. 腹腔注射：将鼠头部向下，使肠管倒向横隔膜，免遭刺伤，右手持注射器，以 15° 倾斜方向先将针头刺入皮下，再将注射器提起，以近垂直方向穿透腹壁肌层与腹膜而入腹腔，试抽注射器如无吸入时，说明针刺在腹腔内，即可将痢疾杆菌培养液注入，注射量以 0.5～2.0ml 为宜。

B. 皮下注射：注射部位选皮肤松弛处，如腹部和大腿内侧腹股沟处。将鼠尾与后脚夹于小指与无名指之间。消毒后，右手持注射器，用针头水平方向挑起皮肤，刺入约 3～5mm 注入液体。注射量以 0.1～0.2ml 为宜。

（3）免疫家兔试血：末次注射后 3～6 天试血，用血量少，可从家兔耳静脉采血。方法是先摩擦刺激局部，使其充血，消毒后再涂少量凡士林以防止血液粘于皮毛而不易收集，用小刀将耳静脉割一小口，血液收集于小试管中，最后用干棉球压迫止血。采集制备的血清，用相应痢疾杆菌抗原菌液作试管凝集试验，滴定抗体效价。若效价在 1：1600 以上者即可在第 7～10 天放血。

（4）免疫家兔放血和分离血清：一般采用颈动脉放血法。方法是先将家兔仰卧固定在解剖台上，让兔头下垂，使整个颈部伸直露出。不须麻醉，将毛剃净，局部以碘酒和乙醇溶液消毒后，沿正中线从下颌到胸骨柄切开皮肤约 10cm，将皮肤和皮下组织剥离，并且在切口上下作横切，然后将两侧皮肤外翻掀开，钝性分离皮下组织，直至暴露气管前面的胸锁乳突肌，轻轻分离胸锁乳突肌，在肌束下面，靠气管两侧可明显暴露颈总动脉，将颈总动脉完全分离露出。在颈总动脉近心端、远心端用两把止血钳钳住（近心端止血钳头部用细塑料管包裹，避免损伤动脉），再用一把止血钳在靠近远心端止血钳位置钳住血管，在两个止血钳间远心端用剪刀剪断，然后翻转中间止血钳使血管呈弧形，用小剪刀在靠近中间止血钳处剪去一小段血管，手持中间止血钳将颈动脉切口引入无菌烧瓶或柯氏瓶中。放开近心端止血钳，血液即喷入容器内。将动物固定架后端抬高，轻轻按压胸腹部，以提高放血量。2.5kg 家兔可放血 80ml。室温血液凝固后，用无菌毛细滴管沿瓶壁边缘将血块与瓶壁分离，先放在 37℃ 2h，再放 4℃过夜，使血清充分析出。然后用无菌毛细滴管收集血清。若最后部分血清混有红细胞，应离心除去。

（5）纯化：免疫血清纯化前后均应滴定效价，供用时参考。

1）配制饱和硫酸铵溶液：取 500ml 蒸馏水加热至 70～80℃，将 400g 硫酸铵加于其中，搅拌 20min，冷却。待硫酸铵结晶沉于瓶底，其上清即为饱和硫酸铵。在使用前用 28%氨水调节 pH 为 7.0。

2）用 50%饱和硫酸铵溶液提取血清中 β、γ 球蛋白：血清一份加生理盐水一份混匀，然后逐滴加入饱和硫酸铵二份中，边加边搅拌，防止形成团块而降低沉淀物的特异性。混匀后静置4℃ 3h以上，使其充分沉淀。低温离心3000r/min，10min，弃上清（含白蛋白），取沉淀物（含球蛋白）溶于少量生理盐水中。

3）用33%饱和硫酸铵溶液提取γ球蛋白：提取物生理盐水溶液两份加一份饱和硫酸铵静置4℃ 3h以上，离心3000 r/min，10min，其余操作同上。

4）重复步骤3），1～2次。

5）透析：将提取物装入透析袋，在生理盐水中透析，以除去其中所含的硫酸铵。经盐析法提取的蛋白质为粗提的免疫球蛋白。若要获得纯化的免疫球蛋白，必须经凝胶过滤或离子交换层析提纯。

（6）凝集反应（玻片）鉴定免疫血清（免疫球蛋白）：取玻片一张，用蜡笔划分为两区，一端加待检血清（纯化免疫球蛋白）。另一端加盐水，作对照。取痢疾诊断菌液分别加于待测血清和盐水区内，研磨均匀。轻轻摇动玻片后，放桌上数分钟，肉眼观察结果。

（7）痢疾感染小鼠保护实验

1）小鼠痢疾感染模型的建立：取小鼠，标号，称重，分组。腹腔或皮下注入痢疾杆菌菌液0.2ml。

2）感染保护实验

预防保护实验：①将经过前述全程系统免疫的小鼠，腹腔或皮下注入痢疾杆菌菌液0.2ml。②将小鼠腹腔注射制备的免疫血清或免疫血清纯化物，30min后皮下注入痢疾杆菌菌液0.2ml。③选择抗生素给小鼠腹腔注射，30min后皮下注入痢疾杆菌菌液0.2ml。隔离饲养数天进行观察。

治疗保护实验：设计实验方案，对感染小鼠用免疫血清或纯化抗体进行保护实验。同时，设计抗生素治疗方案作为比较对比。

【实验项目】

（1）一般情况：感染动物的食欲、活动力、粪便。动物的体温及体重情况。局部反应和全身反应。

（2）存活率：观察各组小鼠存活情况，将结果填入表格。

（3）解剖观察：取小鼠，在3%甲酚皂溶液中浸湿皮毛，仰卧于解剖台上，用固定针固其四肢，用碘酒充分消毒胸部皮肤。

1）用有钩镊子提取下腹部皮肤，以钝头剪刀自近耻骨联合处至下颌部作直线剪开皮肤，再由剪开线近四肢的两端，横向四肢剪开，剥离皮下组织，皮肤向腹部两侧翻转，并用固定钉固定。观察注射局部所属淋巴结有无充血、肿大、粘连等病理变化。

2）用碘酒消毒胸壁，换用剪刀和镊子，解剖胸腔。自横隔沿肋软骨分别向上剪开至上胸腔口。剪断一侧胸锁韧带，翻起胸骨，暴露胸腔脏器后，观察有无病理变化。

3）另换消毒剪刀和无钩镊子，继续解剖腹腔。从耻骨至横隔膜直线剪开肌层与腹膜，此时应特别注意勿损伤肠管，以免污染。暴露腹腔脏器后，观察腹腔内有无渗出液及其性状，并作培养与涂片；然后横向剪开肠管，观察肠管与腹膜有无粘连；肝、脾、肾等脏器有无充血、肿大、粘连以及病灶等变化。切取脾肝等组织作培养与涂片。

4）取心血接种于血清肉汤及血液琼脂平板培养基，涂片进行细菌学检查。

5）取脾脏等组织的切面作切片，染色，镜检有无细菌，次日观察培养基内有无细菌生长。根据直接镜检、分离培养及鉴定结果，判定小鼠是否感染痢疾杆菌。

6）实验完毕后，将尸体浸入3%甲酚皂溶液内，然后深埋或焚烧，解剖台以3%甲酚皂溶液消毒，解剖器械煮沸灭菌。

【注意事项】

（1）O（菌体）抗原（菌液）制备：颗粒抗原一般不加佐剂，可溶性抗原可以加佐剂，效价可提高5倍。

（2）免疫：免疫剂量应根据抗原性强弱、分子量大小和动物大小等因素决定。

（3）免疫家兔试血及加强注射，如效价不够高，需再进行加强免疫，可自静脉再注入上述菌液1～3次后，常可使效价明显增高。

（4）免疫家兔放血和分离血清

1）为防止乳糜血形成，应在1日前禁食。

2）若最后部分血清混有红细胞，应离心除去。

（5）纯化：免疫血清纯化前后均应滴定效价，供用时参考。

（6）免疫血清（免疫球蛋白）鉴定：均需作生理盐水对照，如对照凝集则表示细菌（粗造型）发生自凝，实验无效。判断结果时，必须防止干燥。混匀面积不要摊开过大。

（7）痢疾感染小鼠保护实验

1）小鼠痢疾感染模型的建立：注射完毕后，用乙醇溶液棉签轻轻压擦注射处片刻，以防注入液外溢，并可达到消毒的目的。

2）感染保护实验：设计保护方案要考虑到给药的剂量、间隔时间和给药途径等影响因素。

3）观察指标：实验前应用2%～3%甲酚皂溶液对感染动物进行局部或全身消毒。解剖时应严格按无菌操作的规程进行，空气进行消毒，器械与用具保证无菌。

【思考题】

（1）机体的免疫应答的基本过程和免疫应答的类型？

（2）怎样才能获得特异性强、效价高的抗血清？

（3）如果需要滴定抗体效价，该如何设计试验？

（陈健康　张海锋）

二十四、受体的检测

受体（receptor，R）是一类能特异性识别、结合生物活性物质（如激素、神经递质、药物等），并启动一系列信号转导而引起生物效应的多肽。抗受体抗体的问世为受体的在体和离体检测开辟了道路。检测受体的方法主要有免疫组织化学法、Western Blot 法，荧光定量-聚合酶链反应（qPCR）法等。免疫组化法能在组织和细胞中准确定位受体的密度和分布；Western Blot 能从蛋白质水平定性或定量检测受体的表达；荧光定量-聚合酶链反应则主要是定量检测受体的 mRNA 水平，尤其适用于表达量低的细胞膜受体的检测。

（一）细胞膜受体的原位检测——荧光免疫组织化学法

【实验目的】　掌握荧光免疫组织化学技术的基本原理，熟悉用荧光免疫组织化学技术检测细胞膜受体的基本方法。

【实验原理】　荧光免疫组织化学技术是根据抗原-抗体特异性结合的原理，先让特异性抗体（第一抗体）与待测受体抗原结合，然后加入荧光标记的抗 IgG 抗体（第二抗体）进行反应，使之形成抗原—抗体—抗抗体复合物，在荧光显微镜下检测特异性荧光，实现对相应受体进行定性、定位、定量的测定。

【实验对象】　待测组织冰冻切片。

【实验药品与器材】

（1）磷酸盐缓冲盐水（PBS）：0.01mol/L，pH7.4。

（2）缓冲甘油：分析纯无荧光的甘油 9 份+0.2mol/L 碳酸盐缓冲液（pH9.2）1 份配制。

（3）特异性抗目的蛋白抗体（一抗）：用 0.01mol/L，pH7.4 的 PBS 稀释。

（4）荧光素标记的抗人球蛋白抗体（二抗）：用 0.01 mol/L，pH7.4 的 PBS 稀释。

（5）山羊血清。

（6）湿盒一个（内铺一层浸湿的纱布垫），玻片架，滤纸，37℃温箱等，荧光显微镜。

【实验方法与步骤】

（1）滴加 0.01mol/L PBS 于冰冻切片，10min 后弃去，使标本片保持一定湿度。

（2）0.3% Triton-X100 滴加于标本上，破膜 10min。

（3）0.01mol/L PBS 漂洗，3 min×5 次。

（4）5%～10%正常山羊血清（PBS 稀释）封闭，室温孵育 10min。倾去血清，勿洗。

（5）滴加以 0.01mol/L PBS 适当稀释的待检抗体，覆盖已知抗原标本。将玻片置于湿盒内，4℃孵育过夜。

（6）0.01mol/L PBS 漂洗，3min×5 次。

（7）取出玻片，用滤纸吸去多余水分，但不使标本干燥，滴加二抗（以下步骤需要避光操作）。

（8）将玻片平放在湿盒内，37℃孵育 30min。

（9）0.01mol/L PBS 漂洗，3min×5 次。

（10）取出玻片，用滤纸吸去多余水分，滴加一滴缓冲甘油，再覆以盖玻片。

（11）荧光显微镜下观察。

【注意事项】

（1）荧光染色后一般在 1h 内完成观察，或于 4℃保存 4h，时间过长会使荧光淬灭。

（2）已知抗原标本片需在操作的各个步骤中，始终保持湿润，避免干燥。

（3）所滴加的待检抗体标本或荧光标记物，应始终保持在已知抗原标本片上，避免因放置不平使液体流失，从而造成非特异性荧光染色。

（4）应做预实验以摸索出一抗和二抗的最佳稀释浓度。

【思考题】

（1）如果染色背景较深，可以采用哪些方法降低背景？

（2）如果要同时检测两种目的蛋白，对于一抗和二抗的选择有哪些要求？

（3）封闭后需要用 PBS 漂洗样本吗？为什么？

（赵　钊　万　瑜）

（二）受体蛋白的免疫印迹（Western Blot）

【实验目的】　掌握 Western Blot 技术的基本原理，学习用 Western Blot 技术检测细胞膜及细胞内受体的基本方法。

【实验原理】　Western Blot（蛋白质印迹或免疫印迹）技术采用聚丙烯酰胺凝胶电泳（PAGE）将样品蛋白质（待测受体）分离，转移到固相载体（例如硝酸纤维素薄膜）上，固相载体以非共价键形式吸附蛋白质，且能保持电泳分离的多肽类型及其生物学活性不变。以固相载体上的蛋白质或多肽（待测受体）作为抗原，与对应的抗体（一抗）起免疫反应，特异性一抗再与酶偶联的第二抗体起反应，经过底物显色或化学发光显影检测电泳分离的特异性受体蛋白。

蛋白质印迹技术结合了凝胶电泳分辨力高和固相免疫测定特异性高、敏感等诸多优点，能从复杂混合物中对特定抗原进行鉴别和定量检测。

【实验对象】　待测新鲜组织块，或培养细胞。

【实验药品与器材】

（1）SDS-PAGE试剂。

（2）组织细胞裂解液（Tris-HCl 50mmoL/L pH7.4，NaCl 150mmoL/L，去氧胆酸钠0.25%，NP-40或 Triton-x-100 1%，EDTA 1mmoL/L，PMSF 1mmoL/L，Aprotinin 1μg/ml，leupeptin 1μg/ml，pepstain 1μg/ml，其中后三者作用不持久，使用前加入）。

（3）转印缓冲液：甘氨酸2.9g；Tris 5.8g；SDS 0.37g；甲醇200ml；加ddH₂O定容至1000ml。

（4）Tris缓冲盐溶液（TBS）：20mmol/L Tris/HCl（pH7.5），500mmol/L NaCl。

（5）漂洗液（TBS-T，pH7.4）：20mmol/L Tris/HCl（pH7.5），500mmol/L NaCl，0.1% Tween-20。

（6）封闭液（5%脱脂奶粉，现配）：脱脂奶粉1.0g溶于20ml的TBS-T中。

（7）显色液：化学发光剂（ECL）或DAB 6.0mg，0.01mol/L PBS 10.0ml，硫酸镍胺0.1ml；H₂O₂ 1.0μl。

（8）抗体稀释液：50%TBS+50%TBS-T。

（9）第一抗体：被检测蛋白的单克隆或多克隆抗体。

（10）第二抗体：辣根过氧化物酶偶联的抗免疫球蛋白抗体。

（11）组织匀浆器，PVDF膜，电泳槽，电泳仪，转移芯，摇床，冰箱，滤纸等。

（12）化学发光成像仪（无化学发光仪时，需备显影液，定影液，胶片，暗室）。

【实验方法与步骤】

基本方法：

（1）将提取的蛋白质样品经过SDS聚丙烯酰胺凝胶电泳（PAGE）分离各组分。

（2）通过印迹技术把分离样品原位、定量转移到NC膜上。

（3）用特异抗体与NC膜上的靶抗原反应，再用辣根过氧化物酶偶联的抗免疫球蛋白（二抗）与结合上的抗体（一抗）进行反应。

（4）最后通过酶与底物作用，产生发光或显色反应来检测靶抗原。

操作步骤：

（1）蛋白质样品的制备与SDS-PAGE分离

1）总蛋白提取：将100mg组织置于1～2ml匀浆器中球状部位，用干净的剪刀将组织块尽量剪碎，加1ml裂解缓冲液于匀浆器中置于冰上进行匀浆，研磨至组织无肉眼可见碎片，吸取组织悬液至EP管中，4℃，12 000g离心10min，取上清即为总蛋白。取上清分装于0.5ml离心管中并置于20℃保存。

2）电泳：按常规方法进行SDS-PAGE。电泳结束后，按照marker的指示，将可能有目的蛋白的凝胶块切下，置于转印缓冲液中。

（2）蛋白质从凝胶转移到NC膜上：在电流的作用下，使蛋白质从胶转移至固相载体（膜）上。常用的有半干式转印和湿式转印。膜的选择：印迹中常用的固相材料有NC膜、DBM、DDT、尼龙膜、PVDF等。本实验中采用NC膜。

1）半干式转印（图3-34）

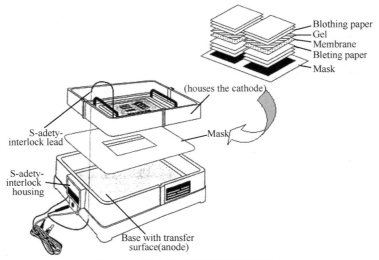

图3-34　蛋白质从凝胶转移到固相支持膜上——半干式转印

A. 平衡凝胶：用转印缓冲液平衡，5min×3次。

B. 膜处理：将滤纸和NC膜，一同在转膜缓冲液中浸泡 10min。

C. 转膜：①转膜装置从下至上依次按阳极碳板、3 层滤纸、NC 膜、凝胶、3 层滤纸、阴极碳板的顺序放好，滤纸、凝胶、NC 膜精确对齐。滤纸/凝胶/转印膜/滤纸夹层组合中不能存在气泡，可用玻璃棒在夹层组合上滚动将气泡赶出，以提高转膜效率；上下两层滤纸不能接触避免导致直接接触而引起短路，滤纸、胶、膜之间的大小，一般是滤纸>=膜>=胶。将碳板上多余的液体吸干。②用支架夹紧上述各层，置电转移槽中，NC 膜一侧靠正极，凝胶一侧靠负极。接通电源，40V 转印 20～40min。转移时间长短依靶蛋白分子量大小来调节。③转印结束后，断开电源将膜取出，并剪角做好正反面标记。

2）湿式转印（图 3-35）

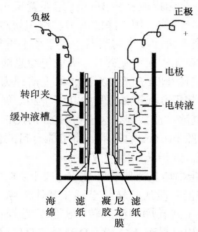

图 3-35　蛋白质从凝胶转移到固相支持膜

上——湿式转印

A. 电泳结束后，取出凝胶，在转印缓冲液平衡。

B. 打开电转印夹，每侧垫上一块专用的经转印液浸泡透的海面垫，再各放 3～4 张转印液浸透的滤纸，滤纸、海绵垫、NC 膜和凝胶大小相同，将凝胶平放在阴极侧滤纸上，最后将 NC 膜平放在凝胶上，去除气泡，夹好电转印夹。

C. 电泳槽加满电转印液，插入电转印夹，将电泳槽放入冰箱内（电转印液之前要放入冰箱内预冷），连接好电极，接通电流，转印夹的 NC 膜应对电泳槽的正极。70V/200mA 转印约 2h，转印时间依据分子量大小稍作调整。

D. 转印结束后，断开电源将膜取出，并剪角做好正反面标记。

（3）免疫反应：包括被转印到膜上的靶抗原与第一抗体（特异抗体）反应、与酶标第二抗体（抗抗体）反应，以及用酶相应的底物处理后进行靶蛋白（抗原）信号检测。

1）用 0.01mol/L PBS 洗膜，5min×3 次。

2）加入封闭液 5%脱脂奶粉，浸泡 NC 膜，室温反应 1～3h，以封闭 NC 膜上一些非特异性蛋白质的结合位点，降低背景信号。

3）弃封闭液，用 0.01mol/L PBS 洗膜，5min×3次，振荡。

4）将封闭好的 NC 膜浸入一抗溶液中，37℃反应 1～2h 或 4℃反应 12h 以上，保持平缓摇动。阴性对照，以 1%BSA 取代一抗。

5）弃一抗，用 0.01mol/L PBS 分别洗膜，10min×3 次，振荡。

6）加入二抗溶液，室温下反应 1～2h，保持平缓摇动。

7）弃二抗，0.01mol/L PBS 洗膜，10min×4 次，振荡。

（4）靶蛋白（抗原）检测

1）增强化学发光法（ECL）：氨基苯二酰肼类主要是鲁米诺及异鲁米诺衍生物，是最常用的一类化学发光剂。鲁米诺在免疫测定中既可用作标记物，也可用作过氧化物酶的底物。在 ECL 底物中，含有 H_2O_2 和鲁米诺，在 HRP（辣根过氧化物酶）的作用下，发出荧光。

实验步骤：①将两种显色底物按说明书混合；②将洗净的膜放入 ECL 化学发光成像仪的隔板上，将化学发光试剂盒中的 A 液和 B 液等量混合，立即滴加至膜上，使其均匀的与膜反应，显影，采集图像。根据结果调整曝光时间，得到最佳结果。注意：荧光在一段时间后会越来越弱。

将所得图像的信号条带进行灰度扫描，计算其积分光密度值。如有条件，可采用集中曝光、扫描与光密度分析于一体的化学发光数字成像分析仪，可减少信号损失。

2）DAB 显色：DAB（3，3 二氨基联苯胺）和 HRP 反应产生棕色的不溶终产物。将膜放入 DAB 溶液中，避光显色至出现条带时放入双蒸水中终止反应。阳性反应将在靶蛋白相对应的位置上出现有棕色的条带。

【注意事项】

（1）蛋白样品的制备需全程在冰上进行，否则蛋白质易降解。

（2）PVDF 尼龙膜较 NC 膜柔软、结实、灵敏度高，易于操作且蛋白质结合能力强（PVDF 膜可结合蛋白质 $480\mu g/cm^2$，而 NC 膜只能结合蛋白质 $80\mu g/cm^2$）；缺点是 PVDF 尼龙膜背景高，需要加强封闭；此外，PVDF 尼龙膜若在使用前先行甲醇处理 5～10s，以活化膜表面的正电基团，使它更容易与带负电的蛋白质结合。

（3）转印过程由于电流较大，容易产热，故电泳槽要做好降温措施（如在其周围放置冰袋）。

（4）如果反应灵敏度不高，可在电泳条带不发生变形的前提下，尽量提高蛋白样品的上样量。

（5）一抗、二抗的稀释度、作用时间和温度对检测不同的蛋白要求不同，须经预实验确定最佳条件。如果出现非特异性的高背景，可调整一抗、二抗的稀释比例，及封闭条件，漂洗时间等参数。

（6）一抗的选择是影响免疫印迹成败的主要因素，多克隆抗体结合抗原能力较强、灵敏度高，但易产生非特异性的背景；单克隆抗体识别抗原特异性较好，但信号较弱。

（7）DAB 有致癌的潜在可能，操作时要小心仔细。使用化学发光检测时，试剂按需要量临用前配置混合。

（8）ECL 显色剂分为 A、B 液，一旦混合后就开始反应，故 A、B 液应单独存放，临用前再按需要量等体积混合，显色剂应避光保存。

【思考题】

（1）如何将蛋白质从凝胶转移到固相载体上？

（2）怎样确定一抗反应的最佳条件？

（3）如果最后曝光观察到的条带很弱，可能的原因有哪些，如何改进？

（赵　钊　万　瑜）

（三）实时荧光定量 PCR 检测受体的基因表达

【实验目的】　应用实时荧光定量 PCR 技术，检测受体 mRNA 的相对表达水平；熟悉荧光定量 PCR 的基本原理。

【实验原理】　实时荧光定量 PCR（Quantitative Real-time PCR，qPCR）技术是指在 DNA 扩增反应中，利用荧光化学物质实时监测整个聚合酶链式反应（Polymerase Chain Reaction，PCR）的进程，最后通过标准曲线对未知模板进行定量分析的方法。

首先提取组织或细胞中的总 RNA，以其中的 mRNA 作为模板，采用 Oligo（dT）或随机引物利用逆转录酶反转录成为 cDNA，再以 cDNA 为模板，并与荧光素 SYBR 荧光染料混合后，在特异性引物的指导下进行 PCR 扩增，被扩增的目的基因片段呈指数规律增长，通过实时检测与之对应的随扩增而变化荧光信号强度，求得循环阈值（Ct），同时利用数个已知模板浓度的标准品作对照，即可得出待测标本目的基因的拷贝数；或者利用模板的内参基因进行标准化，采用相对定量的方法分析目的基因的相对表达量的情况（表 3-36）。

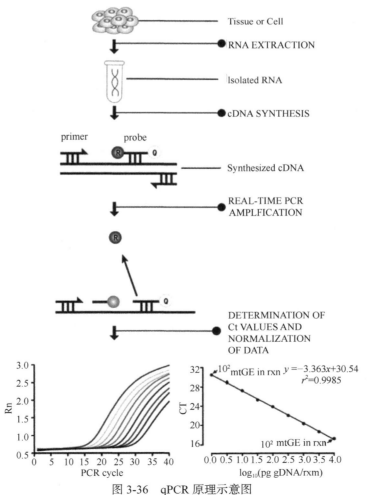

图 3-36　qPCR 原理示意图

【实验对象】 待测新鲜组织或培养细胞等。

【实验药品与器材】

（1）TRIzol试剂，氯仿，异丙醇，75%乙醇（无RNase水配制），无RNase水。

（2）第一链cDNA合成试剂盒。

（3）qPCR试剂盒SuperReal PreMix（SYBP Green）试剂盒。

（4）待测受体基因上游、下游特异性引物。

（5）电泳缓冲液（1×TBE），6×上样缓冲液。

（6）高速冷冻离心机，紫外分光光度计，实时荧光定量PCR仪，电泳仪，匀浆器等。

【实验方法与步骤】

（1）实验器具的处理与准备

1）塑料制品（包括枪头、EP管等）：将塑料制品逐个浸泡在0.1%DEPC水中过夜，然后高压，烤干。

2）玻璃制品，金属制品：泡酸过夜，冲洗干净，蒙锡纸180℃干烤4h。

（2）组织或细胞总RNA的提取

1）液氮研磨：组织块直接放入研钵中，加入少量液氮，迅速研磨，待组织变软，再加少量液氮，再研磨，如此3次，按照每50～100mg组织加入1ml Trizol，转入离心管，室温放置5min，使其充分裂解。亦可将组织或细胞直接置于1ml Trizol中，采取电动匀浆破碎组织细胞。注意：组织体积不能超过Trizol体积的10%。

2）加入200μl氯仿，颠倒混匀后室温放置2～3min。注意：禁用漩涡振荡器，以免基因组DNA断裂。

3）12 000g，4℃，离心15min。小心吸取上层水相移于一新印管中。注意：千万不要吸取中间界面。

4）加入异丙醇0.5ml，混匀，室温放置5～10min。

5）12 000g，4℃，离心15min。弃上清，RNA沉淀管底。注意：RNA常常在离心管的底部形成凝胶状沉淀。

6）加入1ml 75%乙醇，轻轻上下颠倒，悬浮、洗涤沉淀。

7）12 000g，4℃，离心5min。尽量去除上清。

8）室温晾干5～10min。

9）用20～30μl无RNAase的ddH$_2$O溶解RNA沉淀。分装后置于80℃冰箱保存。

（3）RNA检测

1）紫外分光光度计检测RNA浓度及纯度。

用DEPC处理的ddH$_2$O为空白对照、校正零点，同时适当稀释RNA样品；用分光光度计检测A230、A260及A280吸光值，读取A260/A280、A260/A230比值。

RNA浓度计算方法与DNA相似。RNA在260nm波长处有最大的吸收峰。因此，可根据260nm波长吸光值计算RNA的浓度：

$$RNA（mg/ml）=40×OD260读数×$$
$$稀释倍数（n）/1 000 \qquad (3\text{-}4)$$

RNA纯品的OD260/OD280的比值为2.0，如果OD260/OD280比值在1.8～2.0之间，则说明RNA质量较好。若比值低于1.7，说明有蛋白质等污染，应用酚/氯仿再抽提。

2）甲醛变性电泳检测RNA的分子是否降解

A. 用TBE缓冲液配制1.0%琼脂糖凝胶，微波炉中加热至完全融解，冷却至60℃加入溴化乙啶，充分混匀，倒入已置好梳子的胶膜中，在室温下放置30～45 min后，进行电泳。

B. 制备样品 将1μl稀释的RNA样品与5×变性上样缓冲液以4：1混匀。

C. 预电泳凝胶5 min，随后上样。以8V/cm的电压电泳0.5h。

D. 待溴酚蓝迁移至凝胶长度的2/3处结束电泳。在凝胶成像系统观察并分析。

E. RNA样品电泳后，28S和18S RNA比值约为2：1，表明RNA基本无降解；5S小分子RNA条带偶尔可见。电泳中如果在28S后方还有条带，表明有DNA污染，应用Dnase处理后再进行纯化。

（4）cDNA第一链的合成：目前多采用cDNA第一链试剂盒。现以Thermo公司Maxima H Minus First Strand cDNA Synthesis Kit试剂盒为例（操作步骤参照试剂盒说明书，同时设置阴性、阳性对照）。按下列组分配制RT反应体系（在冰上进行）：

1）取0.2ml PCR管（经过0.1%DEPC水处理过），如表3-3依次加入以下试剂。

表3-3 试剂加入量

	试剂	用量
模板RNA	Total RNA（template）	1 μg
	or specific RNA	10 ng
引物	Oligo（dT）primer	0.25 μl
	and random hexamer primer	0.25 μl
	or gene-specific primer	2～20 pmol/L

续表

试剂		用量
其他	10mmol/L dNTP	1μl
	RNAase-free H₂O	Up to 15μl

2）将上述所加试剂混匀，简单离心，65℃变性处理 5 min，使 RNA 打开二级结构。

3）放置冰上继续依表 3-4 加入以下试剂。

表 3-4 试剂加入量

试剂	用量
5×RT Buffer	4 μl
逆转录酶 Mix	1 μl
RNAase-free H₂O	Up to20 μl

4）RT 反应程序：25℃孵育 10min；50℃孵育 15min；85℃孵育 5min 结束反应。

（5）qPCR 检测受体 mRNA 的表达

1）实时荧光定量 PCR 与普通 PCR 工作原理一样，只需加入 SYBR 荧光染料与模板 DNA 混合，完成高温变性，低温复性，适温延伸的热循环，并遵守聚合酶链反应规律。现以 TIANGEN 试剂公司的 SuperReal PreMix（SYBP Green）试剂盒为例，于 0.2ml PCR 管，依表 3-5 加入下列试剂。

表 3-5 试剂加入量

试剂	用量
2×SuperReal PreMix（含 SYBR Green）	10 μl
RT Product（第一链 cDNA 模板）	1~2 μl
待测受体基因上游引物（10 μmol/L）	0.6 μl
待测受体基因下游引物（10 μmol/L）	0.6 μl
RNAase-free ddH₂O	Up to 20 μl

2）设定 PCR 程序。在适当的温度参数下扩增 25~30 个循环。为了保证实验结果的可靠与准确，在 PCR 扩增目的基因时，加入一对内参（如 GAPDH）的特异性引物，同时扩增内参 DNA 作为对照。

3）根据相对定量计算方法 $2^{-\triangle\triangle Ct}$，分析目的基因的相对表达情况。

【注意事项】

（1）样品量和 Trizol 的加入量一定要按规定比例，不能随意增加样品量或减少 Trizol 量，否则会使内源性 RNase 的抑制不完全，导致 RNA 降解。实验过程必须严格防止 RNsae 的污染。

（2）为了防止非特异性扩增，qPCR 必须设阴性对照。

（3）内参的设定：常用的内参有 GAPDH（甘油醛-3-磷酸脱氢酶）、β-Actin（β-肌动蛋白）等。其目的在于避免 RNA 定量误差、加样误差以及各 PCR 反应体系中扩增效率不均一各孔间的温度差等所造成的误差。

（4）qPCR 不能进入平台期，出现平台效应与所扩增的目的基因的长度、序列、二级结构以及目标 DNA 起始的数量有关。故对于每一个目标序列出现平台效应的循环数，均应通过单独实验来确定。

（5）防止 DNA 的污染：①采用 DNA 酶处理 RNA 样品。②在可能的情况下，将 PCR 引物置于基因的不同外显子，以消除基因和 mRNA 的共线性。

【思考题】

（1）qPCR 与普通 PCR 有何不同？

（2）如何提高 qPCR 反应的特异性？

（赵方毓 万 瑜）

二十五、实验动物行为学实验方法

（一）Morris 水迷宫实验

【实验目的】

（1）了解 Morris 水迷宫实验的原理。

（2）掌握 Morris 水迷宫实验方法，熟悉图像自动采集和处理系统。

（3）掌握 Morris 水迷宫实验结果评价及其分析。

【实验原理】 20 世纪 80 年代初，英国的心理学家 Morris 和他的同事利用大鼠在盛有水和牛奶混悬的不透明的水池中搜索目标物的方法，研究大鼠在海马等脑区受到损害后的学习、记忆和空间定向以及认知能力，取得了令人瞩目的结果。这种实验方法构思新颖，设计合理，简便实用。通过观察并记录动物入水后搜索藏在水下平台所需的时间、采用的策略和它们的游泳轨迹，分析和推断动物的学习、记忆和空间认知等方面的能力。它能比较客观地衡量动物空间记忆（spatial memory），工作记忆（working memory）以及空间辨别能力（spatial discriminability）的改变。因此，这种研究方法很快就引起各国神经科学家的关注，并将此法称为 Morris 水迷宫法。80 年代末，中国科学院心理研究所建立了我国第一个 Morris 水迷宫实验室，并于 90 年代初建立了 Morris 水迷宫图像自动采集和处理系统。

【实验动物】 大鼠。

【实验药品与器材】 Morris 实验系统由水迷宫装置、水迷宫图像自动采集和处理系统组成。

（1）Morris 水迷宫装置主要由一只乳白色圆形铁皮水桶和一个可调节高度和可移动位置的透明有机玻璃平台所组成。小池是一个圆柱体，目前常用的有两种：①"经典" Morris 水池：水池的直径为 1.32m，高为 0.60m，水池的水深为 0.40m；②改进型 Morris 水池：直径为 2.14m，高为 0.40m，水池的水深为 0.25m，水池的内部为均匀的乳白色，不得有任何标记。在圆桶的上缘等距离地设东、南、西和北 4 个标记点，作为动物进水池的入水点，以这 4 个入水点在水面和水桶底部的投影点，将水面和水桶部分成均等的 4 个象限。按实验要求，可任意地将平台设置于某一象限的中间，一般平台藏于水面下 1～2cm。适当的恒温设备使水温保持在 23～25℃。研究者可根据具体情况选择其一。水迷宫装置应放在坚固的平台上，并且配有良好的注水和排水设备，同时要有可移动支架便于摄像头位置的调整。一旦水迷宫的位置确定，就不要轻易变动，尤其在同一轮水迷宫的测试中。

（2）水迷宫图像自动采集和处理系统：该系统的主要部件为摄像机、计算机和图像监视器等。这种系统有多种型号，但工作原理和流程大致相似：电视摄像头采集大鼠游泳图像（模拟信号）→图像输入到电脑中的图像采集卡→图像采集卡进行模/数转换，大鼠游泳的模拟图像转化为数字图像→数字图像储存于硬盘中→将数字图像进行图像分析，得到有关的测试参数。它能自动地采集动物的入水位置、游泳的速度、搜索目标的所需时间、运行轨迹和搜索策略等参数，并可对所采集的各种数据进行统计和分析。设备受限制的实验室，仍可沿用当今西方国家不少实验室所采用的人工记录方法。

【实验方法与步骤】

（1）实验前将水桶灌以清水至预定的水池高度，再加入适量的新鲜牛奶或奶粉，使水池成为不透明的乳白色。水温控制在 23～25℃之间。

（2）将平台放置在水池的预定部位，作为动物入水后搜索的目标。站台的顶端平面应低于水池液面 2cm。使动物凭视觉无法辨认水池中有无站台。

（3）常用的 Morris 水迷宫的训练方法有以下几种：

1）每只大鼠每天训练 4 次。大鼠每天按东、西、南和北 4 个入水点分别放入水池（头朝池壁轻轻地放入）。记录动物的入水时间，记录潜伏期（动物自入水到找到站台后四肢爬上站台时所需的时间）；同时在记录动物入水后的游泳轨迹，将此作为分析动物搜索目标时所采用何种策略的依据。动物爬上

站台后，让动物在站台上站立 30s。若动物在入水后 60s 以内未能找到水池中的站台或未能爬上站台，实验者可将动物放置于站台上站立 30s。让大鼠离开站台，休息 30～60s 以后，再进行下一次训练。一般正常大鼠在经过 5～6 个实验日训练后可在 10s 以内找到平台。大鼠一旦获得这种空间记忆（spatial memory）后可研究各种因素对空间记忆的影响。最简单的方法是比较大鼠接受某种刺激因素前后，潜伏期的改变。

2）获得"空间记忆"的大鼠从下个实验日开始，可将站台的位置转移到另一个象限中进行站台迁移试验。此时除继续描记动物的运行轨迹之外，应记录动物入水后找到迁移后的站台的潜伏期，以及动物在原来放置站台的象限所逗留的时间。正常动物在站台的原来位置搜索不到目标时，会很快离开那里，迅速转移方向，会在新的方位重新找到站台。

3）Morris 水迷宫同样可用于工作记忆（working memory）的研究。最简单的程序就是训练大鼠发现新平台的位置，随后检测大鼠寻找平台的成绩。具体的程序是每天每只大鼠训练两次。第一次训练平台置于水池的任何一个象限中，并隐藏在水面下。大鼠通过游泳找到平台，并且停留 30～60s。在第二次训练中，平台隐藏于与第一次训练相同的位置，同样要求大鼠通过游泳找到平台。如大鼠能从第一次的训练中获得经验（工作作记忆），第二次训练的成绩就会提高。比较两次实验的成绩，以评价"工作记忆"的好坏。在同一天的测试中，平台的位置是相同的，不同天的测试中，平台的位置是随机的，以保证每一天平台的位置都不同于前一天平台的位置。

4）"空间偏好（spatial bias）"，即接受刺激之后的一段时间（数小时或数天），重新进行水迷宫实验时，先移走平台，水迷宫内不再有平台，大鼠可能在原平台所在象限停留的时间要长一些。

5）空间辨别能力（spatial discriminability）测试，即"双平台"实验：在水迷宫中设置两个外观完全一致（排除"视觉辨别"），但位置不同（空间差异）的可见平台。其中一个平台不会沉没（安全平台），另一个平台一触即下沉（伪安全平台）。要求大鼠学会找到安全平台。即通过比较两个外观完全一致的平台所在空间的差异来辨别哪一个是安全平台。"双平台"实验可提供"空间辨别能力"的信息。记录"正确反映次数"，研究受试大鼠的"空间辨别能力"。所谓"正确反映次数"是指在一定的实验次数中，大鼠不接触伪安全平台而到达安全平台的次数。"正确反映次数"越高，"空间辨别"能力越好。

【实验结果及分析】 利用计算机建立图像自动

采集和分析系统，根据所采集的数据，如潜伏期、平台所在象限停留的时间和运行轨迹图等制成相应的直方图和运行轨迹图，对实验结果作进一步分析和讨论。

【注意事项】　Morris 水迷宫实验是一种行为检测实验，影响动物行为的因素都可影响 Morris 实验的结果，如动物的情绪、实验室的环境、实验的强度等对结果都有影响。

（1）实验环境是一个十分重要的因素，应当有专门的实验室用于水迷宫测试。实验室的设备、仪器、工作台、椅子、门窗和灯具等陈设的位置和主试者进行实验操作时所站立的位置都会影响实验结果。因为动物常常会利用实验室内固有的环境作为它搜索目标时的参照物。所以水迷宫实验室的物品和水池的位置要固定不动，投放大鼠的实验人员投放完成后，也要待在固定的位置，以防大鼠行为空间信息（spatial cue）而影响作业。电脑操作者应当在另外的房间，以减少干扰。

（2）水迷宫实验室应当保持安静，光线柔和而均匀。房间的照明布置极为重要，光线不仅可作为空间住处被受试大鼠用于作业中，而且可影响观察者的记录，特别是对图像的自动采集和分析影响很大。水迷宫实验室的照明布置应当有以下几个特点：①杜绝室外光线。室外光线的强度和方向无法有效控制；②室内物品不应有强反光，不采用玻璃墙面；③不要把光源直接放在水迷宫的正上方，防止水中形成强烈的倒影；④也不要把光源直接放在摄像头的下方，以免在摄像头中形成高亮度的影像；⑤水迷宫的反光要求柔和而均匀，无强烈倒影。

（3）实验者应与受试动物建立良好的关系，让动物熟悉实验者的身体信息，如气味、相貌等。捕捉动物的动作要温柔，不要刺激动物。忌讳用手抓动物的尾巴，以免刺激动物。建议在实验开始的两三天之前，与大鼠亲密接触。具体的做法是研究者将大鼠从一个笼子转移到另一个笼子中，然后再转移回去，每天一次。

【思考题】　怎样根据研究目的设计合理的水迷宫实验训练程序？

（刘　蓉　王建枝　王小川）

（二）活动度实验

【实验目的】

（1）了解动物行为学检测的一般方法。

（2）掌握活动度实验的操作方法及评价标准。

【实验原理】　通过观察动物在一定范围、一定时间内的自主活动，检测动物的活动能力，从而为研究动物的行为学变化提供依据。

【实验对象】　大鼠或小鼠（雌雄不限）。

【实验药品与器材】　暗箱，活动箱，活动箱为一无盖方盒，长宽各72cm，高50cm，其底面划出纵横垂直线，各线相距9cm，组成64个正方形小格。

【观察指标】　动物每分钟平均跨越的格数及站立次数。

【实验方法与步骤】

（1）动物单独置于安静的暗箱中 1 h。

（2）取出动物放入活动箱中，观察 5 min 内动物某一肢体跨越的方格数以及后腿直立动作的次数，计算每分钟平均跨越的格数及站立次数（表3-6）。

表3-6　实验结果

实验对象	右上肢跨越方格数（格/分）	后腿直立动作（次/分）
动物 1		
动物 2		
动物 3		

【注意事项】　实验过程中尽量减少对动物的惊吓和刺激，以免影响动物的成绩。

（刘　蓉　王小川）

（三）穿梭箱实验（双向回避实验）

【实验目的】　观察实验动物建立条件反射过程中的学习、记忆能力。

【实验原理】　以光（或声）、电击为联合刺激，使实验动物由被动回避建立主动的条件反射。记录此条件反射建立过程中的主动回避反应指标可反应实验动物的学习、记忆能力。

【实验动物】　大鼠或小鼠。

【实验药品与器材】　穿梭箱，该装置由实验箱和自动记录打印装置组成。实验箱大小为50cm×16cm×18cm，箱底部格栅为可以通电的不锈钢棒，箱底中央部有一高1.2cm挡板，将箱底部分隔成左右两侧。实验箱顶部有逃逸和蜂鸣音控制器，自动记录打印装置可连续自动记录动物对电刺激（灯光或/和蜂鸣器）的反应和潜伏期，并将结果打印出来。

【观察指标】　实验动物的学习能力：动物反应次数，动物主动回避时间，动物被动回避时间，动物主动回避率。实验动物的记忆能力：停止训练5~50天内，分2~3次检测上述指标。

【实验方法与步骤】　将实验动物放入箱内任何一侧，20s 后开始呈现灯光或蜂鸣音，持续 20s，后10s 内同时给以电刺激（100V，0.2mA，50Hz，AC）。

动物在遭电击后即逃避，必须跑到对侧顶端，挡住光电管后才可中断电击，此为被动回避反应，在每次电击前给予条件刺激，反复强化后，动物在接受条件刺激后即跳向对侧并挡住光电管而逃避电击，此为主动回避反应，每 2d 训练 1 回，每回 50 次，连续训练 4～5 回后，动物的主动回避反应率可达 80%～90%（表 3-7）。

表 3-7 实验结果

观察次数	反应次数	主动回避时间	被动回避时间	主动回避率
1				
2				
3				
⋮				

【注意事项】

（1）动物在 24h 内有其活动周期，故每次实验应选择同一时间（上午 8～12 点或下午 1～4 点），前后 2 天的实验要在同一时间内完成。

（2）实验应在隔音，光强度和温、湿度适宜且保持一致的行为实验室进行。

（3）推荐使用纯系动物，实验前数天将动物移至实验室以适应周围环境。

（4）实验者必须每天与动物接触，如：喂水、喂食和抚摸动物。

（5）减少非特异性干扰，如情绪、注意、动机、觉醒、运动活动水平、应激和内分泌等因素。

（田　青　王小川）

（四）自发运动测试

【实验目的】 观察实验动物的自主行为。

【实验原理】 以单位时间内实验动物在自由状态下活动的路程、范围、轨迹，反应实验动物自主行为的变化。

【实验动物】 小鼠。

【实验药品与器材】 实验装置为圆形桶状，直径 50～80cm，内壁涂黑，正上方置一数码摄像头，与计算机相连，记录动物活动路程、范围、轨迹。

【观察指标】 单位时间内动物活动路程、范围、轨迹。

【实验方法与步骤】 实验在安静的环境下进行。先将动物置于一固定的出发点，同时进行摄像和计时。观察一定时间后停止摄像，观察时间可根据实验拟定，一般为 3～5min。清洗方箱内壁及底面，更换动物，继续实验（表 3-8）。

表 3-8 实验结果

观察次数	路程	范围	轨迹
1			
2			
3			
⋮			

【注意事项】

（1）动物在 24h 内有其活动周期，不同时相处于不同的觉醒水平，故每次实验应选择同一时间内完成。

（2）实验应在隔音，光强度和温、湿度适宜且保持一致的行为实验室进行。

（3）实验者必须每天与动物接触，如：喂水、喂食和抚摸动物。

（4）减少非特异性干扰，如情绪、注意、动机、觉醒、运动活动水平、应激和内分泌等因素。

（5）两次实验之间清洗方箱内壁，以免上次动物余留信息影响下次实验结果。

（田　青　王小川）

（五）电跳台实验

【实验目的】

（1）学习电跳台实验方法的基本原理。

（2）掌握电跳台实验检测小鼠记忆的方法。

【实验原理】 反应箱底铺有通 36V 电的铜栅，动物受到电击，其正常反应是跳上箱内绝缘的平台以避免伤害性刺激。多数动物可能再次或多次跳至铜栅上，受到电击又迅速跳回平台，如此训练 5min，并记录每只鼠受到电击的次数或叫错误次数，以此作为学习成绩。24h 或 48h 重作测验，此即记忆保持测验。记录受电击的动物数、第一次跳下平台的潜伏期和 3min 内的错误总数。停止训练 5 天后（也可以在训练后的一周、两周或其他时间点）进行记忆消退实验。

【实验对象】 成年小鼠（体重 18～22g）。

【实验药品与器材】 樟柳碱或东莨菪碱，环己酰亚胺，乙醇；跳台仪：该装置为 10cm×10cm×60cm 的被动回避条件反射箱，用黑色塑料板分隔成 5 间，底面铺以铜栅，间距为 0.5cm，可以通电，电压强度由一变压器控制，每间左后角置一高度和直径均为 4.5cm 的绝缘平台。

【剂量设计和分组】 根据给药剂量共设高、中、低、对照四个组，根据推荐的人体每日每公斤体重摄入量，扩大 10 倍作为其中一个剂量组，根据受试样品的具体情况另设两个剂量组。经口给药。原则上连续给样 30 天，也可根据实验需要自行设定给药期限。

【实验方法与步骤】

（1）受试药品对正常小鼠记忆的影响：末次给药后次日（或一次给药后 1h）开始训练。将动物放入反应箱内（台上、台下）适应环境 3min，然后将动物放置反应箱内的铜栅上，立即通以 36V 的交流电。动物受到电击，其正常反应是跳回平台（绝缘体），以躲避伤害性刺激。多数动物可能再次或多次跳至铜栅上，受到电击又迅速跳回平台上。训练一次后，将动物放在反应箱内的平台上，记录 5min 内各鼠跳下平台的错误次数和第一次跳下平台的潜伏期，以此作为学习成绩（记忆获得）。24h 或 48h 后进行重测验，将小鼠放在平台上，记录各鼠第一次跳下平台的潜伏期、各鼠 3min 内电击次数和受电击的动物数总数，同时计算出现错误反应的动物的百分率（受电击的动物数占该组动物总数的百分率）（记忆巩固）。停止训练 5 天后（包括第 5 天）可以在不同的时间进行一次或多次记忆消退实验（记忆再现，方法同重测验）。

（2）受试药品对记忆障碍模型小鼠的影响

1）模型制造：记忆获得障碍模型制造：训练前 10min 腹腔注射樟柳碱或东莨菪碱 5mg/kg 体重。

记忆巩固障碍模型制造：训练前 10min 腹腔注射环己酰亚胺 120mg/kg 体重。

记忆再现障碍模型制造：重测验前 30min 灌胃 30%的乙醇 0.1ml/10g 体重。

2）记忆测试的操作方法：同前。

【数据处理及结果判定】　潜伏期结果为计量资料，可用方差分析，但需按方差分析的程序先进行方差齐性检验，方差齐，计算 F 值，错误次数和 3 min 内跳下平台的动物均为记数资料，可用 X^2 检验，四格表总例数小于 40，或总例数等于或大于 40 但出现理论数等于或小于 1 时，应改用确切概率法。

若受试药品组与对照组比较，潜伏期明显延长，错误次数或跳下平台的动物明显少于对照组，差异有显著性，以上三项指标中，任一阶段（记忆获得、记忆巩固和记忆再现）的任一项指标阳性，均可判定该项实验阳性。

【注意事项】

（1）动物在 24h 内有其活动周期，前后 2 天的实验要在同一时间内完成。

（2）实验应在隔音，光强度和温、湿度适宜且保持一致的行为实验室进行。

（3）推荐使用纯系动物，实验前数天将动物移至实验室以适应周围环境。

（4）实验者必须每天与动物接触，如喂水、喂食和抚摸动物。

（5）减少非特异性干扰，如情绪、注意、动机、觉醒、运动活动水平、应激和内分泌等因素。

（6）考虑动物种属差异。

【思考题】

（1）通过电跳台实验，如何来评估小鼠的学习记忆成绩？

（2）记忆获得障碍、记忆巩固障碍、记忆再现障碍模型复制的区别是什么？

（王小川）

（六）避暗法

【实验目的】

（1）学习避暗法的基本原理。

（2）掌握避暗法实验检测小鼠记忆的方法。

【实验原理】　利用小鼠嗜暗的习性设计一个装置，一半是暗室，一半是明室，中间有一小洞相连。暗室底部铺有通电的铜栅，并与一计时器相连，计时器可自动记录潜伏期的时间。小鼠进入暗室即受到电击，计时自动停止。

【实验对象】　成年小鼠（体重 18～22g）。

【实验药品与器材】　樟柳碱，环己酰亚胺，乙醇；避暗仪（该装置包括明暗室和计时器。明室大小为 12cm×4.5cm，其上方约 20cm 处悬一 40w 钨灯丝。暗室较大，大小 17cm×4.5cm，两室之间有一直径约 3cm 的圆洞。两室底部均铺以铜栅。暗室底部中间位置的铜栅可以通电，电击强度可在一旋钮上任意选择。一般 40V 电压。暗室与一计时器相连，计时器可自动记录潜伏期的时间）。

【实验方法与步骤】

（1）剂量设计和分组：根据给药剂量共设高、中、低、对照四个组，依据推荐的人体每日每公斤体重摄入量，扩大 10 倍作为其中一个剂量组，根据受试样品的具体情况另设两个剂量组。经口给药。原则上连续给药 30 天，也可根据实验需要自行设定给药期限。

（2）受试样品对正常小鼠记忆的影响：末次给药后次日（或一次给药后 1h）开始训练。实验时将小鼠面部背向洞口放入明室，同时启动计时器。动物穿过洞口进入暗室受到电击，计时器自动停止，取出小鼠，记录每只鼠从放入明室至进入暗室遭电击所需的时间，此即潜伏期，训练 5min，并记录 5min 内的电击次数（记忆获得）。24h 或 48h 后重作测验，记录每只动物进入暗室的潜伏期和 5min 内的电击次数，并计算 5min 内进入暗室（错误反应）的动物百分率（记忆巩固）。停止训练 5 天后可以在不同的时间进行一次或多次记忆消退实验（记忆再现）。

（3）受试药品对记忆障碍模型小鼠的影响

1）模型制造：

记忆获得障碍模型制造：训练前 10min 腹腔注射樟柳碱或东莨菪碱 5mg/kg。

记忆巩固障碍模型制造：训练前 10min 腹腔注射环己酰亚胺 120mg/kg。

记忆再现障碍模型制造：重测验前 30min 灌胃 30%的乙醇 0.1ml/10g。

2）操作方法：同前。

【数据处理及结果判定】 潜伏期时间为计量资料，可用方差分析，但需按方差分析的程序先进行方差齐性检验，方差齐，计算 F 值，5min 内进入暗室的次数和 5min 内进入暗室的动物数均为计数资料，可用 X^2 检验，四格表总例数小于 40，或总例数等于或大于 40 但出现理论数等于或小于 1h，应改用确切概率法。

若受试药品组小鼠进入暗室的潜伏期明显长于对照组，5min 内进入暗室的错误次数或 5min 内进入暗室的动物数少于对照组，且差异有显著性，以上三项指标中任一阶段（记忆获得、记忆巩固和记忆再现）的任一项指标阳性，均可判定该项实验阳性。

【注意事项】

（1）动物在 24h 内有其活动周期，前后 2d 的实验要在同一时间内完成。

（2）实验应在隔音，光强度和温、湿度适宜且保持一致的行为实验室进行。

（3）推荐使用纯系动物，实验前数天将动物移至实验室以适应周围环境。

（4）实验者必须每天与动物接触，如：喂水、喂食和抚摸动物。

（5）减少非特异性干扰，如情绪、注意、动机、觉醒、运动活动水平、应激和内分泌等因素。

（6）考虑动物种属差异。

【思考题】 通过避暗法，如何来评估小鼠的学习记忆成绩？

（王小川）

（七）耐力运动测试

【实验目的】

（1）学习游泳耐力运动测试方法。

（2）探讨影响耐力运动的机制。

【实验原理】 耐力运动（endurance exercise）主要测试受试对象的心肺功能耐力。心肺耐力受遗传背景、训练、药物、疾病和心理等因素的影响，与健康状况密切相关。耐力较低的人，易患各种疾病包括心血管疾病，平均寿命较短。最近，美国研究人员通过植入 PPAR-DELTA 基因将普通实验鼠改造成了耐力大增的"马拉松运动员"。PPAR-DELTA 基因一旦开启，就会产生"抗疲劳"肌肉，加快机体新陈代谢，加速脂肪燃烧，帮助心脏和神经系统保持持久耐力。经过改造的实验鼠，即便不运动并且食用高脂肪食物，体重也不会增加。这一成果可以帮助人类更加深刻地理解新陈代谢紊乱造成的各种疾病，比如肥胖症、糖尿病以及心脏病等，寻找到更有效的治疗方法。

心肺耐力的指标主要反映在最大摄氧量（maximal oxygen consumption）。最大摄氧量是指在做最大运动测试时，身体每分钟所能消耗最大的氧量，以每分钟消耗的氧量除以体重来表示（ml/kg/min）。最大运动测试是以渐进式增加运动强度的方式来进行。运动测试过程中，摄氧量随运动强度增加而增加，而当运动强度继续增加而摄氧量不再增加而达到一平原状态（plateau），即可测得最大摄氧量。与同龄同性别个体比较，可知受试者的心肺状况。

【实验对象】 相同性别、相同年龄段、体重近似的小鼠。

【实验药品与器材】 游泳槽，耐力运动测试仪，砝码。

【实验方法与步骤】 取合格小鼠，称重，标号。将小鼠放入水深 42cm 的水槽中进行强迫式游泳，自投入水槽开始，用耐力运动测试仪或秒记录小鼠鼻孔首次沉下水面所需时间、小鼠下沉至死亡时间为小鼠游泳时间（10s 内不再浮出水面的时间）。耐力运动测试仪还可记录其游泳距离。为缩短观察时间，可于小鼠尾部吊一定重量（体重的 5%～10%）。水温应保持恒定，常用 25～30℃，也可用冰水，称冰水游泳试验，后者是体力和应激反应的综合指标。实验不超过 1h。

具备条件的实验室，可通过其他运动测试检测最大摄氧量。实验结果填入表 3-9。

表 3-9　实验结果

鼠号	体重（g）	游泳持续时间(min)	死亡时间	游泳距离
1				
2				
3				
4				

【注意事项】

（1）本实验应选用同性别小鼠，体重尽可能一致。

（2）水温应保持一致。

（3）小鼠进食多少影响体重称量的正确性，也影响游泳时间，故禁食12～24h后进行试验。

（4）游泳过程中，小鼠必须持续运动（不运动要沉下去）。

【思考题】

（1）何谓有氧运动？有氧运动有何生理意义？

（2）耐力运动是有氧运动还是无氧运动？

（3）增加心肺耐力可用那些方法？

（陈晓纤　王小川）

（八）爬杆实验

【实验目的】　学习爬杆实验方法。

【实验原理】　运动耐力的提高是抗疲劳能力加强最有力的宏观表现，爬杆时间的长短可以反应动物静用力时疲劳的程度。

【实验对象】　雄性成年小鼠（体重18～22g，推荐使用BALB/C）。

【实验药品与器材】　爬杆架：直径0.8～1cm、长约2cm的有机玻璃圆棒（经120目砂纸打磨），上端固定于木板上，下端悬空，距地面约20cm。

【实验方法与步骤】　实验时，将爬杆架置于水温15℃、深约10cm的水盆中。每次给予受试物30min后开始实验，将小鼠放在有机玻璃棒上，使肌肉处于静力紧张状态，记录小鼠由于肌肉疲劳从有机玻璃棒上跌落下来的时间，第三次落水时终止实验，累计3次的时间作为爬杆时间。

【实验项目】　记录爬杆时间。

【注意事项】

（1）实验前小鼠经筛选，训练数次仍不肯爬杆者，废弃。

（2）杆的质地和光滑程度明显影响小鼠的爬杆时间，要求杆的质地坚硬，光滑程度一致，以免小鼠爪子将杆表面刮损，影响光滑程度。

（杨　莹　王小川）

（九）鼠尾悬挂实验

【实验目的】　学习鼠尾悬挂实验方法。

【实验原理】　悬尾实验为Stern等于1985年介绍的一种检测抗抑郁药的简易实验方法，在无法逃脱的应激条件下，啮齿动物表现的不动状态反映了其行为绝望，可模拟人类的抑郁状态。临床有效的抗抑郁药可减少小鼠悬尾后经过努力而无法成功逃避后的不动时间。

【实验对象】　雄性成年小鼠（体重20～25g，推荐使用BALB/CJ）。

【实验方法与步骤】

（1）小鼠在实验室适应1h后，腹腔注射受试物或溶媒，每组10只动物。

（2）30min后，将小鼠尾（在距尾尖1cm处）用胶布粘在高出桌面5cm的木条上，记录5min内动物的不动时间。当小鼠被悬挂期间1min内无任何活动时定为不动状态。

【实验项目】　记录表现被动不动行为的动物百分率，并与溶剂对照组比较。对不同剂量药物作用进行研究，计算ED_{50}。

【注意事项】

（1）优先选择体重为20～25g的雄性BALB/CJ小鼠。

（2）实验前至少应在笼中饲养10天，并保持12h的昼夜节律，自由进水进食。

（杨　莹　王小川）

（十）旷场实验

【实验目的】　观察实验动物在新异环境中的自主行为、探究行为与紧张度。

【实验原理】　旷场实验（open field test）又称敞箱实验，是评价实验动物在新异环境中自主行为、探究行为与紧张度的一种方法。以实验动物在实验设备中央停留时间、水平越过格子数、站立次数和修饰次数，反应实验动物在陌生环境中的自主行为与探究行为，以尿便次数反映其紧张度。

【实验动物】　大鼠或小鼠。

【实验药品与器材】

（1）大鼠实验装置：为无盖方箱，高60cm，底边长100cm，内壁涂黑，底面平均分为25个4cm×4cm小方格，正上方2m处架一数码摄像头，镜头对准箱底。

（2）小鼠实验装置：为无盖方箱，高50cm，底边长72cm，内壁涂黑，底面平均分为64个小方格。

【观察指标】　单位时间内动物在中央格停留时间，某一肢体越过的格子数为水平得分（crossing），后肢站立次数为垂直得分（rearing），修饰次数，尿便次数。

【实验方法与步骤】　实验在安静的环境下进行。先将动物单置于安静的暗箱中1h，然后放入测试箱内底面中心，同时进行摄像和计时。观察一定时间后停止摄像，观察时间可根据实验拟定，一般为3～5min。清洗方箱内壁及底面，更换动物，继续实验。实验结果填入表 3-10。

表 3-10   实验结果

观察次数	中央格停留时间	水平得分	垂直得分	修饰次数	尿便次数
1					
2					
3					
⋮					

【注意事项】

（1）动物在 24h 内有其活动周期，故每次实验应选择在同一时间段内完成。

（2）实验应在隔音，光强度和温、湿度适宜且保持一致的行为实验室内进行。

（3）实验者必须每天与动物接触，如：喂水、喂食和抚摸动物。

（4）减少非特异性干扰，如情绪、注意、动机、觉醒、运动活动水平、应激和内分泌等因素。

（5）两次实验之间清洗实验设备，以免上次动物余留信息影响下次实验结果。

（田   青   王小川）

二十六、糖尿病动物模型的复制

【实验目的】

（1）学习 1 型、2 型糖尿病动物模型的复制方法及原理。

（2）熟悉糖尿病时机体功能代谢变化的特点。

（3）了解糖尿病时各种实验指标的检测方法。

【实验原理】   糖尿病（diabetes mellitus，DM）是由遗传和环境因素共同引起的一组以糖代谢紊乱为主要表现的临床综合征。基本病理生理改变是由于胰岛素（insulin）缺乏和胰岛素作用障碍单独或同时引起糖类、脂肪、蛋白质、水及电解质等代谢紊乱，临床以慢性高血糖为特征。人类糖尿病可分为 1 型糖尿病、2 型糖尿病、其他特殊类型糖尿病和妊娠糖尿病四种。其中，1 型糖尿病是指由于胰岛 β 细胞破坏和胰岛素绝对缺乏所引起的糖尿病；2 型糖尿病是指从胰岛素抵抗为主伴胰岛素相对不足到胰岛素分泌不足为主伴胰岛素抵抗的一类糖尿病。

糖尿病动物模型复制常用的方法包括：药物诱导、手术切除胰腺或上述二法联合应用复制的糖尿病模型及自发性糖尿病模型。本实验中主要介绍两种药物诱导糖尿病动物模型的复制方法。

四氧嘧啶（alloxan，ALX）及链脲佐菌素（streptozotocin，STZ）均具有胰岛 β 细胞毒性，能选择性地损伤多种动物的胰岛 β 细胞，使 β 细胞分泌胰岛素的功能发生障碍，而表现出类似 1 型糖尿病的征象，如高血糖（hyperglycemia）、尿糖、多饮、多尿、多食、体重下降、高脂血症、酮尿（ketonuria）以及酸中毒等。其中四氧嘧啶化学性质极不稳定，主要通过产生氧自由基而与生物膜上的巯基（-SH，主要是半胱氨酸）发生反应，而胰岛 β 细胞中巯基含量较其他组织多，故四氧嘧啶只选择性地损害胰岛 β 细胞，破坏其细胞膜，由此造成 β 细胞坏死，分泌胰岛素的功能丧失。

链脲佐菌素（链脲霉素，streptozotocin，STZ）是无色链霉菌属的发酵产物，化学名称为 2-desoxy-2-（3-methyl-3-nitrosoureido）-D-glucopyranose，其结构中的去氧葡萄糖部分使之容易进入 β 细胞，亚硝基脲部分则具有 β 细胞毒性作用。一次性给予动物足量 STZ，造成动物胰岛 β 细胞大量坏死，胰岛素合成和分泌减少，引起糖代谢紊乱，可复制出速发型类似 1 型糖尿病的动物模型。而且，通过采用不同的给药方法，即首先给动物喂养高热量饲料，引起动物肥胖，同时伴有高胰岛素血症（hyperinsulinemia）、胰岛素抵抗（insulin resistance）及高血脂（hyperlipemia），在此基础上，再注射小剂量 STZ，造成胰岛 β 细胞损伤，诱发胰岛素代偿性分泌障碍，最终引起高血糖，导致动物出现类似于 2 型糖尿病的征象。

【实验对象】   Wistar 大鼠（雌雄不限，体重 200～250g）。

【实验药品与器材】   3%（g/ml）四氧嘧啶生理盐水溶液，滤菌器过滤除菌。

2%（g/ml）链脲佐菌素溶液的配制：将 STZ 溶于 0.1mol/L 无菌枸橼酸-枸橼酸钠缓冲液，调节 pH 至 4.5，滤菌器过滤除菌。

高热量饲料（基础饲料加蔗糖，炼猪油，鲜鸡蛋等混合而成，各成分质量百分比约为：10%～20%猪油、10%～20%蔗糖、1.5%～5%胆固醇、0.4%～1%胆酸盐、60%～80%普通饲料）。

10%（g/ml）葡萄糖溶液，长效胰岛素，生理盐水，胰岛素放免试剂盒；Microlab 300 半自动生物化学分析仪，Rightest GM300 血糖仪，HLC-723G8 全自动糖化血红蛋白分析仪，注射器，滤菌器，电子秤。

【实验方法与步骤】

（1）1 型糖尿病模型的复制

1）健康大鼠禁食 12～24h，自由饮水。

2）自鼠尾采血测定正常空腹血糖。

3）注射 3%四氧嘧啶溶液 40mg/kg（经大鼠尾静脉一次性注射）或 2%链脲佐菌素溶液 60mg/kg（尾静脉注射或腹腔注射）。药物注射 72h 后随机血糖≥16.7mmol/L，稳定 5d，出现多饮、多食、多尿、消瘦等典型症状即可作为 1 型糖尿病成功模型。

（2）类似 2 型糖尿病模型的复制

1）高热量饲料诱导胰岛素抵抗：高热量饲料喂养大鼠 4～8 周，采取单只喂养，以保证每只大鼠进食量。定时检测血糖、血清胰岛素等指标，计算胰岛素敏感指数（Insulin sensitivity index，ISI）。胰岛素敏感指数（ISI）是临床检查胰岛素分泌的指标，计算公式为 ISI=l/（空腹血糖×空腹胰岛素）。

2）小剂量链脲佐菌素诱导 2 型糖尿病：挑选出胰岛素敏感性明显降低及肥胖的大鼠，即胰岛素敏感指数降低及变肥胖的，即可进入下一环节造模。禁食 12～16h，自由饮水。一次性腹腔注射 2%链脲佐菌素溶液 25～40mg/kg 后，检测 1～4 周，随机血糖≥11.1mmol/L 并伴有胰岛素敏感性显著降低即可确定为 2 型糖尿病成功模型。

【实验项目】

（1）1 型糖尿病模型的复制及胰岛素的降血糖作用

1）药物注射后连续检测如下指标

A. 摄食量及饮水量：将大鼠分笼饲养，每日定时测量投食量、剩余食量及饮水量。

B. 尿量、尿糖及尿酮：大鼠饲养笼下放置方盘，收集 24h 尿量，测定尿糖及尿酮。

C. 体重：用药前、用药后隔日测量大鼠体重。

D. 血糖：用药前、用药后隔日剪鼠尾采血，以试纸法随机测量全血葡萄糖值。

E. 血清胰岛素或 C 肽：用药前、用药后隔日进行大鼠心脏采血 1ml，分离血清，测定血清胰岛素或 C 肽值。

2）将造模成功的实验大鼠随机分为 A、B、C 三组，A 组皮下注射生理盐水 100μl；B 组皮下注射 10%葡萄糖 100μl，C 组皮下注射长效胰岛素 8U。给药 24h 内定时监测血糖、血清胰岛素水平。

3）检测分组给药后 24h 内的摄食量、饮水量、尿量。比较给药前、给药 24h 后大鼠体重、尿糖及尿酮的变化值。

4）处死大鼠，收集血液测定血清胰岛素、血糖、血脂（甘油三酯，胆固醇及游离脂肪酸等）及糖化血红蛋白；称体内脂肪重量（肾周围及腹膜后脂肪）并计算脂肪与体重的比值。对胰岛、肝脏、肾进行病理切片观察。

（2）类似 2 型糖尿病模型的复制

1）实验开始前 1 周及高热量饲料喂养后每周定时测量如下指标：进食及饮水量、体重、血脂（甘油三酯，胆固醇及游离脂肪酸等）、空腹血糖及血清胰岛素，计算胰岛素敏感指数。

2）注射链脲佐菌素后 1～4 周，每周测量步骤（1）中所测各项指标。第 2、第 4 周进行糖耐量试验（Glucose tolerance test，GTT）及胰岛素耐量试验（Insulin tolerance test，ITT）。

3）注射链脲佐菌素 4 周后处死大鼠，收集血液测定血清胰岛素水平、血糖水平、血脂（甘油三酯，胆固醇及游离脂肪酸等）及糖化血红蛋白；称体内脂肪重量（肾周围及腹膜后脂肪）并计算脂肪与体重的比值；对胰岛、肝、肾进行病理切片观察。

【注意事项】

（1）大鼠尾静脉注射时可采用特制鼠盒，盒内实验鼠的尾静脉明显扩张，使经尾静脉注射变得简单易行。

（2）实验中每天注意给大鼠充分供应饮水以便获得较多尿量，用以测定尿中糖含量。如在冬季，大鼠饮水少，则可由食管插管按 5ml/100g 体重喂水。

（3）禁食动物较未禁食动物对四氧嘧啶及链脲佐菌素的致糖尿病作用更敏感，通常于实验前禁食 12～24h。

（4）四氧嘧啶易溶于水及弱酸，其化学性质极不稳定，易分解为四氧嘧啶酸而失效。其水溶液的稳定性取决于 pH 和温度，pH3.0 以下在室温下相当稳定，pH7.0 时需要保存在 4℃以下（半衰期≥3h）。实验时宜采用新鲜配制的溶液，放置 4℃冰箱中保存。

（5）四氧嘧啶促糖尿病模型可在很多动物复制成功，如狗、兔、大鼠、小鼠、田鼠、猫、绵羊、猴、鸽子等（四氧嘧啶对豚鼠无毒性作用），但不同种属动物对四氧嘧啶的 β 细胞毒性的敏感性各异。为获得较高成功率的四氧嘧啶致糖尿病动物模型，常用剂量为：静脉注射给药时家兔 150～200mg/kg，狗 50～75mg/kg，大鼠 40～60mg/kg，小鼠 80～100mg/kg；腹腔注射时大鼠 150～200mg/kg；小鼠 200mg/kg。四氧嘧啶的安全范围较大，致糖尿病的剂量没有严格限定，其半数致死量为致糖尿病剂量的 4～5 倍。

（6）四氧嘧啶经静脉、腹腔、肌肉和皮下注射都可以引起糖尿病，以静脉注射最为常用。但是同类动物因给药途径不同所需要的剂量有很大差别，如大鼠和小鼠腹腔注射的剂量均较静脉注射的剂量大数倍，才能产生相似效果。四氧嘧啶的血浆半衰期仅 1～2min，故静脉注射时，注射越快越容易引起糖尿病，常应在 30s 内将四氧嘧啶溶液推注完毕。

（7）给予实验动物致糖尿病剂量的四氧嘧啶后，动物血糖水平通常出现三个时相的变化：

1）早期短暂高血糖期：早期短暂（1～4h）的高血糖期，一般用药后 2h 出现，可能由于肝糖原在用药后突然大量分解为葡萄糖释放入血，而血清胰岛素又未能及时增加，因此出现一过性高血糖。

2）低血糖期：第一时相持续约 6h 进入低血糖期，由于胰腺 β 细胞的大量破坏，原储存在胰腺 β 细胞内的胰岛素大量释放，出现明显的低血糖，持续约 6h，有的动物甚至可持续 48h 左右，并且有可能导致动物惊厥而死亡，这是实验动物早期死亡的主要原因，为避免严重的低血糖反应可给予适量葡萄糖进行预防。

3）稳定高血糖期：24h 后进入稳定高血糖期，胰腺 β 细胞大量不可逆性坏死，实验动物体内胰岛素严重缺乏，血糖逐渐上升至持久的高血糖状态，形成四氧嘧啶糖尿病。狗注射四氧嘧啶后的血糖反应可分为 4 个时相，其在早期高血糖相之前还有血糖稍微下降的情况。

（8）大鼠或小鼠注射四氧嘧啶形成高血糖约 30d 后，少数动物可产生自发性缓解，即经过一定时间血糖可恢复正常。这可能是残留的 β 细胞代偿性增生或胰腺腺泡细胞增殖并转化成 β 细胞所致。注射链脲佐菌素所致的糖尿病大鼠或小鼠也可出现类似现象。

（9）链脲佐菌素为无色固体，易溶于水，其水溶液在室温极不稳定，可在数分钟内分解成气体，所以其水溶液应在低温和 pH4.0 的条件下配制并保存。也可于注射前用 0.1 mol/L 枸橼酸缓冲液（pH 4.5）配制成溶液使用。

（10）链脲佐菌素促糖尿病模型可在很多动物复制成功，如大鼠、小鼠、狗、猴和豚鼠等。但不同种属动物对此药的 β 细胞毒性的敏感性各异，多选用狗、大鼠和小鼠进行试验，以大鼠最为常用，性别不拘。STZ 致糖尿病动物模型的常用剂量为：犬经静脉注射 50mg/kg；大鼠 60～80mg/kg（静脉注射或腹腔注射）；小鼠对此药敏感性较差，通常为 100～200mg/kg（静脉注射或腹腔注射）；豚鼠经腹腔注射 200mg/kg。

（11）给予实验动物致糖尿病剂量的链脲佐菌素后，同注射四氧嘧啶一样血糖水平的改变可分为 3 个时相。但是不同于四氧嘧啶，注射链脲佐菌素后早期高血糖大约延迟 45～60min 才开始，这种延迟现象在禁食的小鼠中不表现，而大鼠则表现很明显；链脲佐菌素引起的低血糖反应比四氧嘧啶糖尿病更严重，相应的致命性惊厥发生率也更高，防治措施同四氧嘧啶糖尿病；链脲佐菌素引起的糖尿病高血糖反应及酮症均较四氧嘧啶糖尿病缓和。

（12）小量链脲佐菌素注射复制 2 型糖尿病动物模型时，实验开始时应设同批动物的正常对照组，以便在实验全过程中进行实验组与对照组的对比观察。

【思考题】

（1）简述糖尿病发病的病因和分类。

（2）1 型、2 型糖尿病的发病机制和临床表现有何不同？

（3）根据 1 型、2 型糖尿病的不同发病原理，如何对这两种类型的糖尿病进行治疗？

（张德玲　何小华）

第四章 机能学实验各论

第一节 神经肌肉

一、蛙坐骨神经双相、单相动作电位的记录与强度法则

【实验目的】

（1）学习离体神经干双相、单相动作电位的记录方法。

（2）辨别神经干动作电位的波形，测量其潜伏期、波幅及时程，观察刺激强度与神经干动作电位幅度之间的关系。

【实验原理】 神经干动作电位是神经兴奋的标志。当神经干受到适当强度的电刺激时，刺激电极下的神经纤维膜去极化达到阈电位，产生动作电位，并沿神经纤维膜传导。若将一对引导电极置于完整的神经干表面，当神经干的一端受刺激而兴奋时，动作电位将先后通过这两个引导电极处，便可引导出两个方向相反的电位偏转波形，称为双相动作电位（biphasic action potential）（图4-1A）。若将两个引导电极之间的神经纤维损伤，阻断其间兴奋传导，那么兴奋波只能通过第一个引导电极处，不能传至第二个引导电极处，故只能记录出单方向的电位偏转波形，称为单相动作电位（monophasic action potential）（图4-1B）。

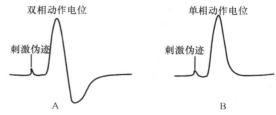

图4-1 坐骨神经干双相（A）、单相动作电位（B）

神经干是由许多不同直径和类型的神经纤维组成，因此神经干动作电位是许多神经纤维电活动的总和，是一种复合动作电位。与单根神经纤维的动作电位不同，神经干动作电位的幅度遵循非"全或无"原则，其幅度在一定范围内可随刺激强度的增加而增大，即为强度法则。

【实验对象】 蟾蜍或蛙。

【实验药品及器材】 任氏液；生物信号采集分析系统，蛙类手术器械，标本屏蔽盒。

【实验方法与步骤】

（1）蛙坐骨神经干标本的制备参见第二章第八节。

（2）连接实验装置：用镊子夹住神经干标本两端的结扎线，将神经干平直地放置在标本屏蔽盒的电极上（图4-2）。神经干的中枢端置于刺激电极侧，外周端置于引导电极侧。盖上屏蔽盒盖，并将刺激电极（S_1、S_2）、引导电极（R_1、R_1'）及接地电极等与生物信号采集系统相连接。

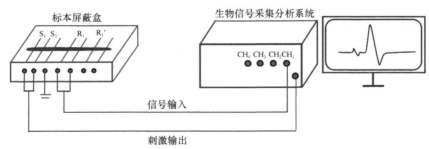

图4-2 神经干动作电位实验装置连接示意图

（3）实验参数设置：从信号采集系统中选择相应的实验模块，进入实验记录状态。设置刺激参数，波宽0.2～0.5ms。

【实验项目】

（1）观察动作电位幅度与刺激强度之间的关系：刺激模式选择连续单刺激，刺激强度从零开始递增，观察随着刺激强度的增大，神经干动作电位的幅度有何变化。记录一定刺激波宽的阈刺激和最大刺激的强度数值。

（2）观察双相动作电位的波形：选择"同步触发"，模式为单刺激，强度选择最大刺激的强度值。测量最大刺激时双相动作电位的潜伏期、波幅和持

续时程。

（3）观察单相动作电位的波形：刺激参数设置同（2）。用镊子将两个记录电极之间的神经干夹伤或用药物（普鲁卡因）局部阻断神经纤维的兴奋传导。此时电刺激坐骨神经干，双相动作电位的第二相消失，出现单相动作电位。测量最大刺激时单相动作电位的潜伏期、峰值和持续时程。

（4）观察单相动作电位幅值与刺激强度之间的关系：调节刺激强度，从零开始递增，观察单相动作电位幅度逐渐增大的过程。

【注意事项】

（1）分离神经干时勿损伤神经组织。

（2）实验过程中注意用任氏液保持神经干的湿润，但要避免标本上过量任氏液造成电极间短路。

（3）神经干应平直地放置于电极上并与各电极保持良好接触。神经组织或两端的结扎线不可接触屏蔽盒壁，神经干不可折叠置于电极上，以免影响动作电位的波形及大小。

（4）刺激强度应由弱至强逐步递增，以免过强刺激损伤神经干。

【思考题】

（1）随着刺激强度的增加，神经干动作电位的幅度和波形有何变化？为什么？

（2）神经干双相动作电位的前、后相波形为何不同？

（3）神经干双相动作电位是如何产生的？两个记录电极之间损伤神经后为什么只出现单相动作电位？

（4）什么是刺激伪迹？如何区分刺激伪迹和神经干的动作电位？如何减小刺激伪迹？

（王泽芬　万　瑜）

二、蛙坐骨神经兴奋传导速度和不应期的测定

【实验目的】

（1）学习神经干动作电位传导速度和不应期的测定方法。

（2）观察低温对神经冲动传导速度的影响。

【实验原理】　动作电位在神经干上的传导有一定的速度。不同类型的神经纤维传导兴奋的速度有很大差异，这与神经纤维直径的大小、有无髓鞘、髓鞘的厚度以及温度的高低等多种因素有关。通过测定标本屏蔽盒中一段神经的长度（即传导的距离 s）以及兴奋通过这段距离所需的时间（t），根据公式 $v=s/t$，即可计算出动作电位在神经干上的传导速度（v）。在本实验中，通过同步采集两对引导电极所记录的复合动作电位，测量出动作电位通过这段长度的神经干所需时间，从而计算传导速度。蛙坐骨神经干以 Aδ 类纤维为主，传导速度约为 30～40m/s。

可兴奋组织在一次兴奋后，其兴奋性发生周期性变化，依次经过绝对不应期（absolute refractory period）、相对不应期（relative refractory period）、超常期（supranormal period）和低常期（subnormal period），然后恢复至静息状态。组织兴奋性的高低或有无，可通过测定其阈值大小来确定。先在神经干上施加一个条件性刺激使其兴奋，再用一个检验性刺激落在兴奋过程的不同时相，检测神经对检验性刺激反应的兴奋阈值以及产生的动作电位的幅度，以判定组织兴奋性的变化。

【实验对象】　蟾蜍或蛙。

【实验药品与器材】　任氏液；生物信号采集系统，蛙类手术器械，标本屏蔽盒等。

【实验方法与步骤】

（1）蛙坐骨神经干标本的制备（参见第二章第八节）。

（2）连接实验装置：将制备好的神经干标本平直放置于标本屏蔽盒电极上。刺激电极 S_1、S_2 与刺激输出相连，接地电极连接地线，两对记录电极 R_1 与 R_1'、R_2 与 R_2'分别与 CH_1、CH_2 信号输出相连。如图 4-3 所示。

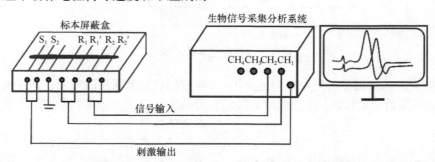

图 4-3　神经干兴奋传导速度测定装置连接示意图

（3）实验参数设置：选择相应实验模块，进入实验记录状态。按照记录神经干动作电位的方法设置刺激参数，选择同步触发、单刺激模式，强度预设为 0.5～1mV，波宽 0.2～0.5ms。

【实验项目】

（1）测定传导速度：点击"开始刺激"，可在第一通道、第二通道分别记录到一个双相动作电位。点击菜单中的"测量"，用光标点击两个动作电位的同相波峰，即测得时间差值 t，再输入两对记录电极之间的距离 s，即可自动计算出该段神经干的传导速度（泰盟仪器进入"比较"再测量）。

（2）温度对传导速度的影响：用盛有冰块或冰水的小试管靠近该段神经干 1～2min，再测定其传导速度，与项目（1）的结果进行比较。

（3）不应期的测定：用镊子将 R_1 与 R_1' 之间的神经干夹伤，以产生单相动作电位。调节刺激强度，找到最大刺激强度，调整刺激模式为双脉冲刺激，刺激间隔为 20ms。调节"延时"，缩短两个刺激伪迹之间的差距，使第二个动作电位逐渐向第一个动作电位靠近。当第二个刺激引起的动作电位幅度开始下降时，表明第二次刺激已落入第一次兴奋的相对不应期，此时两个刺激伪迹的间隔时间记为 t_1。继续缩短双脉冲刺激的间隔时间，当第二个动作电位完全消失，表明此时第二个刺激开始落入第一次兴奋的绝对不应期，将此时两个刺激伪迹的间隔时间记为 t_2，即为神经干的绝对不应期。t_1 与 t_2 的差值即为神经干的相对不应期（图 4-4）。

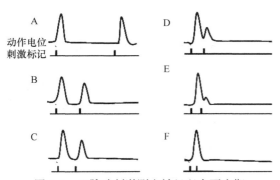

图 4-4　双脉冲刺激测定神经兴奋不应期

A～F. 条件性刺激（第一个刺激）与检验性刺激（第二个刺激）之间的时间间隔逐渐缩短，第二个动作电位波形的变化

【注意事项】

（1）神经干标本尽量长一些，并注意滴加任氏液保持湿润，以保持神经干良好的活性。

（2）神经干标本平直地放置于电极上，并与各电极保持良好接触。

（3）两对记录电极之间的距离不宜过短，尽可能长一些。

（4）刺激应达到使神经干产生最大动作电位的最大刺激强度。

【思考题】

（1）两对记录电极引导的动作电位的幅度有无差异？为什么？

（2）如果神经干标本足够长（可达 10cm），刺激电极和记录电极之间的距离足够长，记录的动作电位可出现数个波峰，试解释出现多个波峰的原因？

（王泽芬　万　瑜）

三、蛙坐骨神经-腓肠肌标本的神经干动作电位、肌细胞动作电位和肌张力的同步记录及影响因素

【实验目的】

（1）学习两栖类动物离体标本多参数记录的机能学实验方法。

（2）观察实验因素对记录指标的影响，分析神经组织兴奋的引起、兴奋的传导、传递、骨骼肌兴奋-收缩偶联以及肌肉收缩等生理过程。

（3）了解实验药物对观察指标的影响机制。

【实验原理】　有兴奋性的神经-肌肉标本，神经纤维受到电刺激后，根据刺激的强弱分别产生局部反应和兴奋，神经干中神经纤维兴奋的数目的多少与阈上刺激的大小有关。兴奋在同一细胞上的传导遵循局部电流和跳跃式传导机制传到神经末梢，再通过递质和受体机制传递至肌细胞，产生兴奋-收缩偶联，引起肌肉的收缩。神经-肌肉标本的活动可受不同因素的影响，肌肉收缩强度和形式还与刺激的强度和频率有关。因此，以神经干动作电位、肌细胞动作电位，肌肉收缩张力指标，可观察某些药物或刺激的变化对神经-肌肉标本机能活动产生影响。

【实验对象】　蛙或蟾蜍。

【实验药品与器材】　任氏液，20%普鲁卡因，箭毒；生物信号采集分析系统一套，张力传感器及支架，蛙板一块，小玻璃板一块，专用标本盒一个，专用固定钉五枚，刺蛙针一根，粗剪刀一把，有勾镊一把，眼科剪一把，眼科镊直、弯各一把，玻璃分针一根，10cm 培养皿一个，小搪瓷缸一个，污物缸一个，棉线、棉花球等。

【实验方法与步骤】

（1）标本制备

1）破坏脑和脊髓（下述两种方法任选一种）。

A. 去头再捣毁脊髓：左手握蛙，右手持粗剪刀，将剪刀一侧从口裂横向插入口腔，沿双眼裂后缘剪去上腭头部，以刺蛙针插入椎管，捣毁脊髓至全身骨骼肌张力消失。

B. 由枕骨大孔捣毁脊髓：左手握蛙，拇指压在蛙背颈后脊柱皮肤上，食指和中指夹住前肢，食指弯曲，轻勾住上腭，使头前俯，右手持刺蛙针，由头部沿正中线滑向背部，可探查到与两眼外连线后近似等边三角形的顶角处，有一凹陷，即为枕骨大孔所在部位。用力将刺蛙针由此处刺入皮下，以边转动边进针的方式，将刺蛙针刺入枕骨大孔，再向前刺入颅腔，左右摆动，捣毁脑组织。再将刺蛙针退至皮下，向后进入椎管，捣毁脊髓至肌张力消失。

2）去掉前部皮肤、肌肉及内脏：在骶髂关节前约 1～1.5cm 处，用粗剪刀剪断脊柱，左手在皮肤外提起脊柱，使腹壁及内脏自然下垂，剪刀由剪口处伸入腹腔，分别沿脊柱左右侧剪开皮肤肌肉，使头部组织及内脏自然下垂，于耻骨联合前方剪去内脏、肌肉及皮肤，清理残留组织，完整保留两侧坐骨神经干。

3）去皮肤：用粗剪刀剪去肛门周围皮肤，左手以有勾镊夹住脊柱残端（避开神经），右手捏住背部皮肤，剥去皮肤后将后肢标本放入盛有任氏液的小搪瓷缸内。（标本不能用自来水冲洗）

4）制备坐骨神经-腓肠肌标本（可将后肢分开或不分开）

A. 用镊子将标本取出，背卧式置于有任氏液浸湿过的有小玻璃板的蛙板上。

B. 用玻璃分针在脊柱旁分离双侧神经干，用眼科剪剪断沿途的分支。

C. 紧靠脊柱端穿线、结扎，靠脊柱侧剪断神经干。

D. 用眼科镊夹住神经干结扎线头，沿坐骨神经穿行方向穿出坐骨大孔，用弯眼科镊勾出线头轻提，使部分神经干穿出。

E. 将标本俯卧，用专用固定钉固定在蛙板上，左手持眼科镊轻提神经干结扎线，用玻璃分针分出神经干，用固定钉牵开大腿后部的肌肉，暴露神经干至腘窝，剪开结缔组织，剪断神经小分支，将神经干游离至腘窝。

F. 用玻璃分针沿腓肠肌肌缝插入，上下滑动，分离腓肠肌，近踝关节端用线结扎肌腱，靠近踝关节侧剪断肌腱，分离股骨周围肌肉，用粗剪刀剪去股骨上的肌肉，刮净骨膜，于膝关节上约 1.5cm 处剪断股骨，对其残端作适当修剪，膝关节下剪断胫骨。

将制好的标本浸入有任氏液的培养皿内备用。

（2）标本的安装、固定与记录

1）固定标本：将制备标本的股骨残端插入标本盒的股骨固定孔内，拧紧固定螺丝，坐骨神经干置于记录和刺激电极上，针形电极插入肌肉内，将腓肠肌踝关节端的肌腱结扎线固定在张力换能器的应变梁上，确定标本良好接地。

2）记录：调节记录系统参数，第一通道记录神经干动作电位，第二通道记录肌细胞动作电位，第三通道记录肌肉张力。如需观察刺激标记时，可标记在生物信号采集分析系统第四通道上。各通道的增益视信号的大小而定。系统的刺激输出与标本盒上的刺激电极相连。

刺激参数：波宽 0.05ms。频率：单刺激到连续 30Hz，根据需要选取。强度：小于阈强度、等于阈强度、大于阈强度，根据需要调节。

【实验项目】

调节换能器，给 1g 左右的前负荷，稳定后开始实验。

（1）以神经干动作电位为指标，测定阈值。

（2）单个阈上刺激，观察各记录指标。

（3）改变单个阈上刺激强度，观察"强度法则"。

（4）固定阈上刺激的强度，改变刺激频率，观察肌肉的单收缩、不完全强直和完全强直收缩。

（5）将标本浸入新斯的明后，重复本实验项目"2"。

（6）将标本浸入箭毒后，重复本实验项目"2"。

（7）在记录神经干动作电位的基础上，将吸有 2%普鲁卡因的棉片盖在接地电极部位的神经干上，同时观察神经干动作电位的变化。

（8）将标本用任氏液清洗后重复本实验项目"2"，再观察标本的活动情况。

示范记录如图 4-5 所示：

【注意事项】

（1）制备标本时防止神经组织和肌组织损伤，实验中维持标本的湿润，保持其兴奋性。

（2）良好接地，防止干扰。

【思考题】

（1）电刺激神经纤维，使之兴奋需具备哪些基本条件?

（2）说明从神经纤维受刺激至肌肉收缩的生理

过程。

（3）分别说明箭毒、新斯的明和普鲁卡因对标

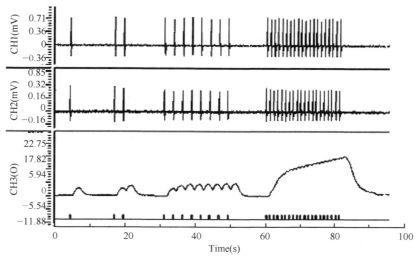

图 4-5　神经干动作电位、肌细胞动作电位、肌肉张力和刺激标记的同步记录

上线.神经干动作电位；第二线.肌细胞动作电位；第三线.肌肉张力；第四线.刺激标记

本活动的影响，分析其影响机制。

（骆红艳　胡还忠　马立群）

四、骨骼肌终板电位及其药物的影响

【实验目的】

（1）观察蟾蜍坐骨神经缝匠肌终板电位的波形及空间分布。

（2）观察终板电位的总和以及乙酰胆碱和抗胆碱酯酶药物对终板电位的影响。

【实验原理】　神经肌肉接头是运动神经元轴突末梢与骨骼肌细胞膜联系的特殊结构。当动作电位到达运动神经末梢，细胞膜去极化，对 Ca^{2+} 通透性改变，细胞外液中的 Ca^{2+} 进入神经末梢，引起突触囊泡向前膜靠近、融合、破裂，并向突触间隙释放乙酰胆碱。乙酰胆碱与突触后膜终板上的乙酰胆碱受体结合，对 Na^+、K^+ 等离子的通透性升高，引发跨膜离子流动，表现为终板上的电位波动，即终板电位（end-plate potential），当终板电位扩布至周围的普通肌膜，即可引发肌膜的动作电位，最终引起肌肉收缩。

本实验以浸湿的脱脂棉线为记录电极，将其放

置在运动纤维末梢附近的肌纤维表面以引导终板电位。标本在含有箭毒的任氏液中浸泡后，箭毒与乙酰胆碱受体结合，阻滞神经-肌肉接头处的兴奋传递，突触后膜上无法产生动作电位，从而减少了观察终板电位时的干扰。

【实验对象】　蟾蜍或蛙。

【实验药品与器材】　任氏液，含 10^{-5}mol/L 箭毒的任氏液，含 10^{-5}mol/L 新斯的明的任氏液；生物电信号采集分析系统，神经标本隔离盒（箱），三维电极移动支架，蟾蜍手术器械盒。

【实验方法与步骤】

（1）制备蟾蜍坐骨神经缝匠肌标本（图4-6）。

（2）仪器连接（图4-7）及参数设置

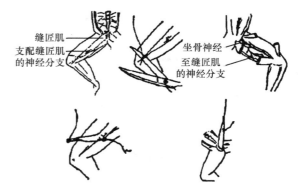

图 4-6　蛙缝匠肌标本制作过程

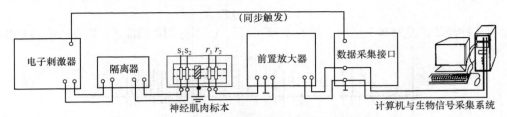

图 4-7　引导终板电位的实验装置示意图

1）开启计算机，运行生物电信号采集系统，进入实验界面。

2）将刺激方式设为单一方波刺激，强度设为 0.2mV，波宽设为 0.2～0.5ms。

3）将前置放大器的信号增益设置为 0.2mV/cm，高频滤波设为 3kHz，低频滤波设为 50Hz。

【实验项目】

（1）标本制备完成后，浸入任氏液 3～5min 待其兴奋性稳定。用锌铜弓刺激坐骨神经，若观察到缝匠肌有明显收缩，则证明标本兴奋性良好、神经肌接头处兴奋传递正常，可继续实验。将标本浸泡在含 10^{-5}mol/L 箭毒的任氏液中等待 10～20min，用锌铜弓再次刺激坐骨神经，当缝匠肌微弱收缩或不收缩时，则可将标本转入隔离箱中。

（2）将脱脂棉线穿入尖端磨平的注射针头并露出少许，用生理盐水浸湿，将其固定在电极推进器上，作为引导电极使用。另一电极夹在缝匠肌骨盆端用作无关电极（参考电极）。

（3）将引导电极置于缝匠肌终板集中的部位，给予单个方波电刺激，用生物电信号采集分析系统同步采样记录，观察刺激引起的终板电位，并测量终板电位的幅值大小和持续时间（图 4-8）。

（4）观察终板电位的分布。将引导电极沿肌肉长轴从终板集中部位向骨盆端逐渐移动，每次移动

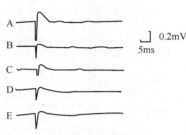

图 4-8　终板电位

A. 部分箭毒化时；B. 完全箭毒化时；C、D、E. 箭毒化后终板电位的空间分布

（依次距缝匠肌骨盆端 7mm、6mm、5mm）

1mm，刺激神经并观察终板电位的变化（比较上升相、振幅和持续时间）。

（5）观察新斯的明对终板电位的影响。将等体积的含 10^{-5}mol/L 箭毒的任氏液和含 10^{-5}mol/L 新斯的明的任氏液充分混匀，取另一个标本放入其中，浸泡时间及其他实验条件保持与前一标本相同，然后观察终板电位，并和第 3 项实验结果比较。

（6）观察终板电位的总和。将刺激方式设为双刺激，让两个刺激的时间间隔逐渐缩短，观察终板电位相应的变化。然后将刺激方式设为连续单刺激，逐渐增加刺激频率，观察终板电位相应的变化（图 4-9）。

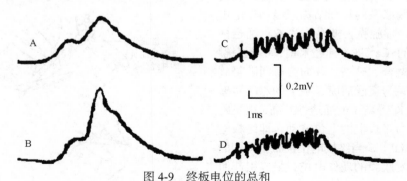

图 4-9　终板电位的总和

A、B. 为不同时间间隔的两个刺激引起的两个终板电位的总和；C、D. 为用一串脉冲引起的终板电位的总和

【注意事项】

（1）操作轻柔仔细，尽量减少对神经分支的牵拉。

（2）经常给标本滴加任氏液，保持组织的湿润。

【思考题】

（1）与神经纤维动作电位相比较，终板电位的

波形有什么特点?

（2）箭毒与新斯的明分别对终板电位有什么影响?

（王　涛　杜克莘　胡　浩）

五、负荷对骨骼肌收缩的影响

【实验目的】

（1）观察前负荷及后负荷对肌肉收缩的影响。

（2）了解负荷与肌肉收缩的关系。

【实验原理】　前负荷（preload）是肌肉收缩之前所承受的负荷或牵拉力。前负荷使肌肉在收缩之前具有一定的初长度（initial length）。在一定的范围内，前负荷愈大，初长度愈长，肌肉的收缩幅度或力量越大；超出一定范围，随着前负荷及初长度的增加，肌肉收缩幅度反而减小。当前负荷使肌肉达到最适初长度（optimal initial length）时，肌肉的收缩幅度或力量达到最大，此时的前负荷称为最适前负荷。

后负荷（afterload）是肌肉收缩之后所遇到的负荷或阻力。后负荷阻碍肌肉缩短，影响肌肉缩短的速度、距离及做功。后负荷的存在，使肌肉具有做功的外部条件。在一定的范围内，随着后负荷的增大，肌肉收缩的张力也相应增大；当后负荷增大到一定数值时，肌肉收缩张力达到最大，但肌肉不能缩短即缩短速度为零，此时肌肉不能做功，即功为零。每一块肌肉都有适宜的后负荷，在适宜的后负荷下肌肉所做的功最大。

【实验对象】　蟾蜍或蛙。

【实验药品与器材】　任氏液；生物信号采集分析系统、位移换能器、万能支架、蛙类手术器械一套。

【实验方法与步骤】

（1）坐骨神经-腓肠肌标本制备（第二章第八节）。

（2）标本的安置：将坐骨神经-腓肠肌标本的股骨干残端固定于支架上端的横梁上。下端肌腱的结扎线与位移换能器的应变片连接后再与砝码架相连接，托盘高度不变，增减砝码即改变后负荷。砝码架可由下方的后负荷托盘托起，调节托盘的高度和砝码，改变了肌肉的初长度即前负荷。将两个针形电极插入腓肠肌内，以备施加刺激。实验装置如图4-10所示。

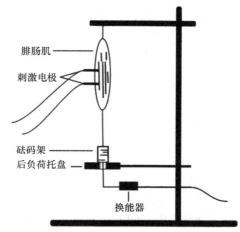

图4-10　实验装置示意图

（3）生物信号采集分析系统的设置：运行生物信号采集分析系统。利用"第一通道"记录输入信号，并将其纵坐标的单位转换为位移（mm）。设置"刺激方式"为单刺激，"刺激时间"为0.2ms，"刺激强度"为3V。点击"开始记录"按钮，进行实验。

（4）观察前负荷对肌肉收缩的影响：将一个5g的砝码放在砝码架上，调整后负荷托盘高度，使其恰好托起砝码架，再增加35g砝码。刺激肌肉一次，所得曲线即为前负荷为5g、后负荷为40g条件下的肌肉收缩曲线。使后负荷托盘脱离砝码架，取10g砝码放在砝码架上，调整后负荷托盘，使其托起砝码架，再增加30g砝码。再次刺激肌肉，所得曲线即为前负荷为10g、后负荷为40g条件下的肌肉收缩曲线。如此反复进行，前负荷每次增加5g，而后负荷保持为40g，直到前负荷达到40g。

（5）观察后负荷对肌肉收缩的影响：调节后负荷托盘的高度，使其恰好接触砝码架，以保持肌肉的初长度不变。然后依次在砝码架上放置5g、10g、15g直至40g砝码，每次给予肌肉相同的刺激，记录腓肠肌在不同后负荷时的收缩曲线。

【注意事项】

（1）实验中经常滴加任氏液，以防止标本干燥甚至丧失兴奋性。

（2）每次刺激之后，应让肌肉有相同的休息时间（1min左右）。

【思考题】

（1）试用肌肉收缩的相关机制分析不同前负荷对肌肉收缩的影响，解释为何在最适前负荷条件下肌肉能产生最大收缩幅度。

（2）当改变后负荷时，肌肉收缩的张力、速度和缩短距离有何变化？由此说明后负荷与肌肉收缩的力学关系。

（王 涛 杜克莘 胡 浩）

六、刺激强度和频率对骨骼肌收缩活动的影响

【实验目的】

（1）观察不同强度的电刺激对骨骼肌收缩张力的影响，理解阈刺激、阈上刺激和最大刺激等概念。

（2）观察不同频率的电刺激对骨骼肌收缩形式的影响，分析骨骼肌产生不完全强直收缩与完全强直收缩的基本条件。

【实验原理】
骨骼肌受神经的支配，二者均属可兴奋组织。电刺激使神经兴奋，神经冲动沿神经干传向末梢，信号通过神经肌接头的传递，使骨骼肌兴奋，再经兴奋—收缩耦联引起骨骼肌收缩。组织兴奋性的高低一般用使细胞发生兴奋所需的最小刺激量来表示。刺激量通常包括三个参数：刺激强度、刺激时间及强度-时间变化率。在生理学实验中，常固定后两个参数，研究不同强度的刺激对骨骼肌收缩张力的影响。刚能引起骨骼肌产生收缩的最小刺激强度称为阈强度（threshold intensity），此最小刺激称为阈刺激（threshold stimulus）。随着刺激强度的增加，肌肉收缩张力也相应增大。强度大于阈值的刺激称为阈上刺激（suprathreshold stimulus）。当刺激强度增加至某一值时，肌肉产生的收缩效应达到最大，这种能引起组织产生最大反应的最小强度的刺激称为最大刺激（maximal stimulus）。

当运动神经受到一次短促有效的刺激，引起所支配的肌肉出现一次收缩和舒张，这种收缩形式称为单收缩（single twitch）。骨骼肌细胞动作电位的时程仅约 5ms，而其所诱发产生的骨骼肌收缩时程可达几十或上百毫秒。因此，用强度相同而频率不同的阈上刺激作用于神经组织，其所支配的骨骼肌收缩的形式亦不相同。当刺激频率增加到一定程度时，

下一次的收缩可与前一次的收缩发生融合。若刺激的频率相对较低，刺激的时间间隔短于肌肉的整个收缩舒张时程但长于收缩相时，下一次收缩出现在前一次收缩的舒张相，收缩张力曲线部分融合，产生不完全强直收缩（incomplete tetanus）。当刺激频率增加至一定程度时，若刺激的时间间隔短于肌肉的收缩相，下一次收缩出现在前一次收缩的收缩相，收缩张力曲线完全融合，肌肉产生完全强直收缩（complete tetanus）。

【实验对象】 蟾蜍或蛙。

【实验药品与器材】 任氏液；生物信号采集分析系统，蛙类手术器械，标本屏蔽盒，张力换能器，铁支架，双凹夹。

【实验方法与步骤】

（1）制备坐骨神经腓肠肌标本。

（2）固定标本：将坐骨神经置于标本屏蔽盒的刺激电极上，股骨残端固定于标本屏蔽盒的小孔内。将腓肠肌跟腱的结扎线与固定于铁支架上的张力换能器相连，调节结扎线的松紧度。

（3）连接仪器：将张力换能器的插头插入生物信号采集分析系统第 1 通道的信号输入插孔，生物信号采集分析系统的刺激输出线连接标本屏蔽盒上的刺激电极接线柱。

【实验项目】

（1）改变刺激强度，记录肌肉的收缩张力变化曲线。

1）设置刺激参数：刺激方式为单次，方波正电压，波宽 0.2～0.5ms，刺激模式为强度递增。启动刺激后，刚能引起腓肠肌收缩的刺激强度为阈强度，这种刚达到阈强度的刺激为阈刺激。

2）随着刺激强度的递增，可记录到肌肉收缩曲线的幅度逐步增加（图 4-11）。当收缩曲线的幅度不再随刺激强度的增加而升高时，此刚能引起肌肉发生最大收缩反应（收缩曲线幅度达到最高）的最小强度的刺激，即为最大刺激。

（2）改变刺激频率，记录肌肉的单收缩与复合收缩曲线（图 4-12）。

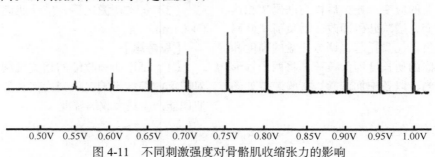

| 0.50V | 0.55V | 0.60V | 0.65V | 0.70V | 0.75V | 0.80V | 0.85V | 0.90V | 0.95V | 1.00V |

图 4-11 不同刺激强度对骨骼肌收缩张力的影响

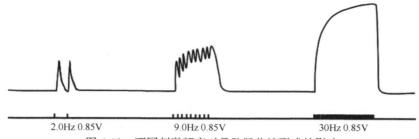

2.0Hz 0.85V   9.0Hz 0.85V   30Hz 0.85V

图 4-12 不同刺激频率对骨骼肌收缩形式的影响

1）设置刺激参数：固定某一阈上刺激强度，波宽0.2～0.5ms，刺激方式为连续，刺激模式为频率递增。

2）单收缩，频率：1～3Hz；不完全强直收缩，刺激频率为 8～16Hz；完全强直收缩，刺激频率为25～40Hz。

【注意事项】

（1）实验中每次肌收缩后必须间隔一定的时间（0.5～1min）再给刺激，以保证肌肉良好的收缩力和兴奋性。

（2）经常用任氏液湿润标本，防止组织标本干燥。

【思考题】

（1）实验过程中，电刺激坐骨神经干是如何引起腓肠肌收缩的？

（2）随着电刺激强度的增加，骨骼肉收缩的幅度发生何种变化？为什么？

（3）对于同一块肌肉，其单收缩、不完全强直收缩和完全强直收缩的幅度是否相同？为什么？

（4）肌肉收缩张力曲线发生融合时，神经干和肌细胞的动作电位是否也发生融合？为什么？

（陈桃香 万 瑜）

七、局麻药对神经干动作电位的影响

【实验目的】 观察局部麻醉药对神经干电活动的影响。

【实验原理】 正常情况下神经细胞膜的去极化有赖于 Na^+ 内流。局麻药与 Na^+ 通道细胞膜内侧受体结合后，引起 Na^+ 通道蛋白质构象变化，促使 Na^+ 通道的失活状态闸门关闭，阻滞 Na^+ 内流，因而能阻止动作电位的产生和阻断神经冲动的传导。

【实验对象】 蟾蜍或牛蛙。

【实验药品与器材】 任氏液（ringer's solution），2%普鲁卡因（procaine）；生物信号采集分析系统，神经屏蔽盒，蛙板，玻璃分针，粗剪刀，手术剪，眼科剪，眼科镊，培养皿，烧杯，滴

管，探针等。

【实验方法与步骤】

（1）蟾蜍或牛蛙坐骨神经标本的制备：取蟾蜍或牛蛙 1 只，用刺蛙针从枕骨大孔插入破坏脑和脊髓，使其瘫痪。在骶髂关节水平以上 1.5cm 处剪断脊柱及后肢，去除皮肤及内脏，仅保留腹部以下的脊柱及后肢，放入盛有 Ringer's 液的培养皿中。将手和用过的器械洗干净，然后用粗剪刀从耻骨联合处剪开，把分开的两后肢再放入预先盛有的 Ringer's 液中备用。

取一后肢并转动小腿使腓肠肌朝上，用蛙钉固定在蛙板上。在坐骨神经起始部用玻璃分针轻轻挑起穿线，在靠近脊柱处结扎，从根部剪断神经，保留 1cm 线段，沿大腿半膜肌与股二头肌之间的缝隙，分离坐骨神经下段，小心剪断坐骨神经周围的结缔组织及神经分支，直至膝关节。将分离完毕的神经标本浸入在 10～15℃ Ringer's 液中。经 30min 左右神经的兴奋性稳定以后，进行以下实验。

（2）连接好实验装置：接好地线，生物信号采集分析系统刺激器输出线与神经屏蔽盒的刺激端连接，屏蔽盒的引导线输出端与生物信号采集分析系统连接，为使显示的动作电位波形不失真、刺激伪迹减少，可调节电极间的距离，一般刺激电极间距为 0.5～0.7cm，引导电极间距为 1.4～1.6cm，两种电极的内距离为 3cm，中间接地电极的距离为 0.5cm。

（3）开启仪器并选择参数：开启主机与显示器电源开关，启动生物信号定量记录分析系统，显示图形用户界面与主菜单，进入监视状态。设置生物信号通道参数灵敏度为 0.5～1.0mV/cm，时间常数为 0.01～0.1s；设置刺激参数为波宽 0.1～0.2ms，频率为 0.5～1Hz，电压由小到大以能在荧光屏上观察到一个适当幅度的双相动作电位为度。

【实验项目】

（1）将坐骨神经标本水平放入神经盒的电极上，其近中枢端与刺激电极接触，远中枢端与引导电极相连接。并经常用任氏液使神经干保持湿润，提取神经干时须用镊子夹持结扎线头，切不可直接

夹神经干。在刺激稳定 5min 后进行如下实验。

（2）观察和记录正常情况下给予单刺激时动作电位的波形及幅度，结果记录于表 4-1 中。

（3）将加入 2%普鲁卡因 0.1ml 的湿润棉花片（0.8cm×1.0cm）放在屏蔽盒的接地电极的神经干上，此后每隔 10s，以相同条件给予刺激 1 次，观测指标：动作电位幅度[APA（mV）]、动作电位时程[APD（ms）]、动作电位零相上升最大速率[Vmax（V/S）]和传导延迟[CD（ms）]。结果记录于表 4-1。

表 4-1 局麻药对蟾蜍或牛蛙坐骨神经动作电位的影响

正常动作电位			2%普鲁卡因阻断后动作电位		
APA（mV）	APD（ms）	V_{max}（v/s）	APA（mV）	APD（ms）	V_{max}（V/s）

【注意事项】

（1）分离蟾蜍或牛蛙皮肤要用剪刀剪断皮下结缔组织切勿撕皮。分离神经要用玻璃分针，忌用手和金属器械接触及用手牵拉神经，用眼科剪仔细剪开神经小分支和周围结缔组织，注意避免损伤神经干，防止神经干燥，影响动作电位产生，分离神经时随时滴加 Ringer's 液。

（2）刺激强度由小到大，刺激的电压强度过大易损伤神经。

（3）Ringer's 液中各离子成分的质量必须准确，否则将影响离体坐骨神经的兴奋性和实验结果。

（4）选用牛蛙较好，一是保护青蛙，二是不受季节影响，而且牛蛙坐骨神经较长，适于做此试验。

【思考题】

（1）局麻药是如何影响坐骨神经动作电位的？

（2）凡能阻断神经动作电位产生的药物是否就可作为局麻药用于临床？

（郑　　敏　吴基良）

第二节　血液系统

一、血液凝固及其影响因素

【实验目的】　以发生血液凝固的时间为指标，了解若干影响血液凝固的因素。

【实验原理】　血液流出血管后很快就会凝固。血液凝固是由多种凝血因子参与的级联反应过程，其结果是使血液由流体状态变成胶冻状态。血液凝固分为内源性凝血与外源性凝血两条途径。前者指参与血液凝固过程的凝血因子全部存在血浆中，后者指在组织因子的参与下血液凝固的过程。本实验直接从动脉或心室取血，血液几乎未与组织因子接触，其凝血过程主要由内源性凝血途径激活所致。脑组织含有丰富的组织因子，本实验利用兔脑粉观察外源性凝血途径的作用。血液凝固过程受许多因素，如温度、接触面的光滑程度、抗凝剂等的影响，而改变血液凝固的时间。

【实验对象】　家兔。

【实验药品和器材】　20%氨基甲酸乙酯（乌拉坦），8U/ml 肝素，2%草酸钾溶液，棉花，液状石蜡，兔脑粉，生理盐水，冰块；家兔手术器械，小烧杯 2 个，竹签，清洁小试管 10 支，0.5ml 吸管，滴管，秒表，水浴装置一套。

【实验方法与步骤】

（1）家兔耳缘静脉注射 20%氨基甲酸乙酯，剂量 1g/kg 体重，麻醉后仰卧固定于兔手术台上，分离一侧颈总动脉或股动脉，远心端用线结扎阻断血流，近心端夹上动脉夹，行动脉插管。

（2）需要放血时，开启动脉夹即可。也可直接从心脏抽血：用 20ml 注射器连上 9 号针头，从心搏最明显处进针，若抽血阻力小，血量多，血液呈鲜红色，说明针尖已成功的刺入心室。

【实验项目】

（1）观察纤维蛋白原在凝血过程中的作用：取兔动脉血 10ml，分别注入两个小烧杯内，一杯静置，另一杯用竹签轻轻搅拌，数分钟后，竹签上结成红色血团，用水冲洗，观察竹签上残留物的形状，然后比较两杯的凝血情况。

（2）血液凝固的加速或延缓：取 8 支干净的小试管，按表 4-2 准备各种实验条件。

表 4-2 不同条件血液凝固时间

试管编号	实验条件	血液凝固时间	解释
1. 不作任何处理（对照管）			
2. 加少许兔脑粉			
3. 加棉花少许（或木屑）			
4. 用液状石蜡润滑试管内表面			
5. 保温于 37℃水浴槽中			
6. 置于有冰块的烧杯中			
7. 加肝素 8 U（加血后摇匀）			
8. 加草酸钾 1~2mg（加血后摇匀）			

取出的动脉血立即注入准备好的试管中，每管各 1ml。每 30s 45°角倾斜试管一次，观察是否发生凝固，直至血液不再流动为止。记录每管血液凝固的时间并分析原因。

【注意事项】

（1）每只试管的血量应一致。

（2）试管、注射器及小烧杯必须清洁、干燥。

（3）准备充分，明确分工，准确计时，由一位同学负责每隔半分钟报时一次，其他同学各观察1～2支试管的血液凝固情况，并记录负责管的凝血时间。最后将各管的凝血情况列表汇总。

【思考题】

（1）分析上述各因素影响血液凝固时间的机理。

（2）为什么去除了纤维蛋白的血液不会凝固？

【附】　兔脑粉的制备

将新鲜兔脑彻底剥去软脑膜及血管网，用生理盐水洗净，置乳钵研碎，加入丙酮，再研磨搅拌至浓粥状，净置数分钟后，弃去上清丙酮。再加丙酮，如此反复4～5次，使脑组织完全脱水成灰白色微细粉末状，用滤纸过滤，收集干粉。然后在空气中干燥成为无黏着性的颗粒状粉末为止。将干脑粉装密封，保存于普通冰箱内，其活性可保持半年，若潮湿、氧化成褐色，则不能再用。

（王　维　骆红艳）

二、血红蛋白量的测定

【实验目的】　学习血红蛋白量的测定方法和原理。

【实验原理】　血红蛋白（hemoglobin，Hb）是红细胞（red blood cell，RBC）的主要组成部分。血红蛋白的含量除受年龄、性别的影响外，久居高原地带和从事训练也会使血红蛋白增加。测定血红蛋白的方法很多，常见的有三种：①直接比色法，是运用试纸吸足血液后在色度表上比色得出血红蛋白含量；②光电比色法，使用光电比色计测定血红蛋白含量；③沙里血红蛋白计测量血红蛋白含量。本实验介绍第三种测定血红蛋白的方法。血红蛋白的色泽，常随所结合的氧量多少而改变，不便于比色，但是加稀盐酸于血液中，可使血红蛋白变成不易变色的高铁血红蛋白，再用蒸馏水稀释，与标准管比色，可求出每100ml血液中的血红蛋白量。我国正常成年男子血红蛋白含量为12～16g%（120～160g/L），成年女子血红蛋白含量为11～15g%（110～150g/L），青少年（儿童）10～16g%（100～160g/L），新生儿17～20g%（170～200g/L）。

【实验对象】　人。

【实验器材与药品】　75%乙醇溶液棉球，95%乙醇溶液，乙醚，0.1mol/L盐酸，蒸馏水；采血针，血红蛋白计，滴管，吸管，玻璃棒，消毒干棉球。

【实验方法与步骤】

（1）血红蛋白计介绍：血红蛋白计包括比色计和吸管。①比色计的两侧为标准色的玻璃板（或为盛有标准浓度的高铁血红蛋白溶液的玻管），中央为标有刻度的比色管。比色管壁上的刻度有两种，一种是血红蛋白的绝对值，表示每100ml血液中血红蛋白的克数（g%）；另一种是血红蛋白的相对值，表示与血红蛋白正常值的百分比（%）。临床上通常用血红蛋白的绝对值来表示（g%），因为有的比色计是以100ml血液中含血红蛋白14.5g为100%，而有的比色计是以100ml血液中含血红蛋白15.5g为100%。所以，若以血红蛋白的相对值来表示（%），相同克数的血红蛋白则略有出入；②吸管为一厚壁毛玻璃管，其上有两个刻度，吸管前端刻度的容量为$10mm^3$，后端刻度的容量为$20mm^3$，尾端与带吸嘴的细橡皮管相连（有的吸管尾端稍膨大，上面套一顶端有孔的橡皮帽）。

（2）实验步骤

1）用蒸馏水将比色管洗净，吸管则依次用蒸馏水、95%乙醇溶液和乙醚洗净干燥备用。

2）在血红蛋白稀释管内加0.1mol/L盐酸至10%刻度处（一般在5滴左右）。

3）采血：先用手将耳垂或手指尖揉搓几下，使其充血，用75%乙醇溶液棉球将采血针（现为一次性采血针）和取血部位消毒，待乙醇挥发后用采血针刺破皮肤，深约2～3mm，使血液能自然流出。用消毒干棉球擦去第一滴血（因为第一滴血混有组织液，影响测量的准确性），待流出第二滴血呈一大滴时，用血红蛋白吸管吸血至$20mm^3$刻度处。用脱脂干棉球拭去管尖外部处黏附的血液。

4）将吸管迅速浸入血红蛋白稀释管的盐酸内，徐徐将血液吹至盐酸液体底层，并利用上层的盐酸将吸管洗涤多次，然后摇匀，使血液与盐酸混合而呈褐色。把稀释管插入比色架中央的空隙中（使无刻度的两侧面处于空隙的前后方，以免影响比色）。

【实验项目】　放置10min，使血红蛋白充分酸化，然后用滴管向稀释管内逐滴加入蒸馏水，同时用玻璃棒搅动混匀，边滴边观察色泽，直到颜色与标准玻璃色柱相同为止，观察管内凹形液面最低的刻度数字，即为每100ml血液内血红蛋白的克数。

【注意事项】

（1）吹入血液和洗涤吸管时，勿造成气泡。

（2）每次加蒸馏水时宁可少加几滴，多次比色，以免一旦稀释过度而得不到结果。

【思考题】　缺铁性贫血与巨幼红细胞性贫血发病机制有何不同？血象有何区别？

（耿志国）

三、红细胞沉降率的测定

【实验目的】 学习和掌握红细胞沉降率的测定方法（魏氏法）。

【实验原理】 红细胞膜表面有一层带负电荷的水化膜，使红细胞相互排斥。血浆蛋白中含量较多的白蛋白也带有负电荷，而球蛋白和纤维蛋白原则带有正电荷。故在正常情况下，红细胞处于不易叠连下沉的悬浮稳定状态。将抗凝（anticoagulant）的血液充入沉降管中，并将沉降管垂直固定于血沉架上静置，红细胞由于重力作用而逐渐下沉。临床上通常以第 1 h 末红细胞下降的距离作为沉降率的指标，称为红细胞沉降率（erythrocyte sedimentation rate，ESR），简称血沉。某些疾病可使血浆白蛋白减少，球蛋白和纤维蛋白相对增多，则负电荷相对减少，易使红细胞相互叠连（rouleaux formation）下沉，导致血沉加快。此项检查对某些疾病具有辅助诊断意义。

【实验对象】 家兔。

【实验器材与药品】 3.8%枸橼酸钠溶液；5ml注射器，8号针头，小试管，魏氏沉降管，血沉架，橡皮吸球。

【实验方法与步骤】 取干净小试管一支，事先加入 3.8%枸橼酸钠溶液 0.4ml 备用。用注射器从家兔耳缘静脉取血 2ml，向盛有 3.8%枸橼酸钠溶液的试管内注入血液 1.6ml，用手指封住试管口上下颠倒 2～3 次，使血液与抗凝剂充分混匀，制成抗凝血液。

【实验项目】

（1）将橡皮吸球置于魏氏沉降管的顶端，吸取抗凝血液至"0"刻度处，操作过程中不能有气泡混入。拭去沉降管尖端外周的血迹，将血沉管垂直固定于血沉架上静置，立即计时。

（2）到 1h 末观察沉降管内血浆层的距离，即只有淡黄色血浆的一段（沉降管的上端）。并记下 mm 数值，该值即为红细胞沉降率（mm/h）。

（3）读取数据后，小心取下沉降管，排去管内血液，用清水洗涤晾干。

【注意事项】

（1）小试管、沉降管、注射器均应清洁、干燥。

（2）抗凝剂应新鲜配制，血液与抗凝剂的容积比例为 4：1。

（3）本实验操作应在 2h 以内完成，以免影响结果的准确性。

【思考题】

（1）临床上影响血沉的因素有哪些？

（2）血沉正常值（魏氏法）是多少？

（耿志国）

四、红细胞渗透脆性的测定

【实验目的】

（1）学习红细胞渗透脆性的测定方法。

（2）观察红细胞在不同浓度低渗 NaCl 溶液中的形态变化。

【实验原理】 0.9%NaCl 溶液与血浆的渗透压（osmotic pressure）相等，将红细胞悬浮于 0.9%NaCl 的等渗溶液中，其形态可维持不变；若将红细胞置于高渗的 NaCl 溶液中，会使细胞内失去 H_2O 而引起细胞膜皱缩；置于低渗 NaCl 溶液中，则会因过多 H_2O 进入胞内而使其膨胀甚至溶血（hemocytolysis）。正常红细胞对低渗溶液具有一定的抵抗力，其大小可用刚刚引起红细胞溶血的低渗 NaCl 液的浓度来表示。本实验将血液滴入不同浓度的低渗 NaCl 溶液中，开始出现溶血现象的 NaCl 浓度为该血液红细胞的最小抵抗力（正常为 0.42%～0.46%NaCl），即红细胞的最大脆性（maximum fragility）；出现完全溶血的低渗 NaCl 溶液浓度，则为该血液红细胞的最大抵抗力（正常时为 0.28%～0.32%NaCl），即红细胞的最小脆性（minimal fragility）。对低渗 NaCl 溶液抵抗力小，表示红细胞的脆性大；对低渗 NaCl 溶液抵抗力大则表示红细胞的脆性小。

【实验对象】 家兔。

【实验药品与器材】 1%NaCl 溶液，蒸馏水；10ml 试管 10 支，2ml 吸管 2 支，2ml 注射器一个，8 号针头，试管架，滴管，载玻片，显微镜。

【实验方法与步骤】

（1）制备不同浓度的低渗 NaCl 液：取干净试管 10 支，从 1～10 编号，分别排列在试管架上，按表 4-3 配制各种浓度的低渗 NaCl 溶液。

表 4-3   不同浓度低渗 NaCl 液的配制

	1	2	3	4	5	6	7	8	9	10
1%NaCl（ml）	1.40	1.30	1.20	1.10	1.00	0.90	0.80	0.70	0.60	0.50
蒸馏水（ml）	0.60	0.70	0.80	0.90	1.00	1.10	1.20	1.30	1.40	1.50
NaCl 浓度（%）	0.70	0.65	0.60	0.55	0.50	0.45	0.40	0.35	0.30	0.25

（2）采集血液标本：用干净的 2ml 注射器从兔耳缘静脉中取血 1ml，向每支试管内加入血液 1～2 滴，用大拇指盖住试管口上下轻轻颠倒，将各试管中的溶液与血液充分混匀，静置 1h 后观察结果。

【实验项目】

（1）观察实验结果：观察各个试管的色调和透明度。可出现三种结果：

1）试管内液体分层，下层为混浊红色，上层为无色或淡黄色的透明液体，表明红细胞没有溶血。

2）试管内液体分层，下层为混浊红色，上层为红色的透明液体，表明部分红细胞破裂，称为不完全溶血。

3）试管内液体不分层，完全变成透明红色，说明红细胞全部破裂，称完全溶血。

（2）记录红细胞的渗透脆性范围：通过观察结果，可以清楚地了解到家兔红细胞的渗透脆性范围，即开始溶血的 NaCl 溶液浓度到完全溶血的 NaCl 溶液浓度。

（3）取第 3 管和第 6 管的红细胞悬浮液各 1 滴，分别放在两张载玻片上，盖上盖玻片，在显微镜下观察红细胞的形态，比较二者的区别。

【注意事项】

（1）试管应按编号顺序放置，以防颠倒弄错。

（2）吸取蒸馏水和 0.9%NaCl 溶液量要准确；每支试管内所加血液量应尽可能一致。

（3）向试管内加血液时应轻轻滴入然后轻轻混匀，切勿剧烈振荡，避免破坏红细胞造成假相。

（4）观察实验现象应在以白色为背景和光线明亮处进行。

【思考题】

（1）测定红细胞低渗脆性有何临床意义？

（2）红细胞溶血、红细胞叠连与红细胞凝集的机制有什么不同？

（3）为什么同一家兔的不同的红细胞对低渗溶液的抵抗力大小不同？

（耿志国）

五、出血时间的测定

【实验目的】　通过测定出血时间的长短，了解毛细血管及血小板止血功能。

【实验原理】　正常机体若遭遇小血管破损，出血可在几分钟内自行停止，这是因为小血管和血小板（platelet 或 thrombocyte）具有生理性止血功能。生理性止血功能包括三个时相：①受损小血管平滑肌立即挛缩，使受损的血管缩小或闭合，局部血流减缓，促使血小板黏附、聚集于血管破损处，并释放出缩血管活性物质，使毛细血管发生持久收缩，使出血暂时停止；②黏附、聚集于血管破损处的血小板，形成一个松软的止血栓堵塞伤口实现初步止血；③启动凝血系统，使纤维蛋白原转变为纤维蛋白原聚体形成牢固止血栓。临床上检测的出血时间（bleeding time）是指从伤口开始流血到出血自动停止所需要的时间，简称出血时（测定微小血管伤口封闭所需时间）。正常人的出血时为 1～3min。血小板减少或血小板功能缺陷时，出血时间延长，甚至于出血不止。

【实验对象】　人。

【实验器材与药品】　75%乙醇溶液；采血针，吸水纸，秒表，消毒棉球。

【实验方法与步骤】

（1）用 75%乙醇溶液棉球消毒耳垂或指端后，用消毒采血针刺入皮肤 2～3mm 深，勿施加压力，让血液自然流出，立即计时。

（2）每隔 30s 用吸水纸吸干流出的血液 1 次，并使血迹在吸水纸上依次排列，直至血液不再流出为止。

（3）按吸水纸上血滴数计算出血时间，正常人出血时间为 1～3min。

【注意事项】

（1）采血部位严格消毒，以防感染。

（2）吸血时，勿使吸水纸接触伤口，以免影响结果的准确性。

【思考题】

（1）出血时间与凝血时间有何不同？

（2）采血时为什么不能挤压伤口？

（耿志国）

六、凝血时间的测定

【实验目的】　通过测定凝血时间的长短，了解凝血因子是否齐备及凝血功能是否正常。

【实验原理】　凝血时间是指离体静脉血液发生凝固所需要的时间，主要反应内源性凝血系统凝血功能的状况，是对内源性凝血系统的一种测试实验。血液离体后接触玻璃表面时，激活因子Ⅻ，通过内源性凝血系统，最终生成纤维蛋白，液体的血液变为胶状凝块。凝血时间正常值：玻片法 2～8min；毛细玻璃管法 2～7min。

【实验对象】　人。

【实验器材与药品】　75%乙醇溶液；采血针，秒表，干净玻片，毛细玻璃管（长约 10cm，内径 0.8～1.2mm），大头针，消毒棉球。

【实验方法与步骤】

（1）玻片法：用 75% 乙醇溶液棉球消毒耳垂或指端后，用一次性采血针刺入皮肤 2～3mm 深，让血液自然流出，将第一滴血置于玻片上，立即计时，每隔 30s 用大头针挑血滴 1 次，直至挑起细纤维状的血丝为止。从出血开始到挑起细纤维血丝的时间就是凝血时间。玻片法凝血时间正常值为 2～8min。

（2）毛细玻管法：采血时先用棉球吸去第一滴血，然后用毛细玻璃管吸血并使其充满，立即计时，每隔 30s 折断毛细玻璃管一小段，至断端出现细纤维血丝为止即为凝血时间。毛细玻璃管法凝血时间正常值为 2～7min。

【注意事项】

（1）采血部位严格消毒，以防感染。

（2）用针挑血时且勿多方向不停地乱挑，应由血滴边缘向中央轻挑，以免破坏纤维蛋白网状结构，造成不凝的假象。

【思考题】 临床上缺乏凝血因子Ⅶ或凝血因子Ⅷ，各对凝血时间有何影响？其区别何在？

（耿志国）

七、ABO 血型的鉴定

（一）标准血清法

【实验目的】

（1）学习和掌握 ABO 血型的标准血清试管法鉴定方法。

（2）学习和了解 ABO 血型的标准血清玻片法鉴定方法。

【实验原理】 当不同血型的血液混合在一起时，可产生红细胞凝集（agglutination of erythrocyte），再在补体的协同下，红细胞破裂、溶血。为确保临床输血（blood transfusion）的安全，必须进行血型（blood group）鉴定。

根据红细胞膜上的凝集原（agglutinogen），与血清中相应的凝集素（agglutinin）混合在一起，产生特异性凝集反应的现象，将受试者的红细胞加入已知的标准血清（含已知凝集素）中，通过凝集反应的结果鉴定受试者的红细胞膜上存在的凝集原，即可确定受试者的血型。

【实验对象】 人。

【实验器材与药品】 生理盐水，75% 乙醇溶液，A 标准血清和 B 标准血清；一次性采血针，双凹玻片，小试管，滴管，消毒棉球，显微镜，粗天平，离心机，竹签，记号笔，试管架。

【实验方法与步骤】

（1）玻片法

1）用乙醇溶液棉球消毒耳垂或指端，用消毒的一次性采血针刺破皮肤 2～3mm 深，取 1～2 滴血液于 0.5ml 生理盐水的小试管中混匀，制成红细胞混悬液。

2）将双凹玻片两端分别标上"A"和"B"，并在相应的小凹中分别加入标准血清 A（含抗 B 凝集素）或标准血清 B（含抗 A 凝集素）各一滴，然后在两个小凹中各加一滴红细胞混悬液，并用竹签将其混匀，静置于实验台上。

（2）试管法

1）制备红细胞混悬液，方法同玻比法。

2）取小试管两支，标明 A、B 字样，分别加入 A 型或 B 型标准血清 1～2 滴，随后加入受试者红细胞混悬液 2～4 滴，混匀后，用粗天平称重平衡后离心 1min（1000r/min）。

【实验项目】

（1）玻片法：10min 后，用肉眼观察红细胞有无凝集现象。如肉眼看不清楚，可置于显微镜下观察。然后根据红细胞凝集现象的结果鉴定血型（图 4-13）。

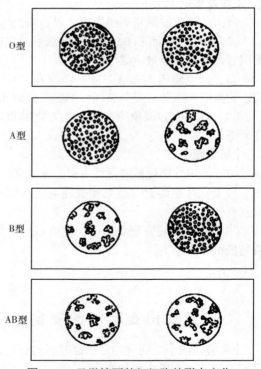

图 4-13 显微镜下的红细胞的形态变化
A 型标准血清；B 型标准血清

（2）试管法：离心后取出试管，用手指轻弹试管底部，使沉淀物浮起，在良好的光源下观察红细胞有无凝集现象，判断受试者的血型。

【注意事项】

（1）取血部位应严格消毒。

（2）玻片法中，用竹签混匀时，A、B 血清用各自的专用竹签，绝不能混合使用，而且要防止两个小凹内的液体混合在一起。

（3）红细胞混悬液和血清应新鲜、清洁，以防止出现自然凝集。

【思考题】

（1）临床上输血原则有哪些？

（2）为什么要坚持同型血相输的原则？

（3）O 型血为什么可以输给其他血型的人？给异型人输血要注意几点？

（4）如果你是 A 型血或 B 型血，在没有标准血清的情况下，能否检查未知人的血型？

（耿志国）

（二）单克隆抗体法

【实验目的】　学习和掌握抗 A、抗 B 血型鉴定试剂（单克隆抗体 monoclonal antibody）ABO 血型的鉴定方法。

【实验原理】　ABO 血型系统中，凝集素与 RBC 膜上相应的凝集原相遇时，将产生红细胞凝集（agglutination of erythrocyte）反应，在补体的协同下，红细胞破裂而溶血。为确保临床输血（blood transfusion）的安全，必须进行血型（blood group）鉴定。

用已知的凝集素（agglutinin）即抗体（antibody），通过 RBC 凝集反应的发生与否，判断红细胞膜上的凝集原（agglutinogen）类型，即可鉴定受试者的 ABO 血型。

抗 A、抗 B 血型鉴定试剂，为基因工程技术生产的单克隆抗体。抗 A 血型鉴定试剂，含抗 A 凝集原单克隆抗体（相当于抗 A 凝集素），为蓝色；抗 B 血型鉴定试剂，含抗 B 凝集原单克隆抗体（相当于抗 B 凝集素），呈黄色。

【实验对象】　人。

【实验器材与药品】　生理盐水，75%乙醇溶液，抗 A、抗 B 血型鉴定试剂；一次性采血针，双凹玻片，小试管，滴管，乙醇溶液棉球，显微镜，记号笔，试管架。

【实验方法与步骤】

（1）用乙醇溶液棉球消毒耳垂或指端，用消毒的一次性采血针刺破皮肤 2～3mm 深，取 1～2 滴血液于 1.0ml 生理盐水的小试管中混匀，制成 10%的红细胞混悬液。

（2）将双凹玻片两端分别标上"A"和"B"，并在相应的小凹中分别加入抗 A 血型鉴定试剂和抗

B 血型鉴定试剂各一滴，然后在两个小凹中各加入一滴红细胞混悬液，并混匀，静置于实验台上。

【实验项目】　加入红细胞混悬液和血型鉴定试剂混匀 10min 后，用肉眼观察红细胞有无凝集现象。如肉眼看不清楚，可置于显微镜下观察。然后根据红细胞凝集现象的结果鉴定血型（表4-4）。

表 4-4　反应结果及血型

血型	抗 A 血型鉴定试剂 抗 B 血型鉴定试剂	抗 A 血型鉴定试剂 抗 B 血型鉴定试剂
A	+	−
B	−	+
AB	+	+
O	−	−

【注意事项】

（1）采血部位应严格消毒，防止感染。

（2）红细胞混悬液和血型鉴定试剂应新鲜、清洁，以防止出现自然凝集。

（3）避免抗 A 血型鉴定试剂和抗 B 血型鉴定试剂相互污染。

【思考题】

（1）何谓交叉配血？意义何在？

（2）如果抗 A 血型鉴定试剂和抗 B 血型鉴定试剂相互污染后，受检人群的 ABO 血型结果如何？为什么？

（骆红艳　胡还忠）

八、药物的溶血反应

【实验目的】

（1）掌握药物溶血反应的判定方法。

（2）了解注射剂型药物安全性的评价指标。

【实验原理】　溶血是指红细胞破裂、溶解的一种现象，某些药物，尤其是注射剂的毒副作用之一是引起红细胞膜破裂、造成溶血反应。因此，在新药研发或药品生产中，都需要对注射剂药品进行药物溶血实验测定。

【实验对象】　家兔（体重为 2～2.5kg）

【实验药品与器材】　家兔2%红细胞悬液 20ml，0.9% NaCl 溶液，蒸馏水，0.1g/5ml 利多卡因注射液；10ml 试管 7 个，5ml 移液管 3 个，吸耳球 1 个，试管架 1 个，离心机，水浴锅。

【实验方法与步骤】　取试管 7 只，编号后置于试管架上，按表4-5加入各种溶液，其中第 6 管不加供试药品，为空白对照管，第 7 管仍不加供试药品，并用蒸馏水替代生理盐水，为阳性对照。

表 4-5　试剂加入表

试管号	1	2	3	4	5	6	7
受试注射剂（ml）	0.1	0.2	0.3	0.4	0.5	–	–
生理盐水（ml）	2.4	2.3	2.2	2.1	2.0	2.5	蒸馏水 2.5
2%红细胞混悬液（ml）	2.5	2.5	2.5	2.5	2.5	2.5	2.5

【实验项目】

（1）将各管摇匀后置于 37℃水浴中温育，1h 后取出观察并记录结果，或者 2000～2500r/min 的转速离心 3min 后观察结果。

（2）结果观察：肉眼观察：实验结果分为无溶血、部分溶血、完全溶血三种。

1）试管内液体分层，下层呈混浊红色，上层为清淡无色或极淡黄色，表示无溶血。

2）试管内液体分层，下层呈混浊红色，上层呈透明红色，表示部分溶血。

3）试管内液体不分层，完全变成透明红色，管底有红细胞膜沉积，表示完全溶血。

4）虽无溶血，但红细胞彼此粘连，摇动后不能分散，表示出现红细胞凝集。

凡是 1h 后第 3 管或第 3 管以前的各管出现溶血、部分溶血或红细胞凝集现象的药品，不宜作静脉注射。

【注意事项】　温度和观察时间可能对药物的溶血实验产生影响，应统一在 37℃条件下，以观察第 60min 的结果为准。

【思考题】

（1）何为溶血反应？

（2）注射剂药品药品一定要进行溶血反应检测吗？为什么？

（苟　伟　胡　浩）

九、弥散性血管内凝血（DIC）及治疗

【实验目的】

（1）学习制作家兔 DIC 模型的方法。

（2）观察 DIC 时血液凝固性的变化和系统器官的功能和代谢变化，并分析其发生机制。

（3）了解 DIC 的诊断标准及有关的实验室检查。

【实验原理】　DIC 是一种以全身性血管内凝血系统激活为特征的临床综合征，因促凝物质的暴露（或产生）增多，天然抗凝因子及内源性纤溶不足，导致广泛的微血管内血栓形成；可同时或相继发生大量凝血因子和血小板消耗（有时伴有纤溶亢进），导致多部位出血、休克、器官功能障碍及微血管病性溶血性贫血。肾脏、肺、肝脏等多个器官发生功能障碍，严重或持续时间较长可导致受累脏器功能衰竭。

实验使用富含组织因子的兔脑浸液，激活外源性凝血途径，诱发 DIC，复制实验性 DIC 动物模型；并用低分子量肝素进行治疗，观察凝血与抗凝血系统的功能变化对器官的功能和代谢影响。

【实验对象】　健康家兔（体重 1.5～2.5kg）。

【实验药品与器材】　20%（g/ml）氨基甲酸乙酯（乌拉坦 urethane）溶液，4%（g/ml）兔脑浸液，3.8%（g/ml）枸橼酸钠，血小板稀释液，胶乳颗粒，D-二聚体单克隆抗体，0.5mmol/L 甘氨酸溶液，1%硫酸鱼精蛋白注射液，25mmol/L 氯化钙溶液，凝血酶，生理盐水，瑞氏染液，香柏油；兔台，婴儿秤，哺乳动物实验手术器械一套，BL-420F 生物信号采集分析系统，压力换能器，张力换能器，计滴线，BG-800A 血气分析仪，静脉输液装置，水浴箱，离心机，血细胞计数板，试管，吸管，离心管，玻片，5ml、10ml 注射器。

【实验方法与步骤】

（1）家兔称重后，经耳缘静脉注射 20%氨基甲酸乙酯溶液（1g/kg），仰卧位固定于兔台上，剪去颈部和腹部被毛。

（2）颈部正中皮肤切口，沿血管走向用血管钳钝性分离出左侧颈总动脉和右侧颈外静脉，长度约 2～3cm，并分别穿线备用。

（3）血管插管内注满肝素生理盐水，做左侧颈总动脉插管和右侧颈外静脉插管，通过三通管连接压力换能器，并用生物信号采集分析系统记录动脉和静脉血压。

（4）在家兔剑突下腹部随呼吸起伏最明显处，以弯针穿线并固定于张力换能器上，调整缝线的松紧度和换能器方向，描记呼吸曲线。

（5）下腹部耻骨联合上做正中切口，长 3～5cm，沿腹白线切开腹壁，找出膀胱，并将膀胱翻出体外，在膀胱底部找到并分离出两侧输尿管，在输尿管近膀胱处用线结扎，略等片刻，待输尿管略充盈后，用眼科剪剪一个小口，向肾脏方向插入一根细塑料

管，插管另一端置于计滴导线上记录尿量（滴/分）。

（6）左侧近腹股沟处沿股动脉走行方向做切口，分离出股动脉，插管，采血用。

【实验项目】

（1）DIC 模型复制：家兔两只，分别经耳缘静脉缓慢注射 4%兔脑浸液，按 2.0ml/kg 计算，将总量用生理盐水稀释至 30ml，在 15min 内注射完。其中第一个 5min 以 1.0ml/min 注入，第二个 5min 以 2.0ml/min 注入，最后 5min 以 3.0ml/min 注入，复制 DIC 模型。

取另一只健康家兔作为对照，注射等量生理盐水，其注入途径、总量、速度等均与 DIC 模型家兔相同。

（2）实验性治疗

1）其中一只 DIC 模型家兔注射过程中连续观察机体反应及血压变化，如血压急剧下降或有出血时停止注射。

2）另一只 DIC 模型家兔做肝素治疗 2h[推荐剂量：2U/（kg·h）]。

（3）实验观察指标的测定

1）观察动脉血压、心率、呼吸（频率和幅度）、中心静脉压以及尿量等指标。在 DIC 模型复制前、DIC 模型复制完成后和实验结束前记录各指标。

2）测定动脉血 pH、动脉血氧分压（PaO_2）、动脉血二氧化碳分压（$PaCO_2$）、碳酸氢根（HCO_3^-）等血气指标。在 DIC 模型复制前、DIC 模型复制完成后和实验结束前取血检测并记录各指标。

3）血小板计数。取血 20μl 并立即把血液放至盛有 0.38ml 血小板稀释液的试管中，充分混匀；滴加至血细胞计数室内，静置 10～15min 后计数。在 DIC 模型复制前、DIC 模型复制完成后和实验结束前取血检测并记录各指标。

4）凝血酶原时间检测、血浆纤维蛋白原含量、血浆硫酸鱼精蛋白副凝固试验（3P 试验）或血浆 D-二聚体检测。在 DIC 模型复制前、DIC 模型复制完成后和实验结束前取血检测并记录各指标。

A. 凝血酶原时间测定

取静脉血 0.9ml，置于盛有 3.8%枸橼酸钠 0.1ml 试管中并混匀，3000r/min 离心 10min，分离出血浆。

取 0.1ml 待测血浆与 0.1ml 兔脑浸液混匀，37℃孵育 2min，加入 25mmol/L 氯化钙溶液，立即启动秒表，记录凝固时间，即为凝血酶原时间。

B. 血浆纤维蛋白原含量简易测定

取静脉血 2.7ml，置于盛有 3.8%枸橼酸钠 0.3ml 试管中，混匀。3000r/min 离心 10min，分离出血浆。

用生理盐水做 1∶8、1∶16、1∶32、1∶64 的稀释。

取 5ml 稀释血浆，加入凝血酶 0.5ml，置 37℃水浴 15min。

如在 1∶32 稀释血浆管内形成凝血块，则纤维蛋白大于 0.1g/100ml。

C. 血浆硫酸鱼精蛋白副凝固试验（3P 试验）

取静脉血 1.8ml，置于盛有 3.8%枸橼酸钠 0.2ml 试管中并混匀，3000r/min 离心 10min，分离出血浆。

取 0.5ml 血浆 37℃水浴 3min，加入 1%硫酸鱼精蛋白注射液 0.05ml，混匀，置 37℃水浴 15min 后观察溶液是否清亮，是否有不溶物质形成。如浑浊、有不溶物质形成阳性。

D. D-二聚体测定

胶乳颗粒用抗 D-二聚体单克隆抗体标记，成为胶乳试剂。

取静脉血 0.9ml，置于盛有 3.8%枸橼酸钠 0.1ml 试管中并混匀，3000 r/min 离心 10min，分离出血浆。

将待测血浆和阳性对照血浆分别与 0.5mmol/L 甘氨酸溶液以 1∶5 的比例稀释。

阳性对照血浆未稀释和稀释样品各 0.02ml 与等体积胶乳试剂混合，取待测稀释血浆和待测未稀释血浆 0.02ml 与等体积胶乳试剂混合，观察是否有凝集反应。如有凝集反应为阳性。

5）红细胞形态观察

A. 静脉采血后，使用玻璃棒在距载玻片一端 1cm 处加一滴抗凝血，将推片与载玻片呈 30°～50°，轻推制成血涂片，并在空气中晃动，使其干燥。

B. 将血涂片用瑞氏染色，冲洗干净，自然干燥后待用。

C. 滴加香柏油一滴，在油镜下观察红细胞形态。

（4）动物死亡（处死）后解剖，观察肺脏、心脏、肾脏、肝脏等内脏组织以及皮下组织有何异常变化。

【注意事项】　血管插管内注满肝素生理盐水，避免血液凝聚。

【思考题】

（1）在 DIC 发展过程中，血小板、红细胞、凝血酶原时间、纤维蛋白原、3P 试验和 D-二聚体试验等指标有何变化？为什么？

（2）实验家兔出现了哪些器官的病理改变，依据是什么，为什么会发生这些改变？

（李　柯　何小华）

第三节　心血管系统

一、蛙心起搏点的观察

【实验目的】

（1）学习暴露蛙类心脏的方法，熟悉心脏的结构。

（2）观察改变蛙心局部温度对心脏自动节律性

的影响。

（3）观察蛙静脉窦-心房和房室沟用丝线结扎后静脉窦、心房和心室的搏动频率。

【实验原理】 心脏的特殊传导系统各部分的自律性高低不同。哺乳类动物以窦房结的自律性为最高，正常心脏每次兴奋都从窦房结发出，依次传到心房、心室，相继引起心房、心室收缩，所以窦房结称为哺乳动物心脏的起搏点。两栖类动物心脏的静脉窦（venous sinus）的自动节律性最高，所以静脉窦是两栖类动物心脏的起搏点。正常情况下，蛙心脏的活动节律服从静脉窦的节律，其活动顺序为：静脉窦、心房、心室。当正常起搏点的下传冲动受阻时，心脏下部节律性较低的部位自动节律性才能表现。本实验利用改变局部温度的方法，观察温度对心脏自动节律性的影响；用斯氏结扎（Stannius' ligature）的方法来观察蛙心起搏点和蛙心不同部位自动节律性的高低。

【实验对象】 蟾蜍。

【实验药品与器材】 任氏液，温水和冰块；常用蛙类手术器械，蛙板，蛙腿固定夹，蛙心夹，秒表，滴管，丝线。

【实验方法与步骤】

（1）暴露心脏：取蟾蜍一只，用刺蛙针损毁脑和脊髓后，将其背位固定于蛙板上。用手术镊提起胸骨剑突下端的皮肤，剪开一个小口，然后将剪刀由切口处伸入皮下，向左、右两侧锁骨方向剪开皮肤。将皮肤掀向头侧，再用手术镊提起胸骨剑突下端的腹肌，在腹肌上剪一口，将剪刀伸入胸腔（勿伤及心脏和血管），沿皮肤切口方向剪开胸壁，剪断左右乌喙骨和锁骨，在颈部剪去胸腹组织，使创口呈一倒三角形。用眼科镊提起心包膜，用眼科剪刀小心地剪开，暴露心脏。心脏结构如图4-14所示。

（2）观察心脏的结构：从心脏的腹面可看到心房、心室及房室沟。心室右上方有一动脉圆锥，是动脉根部的膨大。动脉干向上分成左右两分支。用玻璃分针将心脏翻向头侧，可以看到心房下端有节律搏动的静脉窦。在心房与静脉窦之间有一条白色半月形界线，称为窦房沟。

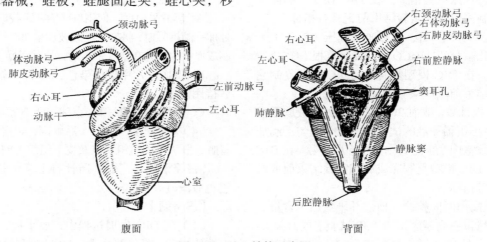

腹面

背面

图4-14 蛙心结构示意图

【实验项目】

（1）观察正常心搏过程：仔细观察和记录静脉窦、心房及心室收缩的顺序和频率。

（2）改变蛙心局部温度对心脏自动节律性的影响：分别用盛有37℃热水或冰块的小试管底部分别接触静脉窦或心室以改变它的温度，观察和记录心脏跳动次数的变化。

（3）斯氏第一结扎：在主动脉下穿一线备用，然后将心尖翻向头端，暴露心脏背面，用主动脉干下的线在静脉窦和心房之间结扎，此为斯氏第一结扎，以阻断静脉窦和心房之间的传导（图4-14）。观察和记录心脏各部分搏动节律的变化，待心房和心室恢复搏动后，分别计数静脉窦、心房和心室的

搏动频率。

（4）斯氏第二结扎：待心房、心室及静脉窦搏动恢复正常后，再取一线在房室沟作第二次结扎，此为斯氏第二结扎，以阻断心房和心室之间的传导，观察心房和心室的搏动情况，分别记录单位时间内静脉窦、心房和心室的搏动情况（图4-15）。

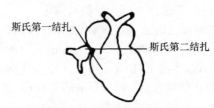

图4-15 斯氏结扎示意图

（5）将以上记录结果填入表4-6。

表4-6　斯氏结扎记录表

项目	搏动频率（次/分）			三者频率是否一致
	静脉窦	心房	心室	
对照				
37℃热水试管底部接触静脉窦				
37℃热水试管底部接触心室				
冰块试管底部接触静脉窦				
冰块试管底部接触心室				
第一结扎				
第二结扎				

【注意事项】

（1）实验时室内温度应适宜。

（2）三角形创口不要太大，尽量不要暴露肺和肝脏，剪胸骨和肌肉时紧贴胸壁，以免损伤心脏和血管。

（3）提起和剪开心包膜时要细心，避免损伤心脏。

（4）作斯氏第一结扎时，结扎部位一定要准确，不可扎住静脉窦。

（5）实验中注意滴加任氏液，也保持暴露的组织湿润。

【思考题】

（1）当静脉窦局部温度发生变化时，心率为何会随之发生变化？与心室局部温度所引起效应为什么不同？

（2）斯氏第二结扎后，心室为何突然停止跳动？心室跳动还能恢复吗？

（3）两次结扎后，静脉窦、心房、心室跳动次数为何不一致？哪一部分的跳动频率更接近正常心率？这说明什么？

（王　勇）

二、蛙心灌流

【实验目的】

（1）学习离体蛙心灌流的实验方法。

（2）观察灌流液中几种离子浓度改变对心脏收缩活动的影响，分析其影响机制。

【实验原理】　两栖类动物的离体（in vitro）心脏，用与其内环境相似的任氏液灌流，在一定时间内，仍能维持节律性收缩和舒张。改变任氏液的组成成分，如分别改变Na^+、K^+、Ca^{2+}的浓度及酸、碱度等，心脏跳动的频率和幅度就会发生相应的改变。

【实验对象】　蟾蜍或蛙。

【实验药品与器材】　任氏液，0.65%NaCl，1%KCl，2%$CaCl_2$，3%乳酸，2.5%$NaHCO_3$，1：10 000肾上腺素，1：100 000乙酰胆碱；蛙类手术器械，RM6240生物信号采集分析系统，蛙板，蛙心夹，蛙心插管，铁支架，双凹夹，蛙心插管固定夹，棉线，张力换能器。

【实验方法与步骤】

（1）安装调试仪器。

（2）破坏蟾蜍脑和脊髓，暴露心脏。

（3）在主动脉左侧分支下穿两根线，右侧分支下穿一根线，动脉主干下穿一根线备用。先结扎动脉干右侧分支，再用玻璃针将心脏翻至背面，在静脉窦以外结扎前后腔静脉（注意勿扎住静脉窦）。将心脏翻至腹面结扎动脉干左侧分支远端，然后用眼科剪刀在左侧分支近心端剪一斜口。取一蛙心插管，注入适量任氏液于管内，用右手拇指堵住插管外口，食指和无名指夹持蛙心插管，用左手提起动脉干左侧分支远端结扎线，将蛙心插管的尖端自斜口插入动脉腔内，插至动脉圆锥时略向后退，在心室收缩时，沿心室后壁方向向下插入心室。（图4-16，图4-17）插管进入心室后，管内液面会随着心室跳动而上下波动，血液由心室收缩而射入管内。最后用近心端备用线结扎并固定蛙心插管和动脉管壁，并将结扎线固定于插管侧壁的小突起上。提起插管，在结扎线远心端分别剪断动脉干左、右侧分支和前、

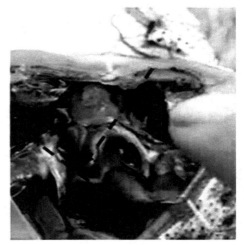

图4-16　蛙心插管方向示意图

后腔静脉，将心脏离体。随即用任氏液反复换洗插管内液体至完全澄清。用双凹夹将蛙心插管固定于铁支架上备用。在心室舒张时，用蛙心夹夹住心尖约1mm，将蛙心夹上的棉线连接到张力换能器上。

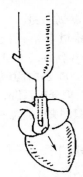

图 4-17 蛙心插管模式图

【实验项目】

（1）描记正常心脏收缩曲线：曲线幅度代表心室收缩的强弱，单位时间内的曲线个数代表心跳频率。曲线向上移动表示心室收缩，其顶点水平代表心室收缩所达到的最大程度；曲线向下移动表示心室舒张，其最低点即基线水平代表心室舒张的最大程度。

（2）吸出插管内全部任氏液，换入 0.65%NaCl，观察心搏曲线变化，待效应出现后，用新鲜 Ringer 氏液反复换洗直至心搏曲线恢复正常。

（3）加入 1～2 滴 2% CaCl$_2$ 于任氏液中，观察心搏曲线的变化，待效应出现后，用新鲜 Ringer 氏液反复换洗至曲线恢复正常。

（4）加入 1～2 滴 1%KCl 于任氏液中，观察心搏曲线的变化，待效应刚出现时，立即用新鲜 Ringer 氏液反复换洗直至心搏曲线恢复正常。

（5）加入 1～2 滴 1：10 000 肾上腺素，观察心搏曲线的变化，待效应出现后，用新鲜 Ringer 氏液反复换洗直至心搏曲线恢复正常。

（6）加入 1 滴 1：100 000 乙酰胆碱，观察心搏曲线的变化，待效应刚出现时，立即用新鲜 Ringer 氏液反复换洗直至心搏曲线恢复正常。

（7）加入 1 滴 3%乳酸，观察心搏曲线的变化，待效应出现后，加入 1 滴 2.5%NaHCO$_3$，再观察心搏曲线的变化，至心搏曲线基本恢复时，再用新鲜任氏液反复换洗直至心搏曲线恢复正常。

【注意事项】

（1）实验过程中，要经常用任氏液保持心脏的湿润。

（2）当每种化学药物（尤其是抑制心脏活动的药物）作用已明显时，应立即换洗，以免心肌受损。反复用任氏液换洗数次，待心跳恢复正常后再进行下一步实验。

（3）做每项实验时均应保持插管内的液面在相同高度。

（4）不同药物之间不能混用滴管，以免影响实验结果。

【思考题】

（1）用 0.65% NaCl 替换任氏液后，心脏收缩曲线有何变化？为什么？

（2）滴加 1%KCl 后，心脏收缩曲线有何变化？为什么？

（3）滴加 3%CaCl$_2$ 后，心脏收缩曲线有何变化？为什么？

（4）滴加 1：10 000 肾上腺素后，心脏收缩曲线有何变化？为什么？

（5）滴加 1：100 000 乙酰胆碱后，心脏收缩曲线有何变化？为什么？

（王 媛 万 瑜）

三、期前收缩与代偿间歇

【实验目的】

（1）学习在体心脏舒缩活动和心电图记录方法和技术。

（2）在心脏活动的不同时期给予刺激，观察心肌兴奋性阶段性变化的特征。

【实验原理】 心肌每兴奋一次，其兴奋性就发生一次周期性的变化。心肌兴奋性的特点在于其有效不应期特别长，约相当于整个收缩期和舒张早期。因此，在心脏的收缩期和舒张早期内，任何刺激均不能引起心肌兴奋而收缩，但在舒张早期以后，给予一次较强的阈上刺激就可以在正常节律性兴奋到达以前，产生一次提前出现的兴奋和收缩，称之为期前兴奋和期前收缩。

同理，期前兴奋亦有不应期，因此，如果下一次正常的窦性节律性兴奋到达时正好落在期前兴奋的有效不应期内，便不能引起心肌兴奋和收缩，这样在期前收缩之后就会出现一个较长舒张期，称为代偿间歇。

【实验对象】 蟾蜍或蛙。

【实验药品与器材】 任氏液；手术剪，手术镊眼科剪，眼科镊，刺蛙针，玻璃分针，蛙板，蛙钉，蛙心夹，刺激电极，张力换能器，心电图引导电极，RM6240 生物信号采集分析系统。

【实验方法与步骤】

（1）破坏脑和脊髓：取蛙 1 只，破坏其脑与脊髓，背位固定于蛙板上。

（2）暴露心脏：用蛙钉将蟾蜍仰卧固定于蛙板上。左手用镊子提起胸部皮肤，右手用解剖剪沿正中线从剑突下向上剪开（或剪掉），然后剪掉胸骨，左手用镊子轻轻提起心包膜右手用剪刀剪开心包膜打开心包，用玻璃分针暴露出心脏。

（3）装置连接：将心电图电极（6号注射针头）插入蟾蜍右前肢、左下肢和右下肢皮下引导Ⅱ导联心电图，张力换能器连线上的蛙心夹在心室舒张期夹住心尖，记录心脏收缩活动曲线。固定刺激电极，使其两极与心室相接触。将刺激电极固定于支架上，并使心脏处于两电极之间，无论心室收缩或舒张时，均能与两极接触。

（4）系统连接和仪器参数设置：连接并调整好记录装置。张力换能器输出线接生物信号采集分析系统的第1通道，心电图引导电极导联线接2通道。刺激电极接RM6240的刺激器输出。启动计算机，进入RM6240生物信号采集分析系统，在"实验"菜单中，选择"循环实验"栏目中的"期前收缩-代偿间歇"，系统即自动设置好实验参数、弹出刺激器对话框，并处于示波状态，此时可在屏幕上观察到正常的心脏收缩活动曲线，曲线向上为心室收缩，向下为舒张。

【实验项目】

（1）描记正常蛙心的搏动曲线，观察曲线的收缩相和舒张相。

（2）用中等强度的单个阈上刺激分别在心室收缩早、中、晚期和舒张早、中、晚期刺激心室（刺激前后要有三四个正常心搏作对照，不可连续输出两个刺激），观察能否引起期前收缩。若能引起期前收缩，观察其后是否出现代偿间歇。

【思考题】

（1）分析前收缩产生和代偿间歇产生的原因。

（2）心肌每发生一次兴奋后，其兴奋性的改变有何特点，其生理意义是什么？

（3）心率过速或过缓时，期前收缩是否会出现代偿间歇。

（李　丽）

四、对在体蛙心心输出量的影响因素

【实验目的】

（1）学习在体蟾蜍心脏的恒压灌流方法。

（2）观察前负荷、后负荷和心肌收缩能力等因素改变对心输出量的影响。

【实验原理】　心输出量（cardiac output）等于搏出量（stroke volume）乘以心率，可受到前负荷（preload）、后负荷（after load）、心肌收缩能力（contractivity）、灌流液中离子浓度及pH改变等多种因素的影响。

【实验对象】　蟾蜍或蛙。

【实验器材和药品】　任氏液，1:10 000肾上腺素，1:100 000乙酰胆碱，1:10 000阿托品，1:10 000普萘洛尔（心得安），1%KCl，1%CaCl$_2$，1%HCl，地高辛；蛙类动物手术器械一套，恒压灌流装置一套，小量筒，烧杯，注射器和针头。

【实验方法与步骤】

（1）组装恒压灌流装置：如图4-18所示。用一个500ml的广口瓶作为灌流液的贮液瓶，内盛任氏液约400ml，广口瓶直立或倒置均可。灌流液从贮液瓶出口经橡皮管流至灌流器官，接管上有螺旋夹，可以调节灌流液的流量。从贮液瓶上口的橡皮塞中心孔插入一根玻璃管，其下端距瓶底1cm，作为进气管。此进气管下口的压力恒等于实验时的大气压，故可以此处作为压力参考"零点"，由进气管下口水平至灌流液插管口水平的垂直距离，即为灌流压高度，为心脏的前负荷，以cmH$_2$O表示。在灌流过程中，尽管贮液瓶中液面不断下降，但只要贮液瓶位置不变，液面也不低于进气管下口，则灌流压便可保持恒定不变。而改变贮液瓶的高度亦即改变进气管下口压力参考"零点"的高度，便可以改变灌流压（或前负荷）。灌流液插管和静脉插管相连，因此灌流压的高低可反映回心血量的多少，即前负荷的大小。

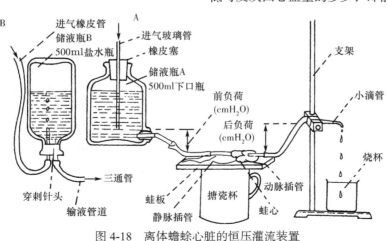

图4-18　离体蟾蜍心脏的恒压灌流装置

（2）制备蟾蜍在体心脏灌流标本

1）损毁蟾蜍的脑和脊髓，背位固定于蛙板上，剪开胸壁，暴露心脏。分离两侧主动脉，分别穿线备用。

2）用玻璃针将心脏翻向头端，仔细辨认静脉窦、后腔静脉（口径最粗）、肝静脉、腔静脉等。小心分离并剪开与它相连的心包膜，在后腔静脉下穿两根线，一根留置备用；另一根向前绕过主动脉背侧，再绕回来将除后腔静脉之外的静脉血管全部结扎（注意勿损伤静脉窦）。

3）在后腔静脉远端剪一小口，将充满任氏液的静脉插管插入，用留置的线结扎，并固定在管壁上防止滑脱（储液瓶下口输液管和静脉插管之间连一个三通管，后述实验项目中各种药物由三通管注射进入静脉插管）。翻转心脏，用线结扎右主动脉，然后在左主动脉上剪一小口，旋开灌注胶管上的螺旋夹，使任氏液流入心脏，冲洗掉心脏内的积血。沿左主动脉向心脏方向插入动脉插管（或细塑料管），用备用线结扎固定。插管尾端经橡皮管连一玻璃小滴管，以便收集心脏搏出的灌流液。将蛙板搁置在搪瓷杯上，心脏平面至动脉插管口水平的垂直距离可反映总外周阻力（即后负荷），调节好灌流压（前负荷）和小滴管（后负荷）的高度，使灌流液的流量合适。

【实验项目】

（1）计算对照条件下的每搏输出量和心输出量：对照条件为：前负荷 $3cmH_2O$，后负荷 $5cmH_2O$，任氏液灌流。用小烧杯或小量筒收集心脏搏出的灌流液 2~3min，同时计算心率。将搏出液量除以收集时间（min），得到心输出量，将心输出量除以心率即得到平均每搏出量。以后每次实验均按此方法计算。

（2）改变前负荷：后负荷保持对照条件不变，依次将前负荷升高到 $6cmH_2O$、$9cmH_2O$、$12cmH_2O$ 分别观察比较不同前负荷时的心舒容积、心率、搏出量和心输出量。

（3）改变后负荷：使前负荷恢复对照条件 $3cmH_2O$ 并保持不变，依次将后负荷升到 $9cmH_2O$ 和 $12cmH_2O$，分别观察上述各项指标的变化。

（4）观察乙酰胆碱的作用：先使前、后负荷都保持在对照条件，待心脏活动稳定后，由三通管注射 1：100 000 的乙酰胆碱 1ml 进入静脉插管，观察上述各项指标的变化。然后用任氏液灌流使心脏活动恢复；通过三通管注射 1：100 000 阿托品 1ml 进入静脉插管，再注入 1：100 000 乙酰胆碱 1ml，观察上述各项指标有无变化。

（5）观察肾上腺素的作用：待心脏活动稳定后，通过三通管注射 1：10 000 肾上腺素 1ml 进入静脉插管，观察上述各项指标的变化；用任氏液灌流使心脏活动恢复后，通过三通管注射 1：10 000 心得安 1ml 进入静脉插管，再注入 1：10 000 肾上腺素 1ml，观察上述各项指标有无改变。

（6）改用任氏液灌流，待心脏恢复活动至稳定后，通过三通管注射 1%KCl 1ml 进入静脉插管，观察上述各项指标有无改变。

（7）改用任氏液灌流，待心脏恢复活动至稳定后，通过三通管注射 1%CaCl$_2$ 1ml 进入静脉插管，观察上述各项指标有无改变。

（8）改用任氏液灌流，待心脏活动恢复平稳后，通过三通管注射 1%HCl 1ml 进入静脉插管，观察上述各项指标有无改变。

【注意事项】

（1）心脏表面要经常加任氏液，以保持湿润。

（2）输液管内不得有气体。

（3）测量贮液瓶通气管下口的高度和心脏灌流液输出滴管口的高度时，应自心脏水平量起，直尺的位置必须保持垂直。

【思考题】

（1）何谓前负荷、后负荷？本实验中用什么指标来代表心脏的前负荷和后负荷？

（2）影响心输出量的因素有哪些？结合本实验结果，试分析这些影响因素的作用机制。

（王　维　骆红艳）

五、心室肌环等长收缩力的影响因素

【实验目的】

（1）学习哺乳动物离体心室肌环的制备和等长收缩力的测定。

（2）以等长收缩力为指标，观察几种因素对新生小鼠心室肌环等长收缩力的影响，并分析其作用机制。

【实验原理】　心肌兴奋时，细胞外液中的钙离子通过纵管上的 L 型钙通道进入心肌细胞内并触发肌浆网终池内的钙经由 RyR 受体释放入胞浆，胞浆中的钙离子浓度瞬间升高，该过程称为外钙诱导的内钙释放，最终促发肌丝滑行和收缩。机体在运动时，心室肌的收缩力随心率增快而增强，呈现正性的收缩力-频率关系（force frequency relationship，FFR），有利于保证运动状态下的心输出量。新生乳鼠的心室肌具有较好的抗缺血缺氧能力，在持续通氧的 37℃含钙台式液中可保持自律性和正常收缩性。本实验将心室肌切成环状片后记录其等长收缩力，观察改变电刺激频率、灌流液中的钙离子浓度或加入肾上腺素能受体和胆碱能受体的激动剂时，对心肌环等长收缩力的影响。

【实验对象】 昆明小鼠新生第 3～4 天乳鼠，雌雄不限。

【实验药品与器材】 无钙台式液（NaCl 136mmol/L，KCl 5.4mmol/L，NaH$_2$PO$_4$ 0.33mmol/L，MgCl$_2$ 1mmol/L，葡萄糖 10mmol/L，HEPES 5mmol/L，2，3-氯乙酸丁二酮 30mmol/L，4℃调 pH 至 7.4），含钙台式液（0.9mmol/L CaCl$_2$），IMDM 溶液，5%CO$_2$+95%O$_2$ 混合气体，4%低熔点的琼脂糖，1×10^{-6}mmol/L 异丙肾上腺素，1×10^{-5}mmol/L 乙酰胆碱；薄壁玻璃微电极（外径为 0.75mm）；手术器械一套，等长张力换能器（Scientific Instruments），桥式放大器（BAM7C，Scientific Instruments），带有刺激电极的恒温灌流槽，蠕动泵，数模转换器，DasyLab 7.0 软件。

【实验方法与步骤】

（1）心室肌环的制备

1）乳鼠断头去尾处理，快速打开胸腔，取出完整心肺组织放置于冰冷的持续通氧的无钙台式液中漂洗三次。

2）显微镜下去除肺组织、大血管和心房。

3）将心室组织包埋于 37℃ 4%低熔点的琼脂糖胶中，4℃冷却使胶固化（图 4-19A）。

4）用震荡切片机（Leica VT1000S，Leica Microsystems，Germany）沿横截面将心室组织切为 300μm 厚的环状薄片（图 4-19B、C）。

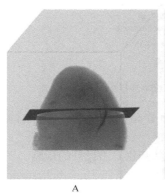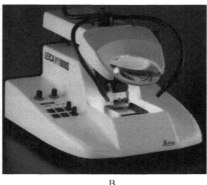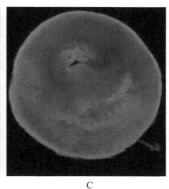

图 4-19 心室肌包埋和切片

A. 心室肌组织包埋和切片方向示意图；B. 震荡切片机；C. 新鲜制备的乳鼠心室肌片

5）边切组织边将切下的组织片收集于含钙台式液（0.9mmol/L CaCl$_2$）中，4℃持续通氧孵育 30min 后备用。

（2）实验装置与调试：制备琼脂糖凝胶冷却后备用，将新鲜组织片用阔口吸管移至如图 4-20A 所示的琼脂糖凝胶表面，滴加培养基避免组织干燥。显微镜下用预先制好的尖玻璃电极小心从左心室腔内穿过心室肌环刺入凝胶内，使心室肌环附着在玻璃电极较细处（注意避免过度牵拉心室肌环导致不可逆损伤）。小心取出带有心肌环组织的玻璃电极，如图 4-20B 所示用镊子折断玻璃电极尖端后，在显微镜下（图 4-20C）将玻璃微电极开口套在并拢的 L 型不锈钢钩上，小心用钟表镊将肌片向下拨动，使之套在不锈钢钩上。调节微调器适当增加不锈钢钩之间的距离（图 4-20D），再将不锈钢钩和套在其上的肌环一起向下移动浸入含有台式液的带刺激电极的 37℃恒温灌流槽内（图 4-20E）。

（3）等长收缩力的记录：若无特殊说明，所有实验均在 37℃标准含钙台式液恒温灌流条件下给予方波电场刺激（10～20V，2～4Hz，方波波宽 5ms），

调节微调器逐步增加肌片初长度直至等长收缩力接近最大值（此时心室肌接近最适初长度），平衡 30～60min 后开始实验。

【实验项目】

（1）观察收缩力-刺激频率关系（force-frequency-relationship，FFR）。记录心室肌片自发性收缩 5min 后，再按照 3Hz、2Hz、4Hz、1Hz、6Hz、0.5Hz 和 8Hz 的顺序给予电场刺激（10～20V，方波波宽 5ms），每个频率持续刺激并记录 2min，观察心室肌片等长收缩力对不同频率电场刺激的反应变化。

（2）不同钙离子浓度对心室肌片等长收缩力的影响。37℃恒温灌流条件下给予持续电场刺激（10～20V，2～4Hz，方波波宽 5ms）并持续记录不同钙离子浓度下心室肌片等长收缩力：标准含钙台式液中稳定 10min 后，用无钙台式液替换含钙台式液，2min 后用含 0.5mmol/L 氯化钙的台式液替换无钙台式液，5min 后将灌流液替换为含 2.5mmol/L 氯化钙的台式液，5min 后将灌流液替换为含 8.5mmol/L 氯化钙的台式液，5min 后灌流液替换为标准含钙台式液。

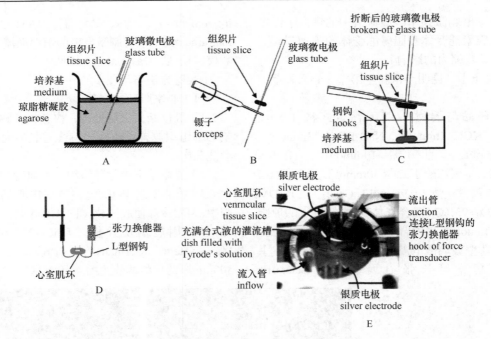

图 4-20　连接仪器

A、B、C. 将心室肌环套入连接等长张力换能器的 L 型钢钩的方法；D、E. 心室肌环等长收缩力实验装置

（3）观察 1×10^{-6} mmol/L 异丙肾上腺素对心室肌片的正性变力作用。37℃标准含钙台式液恒温灌流条件下给予持续电场刺激（10～20V，2～4Hz，方波波宽 5ms），稳定 10min 后给予 1×10^{-3} mmol/L 异丙肾上腺素，使灌流液中异丙肾上腺素浓度达到 1×10^{-6} mmol/L，10min 后用标准含钙台式液灌流漂洗。

（4）观察 1×10^{-5} mmol/L 乙酰胆碱对心室肌片的负性变力作用。37℃标准含钙台式液恒温灌流条件下给予持续电场刺激（10～20V，2～4Hz，方波波宽 5ms），稳定 10min 后给予 1×10^{-4} mmol/L 乙酰胆碱，使灌流液中乙酰胆碱浓度达到 1×10^{-5} mmol/L，10min 后用标准含钙台式液灌流漂洗。

【注意事项】

（1）取心脏要迅速，尽快漂洗干净。琼脂糖包埋时温度不宜过高或过低。

（2）将心室肌环套入连接有 L 型不锈钢钩的等长张力换能器时，尽量避免过度牵拉肌环。

【思考题】　试说明上述不同因素引起心室肌片等长收缩力变化的机制。

（席姣娅　王　维　朱敏洁　冷　明　骆红艳）

六、肠系膜微循环的观察

（一）蛙肠系膜微循环的影响因素

【实验目的】

（1）学习用显微镜或图像分析系统观察蛙肠系膜微循环内的血管和血流状态，加深对微循环的认识。

（2）观察某些药物对微循环的影响。

【实验原理】　微循环（microcirculation）指微动脉和微静脉之间的血液循环，是血液与组织液之间进行物质交换的场所。微循环存在于各组织脏器中，其形态结构和功能特点各异。肠系膜的微循环呈树枝状，血流从微动脉经后微动脉、毛细血管前括约肌，进入真毛细血管，然后流入微静脉。微循环的血流量主要受局部代谢产物的调节，也受其他神经-体液因素的影响。蛙的肠系膜较薄，易于透光，可用显微镜或图像分析系统观察到其微循环血管中的血流情况，如给予某些药物，则可见血管的舒缩活动。

【实验对象】　蛙或蟾蜍。

【实验药品与器材】　20%氨基甲酸乙酯（乌拉坦），1∶10 000 去甲肾上腺素，1∶10 000 组胺，显微镜，数码摄像头，BI-2000 图像分析系统，有孔蛙板，蛙类手术器械，玻板，大头针，1ml 注射器。

【实验方法与步骤】

（1）取蛙或蟾蜍一只，称重。20%氨基甲酸乙酯，按 2g/kg 体重的剂量，皮下淋巴囊注射，约 10～15min 动物即进入麻醉状态。

（2）将蛙背位固定于有孔蛙板上，于腹侧部剪一纵切口，用小镊子轻轻拉出一段小肠，将肠系膜展开，并用大头针固定于有孔蛙板的圆孔周围。肠祥不能绷得太紧以免拉破肠系膜，在其上滴加任氏液保湿。移动载物台，调节显微镜焦距，进行以下观察项目。

【实验项目】

（1）观察正常蛙肠系膜微循环：在低倍镜下可见到许多粗细不等、纵横交错的血管。分辨小动脉、小静脉和毛细血管，观察其中血流的方向、速度和特征。小动脉管壁较厚，内径小，血流从主干流向分枝，即从肠系膜的中央流向肠管，流速快，呈光滑的条索状，为线流，血管有搏动，节律为 5～10 次/分，且血细胞有轴流现象，即血细胞集中于中轴线上流动，流速较快。小静脉管壁较薄，内径较大，血流方向从肠管流向肠系膜的中央、由分枝汇流入主干，流速较快，也呈光滑的条索状，但稍有颗粒感，为线粒流，没有搏动，没有轴流现象。毛细血管透明，近乎无色，管径小，血流速度最慢，在高倍镜下血细胞以单个通过毛细血管，有明显的颗粒感，为粒线流，无搏动。通过图像分析系统可以测量血管口径和流速。

（2）给肠系膜血管以轻微机械刺激，观察该处血管口径及血流速度的变化。

（3）观察血管对去甲肾上腺素的反应：滴 1 滴 1∶10 000 去甲肾上腺素于视野内的肠系膜血管上，观察血管口径及血流速度有何变，发生变化后，迅速用任氏液冲洗。

（4）观察血管对组胺的反应：于视野下滴 1 滴 1∶10 000 组胺，观察血管及血流的变化。

【注意事项】

（1）手术过程中要尽量避免出血。固定肠系膜时，不可牵拉太紧，以免拉破肠系膜或阻断血流。

（2）实验过程中要随时用任氏液湿润肠系膜，以防干燥，影响血液循环。

【思考题】

（1）为什么微循环各部分的血流速度快慢不同？

（2）与体循环相比，微循环有哪些特点？

（3）滴加组胺和去甲肾上腺素对毛细血管的影响主要是通过什么途径引起的？

（王　维　余上斌）

（二）大鼠肠系膜微循环的影响因素

【实验目的】　同"六、肠系膜微循环的观察"实验（一）。

【实验原理】　同"六、肠系膜微循环的观察"实验（一）。

【实验对象】　大鼠。

【实验器材】　3%戊巴比妥钠，1∶10 000 去甲肾上腺素，1∶10 000 组胺；显微镜，数码摄像头，BI-2000 图像分析系统，肠系膜固定盒，大鼠固定台，恒温箱，温度控制器，哺乳类动物手术器械，1ml 注射器。

【实验方法与步骤】

（1）取大鼠一只，称重，腹腔注射 3%戊巴比妥钠（30mg/kg）麻醉动物，仰卧固定于手术台上。

（2）颈动脉插管，方法见本节实验七"心血管活动的神经体液调节"。插管与三通管相连，以备放血。

（3）在腹部正中线作一长约 1.5cm 切口，剪开腹膜后，用小镊子（注意其尖端套上橡皮管，以免夹伤肠壁）或手轻轻提出一段小肠。肉眼选择有细小血管走行、脂肪少的肠系膜部位，将其均匀的铺在恒温肠系膜固定盒上，注意避免肠系膜重叠和牵拉，并在肠系膜上滴上 37℃台氏液湿润。

【实验项目】

（1）观察正常大鼠肠系膜微循环：低倍镜下可见肠系膜小动脉、微动脉、毛细血管网、微静脉、小静脉的分布和走行，并注意观察血管内血液的流速、流态及细胞变形等。如选择部位合适还可见到淋巴管、淋巴管内的瓣膜、淋巴管的收缩舒张运动及淋巴细胞流动。通过图像分析系统，可以测量血管口径、流速、节点数并可处理有关数据。

（2）观察血管对去甲肾上腺素的反应：滴 1 滴去甲肾上腺素（1∶10 000）于视野内的肠系膜血管上，观察血管口径及血流速度有何变化，发生变化后，迅速用台氏液冲洗。

（3）观察血管对组胺的反应：滴 1 滴组胺（1∶10 000）于视野，观察血管及血流的变化。发生变化后，迅速用台氏液冲洗。

（4）失血性休克的微循环的变化：将 10ml 注射器与颈动脉插管三通相连，让血液自然流入注射器内，复制休克，同时观察各血管口径及血流速度的变化。

【注意事项】

（1）手术应在恒温箱内进行。

（2）腹部切口大小合适，一般长度以 1.5～2cm 为宜，因为切口太大肠管易从切口挤出，影响观察；切口太小寻找观察部位不方便，易压迫肠系膜的血管，影响血液循环。

（3）选择血管丰富，脂肪较少的部位作为观察点。

（4）观察过程中要随时用台氏液湿润肠系膜。

【思考题】　试分析失血所致的微循环变化的机制。

（王　维　余上斌）

七、心血管活动的神经体液调节

【实验目的】

（1）学习哺乳动物动脉血压的直接测量方法。

（2）监测心电图（electrocardiogram，ECG），以动脉血压为指标，观察某些因素对家兔心血管活动的影响。

【实验原理】

动脉血压（arterial pressure）主要受心输出量（cardiac output）和外周阻力（periphery resistance）的影响。动脉血压的高低，是衡量心血管活动的重要指标。心脏受交感神经（sympathetic nerve）和迷走神经（vagus）的支配，释放去甲肾上腺素（norepinephrine，NE））和乙酰胆碱（acetylcholine，ACh），通过 β_1 和 M 受体，改变心脏的活动，影响心输出量。大多数血管受交感缩血管神经纤维支配。交感缩血管神经兴奋时，释放去甲肾上腺素，使血管平滑肌收缩，外周阻力增加；容量血管收缩，促进静脉回流，心输出量增加。

肾上腺素和去甲肾上腺素，作用于心脏的 β 受体，使心脏的活动增强，心输出量增加。肾上腺素对血管 α 和 β 受体都有激动作用，引起血管收缩和舒张，大剂量肾上腺素以兴奋 α 受体为主，引起血管收缩的作用较强；去甲肾上腺素主要激活 α 受体，使外周阻力增加。

改变交感或迷走神经的紧张度，或给予上述受体的激动剂或阻断剂，即可改变心血管的活动，影响动脉血压。因此，动脉血压的高低反映了心血管的活动水平。

【实验对象】

家兔（体重 2～2.5kg，雌雄不限）。

【实验药品与器材】

1%(g/ml)戊巴比妥钠或 20% 氨基甲酸乙酯（乌拉坦 urethane），生理盐水，0.5%（g/ml）肝素生理盐水溶液，1 : 100 000 乙酰胆碱，1 : 10 000 去甲肾上腺素，阿托品；生物信号采集分析系统，血压换能器，动脉插管，动脉夹，双凹夹，铁支架，三通管，兔手术台，哺乳动物手术器械，照明灯，1ml、2ml、20ml 注射器、有色丝线，纱布，棉球。

【实验方法与步骤】

（1）生物信号采集分析系统——血压换能器装置，如图 4-21 所示。

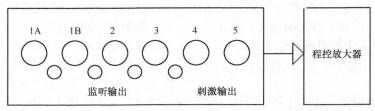

图 4-21　减压神经放电、心电图与动脉血压同步记录信号输入示意图

1A. 心电信号输入；2. 血压换能器信号输入；3. 减压神经放电信号输入

1）压力换能器：将心电图导联线接至生物信号采集分析系统的 CH_1 信号输入插座，再将换能器的输出线接至生物信号采集分析系统的 CH_2 信号输入插座。血压换能器头端有两个小管分别与三通管连接。一个三通管连接动脉插管，旋动三通管的旋柄，使换能器腔通过动脉插管与大气相通；用注射器将 0.5%肝素生理盐水溶液通过另一个三通管缓慢注入换能器和动脉插管内，将换能器和动脉插管内的空气排尽后，随即旋动旋柄，使三通管关闭。注入 0.5% 肝素生理盐水溶液前应注意保证换能器通过动脉插管与大气相通，否则在注入液体时可能会使换能器内的压力剧升而损坏换能器。

2）生物信号采集分析系统

A. 开启主机与显示器电源开关，启动生物信号采集分析系统，显示图形用户界面与主菜单。进入监视状态。

B. 选择压力信号定标，选定该测定通道，将压力传感器的压力传感部分与水银检压计相连接，按程序提示进行压力信号定标。定标值可被贮存，下次实验时无需再定标。但更换换能器后需重新定标（一般由老师事先完成）。

C. 设置记录通道的参数

CH_1 记录心电图：信号选择 1→CH_1→自动→心电→Ⅱ。

CH_2 记录血压：信号选择 1→CH_2→自动→压力→自动调零。

D. 增益设置

增益选择 2→CH_1→1。

增益选择 2→CH_2→1。

E. 将充满 0.5%肝素生理盐水溶液的动脉插管插入颈总动脉，将压力信号传输入换能器。

F. 选择"平行移动"显示或"连续示波"显示，观察该通道显示的血压波形。必要时通过"显速选择"调整扫描速度，一般可采用 25mm/s 或 10mm/s；也可采用"横向压缩"功能观察血压变化趋势。应用"参数设置"中的"基线位移"，可将基线调到适当位置。

G. 待血压稳定后，选"记录状态"开始记录。

按 F2 键作必要的记录标记，停止记录按 ESC 键，根据实验情况选"监视状态"或"结束实验"。可利用"重显资料"对数据进行编辑，测算和打印输出。

H. 将刺激电极引线接至刺激输出口，选择"设刺激器"设置输出电刺激方波的各个参数，刺激迷走神经用 5~10V，刺激减压神经用 3~5V，刺激频率 20Hz（周期 50ms）。按 F5 键开启刺激器，按 F6 键关闭刺激器。

I. 根据所需选择打印范围，按 F9 键打印输出结果。

（2）手术

1）麻醉及固定：按 30~40mg/kg 体重的剂量，由兔耳缘静脉缓慢注入 1%戊巴比妥钠，或 1g/kg 的 20%氨基甲酸乙酯，注射时应密切观察动物的肌张力、呼吸、角膜反射和痛反射。待麻醉后将家兔仰卧位固定于兔手术台上。使颈部放正拉直。

2）分离颈部神经和血管：剪去颈部的毛，沿正中线作 6~8cm 长的皮肤和皮下组织切口，钝性分离肌肉，暴露气管。将左手的拇指插入胸锁乳突肌内侧，其余四指放在皮肤外侧并轻轻向上顶起，便可暴露其深部的颈总动脉鞘。仔细识别颈总动脉鞘内的结构：包括颈总动脉、迷走神经、颈交感神经干和减压神经。

在分离颈总动脉前，应先仔细辨识以上三条神经，其中迷走神经最粗，而颈交感神经干较细，减压神经最细且常与交感神经紧贴在一起（图 4-22）。

结构辨认清楚后，先分离右侧减压神经，然后分离右侧迷走神经，最后分离两侧的颈总动脉，分离长度约 2~3cm，穿不同颜色的湿丝线备用。

3）分离双侧股动脉穿线备用。

4）动脉插管：将左侧颈总动脉的近心端用动脉夹夹闭，结扎其远心端。用眼科剪刀在结扎处与动脉夹之间尽可能靠远心端作一 V 字形切口，向心脏方向插入一充满 0.5%肝素生理盐水溶液的动脉插管（管内不应有气泡），用线将插管与动脉扎紧，并固定以防插管滑出。缓慢放开动脉夹，调整放大增益，即可记录颈动脉血压。

5）记录心电图，将心电图导联线按不同颜色连接到动物的不同部位，Red→RA（右前肢），Yellow→LA（左前肢），Green→LF（左后肢）和 Black→RF（右后肢）连接，适当调整增益，即可记录心电图。

【实验项目】

（1）正常（对照）血压曲线（图 4-23）。

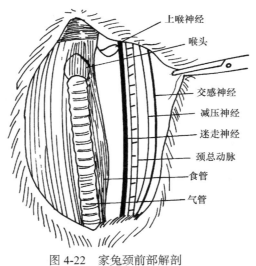

图 4-22　家兔颈前部解剖

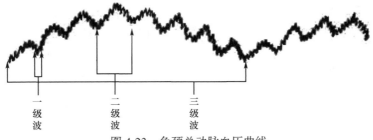

图 4-23　兔颈总动脉血压曲线

一级波（心搏波），由心室舒缩所引起的血压波动，心缩时上升，心舒时下降，其频率与心率一致。

二级波（呼吸波），由呼吸运动所引起的血压波动，吸气时血压先下降，继而上升，呼气时血压先上升，继而下降，其频率与呼吸频率一致。

三级波不常出现，可能由心血管中枢的紧张性活动周期变化所致。

（2）夹闭未插管侧的颈总动脉：用动脉夹夹闭右侧颈总动脉5～10s，观察血压及心率的变化。

（3）夹闭双侧股动脉5～10s，观察血压及心率的变化。

（4）牵拉插管侧颈总动脉：手持左侧颈总动脉远心端的结扎线，向心脏方向轻轻拉紧，然后做有节奏的往复牵拉（约2～5次/秒），持续5～10s，观察血压及心率的变化。

（5）静脉注射去甲肾上腺素：由耳缘静脉注射1∶10 000去甲肾上腺素0.2～0.3ml，观察血压及心率的变化。

（6）静脉注射乙酰胆碱（acetylcholine）：由耳缘静脉注射1∶100 000乙酰胆碱0.2～0.3ml，观察血压及心率的变化。

（7）静脉注射阿托品0.5ml，1～2min后再注射1∶100 000乙酰胆碱0.2～0.3ml，观察血压和心率的变化。

（8）电刺激减压神经：先用双极保护电极间断刺激刺激减压神经（强度3～5V，刺激频率20Hz）完整的右侧减压神经，观察血压变化。然后在神经游离段（应有1.5～2cm长）的中部作双重结扎，在两结扎线的中间剪断减压神经，以同样的刺激参数分别刺激其中枢端和外周端，观察血压和心率的变化。

（9）电刺激迷走神经：结扎并靠中枢端剪断右侧迷走神经，中等强度间断刺激（强度5～10V，刺激频率20Hz，刺激约10s，停止刺激约4s）向心脏端的激迷走神经，观察血压和心率的变化。

（10）改变体位：迅速抬起家兔的头部，维持2～5s，观察血压和心率的变化，然后将动物放平。迅速抬起家兔的后肢，观察血压和心率的变化。

【注意事项】

（1）本实验麻醉应适量，过浅则动物挣扎，过深则反射不灵敏；分离神经时应特别小心，不要过度牵拉而损伤神经，影响实验结果；动脉插管应始终保持与动脉的方向一致，防止动脉插管刺破管壁。

（2）每次实验后，应等血压和心率基本恢复并稳定后，再进行下一项实验。

（3）每次注射药物后，应立即用另一注射器注射生理盐水0.5ml左右，以防止药液残留在针头内及局部静脉中而影响下一种药物的效应。

【思考题】

（1）试分析心电图、颈总动脉血压及左心室收缩活动之间的关系。

（2）说明各实验因素引起动脉血压变化的机制。

（3）试述大出血（短时出血达20%），对心血管活动的影响及影响机制。

（骆红艳　胡还忠）

八、人体心音听诊

【实验目的】

（1）学习心音听诊的方法，掌握正常心音的特点。

（2）了解心音产生的原理。

（3）准确分辨第一心音和第二心音。

【实验原理】　在心动周期（cardiac cycle）中，由于心肌的收缩，瓣膜的启闭，血流速度的改变形成的湍流和血流撞击心室壁和大动脉壁引起的振动都可以通过周围组织传递到胸壁，用听诊器便可以在胸部的某些部位听到相应的声音，即为心音（heart sound）。心音发生在心动周期的一些特定时期，其音调和持续时间也有一定的特征。将听诊器放在胸壁上可听到第一心音和第二心音；在某些青年人和健康儿童可以听到第三心音。结合触诊心尖搏动（cardiac impulse）或颈动脉搏动（carotid impulse）有助于第一心音和第二心音的分辨。心脏的某些异常活动可以产生杂音或其他异常心音，因此，听取心音对于心脏疾病的诊断具有重要意义。

第一心音是由房室瓣关闭引起的心室壁振动及心室射血撞击主动脉壁的振动所产生的，其特点是音调低，持续时间长。由于房室瓣关闭与心室收缩开始几乎同时发生，因此第一心音是心室收缩的标志，其响度和性质的变化，常可反映心室肌收缩强弱和房室瓣膜的机能状态。第二心音主要由半月瓣关闭，血流冲击大动脉根部和心室壁产生振动造成的，音调高而持续时间短，由于半月瓣关闭与心室舒张开始几乎同时发生，因此，第二心音是心室舒张的标志，其响度反映的是动脉压的变化。

【实验对象】　人。

【实验器材】　听诊器。

【实验方法与步骤】

（1）确定听诊部位

1）受试者解开上衣，面向明亮处坐好，检查者坐在对面。

2）观察或用手触诊受试者心尖搏动的位置和范围。

3）认清心音听诊的各个部位（图4-24）。

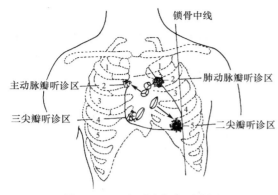

图 4-24　心音听诊部位示意图

二尖瓣听诊区：左第五肋间锁骨中线稍内侧（心尖部）。

三尖瓣听诊区：胸骨右缘第四肋间或剑突下。

主动脉瓣听诊区：胸骨右缘第二肋间。

主动脉瓣第二听诊区：胸骨左缘第三肋间。

肺动脉瓣听诊区：胸骨左缘第二肋间。

（2）听心音：检查者带好听诊器，听诊器的耳端方向应与外耳道方向一致（斜向前方），以右手拇指、食指和中指持听诊器胸件紧贴受试者胸部皮肤上，按照从二尖瓣听诊区→主动脉瓣听诊区→主动脉瓣第二听诊区→肺动脉瓣听诊区→三尖瓣听诊区的逆时针次序仔细听诊心音，也可接主次听诊区顺序听诊。

【实验项目】

（1）测心率：将听诊器的胸件放置于二尖瓣听诊区，看表数心率。若节律整齐，可只数 15s 的心跳次数，其 4 倍即为 1min 的心率。正常人的心率为 60～100 次/分。

（2）听心律：听诊心律是否整齐。

（3）识心音

1）可听到两个心音，即第一心音和第二心音。根据心音的响度和音调、持续时间、时间间隔等，仔细区分第一心音和第二心音。

2）若难以分辨两个心音时，听诊时可用手指触摸心尖搏动或颈动脉搏动，与心尖搏动或颈动脉搏动同时出现的心音即为第一心音，利用这种关系，有助心音的辨别；然后再从音调的高低，时间的长短判别两心音，直到准确识别为止。

3）比较各瓣膜听诊区两心音的声音强弱。

【注意事项】

（1）室内需保持安静，以利于听诊。

（2）听诊器耳端方向要与外耳道方向保持一致，橡胶管不得有交叉、扭曲和打结，勿与其他物体摩擦，以免影响听诊。

（3）如果呼吸音影响心音听诊，可嘱受试者暂停呼吸。

（4）各瓣膜的听诊部位与其解剖投影位置不尽相同，这是声音传导造成的变化。

【思考题】

（1）第一心音和第二心音是怎样形成的？有何临床意义？

（2）心音听诊区与各瓣膜的解剖位置是否相同？

（3）如何分辨第一心音和第二心音？

（李　丽）

九、人体动脉血压的测量

【实验目的】

（1）学习袖带法测定动脉血压的原理和方法。

（2）测定人体肱动脉的收缩压和舒张压。

【实验原理】　测定人体动脉血压（aterial blood pressure）最常用的方法是袖带法，即用血压计（hematomanometer）和袖带（cuff）在动脉外加压，根据血管音（Korotkoff sound）的变化来测量血压的高低，又称 Korotkoff 听诊法。血液在血管内流动时通常没有声音，若在血管外施加压力使血管塌陷，血液流动时形成涡流则可产生声音。测量血压时用带有螺旋阀的橡皮球将空气打入缠绕于上臂的袖带内，当其压力超过收缩压时压扁动脉血管，部分或完全阻断了肱动脉（brachial artery）内的血流，此时用听诊器在肱动脉处听不到声音，也触不到桡动脉（radial artery）的搏动。如徐徐放气以减低袖带内压，当外加压力稍低于收缩压，心室收缩时，部分血液冲过受压的血管，并在较宽的血管处形成涡流，用听诊器可听到"咚"的第一声。此时袖带内压力即为收缩压（systolic pressure），其数值可由减压计的压力表或水银柱的刻度读出。继续放气，血液间歇性地通过肱动脉压瘪区的过程中一直能听到声音。当袖带内压力等于或稍低于舒张压时，血管内的血流由断续变为连续流动，血管处于通畅状态，血管内的血液因不能形成湍流，血管音变弱或消失。此时袖带内压力即为舒张压（diastolic pressure）。其数值亦由减压计的压力表水银柱的刻度读出。

【实验对象】　人。

【实验器材】　血压计、听诊器。

【实验方法与步骤】

（1）熟悉血压计的结构：目前常用的血压计有两种，即水银柱式和电子式。水银柱式血压计包括三部分：袖带、橡皮球和水银检压计。电子式血压计仍保留了袖带，橡皮球，而检压计由数字模块整合形成（图 4-25）。

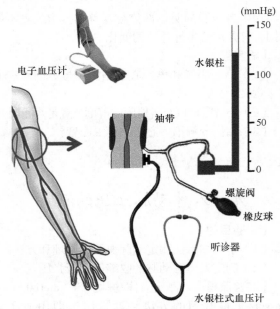

图 4-25　人体动脉血压的测量方法示意图

水银检压计为一有压力刻度的玻璃管，上端通大气，下端与水银储槽相通。袖带是一外包布套的长方形皮囊，借橡皮管分别与水银储槽和橡皮球相通。橡皮球有一螺旋阀，供充气或放气用。测压前需检查检压部分是否准确，袖带内橡皮囊与大气相通时，水银柱液面是否在零刻度。袖带是否漏气。

电子血压计袖带部分与水银柱式血压计相同，测量时由数字模块自动完成袖带的充气、放气和听诊的步骤，最终将血压值和心率值通过数字在屏幕上显示，方便人们日常生活保健使用。

听诊器由耳件、胸件和导管组成。

（2）水银柱式血压计测定动脉血压的方法

1）让受试者脱去一侧衣袖，静坐 5min。

2）松开血压计橡皮球的螺旋阀，将袖带展平，排尽空气，再旋紧螺旋阀。

3）让受试者将前臂平放桌上前伸，使肱动脉肘横纹处与主动脉水平，手掌向上。将袖带缠于上臂，袖带相连的橡皮管置于肱动脉处。袖带下缘应在肘横纹上 2cm 左右，松紧以能伸进一指入袖带内为宜。

4）用中指和食指触摸肘窝内侧肱动脉的搏动，再将听诊器胸件放在搏动明显处，但切勿插入袖带下。听诊器耳件戴于双耳。

（3）电子血压计测量动脉血压的方法：电子式血压计测量血压的方法同水银柱式 1）～3）步。

【实验项目】

（1）水银柱式血压计测定动脉收缩压：检查者一手环握受检者上臂，拇指轻压听诊器胸件于肱动脉上，一手持橡皮球，拇指和食指环橡皮球持握螺旋阀。确定螺旋阀旋紧后，挤压橡皮球向袖带内充气，使水银柱上升到约 180mmHg（24kPa），此时肱动脉处听不到声音，也触不到桡动脉（radial artery）的搏动。随即松开螺旋阀徐徐放气，使水银柱液面匀速落下。仔细听诊，当听到第一声"咚"的声音时，水银柱液面所指示的刻度即为收缩压值。

（2）水银柱式血压计测定动脉舒张压：听到第一声血管音后，随着水银柱液面的下降，检查者会听到与心率一致的血管音，此声音先由低到高，而后由高突然变低或完全消失。在声音突然变低或消失时，水银柱的刻度即代表舒张压。

（3）电子式血压计测定动脉血压：绑好袖带后，按电子血压计上开始按钮，待袖带完成充气和放气过程后，屏幕中显示收缩压、舒张压和心率的值。

【注意事项】

（1）室内必须保持安静，以利听诊。

（2）动脉血压通常可连续测 2 次，但必须间隔 3～5min。重复测定前，必须使袖带内压力降到零位。一般取两次较为接近的数值为准。

（3）如血压超出正常范围，应让受试者休息 10min 后再测。诊断高血压，需要至少三次不同日期，不同时间段测得的血压值来判断，仅一次测得的血压值不能诊断为高血压。

（4）左、右肱动脉可有 5～10mmHg（0.7～1.3kPa）的压力差，测量时固定在一侧上臂不得随意更换。

（5）电子血压计必须在固定好袖带后才开始测量，否则数值显示为错误。每一次测量开始，需等待本次测量结束，袖带内完全放气后，才能终止测量。

【思考题】

（1）什么是收缩压和舒张压？其正常值是多少？

（2）测量血压时，听诊器的胸件为何不能插入袖带下？

（3）测量血压前，为何需要受检者静坐休息？

（王　媛　刘少金）

十、人体体表心电图的记录

【实验目的】

（1）学习人体体表心电图的记录方法。

（2）辨认正常心电图波形并熟悉其生理意义。

（3）学习心电图各波的测量和分析方法。

【实验原理】　正常人体内，由窦房结（sinoatrial node）发出的兴奋按一定的途径和时程，依次传向心房（atrium）和心室（ventricle），引起整个心脏的兴奋。心动周期中，心脏各部分兴奋过程的变化是非常规律的。这些电变化通过导电组织和体液传到体表，在体表两点之间可出现由心脏电活动引起的有规律的电位变化。将心电图机的测量电极放置在体表规定的两点，即可记录到由心脏电活动所致电位变化的曲线，这种电位变化曲线，称心电图。体表记录两点的连线称导联轴，心电图是心电向量在相应导联轴上的投影，心电图波形的大小与导联轴的方向有关，与心脏的机械收缩活动无直接关系。心电图对心脏起搏点的分析、传导功能的判断以及心律失常、房室肥大、心肌损伤等有重要诊断价值。

【实验对象】 人。

【实验药品与器材】 乙醇溶液，导电膏，棉球，心电图机。

【实验方法与步骤】

（1）心电图机连接与参数设定：以东江 ECG-11D 数字心电图机为例说明。接好心电图机的电源线、地线及导联线，开启主电源开关，待机指示灯即亮，预热 3～5min。开启电源开关（ON/OFF 键），液晶屏显示整机工作状态及预设的导联波形。按下"菜单（MENU）"键和上下左右箭头可以调整整机参数设定。走纸速度可设置为 6.25mm/s；12.5mm/s；25mm/s；50mm/s。"定标键"用于在记录状态下打印 1mV 定标波形。"灵敏度转换（SENSE）"键用于记录模式为手动时灵敏度转换，2.5m/mV→5mm/mV→10mm/mV→20mm/mV→2.5mm/mV 循环切换。

（2）电极的安放：受检者取仰卧位，肌肉放松，手腕前侧、脚踝内侧和胸前区皮肤用酒精去脂，涂上少许导电膏，安放引导电极，接上导联线，肢体导联为白色导联线，胸导联为黑色导联线。肢体导联电极位置、色码及符号：右手腕（R）-红色；左手腕（L）-黄色；左足踝（F）-绿色；右足踝（RF）-黑色。胸导联 V_1（C_1）-红色；V_2（C_2）-黄色；V_3（C_3）-绿色；V_4（C_4）-棕色；V_5（C_5）-黑色；V_6（C_6）-紫色；胸导联电极安装部位如下：V_1：胸骨右缘第四肋间；V_2：胸骨左缘第四肋间；V_3：V_2 与 V_4 连线的中点；V_4：左锁骨中线第五肋间；V_5：左腋前线第五肋间；V_6：左腋中线第五肋间。胸导联电极连接位置如图 4-26 所示。

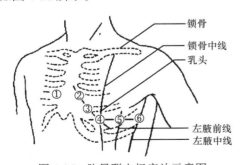

图 4-26 胸导联电极安放示意图
①～⑥分别代表 V_1～V_6 导联所在部位

（3）导联的选择

1）标准肢体导联：分别简称为标Ⅰ、标Ⅱ和标Ⅲ三个导联。标准肢体导联的电极有正负极之分，Einthoven 规定，标Ⅰ为右手-左手（输入心电图机时，右手接负极，左手接正极）；标Ⅱ为右手-左足（右手接负极，左足接正极）；标Ⅲ为左手-左足（左手接负极，左足接正极）。由于标准肢体导联反映的是身体两个固定部位的电位差，即同时受到两处点位变化的影响，故称双极导联。

2）单极加压肢体导联：在右手、左手和左足三个肢体导联上各串一个 5kΩ 的电阻，共接于中心电站（wilson 中心电站），此中心电站的电位约等于零，以此作为参考电极。另一电极为探测电极，分别置于右手，左手和左足。在中心电站中去掉所探测肢体的连线（一次偶然发现），并将探测电极置于该肢体，另外两肢体的连线组成参考电极。这样记录出来的心电图波幅比原来增大 50%，而图形不变，故将这种形式的导联称为单极加压肢体导联，分别为 aVR（探测电极为右手）、aVL（探测电极为左手）和 aVF（探测电极为左足）。

3）单极胸导联：仍以 Wilson 中心电站为参考电极，探测电极置于胸前，称为单极胸导联。常规的胸导联为 V_1～V_6 共 6 个部位。

4）导联选择键（LEAD 键）未按下时，系统默认为 12 导联标准模式：Ⅰ、Ⅱ、Ⅲ、aVR、aVL、aVF、V_1、V_2、V_3、V_4、V_5、V_6。按下导联选择键，可用面板上左右箭头来切换导联排列顺序。

【实验项目】

（1）记录心电图：导联连接好后，波形会在液晶显示屏上显示，并同时记录心率。用左右箭头键可选择屏幕中显示不同导联的波形。观察 3～4 个心电周期波形，确认波形稳定后，用"记录／停止（START/STOP）"键开始和停止走纸描记波形。

（2）分析心电图

1）辨认心电图各波段：P 波、QRS 波群、T 波及 P-Q 段、P-R 间期、S-T 段、Q-T 间期，如图 4-27 所示。

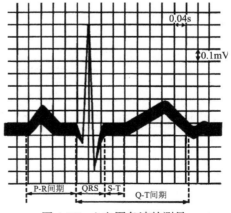

图 4-27 心电图各波的测量

2）测量波幅和时间

A. 波幅：当 1mV 标准电压使基线上移 10mm 时，纵坐标每一小格代表 0.1mV。测量时，凡向上的波，其波幅自基线的上缘到波峰的顶点；凡向下的波，其波幅从基线的下缘到波峰的底点。

B. 时间：当走纸速度为 25mm/s 时，心电图纸上横坐标的每一小格代表 0.04s。

C. 测定心率：测量相邻两个 R-R 间期（或 P-P 间期）所经历的时间，心率（次/分）=60（s）/ R-R（或 P-P 间期，s）。打印的心电图上可直接显示心率。若有心率失常，需连续测量 5 个 R-R 间期，取其平均值，再计算心率。

D. 心电图各波的分析：根据图 4-27 所示，先测量 II 导.联的 P 波、QRS 波群、T 波的电压及时间，再测量各段和间期的时间（正常值见表 4-7）。

E. 心电轴的测定：心电轴是指额面 QRS 波群的平均心电向量，对心室肥厚、束支传导阻滞的诊断有意义。心电轴是根据肢体导联中 QRS 波群的方向和波幅测出的，常用的方法是以 I 导联和 III 导联 QRS 波群向上向下波幅的代数和来作图求得。具体步骤如下：

分别测量 I、III 导联 QRS 波群中各波的波幅（向上为正，向下为负），并计算出代数和。例如 I 导联中向上波的波幅为 7mm，向下为 1mm（计为 -1mm），其代数和为+6；III 导联中向上的波波幅为 6mm，向下为 1mm，其代数和为+5。

画出标准 I、II、III 导联的导联轴，将三个导联轴都平行移到中点，在 I 导联导联轴的正侧 6 mm 处作一垂直线，III 导联的正侧 5mm 处也作一垂直线，这两条垂直线相交于一点，将此点与中心点（轴心）相连，可得到一条直线，即为心电轴的方向和大小（图 4-28）。根据上述方法，作图求出本次实验室所获心电图的平均心电轴。

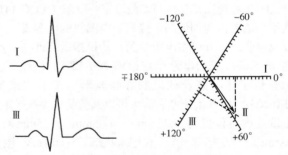

图 4-28 平均心电轴的测量方法

表 4-7 心电图各波段正常值及其特征

名称	时间	电压/振幅	方向和形态
P 波	≤0.11s	I、II、III<0.25 mV，aVF<aVL<0.25 mV，V₁~V₅<0.15 mV，V₁~V₂双相时其总电压<0.2 mV	I、II、aVF、V₄~V₆直立（向上），aVR 倒置（向下）；III、aVL、V₁~V₃直立、平坦、双向或倒置呈钝圆形
P-R 间期	0.12~0.20s*		
QRS 波	Q<0.04s 总时间为 0.06~0.10s	Q 波： 　Q<1/4R（aVR 除外） R 波： 胸导联 右室 R_V1<1.0 mV；V₁R/S<1 左室 R_V5<2.5 mV；V₅R/S>1 　R_V1+S_V5 振幅<4.0 mV（男） 　R_V5+S_V1 振幅<3.5 mV（女） 肢体导联 右室 R_avR<0.5 V 左室 R_avL<1.2 mV，R_avF<2.0 mV 　R_I<1.5 mV 　R_II+R_III<4.0 mV 　R_I+S_III<2.5 mV	V₁~V₂无 Q 或 q 波，aVR 呈 Qr、rS 或 rSr 型 V₁~V₂呈 rS 型，r/S<1 V₃~V₄呈 RS 型，R/S≈1 V₅~V₆以 R 波为主，R/S>1
S-T 段	<0.15s	I、II、aVF、V₄~V₆抬高不超过 0.1 mV，压低不超过 0.05 mV V₁~V₃直立抬高不超过 0.3 mV	与等电位线在同一水平上
T 波		>1/10R（R 波为主导联）	I、II、aVF、V₄~V₆直立，aVR 倒置； III、aVL、V₁~V₃直立、平坦、双向或倒置，上升支缓慢，下降支迅速，双支不对称；顶光滑无切迹
Q-T 间期	<0.44s*		
U 波	0.1~0.3s	<1/2T	出现在 T 波后 0.02~0.04s，胸导联以 V₃、V₄明显方向应与 T 波一致

＊P-R 间期、Q-T 间期的正常值与心率有关。

【注意事项】

（1）心电图机开机之前确认供电及接地良好，开机后预热 3～5 min。

（2）受试者应在安静舒适的环境下进行检测，检测时处平卧位，肌肉放松。

（3）正确安装导联，确保导联的电极均与皮肤接触良好。

【思考题】

（1）什么是心电图？其记录原理是什么？

（2）常用的心电图导联有哪些？为什么各导联心电图的波形不同？

（3）心电图各波的生理意义及正常值。

（王　媛　刘少金）

十一、人体无创心功能的测定

【实验目的】

（1）学习无创记录人体 ECG、PCG、ACG 和 CPT 的方法。

（2）了解各波形的特点及其意义。

【实验原理】　心脏的活动呈周期性的变化。利用多道生理记录仪在体表可记录到心脏的活动，如心电、心音、心尖搏动以及脉搏等，即心电图（electrocardiogram，ECG）、心音图（phonocardiogram，PCG）、心尖搏动图（apexcardiogram，ACG）及颈动脉搏动图（carotid pulse tracing，CPT）。其中 ECG 可反映心脏兴奋的发生和传播过程，PCG、ACG 和 CPT 可反映心脏的机械活动。人体无创心功能测定主要指同步记录上述几种图形，观察心动周期各时相的时程、心室收缩和舒张的波形和振幅，即根据心缩间期（systolic time intervals，STI）指标及心舒间期（diastolic time intervals，DTI）指标等，从而判断左心室功能。

【实验对象】　人。

【实验药品与器材】　75%乙醇溶液；多道生理记录仪，心音换能器，脉搏换能器，容积描记换能器，生物电放大器，心音放大器，ACG/PCG 耦合器，电极膏，电极板，导联线，记录纸及双脚规等。

【实验方法与步骤】

（1）实验装置：按下列路线连接

心电导联电极→生物电放大器→ECG。

脉搏波换能器→耦合放大器→ACG。

心音换能器→心音放大器→PCG。

容积描记器→耦合放大器→CPT。

（2）受试者平卧，肌肉放松。用 75%酒精擦双侧手腕内侧及踝内侧皮肤后放置 ECG 电极记录 ECG；将脉搏波/心音换能器置于心尖搏动最明显处记录 ACG 及 PCG；将脉搏换能器紧贴胸锁乳突肌前缘颈动脉搏动最明显处记录 CPT。

（3）开机，进入相应软件。

【实验项目】

（1）在计算机屏幕上可观察到 ECG、PCG、ACG 及 CPT（图 4-29），存盘。

（2）将储存的图形调出并分析

1）ECG：三波指 P 波、QRS 波及 T 波；两间期：Q-T 间期与 P-R 间期；一段：ST 段。

2）PCG：第一心音（S_1）是由于房室瓣突然关闭，左室壁的乳头肌突然紧张所致，通常为 1～2 个高频高幅波。第二心音（S_2）是由于主动脉瓣和肺动脉瓣突然关闭所致，通常包括几个较高频率和波幅的波。

3）ACG：有 4 个波及 5 个点。4 个波分别是：心房收缩波、心室收缩波、舒张早期快速充盈波及舒张中后期慢速充盈波。5 个点是①C 点：心室收缩波起点；②E 点：心室收缩波顶点，标志主动脉瓣开放，左室射血开始；③P 点：是心室收缩波下降支的转折点，EP 代表快速射血期；④O 点：是 ACG 舒张波的最低点，标志着二尖瓣开放；⑤F 点：标志快速充盈期转入减慢充盈期的开始。

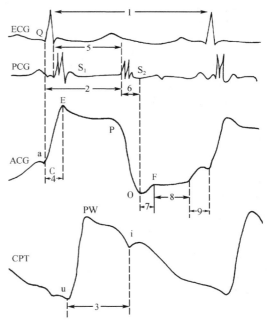

图 4-29　心缩间期及心舒间期各项指标的记录与测量

1. R-R；2. TEMS（Q-A_2）；3. LVET（u-i）；4. PEP；5. MS；6. IVCT（A_2-O）；7. RF；8. SF；9. AST

4）CPT：u 点是颈动脉波升支的起点。冲击波 P 是升支的顶峰波，系左室收缩快速射血时颈动脉内压力突然升高管壁扩张所致。该波的上升支表示快速射血期，下降支表示缓慢充盈期。降中峡（i）标志着心室舒张的开始。重搏波紧接 i 之后是主动脉瓣关闭后血流反冲瓣膜，动脉内压力轻度升高所致。

（3）在上述同步记录的 4 条曲线上，读取下列指标：

1）心缩间期（STT）指标

A. 左室射血时间（LVET）：指左室向主动脉内射血的全程时间，从 CPT 升支 u 点到切迹点 i 之间的时间。其长短反映了每搏量的大小与心室射血的速度（CPT 中线段 3）。

B. 射血前期（PEP）：指 ECG 的 Q 波到 CPT 的 u 点所对应的时间，反映心室去极化的速度和心室收缩时压力升高的速度（ACG 中线段 4）。

C. 等容收缩时间（ICT）：PEP 减去 ECG 中 Q 波至 S_1 最早高频成分的时间，是反映心室收缩速率的重要指标。

D. PEP/LVET：是评定左室功能比较敏感的指标。

E. 总电机械收缩时间（TEMS）：指 ECG 中 QRS 波中 Q 波到第二心音主动脉成分起点之间的时间，反映心室开始兴奋到机械收缩射血及主动脉瓣关闭的时间（PCG 中线段 2）。

F. 机械收缩期（MS）：指第一心音最早高频成分到第二心音主动脉瓣成分时间，反映左室开始收缩房室瓣关闭到左室射血结束主动脉瓣关闭的时程（PCG 中线段 5）。

2）心舒间期（DTT）指标

A. 等容舒张时间（IVRT）：从第二心音最高频成分到 ACG 的 0 点的时间；即从主动脉瓣关闭到二尖瓣开放的时间（PCG 中线段 6）。

B. 快速充盈时间（RF）与缓慢充盈时间（SF）：从 ACG 的 0 点到 ACG 的 F 点的时间即 RF；而从 ACG 的 F 点到 ACG 的 a 波起始点的时间即 SF（ACG 中线段 7）。

C. 心房收缩期（AST）：ACG 上 a 波的宽度所代表的时间。

D. 反映心肌顺应性的指标

a 波间期与振幅：a 波间期是指 a 波起点至 C 点之间的时程，起点基线至顶点的高度称为 a 波的振幅。

a/H（%）：a 波振幅（a）占 ACG 全波振幅 H=E-0 的百分率。a/H 过高，意味着心肌顺应性下降。

a/D（%）：a 波振幅（a）占 a 波顶点至 0 点之间的振幅（即 D）的百分率。a/D 过高，意味着心肌顺应性下降。

此外，还可算出心率等指标。

【注意事项】

（1）记录时受试者应屏气，一般连续记录 5 个心动周期的图形。

（2）在颈动脉搏动最明显处放置脉搏换能器时

应小心操作，防止使减压反射敏感的人出现意外。

（3）测试应在室温下进行。

【思考题】

（1）试述 ECG、ACG、PCG 及 CPT 的波形特点及其意义。

（2）评价心肌收缩性能、舒张性能及顺应性的指标有哪些？

（周　勇　管茶香）

十二、人体血流动力学的测定（直接法）

【实验目的】

（1）了解气囊飘浮导管（Swan.Ganz 导管）测定血流动力学指标的基本原理。

（2）学习测定和计算方法。

【实验原理】　临床上为及时判断心脏泵血功能的变化，指导治疗与估计预后，对某些危重患者如急性心肌梗死患者、心脏外科术中或术后可用心导管直接测定血流动力学指标。由于心导管术是要求较高的临床治疗技术，以下就一般情况进行简介，仅供了解其基本原理与过程。

（1）压力指标：反映体循环阻力和肺循环阻力的压力指标中心静脉压（CVP）、右心房（RAP）、右心室压（RVP）、肺动脉血压（PAP）和肺小动脉楔入压（PCWP）。在无二尖瓣病变和肺血管病变时，平均 PCWP 应与左房压（LAP）或左室舒张末期压（LVEDP）相近，因此可根据 PCWP 推测左心泵功能。

（2）心输出量：利用热敏稀释法的原理，通过插入 Swan-Ganz 导管，得到相应的温度稀释曲线，再换算成相应的心输出量或心指数。

（3）血氧饱和度：通过对采自体内不同部位的血进行分析，了解血氧饱和度。

【监测准备】

（1）患者及工作人员准备。

（2）物质器材准备　有效期内的气囊导管、床旁监测系统、小手术包、穿刺装置、含 4U/ml 的肝素盐水等。

【操作步骤】

（1）静脉穿刺：无菌条件下，多选择颈内静脉和锁骨下静脉，亦可选择股静脉或贵要静脉穿刺。

（2）插入 Swan-Ganz 导管，该导管一端经三通开关及延长管连接压力装置及加压滴液装置，另一端从静脉鞘管插入 Swan-Ganz 导管缓慢推进至右心房（显示可见典型的由 a 波、c 波和 v 波构成的右心房压力波形），向球囊内充 0.8～1.2ml 空气或 CO_2

使导管沿血流飘进。经右心室进入肺动脉，当出现肺动脉楔压波，将气囊内气体放出，则出现肺动脉压波，结扎导管并固定。

【监测指标】

（1）RAP 及其压力曲线：RAP 曲线由 a 波（右房收缩波）、c 波（房室瓣关闭时压力暂时上升所致）和 v 波（腔静脉血回右心房所致的房内压升高）。RAP 正常平均压为 2～6mmHg（0.3～0.8kPa）。

（2）RVP 由收缩波和舒张波组成，呈高原型变化。正常右室收缩压为 20～30mmHg（2.67～4.0kPa），舒张压为 0～5mmHg（0～0.7kPa）。

（3）PAP 由收缩波、重搏波及舒张波组成，典型形态类似于主动脉压力曲线。一般肺动脉收缩压峰值为 20～30mmHg（2.67～4.0kPa），舒张压<10mmHg（1.333kPa）。

（4）PWP 是指气囊阻塞肺动脉某一分支后远端血流对导管尖端的压力，实际上是左心房产生的后向性压力，故 PWP 可反映左心房的压力。正常值为 4～12mmHg（0.54～1.6kPa）。PWP 压力变化曲线与 RAP 波类似。

（5）心输出量：多采用热释释来测定。将 10ml 高于血温或低于血温的溶液如 0℃或 50℃的生理盐水/5%葡萄糖作为指示剂快速注入（4s 内），如冷溶液注入后将吸收血液热量，通过热敏电阻器感知后经系统转换，即刻显示于监测仪上。相隔 1 min 再重复 2 次，取 3 次的平均值作为心输出量。将心输出量除以体表面积得到心指数。正常值为 2.8～4.2L/（min·m^2）。

（6）肺循环阻力。

1）全肺阻力＝肺动脉平均压（mmHg）/心排血量（L/min）×80 　　　　　　　（4-1）

2）肺小动脉阻力＝［肺动脉平均压-肺楔压（kPa）］/心排血量（L/min）×80 　　（4-2）

【注意事项】

（1）需严格选择适应证。

（2）测定前应进行系统校正与检测。

（3）确保连接管道无气泡和畅通（肝素抗凝）。

（4）保持无菌操作，一般导管留置 3 天，最多不超过 7 天。

（5）预防并发症（心律失常、肺小动脉破裂及感染等）。

【思考题】 试分析监测结果的临床意义。

（周　勇　管茶香）

十三、药物对家兔血流动力学的影响

【实验目的】

（1）学习哺乳动物血流动力学的测定方法。

（2）观察药物对血流动力学的影响。

【实验原理】 血流动力学（hemodynamics）是指血液在心血管系统中流动时的一系列物理学问题；其基本研究内容是血流量（blood flow）、血流阻力（resistance of blood flow）、血压（blood pressure）以及它们之间的关系。血流量是指单位时间内流过某一血管截面的血液量，单位是 ml/min 或 L/min，可通过电磁流量计等直接测定；主动脉弓血流量大致相当于心输出量（cardiac output）（冠脉血流量忽略不计），以器官为研究对象时则测定被研究器官的血流量。血压是指血管内血液对单位面积血管壁的侧压力，单位通常是 mmHg 或 kPa，可通过直接或间接测定法测得；血流动力学研究中需要测定某血管两端的血压差（blood pressure difference between two points），体循环血压差是指主动脉压与中央静脉压之间的血压差。血流阻力是指血液在血管内流动时所遇到的阻力，不能直接测定，但可根据计算获得：

$$血流量＝\frac{血压差}{血流阻力} \qquad (4-3)$$

$$血流阻力＝\frac{血压差（mmHg）}{血流量（ml/s）} \qquad (4-4)$$

血流阻力单位是 mmHg/ml/s 或 dyn·s/cm^5，也可用外周阻力单位（PRU）来表示，PRU=1mmHg/ml/s=1333 dyn·s/cm^5。

哺乳动物心输出量、器官血流量、动脉血压、中央静脉压、外周阻力、器官血流阻力受神经体液因素的调节，并受许多因素的影响。

【实验对象】 家兔（雌雄不限）。

【实验药品和器材】 20%（g/ml）氨基甲酸乙酯（乌拉坦，urethane）溶液或 3%戊巴比妥钠，0.05mg/ml 异丙肾上腺素，10mg/ml 普萘洛尔，0.1mg/ml 去甲肾上腺素，12%磷酸二氢钠，5%碳酸氢钠，生理盐水，0.25mg/ml 毒毛花苷，0.5%肝素生理盐水；电磁流量计主机，5mm、4mm、2.5mm、2mm 和 1.5mm 电磁流量计探头，生物信号采集分析系统，血压换能器，水检压计及静脉插管，哺乳动物手术器械一套，肌肉牵开器，动脉夹，动脉插管，纱布，棉球，1ml、2ml 和 20ml 注射器。

【实验方法与步骤】

（1）连接实验装置：电磁流量计调试：选择适当直径的电磁流量计探头放入生理盐水中浸泡半小时，随后与电磁流量计主机相连。将电磁流量计主机接通电源预热半小时。把电磁流量计探头静置于生理盐水中，将电磁流量计调平衡、调零、定标，即可将电磁流量计探头套挂相应的动脉以测定心输出量或器官血流量。

将压力换能器经三通管与动脉插管相连,由三通管向压力换能器和动脉插管注入 0.5%肝素生理盐水,排出管道内的气泡,关好三通管。将水检压计内注满生理盐水。

（2）手术

1）家兔称重,耳缘静脉注射 20%（g/ml）氨基甲酸乙酯溶液（1~1.2g/kg）或 3%戊巴比妥钠（30mg/kg）麻醉药,注射时应注意动物呼吸,并检查肌张力、角膜反射及痛反应,直至到理想麻醉状态。麻醉后仰卧位固定于兔手术台。

2）如第二章第七节"哺乳动物实验的操作技术"颈部和胸前区剪毛,沿颈正中线切开颈部皮肤,直至胸骨上缘。中线分离肌肉,暴露气管,进行气管插管。分离左侧颈总动脉,插入动脉插管并结扎固定,测定动脉血压;分离右侧颈外静脉,将连接水检压计的静脉插管由颈外静脉插入至上腔静脉,结扎固定;调水检压计"0"刻度相当于动物腋中线,以测定中心静脉压。也可用高灵敏度的压力换能器,由生物信号采集分析系统记录中心静脉压。

3）分离主动脉:自胸骨上缘继续切开胸部正中线皮肤约 5cm,暴露胸骨。用弯止血钳自胸骨上缘,紧贴胸骨后壁,用止血钳反复撑开的方法分离胸骨后组织,并逐渐将止血钳紧贴胸骨后壁伸入胸廓,边分离,边伸入,直至止血钳伸进约 5cm,使胸骨与纵隔器官分离。用骨剪或粗剪刀自正中线剪开胸骨约 5cm,用肌肉牵开器将胸壁切口向两侧撑开约 3.5~4cm,以看清纵隔器官。将胸腺向头侧推开,显露心包。用小止血钳夹持心包膜组织,轻轻提起,用组织剪剪开心包膜前壁,显露心脏和主动脉弓。术者左手用玻璃分针轻轻挑提起主动脉弓,右手持电磁流量计探头（内直径 4~5mm）套挂主动脉,即可记录主动脉血流量（大致相当于心输出量）。

4）分离右侧颈总动脉:以备测定脑血流量。测定颈总动脉血流量宜选用内直径为 2mm 的流量计探头。

5）分离肾动脉:让动物取右侧卧位,在动物左侧腰部和腹部外侧剪毛。自肋缘下,沿骶棘肌腹侧缘做长约 7~8cm 的皮肤纵向切口,暴露腰背筋膜。用血管钳提起腰背筋膜,于骶棘肌腹外侧缘纵向剪开腰背筋膜约 7cm,注意勿伤及腹肌和骶棘肌,以防出血。用血管钳沿骶棘肌腹外侧缘轻轻分离,暴露位于腹膜后的肾脏。将肾脏向腹侧轻推,并用肌肉牵开器将肾脏与骶棘肌牵开约 3cm,可显露肾静脉、肾动脉、肾神经和肾盂。用玻璃分针轻轻分离肾动脉约 1~1.5cm。随后用浸有 2%~3%普鲁卡因溶液的棉球置于肾动脉表面,以防止和缓解肾动脉痉挛。测定肾动脉血流量宜选用内直径为 1.5mm 的流量计探头。

（3）调试仪器参数:生物信号采集分析系统的连接与使用。

1）启计算机和打印机。

2）依次选择"开始"菜单→"程序"选项→"进入系统"主界面。

3）设定输入信号类型:依次选择"输入信号"菜单→"通道 1"菜单项→"压力"命令项。双击 1 通道显示窗口,全屏幕显示 1 通道信号。

【实验项目】

（1）对照心输出量或器官血流量、动脉血压、中心静脉压、并计算总外周阻力或器官血流阻力。

（2）静脉注射生理盐水 20~30ml,观察上述参数变化。

（3）静脉注射 0.05mg/ml 异丙肾上腺素（5 μg/kg）,观察上述参数变化。

（4）静脉注射 10mg/ml 普萘洛尔（1mg/kg）,观察上述参数变化。

（5）静脉注射 0.1mg/ml 去甲肾上腺素（10 μg/kg）,观察上述参数变化。

（6）静脉注射 12%磷酸二氢钠（4ml/kg）,观察上述参数变化;随后静脉注射 5%碳酸氢钠（4ml/kg）,观察上述参数变化。

（7）静脉注射生理盐水 180~200 滴/分,直到 100ml/kg,观察上述参数变化;随后静脉注射 0.25mg/ml 毒毛花苷 0.1ml（先抽取药物 0.1ml,稀释成 1ml 后再注射）,观察上述参数变化。

【注意事项】

（1）分离胸骨与胸骨后纵隔器官时一定要紧贴胸骨后壁,以防伤及胸内大血管和胸膜,特别注意不要撕裂颈总静脉,以防引起大出血。

（2）剪开胸骨应在正中线进行,以防损伤肋间血管,引起出血过多;用肌肉牵开器向两侧撑开胸壁切口时,不可过猛,撑开不宜超过4cm,以防发生气胸。

（3）剪开心包应充分显露主动脉弓,并注意不要损伤心脏和血管。

（4）因该实验所用药物较多,注意保护兔耳缘静脉,必要时可自颈外静脉注射给药。

（5）磁流量计探头套挂肾动脉和颈总动脉时一定使探头与动脉自然走行方向保持一致,保证动脉不发生扭曲。一般实验室很难购置全部规格的电磁流量计探头,可轮换使用。

（6）中心静脉压也可通过压力换能器由生物信号采集分析系统记录和测定。

（7）文中测定部位和项目较多,实验难度大,实际应用时须根据需要选取。

【思考题】

（1）静脉注射生理盐水 20~30ml 后,中心静脉压、心输出量、动脉血压和外周阻力有何变化?为什么？

（2）注射异丙肾上腺素、普萘洛尔、去甲肾上腺素后上述参数有何变化？为什么？

（3）静脉注射磷酸二氢钠后上述参数有何变化？为什么？再给予碳酸氢钠后有何变化？为什么？

（4）静脉注射生理盐水后心输出量有何变化？再给予毒毛花苷后有何变化？为什么？

（5）如果用动脉夹夹闭颈总动脉 1min，然后去除动脉夹，颈总动脉血流量较夹闭前有何变化？为什么？如果用动脉夹夹闭肾动脉 1min，然后去除动脉夹，肾动脉血流量变化与颈总动脉血流量变化有无不同？为什么？

（6）你认为还有哪些药物及因素可以影响体循环或某器官血流动力学，如何证明？

（张海锋　陈健康）

十四、药物对大鼠血流动力学的影响

【实验目的】

（1）学习麻醉大鼠心功能的测定方法。

（2）观察维拉帕米对麻醉大鼠心功能的影响。

【实验原理】
用创伤性动脉和左心室插管，同步记录心电图、动脉血压和左室压，根据血流动力学有关的计算方法，获得血流动力学的系列指标，以评价心脏功能。给予不同的药物，观察血流动力学指标的改变，讨论药物对心功能的作用及其机理。

【实验对象】
雄性 Wistar 或 Sprague Dawley 大鼠（体重 200g 左右）。

【实验药品与器材】
20%（g/ml）氨基甲酸乙酯（乌拉坦 udethane），500 U/ml 肝素（heparin），生理盐水（normal saline），0.1%（g/ml）维拉帕米（verapamil）；生物信号采集分析系统 1 套，压力换能器 2 个，14cm 直手术剪 1 把，14cm 止血钳 2 把（直弯各 1 把），10cm 直眼科剪 1 把，10cm 眼科镊 2 把（直弯各 1 把），动脉夹 1 个，PE-50 动静脉插管各 1 根，左心室导管 1 根，鼠秤 1 台，大鼠固定台 1 个，棉球，手术丝线，1ml、2ml 注射器各 1 支。

【实验方法与步骤】

（1）仪器调试

1）第 1 通道记录 ECG，第 2 和第 3 通道分别记录动脉血压和左心室内压。

2）将压力换能器输出插头分别连接到生物信号采集分析系统面板的输入插座，用于记录动脉血压和左心室压。

3）依次开启显示器与主机电源，在 Windows 平台进入生物信号采集分析系统。

4）若未曾进行压力定标，或虽经定标但相隔较久，或改换通道与换能器时，均应重新进行"压力信号定标"（定标操作可参考本书有关章节）。

5）择 2 通道"压力"功能，并自动调零。调零时压力换能器的压力腔务必与大气相通。

6）择 3 通道"压力"功能，并自动调零。调零时压力换能器的压力腔务必与大气相通。

7）根据换能器的灵敏度设定增益，显速选择 500mm/s，再根据需要进行调整。

（2）手术：取大鼠一只，称重，腹腔注射 20%（g/ml）氨基甲酸乙酯溶液 1～1.2g/kg 麻醉，仰卧固定于手术台上，沿颈部正中线切开皮肤，分离两侧颈总动脉。左侧颈总动脉插入与压力换能器 I 连接并已充满肝素生理盐水的动脉插管后结扎固定，打开三通阀即可在第 2 通道观察到血压波形。右侧颈总动脉插入与压力换能器 II 连接并已充满肝素生理盐水的心导管，打开三通阀，第 3 通道上先出现血压波形，继续将导管插向左室腔。当波形由血压波变成下沿达 0mmHg 附近具有明显舒张期而峰顶平坦的波形时，即表明导管口已通过主动脉瓣进入左室腔内，再送入导管 0.2～0.3cm，若还保持同样波形则结扎固定心导管。此时，按血流动力学分析内容选择分析项目。

沿股静脉走向切开右侧大腿内侧皮肤，分离股静脉，插入预充满生理盐水的静脉插管，以供给药用。

将连有红、黄、绿、黑心电图导联线的针形电极分别插入大鼠的右前肢、左前肢、左后肢和右后肢皮下，由第 1 通道记录 II 导联心电图。

待波形稳定后即可开始正常记录，记录一段正常波形后，静脉注射 0.1%维拉帕米 1.2mg/kg，并做好标记，观察并记录维拉帕米对心电图波形的影响。

【实验项目】
分析实验结果，包括：

（1）HR（心率）。

（2）BP（血压）：包括收缩压 SP，舒张压 DP 与平均动脉压 MP。

（3）LVP（左心室压力）：代表等容收缩期左心室内压力的变化，当前后负荷升高或心肌收缩力加强时左室压上升，包括 LVSP（左室收缩压）、LVDP（左室舒张压）。

（4）LVEDP（左室舒张末期压）：代表左室前负荷，是分析心功能的重要参数，一般在±10mmHg 以内。

（5）±dp/dt_{max}（左室等容期压力最大变化速

率）：一定程度上反映室壁张力的变化速率，单位为 kPa/s。

（6）t-dp/dt_{max}（左室开始收缩至左室内压上升速率峰值时间，T 值）：在变力因素作用下+dp/dt_{max}与t-dp/dt_{max}变化方向相反，而负荷状态改变时变化方向相同，单位为 ms。

（7）ECG II 导联心电图。

【注意事项】

（1）手术过程中应使创面尽可能小，并注意防止动物失血过多。

（2）注意保持麻醉动物呼吸道通畅。

（3）麻醉动物体温下降，应注意保持大鼠肛温在 37℃。

【思考题】 试述维拉帕米的药理作用及临床应用。

（郭莲军　吕　青）

十五、大鼠内毒素性休克

【实验目的】

（1）学习感染性休克中常见的内毒素性休克动物模型的建立方法。

（2）观察内毒素性休克时动物肠系膜微循环和血流动力学的变化。

（3）比较缩血管药与扩血管药在内毒素性休克治疗中的作用。

【实验对象】 大鼠（300g 左右）。

【实验原理】 严重的革兰阴性细菌感染是引起感染性休克的常见原因，革兰阴性细菌所产生的内毒素是主要的致病因子。内毒素可通过其直接与间接作用，引起复杂的神经体液反应和细胞损伤，导致全身性血液循环障碍，引起休克。本实验直接采用静脉注射内毒素复制休克模型，观察内毒素性休克时机体的血流动力学和肠系膜微循环等的变化，并比较缩血管药与扩血管药在内毒素性休克治疗中作用的差异。

【实验药品与器材】 20%（g/ml）氨基甲酸乙酯（乌拉坦 urethane）溶液，1%（g/ml）普鲁卡因，1%（g/ml）肝素生理盐水溶液，内毒素（100μg/ml），生理盐水，去甲肾上腺素，山莨菪碱，液状石蜡；鼠台，1ml、5ml 注射器，20ml 量筒，小烧杯，手术器械，动脉插管，静脉插管，导尿管，静脉输液装置，恒温水浴灌流盒，动态微循环分析仪，血压、中心静脉压描记装置，温度计。

【实验方法与步骤】 观察指标：动脉血压（BP）、脉压（PP）、中心静脉压（CVP）、体温（T）、肠系膜微循环、尿量（如有条件可用心阻抗血流图等法测心输出量）。

（1）称重，20%氨基甲酸乙酯溶液（0.5ml/100g体重）腹腔注射麻醉后，仰卧固定于鼠台。

（2）颈部正中切口，分离左颈总动脉，右颈外静脉，穿线备用。

（3）肝素化：作右颈外静脉插管，通过三通管连中心静脉压测定装置，按 0.2ml/100g 体重静脉输入肝素溶液并测定中心静脉压。

（4）动脉插管：肝素化后，作左颈总动脉插管，接血压描记装置，描记动脉血压。

（5）行膀胱插管，记录尿量（滴/分）。

（6）将涂有润滑油的温度计插入直肠，测量和记录肛温。

（7）肠系膜微循环观察

1）侧腹部切口，选择一段游离度较大的小肠襻，拉出，放入加有 37℃生理盐水的恒温灌流盒的水浴槽内，使肠系膜均匀铺在有机玻璃凸形观察环上，调整液面，使之刚覆盖过肠系膜，用透射光源或侧光源在显微镜下观察。

2）镜下选择好视野，辨别肠系膜微动脉、微静脉和毛细血管网，观察血流速度、血管数目及毛细血管入口口径、出口口径，找出标记血管，以便固定视野作动态的前后比较。

【实验项目】

（1）动物安静 5min，记录术后基础状态的各指标。

（2）2min 内从颈外静脉推注内毒素（参考剂量600μg/100g），造成内毒素素休克，注射后 60min内密切观察动物各指标变化。

（3）动物出现明显的休克病理生理变化后，通过静脉输液装置，经右侧颈外静脉按 5～10ml/100g剂量快速滴注生理盐水补液，直至 CVP 恢复正常。同一实验室四组实验中，两组在输液同时加入去甲肾上腺素（参考剂量 1.25mg/kg，A 治疗），另两组加入山莨菪碱（参考剂量 6.25mg/kg，B 治疗），观察并记录各指标变化（表 4-8）。

（4）分析实验结果。

【注意事项】

（1）实验过程中尽量减少手术引起的出血和疼痛，注意防止血管插管内凝血。

（2）在观察肠系膜微循环的过程中，不断滴加预温的生理盐水，以防肠系膜干燥，影响观察。

表 4-8　实验结果

	BP	PP	CVP	T	尿量	微循环 血管数管径（入口出口）流速流态
基础状态						
注入内毒素后						
输液+A 治疗						
输液+B 治疗						

注：A 为去甲肾上腺素；B 为山莨菪碱

【思考题】

（1）各监测指标的意义。

（2）内毒素引起休克的机制是什么？

（3）判断感染性休克模型复制是否成功的主要实验依据是什么？

（4）如何依据实验指标的变化判断动物处于休克的哪一期？

（5）使用何种血管活性药物治疗效果更好，实验依据是什么？

（叶　红　王小川）

十六、大鼠离体心脏氧反常和钙反常实验

【实验目的】

（1）学习离体心脏灌流模型制作方法。

（2）观察氧反常、钙反常现象及心脏功能的变化。

【实验原理】　缺血性损伤（ischemia injury or ischemic injury）是许多疾病的共同发病机制。尽早恢复组织的血液灌注（即再灌注，reperfusion），是减轻缺血性损伤的根本措施。然而，在一些动物实验和临床观察中发现，再灌注可加重细胞及组织的损伤（再灌注损伤，reperfusion injury）。缺氧（hypoxia）导致细胞损伤，再灌注时氧供应恢复正常，组织细胞的损伤不仅未能恢复，反而加重，这种现象称为氧反常（oxygen paradox）。预先用无钙溶液灌注大鼠心脏 2 min，再用含钙溶液进行灌注，出现心肌细胞酶释放增加、肌纤维过度收缩及心肌电信号异常的现象为钙反常（calcium paradox）。

再灌注损伤的机制异常复杂，主要与氧自由基（oxygen free radical）生成、钙超载（calcium overload）和白细胞激活有关。

【实验对象】　大鼠（体重 250～300g）。

【实验药品与器材】　含钙 K-H 液的成分（mmol/ L）：NaCl 118.4，KCl 4.7，$MgSO_4$ 1.18，KH_2PO_4 1.2，$NaHCO_3$ 24.5，$CaCl_2$ 22.25，Glucose 11.1，pH 7.4，无钙 K-H 液：含钙 K-H 液去处 $CaCl_2$（加 EDTA-Na_2 0.1mmol/L），2%（g/ml）戊巴比妥钠，1%（g/ml）肝素生理盐水；手术器械一套，供气瓶，储气瓶，恒流泵，超级恒温水浴器，心脏保温瓶，张力换能器，生物信号采集分析系统，减压阀带流量表二个，三通接头二个，心导管，主动脉插管，小动脉夹，注射器，心肌超氧化物歧化酶（SOD）活性和丙二醛（MDA）含量检测试剂盒。

【实验方法与步骤】　大鼠腹腔内注射 2%戊巴比妥（剂量：40mg/kg）麻醉，肝素 2mg 抗凝。15min 后，暴露心脏和大血管，迅速分离取出心脏。立即放入 4℃的 Krebs-Henseleit（K-H）液中。于液面下行主动脉插管，丝线结扎固定。将心脏接入 Lengendoff 灌流装置上，用 95% O_2+5% CO_2 平衡的 37℃、pH 7.4 的 K-H 液行主动脉逆行恒压灌流，灌流压力为 80cmH_2O。预平衡 15min，待心跳稳定后再按分组灌流。灌流程序分预灌、缺氧和再灌期，各期均为 15min。富氧 K-H 液充以 95% O_2 和 5% CO_2 混合气体，乏氧 K-H 液充以 95% N_2 和 5% CO_2 混合气体。收集最后 15min 灌流液。灌流结束时用 10ml 终止液（150mmol/ L LiCl，4℃）从主动脉逆行冲洗心脏。

处理标本，检测各项指标。

【实验项目】

（1）心电记录：电极置于心尖部，参考电极置于主动脉根部，信号引至生物信号采集分析系统，与收缩曲线同步描记和显示心外膜电图。同步记录心肌收缩和心电曲线，测量曲线幅度。判断心律失常发生时间和非窦性心律持续时间。

（2）心肌收缩曲线：心肌收缩经张力换传器和血压放大器，引至生物信号采集分析系统记录和显示。

（3）冠脉流量：收集冠脉流出液，计算冠脉流量（ml/g/min）。

（4）SOD 活性和 MDA 含量测定：每隔 5min 收集一次冠脉流出液，按 SOD 试剂盒说明操作，测定不同时间冠脉流出液 SOD 活性，灌注完毕取下心脏，

从心尖向上取心肌组织块 0.2g 制成 10%心肌匀浆，按 MAD 试剂盒说明操作，测定心肌组织中 MAD 含量，以 1%心肌匀浆测定心肌组织中 SOD 活性。

【注意事项】

（1）灌流液应新鲜配制。

（2）从心脏分离到灌流使之复跳，动作要迅速。

【思考题】

（1）氧反常、钙反常的机制是什么？

（2）如何避免或减轻再灌注损伤？

（陈晓纤　王小川）

十七、钙反常对大鼠离体心肌的影响

【实验目的】

（1）学习离体心脏灌流模型制作方法。

（2）观测钙通道阻滞剂减轻钙反常对离体心肌的影响。

【实验原理】　心肌 Ca^{2+} 代谢紊乱必然导致心肌组织结构与功能受损害。预先用无钙溶液灌注大鼠心脏 2 min，再用含钙溶液进行灌注，出现心肌细胞酶释放增加、肌纤维过度收缩及心肌电信号异常，这种现象称为钙反常（calcium paradox）。细胞内钙超载（calcium overload）可能是钙反常、氧反常和缺血再灌注损伤（ischemia-reperfusion injury）的重要环节。应用钙通道阻滞剂（calcium channel blocker）阻止钙超载可减轻再灌注损伤。

【实验对象】　大鼠（体重 250～300g）。

【实验药品与器材】　含钙 K-H 液的成分（mmol/L）：NaCl 118.4、KCl 4.7、Mg_2SO_4 1.18、KH_2PO_4 1.2、$NaHCO_3$ 24.5、$CaCl_2$ 22.25、glucose 11.1、pH 7.4，无钙 K-H 液：含钙 K-H 液去处 $CaCl_2$（加 EDTA-Na_2 0.1mmol/L），2%（g/ml）戊巴比妥钠，1%（g/ml）肝素生理盐水，0.3mol/L 异搏定，乳酸脱氢酶（LDH）试剂盒；手术器械一套，供气瓶，储气瓶，恒流泵，超级恒温水浴器，心脏保温瓶，张力换能器，生物信号采集分析系统，减压阀带流量表二个，三通接头二个，心导管，主动脉插管，小动脉夹，注射器。

【实验方法与步骤】　大鼠腹腔内注射 2%戊巴比妥（剂量：40mg/kg）麻醉，肝素 2mg 抗凝。15min 后，暴露心脏和大血管，迅速分离心脏。立即放入 4℃ 的 Krebs - Henseleit（K-H）液中。于液面下行主动脉插管，丝线结扎固定。将心脏接入 Lengendoff 灌流装置上，用 95% O_2+5% CO_2 平衡的 37℃、pH 7.4 的 K-H 液行主动脉逆行恒压灌流，灌流压力为 80cmH_2O。预平衡 15min，待心跳稳定后再行灌流。灌流前所有灌流液以 95% O_2 和 5 % CO_2 混合气体（1.5L/min）饱和。先用含钙 K-H 液灌流 15min、然后置换无钙 K-H 液灌流 15min，再置换含钙 K-H 液灌流 15min。给药组在所有灌流液中加入不同浓度的异搏定（0.3mol/L）。灌流结束时用 10ml 终止液（150mmol/L LiCl，4℃）从主动脉逆行冲洗心脏。

处理标本，检测各项指标。

【实验项目】

（1）心电记录：电极置于心尖部，参考电极置于主动脉根部，信号引至生物信号采集分析系统，与收缩曲线同步描记和显示心外膜电图。记录和测量：以 200mm/s 纸速于间隔 5min 同步记录心肌收缩和心电曲线，测量曲线幅度。以 25mm/s 纸速在再灌期连续记录，以判断心律失常发生时间和非窦性心律持续时间。

（2）心肌收缩力观察：用蛙心夹钳住心尖部，信号经张力换能器引至生物信号采集分析系统Ⅱ通道和心电信号同步描记，观察心动周期和收缩张力。

（3）冠脉流量测定：冠脉流量（ml·min^{-1}·g^{-1}）
$$=V/15 \cdot ww \qquad (4-5)$$

式中，V 为 15min 总流量；ww 为心肌湿重。

（4）心肌钙含量测定：结果以 μmol/g dry w 表示。

（5）LDH 漏出量测定：按试剂盒说明的方法测出漏出液中 LDH 的浓度，再求出平均每克心肌 LDH 漏出量，结果以 U/g ww 表示。

（6）心肌病理组织制片：灌流结束心肌称重后，取心尖部 0.5cm×0.5cm×0.5cm 大小的心肌组织，放入 10%中性福尔马林液中固定。然后制作 HE 染色病理切片。光镜下观察心肌组织学形态。

【注意事项】

（1）灌流液应新鲜配制。

（2）从心脏分离到灌流使之复跳，动作要迅速。

【思考题】　钙反常致心肌细胞损害的机制是什么？

（陈晓纤　王小川）

十八、酸中毒对离体蛙心收缩活动的影响

【实验目的】

（1）学习建立蛙心脏灌注乳酸任氏液诱发急性心力衰竭实验模型的方法。

（2）比较酸中毒前后蛙心对增加后负荷的代偿能力。

【实验原理】　直接采用乳酸造成动物的急性酸中毒，引起心脏功能的减弱。分析酸中毒如何从改变心肌的能量代谢、兴奋-收缩偶联等不同方面影响心肌的收缩与舒张能力。

【实验对象】　蛙。

【实验药品与器材】　2～3mmol/L乳酸任氏液，任氏液；蛙板，小手术器械，输液装置（输液瓶，滴管及细塑料管），心功管（图4-30），5～10ml

刻度试管。

【实验方法与步骤】

（1）以刺蛙针捣毁蛙的脑脊髓后，仰卧固定于蛙板上。

（2）用粗剪剪开胸腔，剪去胸骨，暴露心包。

（3）用眼科剪小心剪开心包，仔细分离出左、右主动脉，左右前腔静脉和后腔静脉（图4-30），穿线备用。

（4）由左主动脉向心插入连接心功管的塑料管，结扎固定。

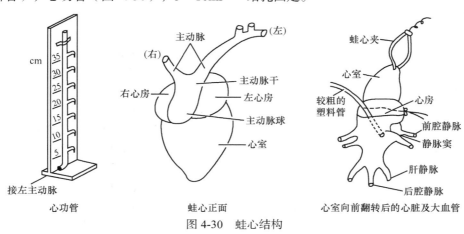

心功管　　　　　蛙心正面　　　心室向前翻转后的心脏及大血管

图4-30　蛙心结构

（5）由后腔静脉向心插入充满任氏液的塑料管，结扎固定。插入前注意排出管内气体，滴注速度约为30～40滴/分，以不改变心脏外形的最大速度为好。

（6）结扎左右前腔静脉，结扎右主动脉。

【实验项目】

（1）增加蛙心后负荷。按上述选定的位置和速度，稳定地灌流任氏液（不再随便调整），以心功管开口高出心脏5cm为起点，测定每分输出量。以后，每次将心功管的液面提高5cm，连续测定不同高度的每分输出量。同时观察心脏外形和心收缩力的变化，当每分输出量明显下降时，将心功管液面降至5cm处，让其恢复。

（2）乳酸任氏液灌流。待心脏活动恢复后，以同样速度灌注乳酸任氏液，并立即观察心脏外形及心收缩力的变化，按上述方法逐渐提高心功管液面，分别测定每次的每分输出量，观察心脏外形及心收缩力的变化，直至每分输出量明显下降为止。最后比较正常与酸中毒时对增加后负荷后的心功变化。

【注意事项】

（1）插入左主动脉的塑料管不能插入动脉圆锥，否则会影响心室收缩。

（2）后腔静脉处的插管应尽量远离静脉窦，以免影响其收缩。

（3）各个接头处一定要紧密，不得有渗漏。

【思考题】

（1）乳酸造成心功能减弱的机制是什么？

（2）如何复制急性心肌缺血所致的心力衰竭？

（吴　萍　王小川）

十九、实验性急性右心衰竭

【实验目的】

（1）学习制作家兔急性右心衰竭模型的方法。

（2）观察急性右心衰竭时血流动力学的主要变化。

（3）分析讨论急性右心衰竭的病因和发生机制。

【实验原理】　心力衰竭（heart failure）是指由于心脏舒缩功能受损加重或充盈严重受限，在有足够循环血量的情况下，心排血量明显减少到不能满足机体日常代谢需要，导致全身组织器官灌流不足，同时出现肺循环或/和体循环静脉淤血的临床综合征。

导致心力衰竭的基本病因为原发性心肌舒缩功能障碍和心脏负荷（包括前负荷和后负荷）过度。前负荷（preload）指心脏舒张时所承受的容量负荷，后负荷（afterload）指心脏收缩时所承受的压力负荷。

本实验通过静脉注射油酸（oleic acid）可增加肺动脉压（pulmonary artery pressure），导致右心室后负荷增加，大量快速静脉输液可增加右心室的前负荷。当右心室前后负荷的快速增加超过右心室的代偿能力时，则可导致急性右心功能衰竭（acute right heart failure）。

【实验对象】 家兔（体重 1.5～2.5kg）。

【实验药品与器材】 20%（g/ml）氨基甲酸乙酯（乌拉坦 urethane）溶液，1%（g/ml）肝素生理盐水溶液，油酸，生理盐水；兔台，婴儿秤，BL-420F 生物信号采集分析系统，压力换能器，张力换能器，哺乳动物实验手术器械一套，静脉输液装置，三通管，1ml、5ml、20ml 注射器。

【实验方法与步骤】

（1）家兔称重后，耳缘静脉注射 20%氨基甲酸乙酯溶液（1g/kg）麻醉，仰卧固定于兔台，剪去颈部被毛。

（2）在甲状软骨与胸骨切迹之间作颈部正中切口，逐层分离颈部组织，游离右侧颈外静脉和左侧颈总动脉。

（3）由耳缘静脉注入 1%肝素生理盐水溶液（1ml/kg）抗凝。

（4）进行右侧颈外静脉和左侧颈总动脉插管。右侧颈外静脉插管需插至上腔静脉，深约 5cm，插管通过三通管连接压力换能器（测中心静脉压）和静脉输液装置。左侧颈总动脉插管通过三通管连接压力换能器以测定动脉血压。

（5）在家兔剑突下腹部随呼吸起伏最明显处，以弯针穿线并固定于张力换能器上，调整其松紧程度以描记呼吸曲线。

【实验项目】

（1）调好实验记录装置，待家兔安静 5min 后，记录各项观察指标：动脉血压（BP）、呼吸（频率和幅度）、中心静脉压（CVP）、肝-中心静脉压反流试验（以压迫右侧肋弓下 3s，中心静脉压上升的厘米水柱数表示）。

（2）用 1ml 注射器从耳缘静脉缓慢均匀的注入油酸（0.8ml/kg，1ml 注射器针头小，刻度更加细化，易控制速度与剂量，如一次注射量不够时，可留住针头，小心取下注射器，吸取油酸排尽空气，继续注射达要求量），密切观察动脉血压、中心静脉压、呼吸等各项指标变化。当某一项指标发生急剧变化时（动脉血压有明显下降或中心静脉压明显上升），应减慢注射速度或停止注射，观察 5min。待指标值恢复至接近正常水平，继续缓慢注射油酸，直至动脉血压下降 10～20mmHg 或中心静脉压明显升高为止。观察 5min 后，记录各项观察指标，做肝-中心静脉压反流试验。

（3）以每分钟 5ml/kg 的速度输入生理盐水，输液量每增加 25ml/kg，即记录各项观察指标及肝-中心

静脉压反流试验一次，直至家兔死亡。

（4）家兔死亡后，挤压胸壁，观察气管内有无分泌物溢出。剖开胸、腹腔（注意不要损伤脏器和大血管），观察有无胸水、腹水；取下肺、心标本，观察肺脏外观及切面变化，以及心脏各腔室的体积；取下肝脏，观察肝脏外表及切面变化；观察肠系膜血管的充盈情况，肠壁有无水肿。

【注意事项】

（1）天气寒冷时，油酸易形成沉淀。使用前需用温水加热油酸至常温（约 25℃）。

（2）耳缘静脉输注油酸的量和速度是本实验成功的关键点。注入过量时，容易造成家兔迅速死亡。注入过少则需要输入大量生理盐水。注射速度应缓慢匀速，如果某一指标发生显著变化，应减慢速度或立即停止注射后观察指标变化；否则，家兔容易因急性呼吸衰竭而死亡。

（3）若输液量已超过 200ml/kg，而家兔各项指标变化仍不显著，可再补充注入油酸直至家兔死亡。

（4）压力换能器和插管中预先充满 1%肝素生理盐水，排空气泡，以免影响实验结果。

（5）如家兔因颈部手术切口疼痛而挣扎时，可滴加少量普鲁卡因进行局部麻醉。

【思考题】

（1）右心衰竭时，机体的主要病理生理变化有哪些？本实验出现了哪些变化？

（2）影响中心静脉压的因素有哪些？为什么右心衰竭会出现中心静脉压升高？

（3）肝-中心静脉压反流试验的原理是什么？有何临床意义？

（张德玲　何小华）

二十、急性心力衰竭及其治疗

【实验目的】

（1）学习制作家兔急性心力衰竭模型的方法及原理。

（2）观察急性心力衰竭时心功能、血流动力学和血气指标的变化特点。

（3）掌握急性心力衰竭时的治疗原则。

【实验原理】 影响心脏泵血功能的因素包括心肌的收缩和/或舒张特性、心脏前负荷（容量负荷，preload）和心脏后负荷（压力负荷，afterload）。增加心脏负荷（容量负荷和压力负荷）、心肌缺血缺氧损伤、化学药物等因素均可诱发心力衰竭（heart failure）。按发生的部位不同，心力衰竭可分为左心

衰竭、右心衰竭和全心衰竭。

心肌变力作用是影响心功能的重要因素。戊巴比妥钠（pentobarbital）属于巴比妥类中枢神经系统抑制药，具有内在负性变力作用，对心肌收缩性能及左室功能均有抑制作用，通过静脉注射大剂量的戊巴比妥钠可使心肌收缩力特别是左室收缩性能严重减退。大剂量的去甲肾上腺素（noradrenaline，NA）几乎能使所有血管强烈收缩，外周阻力明显增高。在整体情况下，由于去甲肾上腺素的血管强烈收缩作用，总外周阻力增高，增加了心脏射血阻力（压力负荷），同时反射性引起心率减慢，每分钟心排血量无改变或略下降；大剂量 NA 也可因心肌自律性升高而产生心律失常。静脉输液过多、过快时，机体循环血容量过多，导致心脏容量负荷增加。本实验先后通过静脉大量输入戊巴比妥钠抑制心肌收缩功能，由静脉大剂量输入去甲肾上腺素增加心脏的压力负荷，经静脉快速输入过多的生理盐水增加心脏的容量负荷，从而诱导急性心力衰竭（acute heart failure）的发生。

速尿（呋塞米，呋喃苯胺酸，furosemide）是一种强力、速效的利尿药，能抑制肾髓袢升支粗段髓质部对 Na^+、Cl^- 的主动重吸收，使肾排出大量的低渗尿，减少机体循环血量，从而降低心脏的容量负荷，促进心功能的恢复。哇巴因（毒毛花苷 G，ouabain）属于洋地黄甙类强心药（cardiacglycosides），能直接增强心肌收缩力，同时还能减慢心功能不全时的心率加快。静脉注射哇巴因能明显增强心力衰竭时心肌的收缩性能，从而对急性心力衰竭进行有效治疗。

【实验对象】　家兔（体重 1.5～2.5kg）。

【实验药品与器材】　20%（g/ml）氨基甲酸乙酯（乌拉坦 urethane）溶液，3%（g/ml）戊巴比妥钠溶液，0.4%（g/ml）戊巴比妥钠溶液，1%（g/ml）去甲肾上腺素生理盐水溶液，1%（g/ml）速尿注射液，1%（g/ml）肝素生理盐水溶液，0.03mg/ml 的哇巴因溶液，生理盐水；兔台，婴儿秤，BL-420F 生物信号采集分析系统，MFV-3000 电磁流量计，输液装置，恒速输液泵，压力换能器，张力换能器，BG-800A 血气分析仪，哺乳动物实验手术器械一套，三通管，导尿管，20ml 量筒，听诊器，电子秤，滤纸，1ml、5ml、10ml 和 30ml 注射器。

【实验方法与步骤】

（1）家兔称重后，耳缘静脉注入 20%（g/ml）氨基甲酸乙酯溶液（1g/kg）麻醉，仰卧固定于兔台，剪去颈部、胸部及左侧腹股沟部被毛。

（2）在甲状软骨与胸骨切迹之间做颈部正中切口，逐层分离颈部组织，游离两侧颈总动脉。

（3）在胸部沿胸骨中线自胸锁关节水平至剑突上切开皮肤，分离肌层，暴露胸骨及软骨部位。在第 3、4 肋间隙剪断肋软骨、打开胸腔（勿破损胸膜腔），暴露并游离主动脉，将电磁流量计探头置于升主动脉根部测升主动脉血流量。以升主动脉流量作为心输出量（cardiac output，CO），按公式计算心脏指数（CI）、每博做功（SW）、每搏指数（SI）。

（4）在腹股沟部于股动脉搏动明显处沿动脉走行方向切开皮肤，逐层分离组织，游离左侧股静脉。

（5）由耳缘静脉注入 1%肝素（1ml/kg）抗凝。

（6）进行动脉和静脉插管。其中右侧颈总动脉插管通过三通管连接压力换能器（测动脉血压）；左侧颈总动脉插管至左心室，通过三通管连接压力换能器，用生物信号采集分析系统检测心率（HR）、左心室收缩压（left ventricular systolic pressure，LVSP）、左心室内压最大上升速率（LV+dp/dt_{max}）和左心室内压最大下降速率（LV-dp/dt_{max}）、左室开始收缩至左室内压最大上升速率的时间（T-dp/dt_{max}）；左侧股静脉插管连接输液装置和恒速输液泵留做给药用。

（7）将针型电极分别对称插入家兔四肢踝部皮下，导线按右前肢（红）、左前肢（黄）、左后肢（绿）、右后肢（黑）的顺序连接，记录心电图波形。

（8）在下腹部耻骨联合上做正中切口，长 3～5cm，找出膀胱后，用小圆针细线在少血管区进行荷包缝合。在荷包内做一切口，插管后拉紧缝线并固定。导出膀胱内残留尿后，记录尿量（滴/分）。

（9）在家兔剑突下腹部随呼吸起伏最明显处，以弯针穿线并固定于张力换能器上，调整其松紧程度以描记呼吸曲线。

【实验项目】

（1）完成上述手术操作后，待家兔安静 5min 后，记录各项生理指标及心功能指标正常值，包括：动脉血压（BP）、呼吸（频率和幅度）、心率（HR）、心输出量（CO）、心脏指数（CI）、每博做功（SW）、每搏指数（SI）、左心室收缩压（LVSP）、左心室内压最大上升速率（LV+dp/dt_{max}）、左心室内压最大下降速率（LV-dp/dt_{max}）、II 导联心电图、左室开始收缩至左室内压最大上升速率的时间（T-dp/dt_{max}）。

（2）打开颈总动脉插管连接的三通管开关，取动脉血 1ml，利用血气分析仪测定动脉血 pH、二氧化碳分压（PaCO$_2$）、氧分压（PaO$_2$）、标准碳酸氢盐（SB）、实际碳酸氢盐（AB）、碱剩余（BE）和阴离子间隙（AG），作为正常对照值。

（3）经左侧股静脉留置的输液管，通过恒速输液泵恒速输入 3%戊巴比妥钠[0.15ml/（kg·min）]，密切观察各项心功能指标的变化。LVSP、LV+dp/dt_{max} 主要反映左心室的收缩功能，当

LV+dp/dt_{max} 降至正常基础值的 30% 左右时，即可认为心衰模型造成。持续恒速给予维持量的 0.4% 戊巴比妥钠[0.6ml/（kg·min）]，记录即刻、2min、5min、10min 时上述各项生理指标及心功能指标；记录10min 时家兔血气及血液酸碱指标。

（4）经耳缘静脉缓慢注入 1% 去甲肾上腺素 1ml/kg，记录即刻、2min、5min、10min 时的各项生理指标及心功能指标。

（5）由左侧股静脉留置的输液管以 5ml/（kg·min）的速度输入生理盐水，记录 5min、10min、15min 时各项生理指标及心功能指标和 15min 时血气指标的变化；用听诊器听诊家兔肺的呼吸音，并记录肺水泡音出现的时间。

（6）由耳缘静脉注入 1% 速尿注射液 0.5ml/kg，记录 5min、10min、15min 时上述各项生理指标、心功能指标及尿量的变化。

（7）15min 后由耳缘静脉缓慢注入 0.03mg/ml 的哇巴因溶液 1ml。记录给药后 5min、15min、30min 时各项生理指标及心功能指标；记录 30min 时血气及血液酸碱指标的改变。

（8）实验结束后处死家兔，进行剖检，观察心包、胸腔、腹腔积液，取出肺脏。

（9）测定肺系数：于气管分叉上约 1cm 处结扎气管，自结扎线上端剪断气管，将连于肺的血管等组织全部剪断，取出肺脏，用滤纸吸去表面的水分，称量肺重量。操作过程中，勿挤压肺脏。

肺系数＝肺重量（g）/体重（kg）　　　（4-6）

肺系数的正常值：4.0～5.0。

【注意事项】

（1）手术中应尽量避免出血。

（2）开胸时应小心，避免胸膜破损。

（3）应使用较长的心导管插入心室记录 LVSP，心导管内不得带有气泡，否则记录波形易受影响。

（4）描记心电图时，注意避免周围电磁干扰。

【思考题】

（1）心力衰竭的发生机制有哪些？

（2）急性心力衰竭时机体各项血流动力学指标的改变有何病理生理学意义？

（3）急性心力衰竭时机体血气指标有何改变？为什么？

（4）如何对急性心力衰竭进行治疗？

（张德玲　何小华）

二十一、失血性休克及其治疗

【实验目的】

（1）学习制作家兔失血性休克模型的方法。

（2）观察失血性休克时和抢救过程中的主要体征及血流动力学变化。

（3）使用微循环学说分析实验过程中各个指标变化的发生发展机制。

【实验原理】　休克（shock）是在严重失血失液、感染、创伤等强烈致病因素作用下，有效循环血量急剧减少，组织血液灌流量严重不足，以致机体组织细胞和重要生命器官发生功能、代谢障碍及结构损害的病理过程。

失血性休克（hemorrhagic shock）是一种常见的休克类型，具有休克的典型临床表现。失血性休克是因短时间内（一般 15min 内）大量失血（大于全血量 20%）而引起，属于低血容量性休克（hypovolemic shock）。失血性休克的主要病理生理学特点是微循环血液灌流障碍。根据微循环变化情况可将失血性休克分为三期：微循环缺血期、微循环淤血期和微循环衰竭期。患者可出现物质代谢紊乱、水电解质与酸碱平衡紊乱和器官功能受损。

实验采用颈总动脉放血的方法，可快速减少有效循环血量的速度，复制休克模型。由于循环血量不足，静脉回心血量减少，血压下降，通过压力感受器反射，引起交感神经兴奋，外周血管收缩，组织灌流量急剧减少，导致失血性休克。通过输液或输血，补充血容量，可从病因学角度抢救休克；同时使用血管活性药物提高组织微循环血液灌流量。

【实验对象】　家兔（体重 1.5～2.5kg）。

【实验药品与器材】　20%（g/ml）氨基甲酸乙酯溶液，1%（g/ml）肝素生理盐水溶液，生理盐水，去甲肾上腺素，多巴胺；兔台，婴儿秤，哺乳动物实验手术器械一套，BL-420F 生物信号采集分析系统，压力换能器，张力换能器，计滴导线，BI-2000A 微循环观察系统，BG-800A 血气分析仪，静脉输液装置，20ml 量筒，小烧杯，5ml 和 10ml 注射器。

【实验方法与步骤】

（1）家兔称重后，经耳缘静脉注射 20% 氨基甲酸乙酯溶液（1g/kg），仰卧位固定于兔台上，剪去颈部和腹部被毛。

（2）颈部正中皮肤切口，沿血管走向用血管钳钝性分离出左侧颈总动脉和右侧颈外静脉，长度约 2～3cm，并分别穿线备用。

（3）由耳缘静脉注入 1% 肝素（1ml/kg）。

（4）血管插管肝素化后，做左侧颈总动脉插管和右侧颈外静脉插管，分别通过三通管连接压力换能器，并用生物信号采集分析系统记录动脉和静脉血压。

（5）在家兔剑突下腹部随呼吸起伏最明显处，以弯针穿线并固定于张力换能器上，调整缝线的松紧度和换能器方向，描记呼吸曲线。

（6）下腹部耻骨联合上做正中切口，长 3～5cm，沿腹白线切开腹壁，找出膀胱，并将膀胱翻出体外，用小圆针穿细线在少血管区进行荷包缝合。在荷包内做一直切口，插管后拉紧缝线并固定。插管另一端置于计滴导线上记录尿量。

（7）左侧近腹股沟处沿股动脉走行方向做切口，分离出股动脉，插管，放血和采血用。

（8）做侧腹部切口，选择一段游离度较大的小肠祥，拉出并放入盛有 37℃生理盐水的恒温水浴灌流盒内，使肠系膜均匀铺在有机玻璃凸形观察环上，调整液面，使之刚覆盖过肠系膜，调整显微镜放大倍数，寻找微循环。在观察过程中注意不断地加预热的生理盐水，以免肠系膜干燥。

【实验项目】

（1）通过股动脉插管放血，盛于小烧杯中。开始时每放出 10ml 血液即夹闭插管，观察动脉血压变化，使动脉血压缓慢降至 60mmHg。稳定 10min 后，继续放血，使血压降至 40mmHg，停止放血。如血压上升，则再次放血使血压稳定至 40mmHg。

（2）失血性休克动物治疗。

第一只家兔复制失血性休克血压稳定于 40mmHg 达 10min 后，经耳缘静脉（或通过静脉输液装置）以 40～60 滴/分的速度滴注生理盐水，输液量约为失血量的 2～3 倍。

第二只家兔复制失血性休克后，在输液同时给予多巴胺[参考剂量 3.3～16.5μg/（kg·min）]。

第三只家兔复制失血性休克后，在输液同时给予去甲肾上腺素[参考剂量 0.1～5μg/（kg·min）]。

（3）测定动脉血压（BP）、心率（HR）、呼吸（R）、中心静脉压（CVP）以及尿量等指标。分别在手术结束后放血前、放血至 60mmHg 时、放血至 40mmHg 时、输液 50ml 后和治疗结束时记录各指标。

（4）在放血前、放血至 40mmHg 时和治疗结束时分别取动脉血 1ml 检测各指标，包括动脉血 pH、动脉血氧分压（PaO_2）、动脉血二氧化碳分压（$PaCO_2$）等。

（5）观察肠系膜微循环。镜下选择好视野，辨别肠系膜微动脉、微静脉和毛细血管网，观察血流速度、血管数目及毛细血管入口口径、出口口径，找出标记血管，以便固定视野作动态的前后比较。在整个实验过程中实时观察并记录肠系膜微循环状态。

（6）将实验结果记录于表 4-9 中。

表 4-9　实验结果

| | BP | HR | R | CVP | 尿量 | 微循环 | | | 血气分析 |
						血管数	管径（入口出口）流速	流态	
放血前									
放血至 60mmHg 时									
放血至 40mmHg 时									
输液 50ml 后									
治疗结束时									

【注意事项】

（1）本实验手术较复杂，应尽量减少手术中的出血。

（2）血管插管必须充满肝素生理盐水溶液，并排出气泡。血管插管须固定，以防止滑脱，并避免过度移动。保持动静脉插管与血管平行，以免刺破血管。压力换能器与心脏同高度。

（3）术后用生理盐水纱布覆盖颈部和腹部切口。

【思考题】

（1）在实验过程中各指标变化的机制是什么？

（2）失血性休克家兔是否存在水电解质与酸碱平衡紊乱？简述其发生机制。

（3）选用何种血管活性药物治疗失血性休克更好，为什么？

（李　柯　何小华）

二十二、家兔急性心源性心力衰竭

【实验目的】

（1）学习诱导家兔发生急性心源性心力衰竭的动物模型的建立。

（2）观察用强心苷引起急性心源性心力衰竭发生和发展的病生理过程。

（3）观察急性心源性心力衰竭时心电图以及心血管系统的改变，掌握其发生机理。

【实验原理】　心脏通过心肌细胞规律的收缩-

舒张，发挥泵血功能，推动血液循环正常运行。当各种原因对心肌细胞兴奋-收缩偶联产生严重影响时，会导致心泵功能的降低，甚至发生心力衰竭。

毒毛花苷 K 是治疗心力衰竭时常用药物，它能选择性地与心肌细胞膜 Na^+-K^+-ATP 酶结合而抑制该酶活性，使心肌细胞膜内外 Na^+-K^+ 主动偶联转运受损，心肌细胞内 Na^+ 浓度升高，K^+ 浓度降低，肌膜上 Na^+-Ca^{2+} 交换增加，或使 Na^+ 内流减少，Ca^{2+} 外流减少，最终导致使细胞胞浆内 Ca^{2+} 增多，肌浆网内 Ca^{2+} 储量亦增多，在心肌兴奋时，有较多的 Ca^{2+} 释放，心肌收缩力增加。但是当大剂量应用时则可直接抑制 Na^+-K^+-ATP 酶，最终导致细胞内 Ca^{2+} 超负荷，继而抑制窦房结、房室结和希氏束而呈现窦性心动过缓和不同程度的房室传导阻滞，从而引发中毒甚至急性心源性心力衰竭。

【实验对象】 正常家兔（2~2.5kg，雌雄不限）。

【实验药品与器材】 0.025%（g/ml）毒毛花苷 K（strophanthin K），20%（g/ml）氨基甲酸乙酯（乌拉坦 urethane）溶液，1%（g/ml）普鲁卡因，生理盐水，4%（g/ml）肝素生理盐水溶液，0.4%（g/ml）肝素生理盐水溶液；手术器械一套，兔笼，颈动脉插管，张力换能器一套，压力换能器两套，三通管，静脉输液装置一套，心电导联线一套，1ml、5ml、10ml 注射器。

【实验方法与步骤】

（1）全身麻醉：家兔称重后，耳缘静脉处注射 20%乌拉坦 5ml/kg（1g/1kg）麻醉，静脉点滴 0.4%肝素生理盐水维持静脉注射通道的畅通。背位固定在兔手术台上，颈部剪毛备皮。

（2）颈部手术：从颈部正中纵行切开皮肤，分离皮下结缔组织，钝性分离颈部肌肉，暴露气管，在气管下穿入一根粗线绳以备结扎用，在甲状软骨下缘 1~2cm 处的气管环状软骨之间横向剪开气管前壁，深度约为气管直径的 1/3，再于剪口上缘向头侧剪开 0.5cm 长的纵切口，使切口成一"⊥"形。插入"Y"形气管插管并结扎固定。大弯针穿过剑突下方皮肤，通过手术线与张力换能器相连，在微机屏幕上调整呼吸波形，描记呼吸运动曲线，记录呼吸频率和幅度。用 4%肝素生理盐水溶液充盈动、静脉插管及三通管，游离左侧颈总动脉，动脉插管，通过三通管连接压力换能器测定动脉血压。游离右侧颈外静脉，静脉插管，通过三通管连接压力换能器测定静脉血压。

（3）心电图记录：将针灸针分别捻转刺透动物四肢踝部皮下，心电导联线的鳄鱼夹分别夹住插入四肢的针灸针柄，分别连接右前肢（红）、左前肢（黄）、左后肢（绿）、右后肢（黑）。通过生物信号采集分析系统观察并描记正常的心电图。

（4）听诊肺部呼吸音。

（5）心源性心功能不全的模型建立。

1）耳缘静脉缓慢注射 0.025%毒毛花苷 K（6ml/kg），记录心电图，心率、动脉血压、中心静脉压和呼吸运动；观察家兔口唇及皮肤黏膜颜色的变化并记录，听诊肺部呼吸音的变化。

2）家兔死亡后，挤压胸腔，观察气管内有无分泌物溢出。

3）剖开胸、腹腔（注意不要损害脏器和大血管），观察有无胸水、腹水；取下心、肺标本，观察肺脏外观及切面变化，以及心脏各腔室的体积；观察肠系膜血管的充盈情况，肠壁有无水肿；摘取肝脏，观察肝外表及切面变化。

【注意事项】

（1）耳缘静脉注射毒毛花苷 K 速度不宜过快。

（2）三通管中避免出现气泡。

（3）手术中应尽量避免出血。

（4）术中如果动物因手术切口疼痛挣扎，可局部应用少量普鲁卡因进行局部麻醉。

【思考题】

（1）毒毛花苷 K 诱导心源性心力衰竭的原理。

（2）心力衰竭时，机体的主要病理变化有哪些？本实验揭示出哪些变化？

（李　娜）

二十三、药物对离体血管条平滑肌张力的影响

【实验目的】 观察哌唑嗪（prazosine）对去甲肾上腺素（noradrenaline）、氯化钾（potassium chloride）诱导的血管平滑肌收缩作用的影响。

【实验原理】 主动脉平滑肌上有 α_1 和 β_2 受体，α_1 受体激动后，引起血管平滑肌收缩；β_2 受体激动后则使血管平滑肌舒张。

高钾能引起平滑肌细胞膜去极化，从而激活电压依赖性钙通道，且去极化提高了细胞膜对钙离子的通透性，使钙离子易于进入细胞内，引起平滑肌收缩。

【实验对象】 家兔。

【实验药品与器材】 4mol/L 氯化钾，克氏液，10^{-2}mol/L 哌唑嗪，$3×10^{-3}$mol/L 去甲肾上腺素；超级恒温水浴器，刺激电极，张力换能器，BL-420N 生物信号采集分析系统，灌流浴槽，铁支架，双凹夹，标本板，气体发生器，1ml 和 10ml 注射器，5 号针头，手术剪，眼科镊，眼科剪，培养皿，100ml 烧杯，丝线，直径为 2~3mm 的细玻棒，微量注

射器。

【实验方法与步骤】

（1）制备兔主动脉条：家兔一只，击头致昏（建议半剂量麻醉），迅速打开胸腔，分离胸主动脉，于近心端及远心端在膈肌处剪断，迅速置于充氧的克氏液中，剔除血管外结缔组织及脂肪，洗去凝血块，轻轻套在与之同样粗细的玻璃棒上，然后用眼科剪将主动脉剪成宽 3～4mm、长 2～3cm 的螺旋形条片。两端分别穿线结扎，置于麦氏浴管内，其中一端接在水浴管内的 L 形管上。麦氏浴管内充有 30ml 克氏液，维持水浴温度 37℃±1℃，并通入 95%O_2 及 5%CO_2 的混合气体。

（2）记录主动脉螺旋条的张力：将生物信号采集分析系统与张力换能器连接，并调整零点。主动脉螺旋条的另一端连在张力换能器上，前负荷为 2g。

【实验项目】

（1）待主动脉条稳定约 1h 后，描记其正常张力曲线，按如下顺序给药：

1）加入 3×10^{-3}mol/L 去甲肾上腺素 0.1ml 待最大反应后，冲洗标本。

2）待主动脉张力条恢复稳定后，加入 10^{-2}mol/L 哌唑嗪 0.2ml，15min 后，重复 1）。待作用稳定后，冲洗标本。

3）向浴管内加入 4mol/L 氯化钾 0.1ml，待作用明显后冲洗。

4）待曲线平稳后加入 10^{-2}mol/L 哌唑嗪 0.2ml，15min 后重复 3）。

（2）根据生物信号采集分析系统描记的曲线，分析实验结果，并作出结论。

【注意事项】

（1）制备主动脉条标本时操作要轻柔，切勿用力牵拉，以免损害主动脉的平滑肌组织。

（2）克氏液必须临时新鲜配制。

（3）向浴管内通入混合气体时，注意通气量，一般为 40～60 个气泡/分钟。

（4）亦可采用大鼠的胸主动脉进行实验，负荷 2g，平衡 1～2h。

【思考题】　根据实验结果试分析哌唑嗪对血管平滑肌的作用机理。

（杨俊卿）

二十四、药物对大鼠在体心肌缺血再灌注损伤的影响

【实验目的】

（1）学习整体动物心肌缺血再灌注模型的制备方法。

（2）以心功能参数为指标，观察药物对心肌缺血再灌注损伤的影响。

【实验原理】　心肌缺血可致心绞痛和心肌梗死，心肌缺血或梗死一定时间后再供给血液，可加重原有的缺血心肌的损伤。用犬、兔和大鼠，通过结扎冠状动脉，制备整体动物心肌缺血再灌注模型；离体心肌缺氧造成全心缺氧和其后的再给氧损伤，可结扎离体心脏冠脉，然后松结产生局部心肌缺血再灌注损伤；体外心肌细胞培养可通过缺糖缺氧与再给糖给氧产生再灌注损伤。现常用大鼠在体结扎冠状动脉后再灌注模型。

对麻醉动物行左冠状动脉前降支（left anterior descending of coronary）结扎和松懈后，由于左侧主要的冠状动脉闭塞和再通，引起左冠状动脉动脉前降支支配的左侧心室肌区域发生明显的缺血再灌注损伤（ischemia-reperfusion injury）。缺血再灌注时，在恢复血流的不同时间心肌氧自由基（oxygen free radicals）聚集，钙离子超载（calcium overload），加之缺血区心肌能量代谢紊乱，收缩蛋白的降解，导致心室肌收缩和舒张功能发生障碍，表现为心室肌静息张力的增加和发展张力的下降，心室舒张末期压（LVEDP）升高；心室收缩压峰值（LVSP）下降以及心室内压最大变化速率（±dp/dt_{max}）降低。此外，由于氧自由基的聚集和细胞内钙超载，使心肌细胞静息膜电位的负值减小，易于发生早后去极化（early-after depolarization，EAD）和迟后去极化（delayed-after depolarization，DAD），心肌传导性和不应期暂时不一致，易于形成折返激动而发生再灌注性心律失常。因而任何具有拮抗再灌注心肌氧自由基形成和钙拮抗作用的因素，都可能中断再灌注心肌损伤发生的相应环节，对心肌缺血再灌注损伤起到保护作用。

【实验对象】　健康成年 SD 或 Westar 大鼠（雄性，体重 250～300g）。

【实验药品与器材】　3%（g/ml）戊巴比妥钠，0.9%（g/ml）肝素生理盐水，受试药物；生物信号采集分析系统，压力传感器，心导管，动脉夹，小动物呼吸机，大鼠手术台，2ml、5ml 注射器，常规手术器械一套，医用无损伤缝合针，纱布，单丝尼龙线，小硅胶管，气管插管。

【实验方法与步骤】

（1）记录装置的安装与调试

1）压力传感器：先将心电图电缆线接至生物信号采集分析系统 CH_1 信号输入插座，再将压力传感器的输出线与生物信号采集分析系统 CH_2 信号输入联接。将压力传感器头端的两个端口通过三通管分别

与心导管和盛有 0.9%肝素生理盐水的注射器相连,并调节三通管旋柄,使心导管内充满肝素生理盐水。

2)生物信号采集分析系统调试:①开启主机和显示器,启动生物信号采集分析系统,进入监视状态;②选择压力信号定标,将压力传感器与水银计相连,按程序进行压力信号定标;③设备记录通道的参数:CH₁记录心电图,CH₂记录心室内压力。

（2）手术

1）麻醉及固定:取大鼠 2 只（对照与给药各 1 只）,称重,腹腔注射 3%戊巴比妥钠 30mg/kg 体重麻醉,仰卧位固定于大鼠手术台上。

2）记录正常心电图（electrocardiogram）:将针形电极向心方向插入大鼠四肢皮下,并安放好电极（右上肢:红色,左上肢:黄色,左下肢:蓝色,右下肢:黑色）,适当调节增益,即可连续监测标准肢体 II 导联心电图（ECG II）,计算心率和测量心电图的参数,作为缺血前对照。心肌缺血后心电图 ST 段抬高,当缺血心肌恢复血供后,抬高的 ST 段下降 1/2 以上。

3）插管:气管插管:剪去颈部的毛,沿正中线作 2～4cm 长的皮肤和皮下组织切口,钝性分离肌肉,暴露气管并行气管插管,呼气末正压通气,频率 55～60 次/分,潮气量 3～4ml/100g 体重。

颈外静脉插管:分离一侧颈外静脉并行静脉插管供给药用。

左心室插管:分离左侧颈总动脉,近心端用动脉夹夹闭,结扎其远心端。用眼科剪在结扎处的近心端作 V 字形切口,在生物信号记录分析系统的监视下,沿左颈总动脉插管边放开动脉夹,向心脏方向插入预先充满 0.9%肝素生理盐水的心导管进入左心室,当压力波形由正常血压波变成下沿达 0kPa 附近且具有明显舒张期,并出现峰顶平坦时,即示插管成功。用线将插管与动脉扎紧固定,以防插管滑出。适当调节放大增益,即可记录左室各心功能参数。

4）冠状动脉结扎（即心肌缺血）:剪去左侧胸壁的毛,在胸骨左侧第四肋间部位,斜形切开胸壁,钝性分离肌肉,用止血钳撑开第四肋间隙,剪开心包,即可暴露心脏。以左冠状动脉主干为标志,在左心耳根部下方 2mm 处用 5/0 号无创伤缝合针穿过左冠状动脉前降支下方的心肌表层,在肺动脉圆锥旁出针,备结扎用。待心电图恢复并稳定 10min 后,由静脉插管注射葛根素注射液 30mg/kg 或等容积生理盐水,10min 后收紧丝线,将一直径为 2～3mm 的小硅胶管置于结扎线与血管之间,使硅胶压迫左冠状动脉前降支造成左室心肌缺血,结扎 10min 后小心剪断结扎线,以恢复冠脉血流,并观察 30min 心电图的变化。

【实验项目】

（1）心电图的变化的观察:在整个实验过程中连续监测标准肢体 II 导联心电图,单纯结扎冠状动脉后,引起心肌缺血时,心电图 ST 段抬高（其抬高程度随缺血程度而异）,T 波倒置呈鱼钩状;心肌血供恢复后心电图 ST 段下降（下降原来的 1/2）。

观察并分析大鼠分别在给药前、结扎前、后及再灌注后室性心律失常（室性早搏,ventricular premature beats、室性心动过速,ventricular tarchycardia 和室颤,ventricular fibrillation）的出现时间和持续时间,并采用 Lambeth Convention 心律失常评分法对心律失常的严重程度进行定量分析见表 4-10。

表 4-10　心律失常评分标准

心率失常评分	心律失常类型
1	室性早搏
2	二联率/齐射
3	室性心动过速
4	非持续性室颤
5	持续性室颤

（2）心功能参数的变化:监测并记录大鼠在给药前、结扎前、结扎后立即、5min、10min 以及再灌注后 0min、5min、10min、20min、30min 心室压力波形,并分析左心室功能参数 LVSP、LVEDP、$\pm dp/dt_{max}$ 的变化。打印记录结果。分析并比较两大鼠间各时间点心功能参数的变化。

【注意事项】

（1）动物的麻醉不易过深,否则易引起呼吸抑制而死亡。

（2）左心室插管时勿刺破主动脉壁及心室壁,心导管应预先充满 0.9%肝素生理盐水,（导管内不宜有气泡,在实验中应始终保持其畅通）。

（3）冠脉结扎部位一定要准确,两鼠结扎的部位,深浅及用力均应一致。

（4）严格掌握心肌缺血的时间。

【思考题】

（1）试述心肌缺血再灌注损伤发生的机制。

（2）心肌缺血再灌注损伤可见于临床上的哪些疾病?

（3）试述心肌缺血再灌注损伤发生的病理生理机制及药物干预的靶点。

（郭莲军　徐旭林）

二十五、药物对大鼠离体心脏缺血再灌注损伤的影响

【实验目的】

（1）学习哺乳动物离体工作心脏（isolated working heart）缺血再灌注模型的制作方法。

（2）观察药物对离体工作心脏缺血再灌注（ischemia-reperfusion）损伤的影响。

【实验原理】　保持恒温恒压环境，从主动脉根部逆向用含饱和氧（95%O_2和5%CO_2混合气体）的生理溶液灌注心脏，逆向灌注关闭主动脉瓣，从而使得灌注液经冠状动脉分布，在灌流整个心脏后，灌注液经冠状静脉窦，从右心房流出。在此离体工作心脏的基础上，结扎左冠状动脉造成心肌缺血状态，然后松开结扎线，观察再灌注期间心功能各参数的变化（如心电图、心率、心室内压等），同时收集流出的灌流液即冠脉流量，通过观测这些改变即可分析药物对离体工作心脏缺血再灌注损伤的影响。

【实验对象】　大鼠（体重200～240g）。

【实验药品与器材】　改良K-H液，0.9%肝素生理盐水，20%乌拉坦溶液，尼莫地平，95%O_2和5%CO_2混合气体；恒温水浴器，心脏保温瓶，恒流泵，贮液瓶，压力传感器，生物信号采集分析系统，常规手术器械一套，心导管，主动脉插管，动脉夹，0号手术缝线。

【实验方法与步骤】

（1）实验前准备：将维持离体工作心肌活性的整个仪器装置按一定的顺序连接安装，将记录系统如生物信号采集分析系统、电磁流量计、血气分析仪等进行调试，用改良的K-H液做灌流液，将pH调至7.4左右，并通以95%O_2和5%CO_2混合气体。

（2）离体工作心脏的制备：取雄性大鼠2只，分别编号为甲鼠和乙鼠，20%乌拉坦溶液5ml/kg（1g/kg）腹腔注射麻醉。仰卧位固定，正中切开皮肤，剪开胸骨和心包，暴露心脏和大血管，于下腔静脉注射肝素1000 U/（ml·kg）。分离主动脉，在距主动脉根部3～4mm处剪一小口作主动脉插管并用手术线结扎固定，用恒流泵进行逆向灌流15min（灌注压60cmH$_2$O，流量6～8ml/min），以冲洗心腔内残留血液。结扎双侧肺静脉，剪去肺组织，于左心房正中切口，插入一内径约3mm喇叭卷口导管，连接恒压力贮液瓶，调节其高度用以控制左心房负荷，术后将心脏游离并置入37℃±0.5℃的保温灌流器中。

（3）观察指标

1）心功能参数的变化：记录正常的左心室内压，观察离体心肌缺血再灌注损伤对左心室内压的影响，并观察尼莫地平对其影响。

2）心电图记录：观察离体心肌缺血再灌注损伤对心电图的影响及尼莫地平的作用。

3）冠脉流量和主动脉流量的测定：通过记录和收集冠脉及主动脉中流出和流入的营养液量，计算出心脏每分钟的冠脉流量和主动脉流量，观察离体心肌缺血再灌注损伤对冠脉流量和主动脉流量的影响及尼莫地平的作用。

（4）离体工作心脏左心室插管及压力和心电图的记录：经心尖部将充满0.9%肝素生理盐水的心导管（内径约1mm）插入左心室并固定，导管的另一端通过压力传感器与生物信号采集分析系统相连，记录左室压力波形，将心电图电极置入右心房下方，可持续观察心外膜心电图。

【实验项目】

（1）离体工作心脏缺血再灌注模型制作及药物干预：在离体工作心脏以恒定压力灌流20min后，用动脉夹夹闭左冠状动脉近端15min，造成急性心肌缺血模型，然后放开动脉夹（即再灌注）。对再灌注期间心电图、心功能的改变及冠脉流量和主动脉流量进行30min测定。

（2）甲鼠（对照鼠）不进行处理。

（3）乙鼠（尼莫地平处理鼠）分别在心肌缺血前和再灌注前5min将尼莫地平（nimodipine）加入左房灌流贮液瓶内进行灌流给药处理。

（4）分析实验结果。

【注意事项】

（1）K-H灌流液要现配现用，在灌流之前要通以95%O_2和5%CO_2混合气体进行氧饱和。

（2）主动脉插管动作要快，且不宜太深，避免形成缺血预处理或堵住冠脉口。

【思考题】

（1）比较在体和离体心脏缺血再灌注模型制备的不同，在评价药物作用时两种方式各自的特点。

（2）常用的防治心肌缺血再灌注损伤的药物有哪些，其作用机制是什么？

（欧阳昌汉　吴基良）

二十六、药物的抗心律失常作用

实验性心律失常的动物模型种类较多，可归纳为：电刺激引起心律失常；结扎冠状动脉及再灌注引起心律失常；药物诱发心律失常。常用的可诱发心律失常的药物有：氯仿、氯仿-肾上腺素，强心苷类如哇巴因、氯化钡、乌头碱等。

氯化钡能促进心脏浦肯野纤维Na$^+$内流，抑制K$^+$外流，促进4相自动除极，使自律性增强，故常用于制作各种室性心律失常模型。利多卡因

（lidocaine）属于 Ib 类抗过速型心律失常药，可选择性作用于浦肯野纤维，抑制 Na^+ 内流，促进 K^+ 外流，降低自律性，消除折返激动。在临床上常作为防治急性心肌梗死室性心律失常的首选药物。

乌头碱（aconitine）诱发动物心律失常的原理：对心肌细胞的直接兴奋作用，此作用可能为提高心肌细胞膜对 Na^+ 的通透性，使细胞内 Na^+ 迅速增加，加速细胞膜的去极化，提高心脏内传导组织和房室-浦氏纤维等快反应细胞的自律性，形成异位节律，而导致心律失常的发生。具有抑制 Na^+ 内流的药物，如河豚毒和奎尼丁（quinidine）对乌头碱诱发的心律失常具有对抗作用。

（一）利多卡因的抗心律失常作用

【实验目的】
（1）学习利用氯化钡制作心律失常的动物模型。
（2）观察利多卡因的抗心律失常作用。

【实验对象】 小鼠。

【实验药品与器材】 20%（g/ml）氨基甲酸乙酯（乌拉坦，urethane），0.8%氯化钡，0.2%利多卡因，生理盐水；生物信号采集分析系统，针形电极，动物秤，固定木板，橡皮筋，1ml 注射器，4 号针头。

【实验方法与步骤】 取体重为 18～22g 健康小鼠 10 只，雌雄均可，随机分为对照组和实验组，每组 5 只。

动物麻醉与固定：小鼠称重，腹腔注射 20%（g/ml）氨基甲酸乙酯（乌拉坦 urethane）溶液 10～16mg/10g 体重，待麻醉后仰卧位固定于鼠台上，将针型电极插入小鼠的四肢皮下，红-右前肢；黄-左前肢；蓝-左后肢；黑-右后肢，将电极连线与生物信号采集分析系统第一通道相连，开启计算机，进入生物信号采集分析系统，记录心电图，调整心电图波形的大小及位置。稳定 3～5min 后开始实验。

【实验项目】 小鼠腹腔注射 0.8%氯化钡溶液 0.15～0.25ml/10g，每隔 2～3min 观察记录一次心电图的变化，直至出现室性心动过速。实验组小鼠立即腹腔注射 0.2%利多卡因溶液 0.25ml/10g，对照组小鼠，腹腔注射等体积的生理盐水，观察和记录心电图的变化。重复腹腔注射 0.25%利多卡因溶液 0.25ml/10g，观察过量的利多卡因对心脏的抑制作用。

将各时期心电图结果贴入表 4-11。

表 4-11　利多卡因对氯化钡诱发小鼠心律失常的影响

给药前	0.8%氯化钡	0.2% 利多卡因 1	0.2% 利多卡因 2

【注意事项】
（1）本实验中的麻醉药品不能用戊巴比妥钠，否则就不易引起较恒定的心律失常。

（2）用利多卡因拮抗氯化钡诱发心律失常作用时，因起效极快，因此在推注利多卡因期间应密切观察心电图的变化。

【思考题】
（1）简述心律失常发生的常见电生理机制。
（2）利多卡因治疗哪种类型的心律失常效果较好？为什么？

（二）奎尼丁的抗心律失常的作用

【实验目的】
（1）学习药物诱发心律失常模型的实验方法。
（2）观察奎尼丁抗心律失常的作用。

【实验对象】 小鼠。

【实验药品与器材】 1.5%（g/ml）戊巴比妥钠，0.004%（g/ml）乌头碱，0.8%（g/ml）奎尼丁，生理盐水；生物信号采集分析系统一套，电子鼠秤，鼠台，1ml 注射器 3 支。

【实验方法与步骤】 取体重为 18～22g 健康小鼠 10 只，雌雄均可，随机分为对照组和实验组。每组 5 只。

动物麻醉与固定：小鼠称重，腹腔注射 1.5%（g/ml）戊巴比妥钠 1.5mg/10g 体重，待麻醉后仰卧位固定于鼠台上，将针型电极插入小鼠的四肢皮下，红-右前肢；黄-左前肢；绿-左后肢；黑-右后肢，将电极连线与计算机实验系统第一通道相连，开启计算机，进入生物信号采集分析系统，记录心电图，调整心电图波形的大小及位置。稳定 3～5min 后开始实验。

记录与给药：记录正常 II 导联心电图，作为正常对照，并标明记录时间，从注射麻醉药至记录正常心电图时间不超过 15min。

【实验项目】
（1）对照组小鼠记录正常心电图后，腹腔注射生理盐水 0.1ml/1g 体重，6min 后腹腔注射乌头碱 0.1ml/10g 体重。通过计算机屏幕监视心电图的变化。乌头碱引起心律失常的表现如室性早搏，室性心动过速等。本实验以室性早搏为观察指标，计算从注射乌头碱到出现第一个室性早搏（有的未出现室性早搏而直接出现室性心动过速）的间隔时间，平均约为 5～15min。

（2）实验组小鼠记录正常的心电图后，腹腔注射 0.8%（g/ml）奎尼丁 0.1ml/10g，6min 后腹腔注射 0.004%（g/ml）乌头碱 0.1ml/10g，观察并记录室性早搏出现的时间。

（3）记录对照组与实验组之间室性早搏出现时间，并填入表 4-12，比较不同组间的差异。

表 4-12 奎尼丁对乌头碱所致小鼠心律失常作用的影响

对照组			实验组		
动物编号	体重	室性早搏出现时间	动物编号	体重	室性早搏出现时间
$\bar{x} \pm s$			$\bar{x} \pm s$		

（4）分析实验结果。

【注意事项】

（1）动物四肢固定时，其前肢不宜固定过紧，以免影响呼吸。

（2）四肢针形电极不可插入肌肉，以防肌电干扰。

（3）动物体温（直肠温度）应保持在 35℃ 左右。

（4）注射药物的针头不可混淆，腹腔注射时谨防注入膀胱和肠腔内，也不可注入皮下。

【思考题】

（1）简述抗心律失常药物的分类及各类代表药物。

（2）试述奎尼丁抗心律失常的作用机制。

（郭莲军　徐旭林）

二十七、急性心功能不全的药物治疗

（一）家兔急性心功能不全的药物治疗

【实验目的】

（1）学习动物急性心功能不全模型的制作方法。

（2）观察动物急性心功能不全时血流动力学的变化。

（3）观察强心苷类药物抗心功能不全的药效学作用。

【实验原理】　静脉注射较大剂量的中枢抑制药戊巴比妥钠可严重抑制心脏功能，使心肌收缩力降低 40% 以上，左室 dp/dt_{max}（左室内压最大上升速率）降低，心输出量下降 30%～50%，中心静脉压升高，而导致急性心力衰竭。

强心苷类药物可抑制 Na^+-K^+-ATP 酶，加强心肌收缩性，增加衰竭心脏的每搏做功和每搏输出量。毒毛花苷 K（strophanthin K）为一短效、速效强心苷类药物，静脉注射 5～10min 即开始起效，故常用来治疗急性心功能不全。

【实验对象】　健康家兔（体重 1.5～2.5kg，雌雄均可）。

【实验药品与器材】　20%（g/ml）氨基甲酸乙酯（乌拉坦 urethane）溶液，3%（g/ml）戊巴比妥钠，1%（g/ml）肝素生理盐水，0.025%（g/ml）毒毛花苷；兔台，手术器械一套，静脉导管，恒速灌注泵，心导管，注射器，气管插管，动物人工呼吸机，生物信号采集分析系统，压力传感器。

【实验方法与步骤】

（1）称重、麻醉：家兔称重，由耳缘静脉缓慢注入 20%（g/ml）氨基甲酸乙酯溶液 1g/kg，待麻醉后，仰卧固定于手术台上。

（2）分离气管、颈总动脉、颈外静脉：颈部剪毛，颈正中部位作 5～7cm 切口，游离气管、右侧颈总动脉和左侧颈外静脉各 3～4cm，并穿线备用。

（3）气管插管：在分离的气管上做一倒 T 形切口，插入与小动物呼吸机相连的气管插管，结扎固定。启动动物呼吸机，将呼吸频率调至 15～16 次/分，通气量 25～30ml/次。

（4）静脉插管：用动脉夹夹住颈外静脉近心端，待静脉内血液充盈后，结扎远心端，用塑料板垫于血管下，在结扎处下方 0.2cm，剪一斜口，插入充满肝素生理盐水的静脉导管，结扎固定。静脉插管与恒速灌注泵相连。

（5）左心室内插管：生物信号采集分析系统的调试：心导管先与压力传感器相连，压力传感器与生物信号采集系统的第 2 通道输入插座连接。启动计算机，进入生物信号采集分析系统主菜单，将第 2 通道的"信号选择"为"压力"，"参数"中的"横向压缩"调为 1 : 3，自动调零后，可进行左心室插管。

用动脉夹夹住颈总动脉的近心端，结扎远心端，用塑料板垫于血管下，在结扎处下方 0.2cm 处，剪一斜口，将充满肝素生理盐水的心导管插入右侧颈总动脉后，小心松开动脉夹，在显示器的监视下，继续将心导管插入至左心室腔，若血压突然下降至零毫米汞柱附近，并出现上升支锐陡、波峰平缓的压力波形时，表明导管已插入左心室内，此时可明显感觉到导管随心脏跳动而抖动。结扎固定导管。

【实验项目】

（1）观察和记录正常状态下心脏的各项血流动力学参数：测定 HR（心率）、LVSP（左室收缩压）、LVDP（左室舒张压）、dp/dt_{max}（左室内压最大上升速率）、$-dp/dt_{max}$（左室内压最大下降速率）、t-dp/dt_{max}（左室开始收缩到左室内压上升速率达到峰值的时间）、Vpm（心肌缩短最大速度）。以+dp/dt_{max} 作为判断心衰出现的心收缩力指标。

（2）建立急性心衰模型：兔耳缘静脉缓慢注射

3%戊巴比妥钠 0.5ml/min，使+dp/dt_{max}逐渐下降，当+dp/dt_{max}下降至基础水平的 30%～40%，且 5min 内无上升倾向时，视为形成急性心力衰竭，然后可继续恒速灌注戊巴比妥钠 0.25mg/（kg·s），以维持稳定的心衰状态。心衰建立后，观察 5min，记录心脏各项血流动力学参数的变化。

（3）心衰的治疗：0.025%毒毛花苷（毒 K）（0.25mg/kg）缓慢由耳缘静脉注入，连续观察并记录下列各项指标，将结果填入表 4-13。

表 4-13　毒毛花苷（毒 K）对家兔急性心功能不全的影响

心功能参数	正常状态时	急性心衰时	毒 K 治疗后		
			第 5min	第 15min	第 30min
HR（beats/min）					
LVSP（kPa）					
LVDP（kPa）					
dp/dt_{max}（kPa）					
−dp/dt_{max}（kPa）					
t−dp/dt_{max}（s）					
Vpm（s^{-1}）					

【注意事项】

（1）戊巴比妥钠注射速度应缓慢，使心收缩力逐渐下降，同时密切注意动物的呼吸情况。若心收缩力下降太快，易使动物死亡。

（2）心衰程度若不够严重，停用戊巴比妥钠后心收缩力可自行恢复，故建立心衰后应适量恒速灌注戊巴比妥钠以维持稳定心衰。

（3）心室插管时，动作要轻柔，以免导管穿破心室壁。心导管和压力传感器系统中不得有气泡，否则记录图形将失真。排出气泡时，切忌传感器受压过高，以免损坏。

【思考题】

（1）具有正性肌力作用的药物有哪几类？在心功能不全的治疗上各类药物的临床评价如何？

（2）强心苷类药物有哪些不良反应？

（郭莲军　徐旭林）

（二）豚鼠急性心功能不全的药物治疗

【实验目的】

（1）学习小动物急性心功能不全模型的制作方法。

（2）观察动物急性心功能不全时心肌收缩力和心率的变化。

（3）观察强心苷类药物抗心功能不全的药效学作用。

【实验原理】　静脉注射较大剂量的中枢抑制药戊巴比妥钠可严重抑制心脏功能，使心肌收缩力降低，左室内压最大上升速率（dp/dt_{max}）降低，心输出量下降，中心静脉压升高，而导致急性心力衰竭。

强心苷类药物可抑制 Na^+-K^+-ATP 酶，加强心肌收缩性，增加衰竭心脏的每搏做功和每搏输出量。毒毛花苷 K 为一短效、速效强心苷类药物，静脉注射 5～10min 即开始起效，故常用来治疗急性心功能不全。

【实验对象】　豚鼠，体重 350～450g，雌雄兼用。

【实验药品与器材】　20%（g/ml）氨基甲酸乙酯（乌拉坦 urethane）溶液，6%（g/ml）戊巴比妥钠，1%（g/ml）肝素生理盐水，0.025%（g/ml）毒毛花苷 K；大鼠手术台，手术器械一套，静脉导管，注射器，气管插管，小动物人工呼吸机，生物信号采集分析系统，张力传感器，蛙心夹，滑轮。

【实验方法与步骤】

（1）豚鼠称重，20%（g/ml）氨基甲酸乙酯溶液腹腔注射（1g/kg 体重），待麻醉后，仰卧位固定于手术台上。

（2）气管插管：颈部剪毛，颈正中作 4～5cm 皮肤切口，分离气管、左侧颈外静脉各 2～3cm，并穿线备用。在游离的气管上做一倒 T 形切口，插入与小动物呼吸机相连的气管插管，结扎固定。启动呼吸机，将呼吸频率调至 30～40 次/分。

（3）静脉插管：用动脉夹夹闭颈外静脉近心端，待静脉内血液充盈后，结扎远心端，用塑料板垫于血管下，在结扎处下方 0.2cm 处剪一斜口，插入充满肝素生理盐水的静脉导管，结扎固定，供给药用。

（4）开胸：观察正常时心肌收缩力和心率：生物信号采集分析系统的调试：压力传感器连于生物信号采集分析系统的 2 通道。启动计算机，进入生物信号采集分析系统，将第 2 通道的"信号选择"为"肌张力"，增益设成 4mV/cm；显速设为 50mm/s，自动调零后，开始进行开胸手术。

沿正中线切开胸部皮肤至剑突，将两层肌肉分别逐层剥离，露出胸骨后，在心脏搏动最明显处，紧靠胸骨左缘剪断3～4根肋骨，暴露心脏。用开胸器使心脏完全暴露，小心剪开心包膜，用蛙心夹夹住心尖处，并将蛙心夹的连线绕过滑轮与张力传感器相连。

【实验项目】

（1）观察正常状态下心脏的收缩幅度和心率：稳定5～10min后，记录正常时的收缩幅度和心率。

（2）建立急性心衰模型：6%戊巴比妥钠缓慢静脉注射，每次0.5ml，每隔3min注射一次，总量约3～4ml，使心肌收缩力逐渐下降，当心肌收缩力下降到正常水平的40%～50%时，观察并记录心脏收缩力和心率的变化，若5min内心肌收缩力无上升倾向，视为形成急性心力衰竭。

（3）毒K对心衰的作用

1）小剂量毒K对心肌收缩力和心率的影响：0.025%毒毛花苷K（毒K，2ml/kg）缓慢经颈外静脉注入，连续记录心肌收缩力和心率的变化。

2）大剂量毒K对心肌收缩力和心率的影响：0.025%毒毛花苷K（毒K，6ml/kg）缓慢由颈外静脉注入，连续记录心肌收缩力和心率的变化。

（4）将结果填入表4-14。

表4-14　毒毛花苷K（毒K）对豚鼠急性心功能不全的治疗作用

心功能参数 时期	收缩幅度（mg）	心率（次/分）
正常状态		
急性心衰		
毒K 2ml/kg 处理15min后		
毒K 6ml/kg 处理15min后		

【注意事项】

（1）应缓慢注射戊巴比妥钠，使心收缩力逐渐下降，同时密切注意动物的呼吸情况。若心收缩力下降太快，易使动物死亡。

（2）心衰程度若不够严重，停用戊巴比妥钠后心收缩力可自行恢复，若遇到此情况或静脉注射戊巴比妥钠总量达4ml后，仍未出现明显心衰，可按每次0.3ml继续给药，直至出现明显心衰。

（3）实验过程中，经常用温热盐水滴在心脏上，保持湿润。

（4）记录收缩力时，使心尖端离开胸腔，以免受呼吸干扰，影响结果的准确性。

【思考题】

（1）试述强心苷类药物的中毒机理及中毒后治疗。

（2）哪些情况下不应使用强心苷类？

（郭莲军　吕　青）

二十八、急性高血钾对心脏的作用及其解救

【实验目的】

（1）学习家兔高钾血症模型的制备方法。

（2）掌握高钾血症时心电图改变的特征及抢救措施。

【实验原理】　钾离子是人体内重要的离子之一，正常值为3.3～5.5mmol/L，血清钾浓度高于5.5mmol/L则称为高钾血症。高钾血症对机体的影响首先表现为心脏毒性，使心脏有效不应期缩短，兴奋性和传导性呈双相变化，严重时可导致传导阻滞和兴奋性消失而导致心跳停止。高钾血症时心电图主要表现为T波高尖，P波和QRS波振幅降低，间期增宽，S波增深。对于高钾血症的抢救主要采用注射Na^+、Ca^{2+}溶液和胰岛素、葡萄糖溶液，一方面对抗高血钾的心肌毒性作用，同时促进K^+移入细胞内，降低血中钾浓度。

【实验动物】　家兔（体重2～2.5kg，雌雄不限）。

【实验药品与器材】　20%氨基甲酸乙酯（乌拉坦 urethane），肝素（heparin）溶液（125U/ml），10%氯化钾（potassium chlorid）溶液，5%氯化钙（calcium chloride）溶液；兔台，手术器械1套，5ml、10ml、20ml注射器，静脉输液装置，5ml抗凝试管，离心机，生物信号采集分析系统，血钾测定设备。

【实验方法与步骤】

（1）麻醉固定：取家兔1只，称重，用20%氨基甲酸乙酯溶液（1g/kg）耳缘静脉注射麻醉，待角膜反射消失后将家兔仰卧位固定在兔手术台上。

（2）颈总动脉插管：分离左侧颈总动脉，进行动脉插管，取血1ml测定实验前的血浆钾浓度（见第二章第十二节液体电解质测定原理及方法）。

（3）心电图记录：将针形电极分别刺入家兔四肢远端皮下（右上肢，红色；左上肢，黄色；左下肢，绿色；右下肢，黑色），注意勿刺入肌肉中，防止肌电活动干扰。将电极另一端连接于生物信号采集分析系统，通过其全导联心电模块观察标准II导联正常心电图。

（4）观察指标：精神神经状态（兴奋、躁动、昏迷、痉挛），呼吸情况（频率、幅度、节律），心电图变化，血钾浓度。

【实验项目】

（1）自身对照，记录观察指标，测定血钾浓度。

（2）耳缘静脉推注 10%氯化钾（3ml/kg），观察心电图波形的变化规律，同时取动脉血 1ml 测定血钾浓度。

（3）高钾血症抢救：待心电图出现正弦波或出现心室扑动或颤动波形后立即停止注入氯化钾；由另外一侧耳缘静脉推注 5%氯化钙 2ml/kg 进行抢救，观察心电图变化，再次由颈总动脉取血 1ml，测定抢救后的血钾浓度。

（4）如表 4-15 记录实验结果。

（5）分析实验结果。

表 4-15　实验结果

实验项目	精神状态	呼吸情况	心电图变化	血钾浓度
实验前				
10%氯化钾				
5%氯化钙				

【注意事项】

（1）耳缘静脉麻醉时要注意观察家兔的呼吸、肌张力及角膜反射情况，使得麻醉的深浅适度。

（2）生物信号采集分析系统良好接地，避免干扰；刺入到家兔四肢皮下的针形电极深度要适宜，不能插入到肌肉中；记录心电图时，不要触摸动物。

（3）给 10%氯化钾速度耳缘静脉推注时要速度缓慢，推注氯化钙抢救高钾血症时，要及时并且速度宜慢，否则极易造成高血钙引起动物猝死。

【思考题】

（1）机体的不同血钾浓度对心肌的影响，在心电图上有哪些表现？

（2）影响血钾浓度的因素有哪些，临床上对于急性高血钾是如何处理的？

（欧阳昌汉　吴基良）

二十九、急性肾血管性高血压及抗高血压药物的作用

【实验目的】

（1）复制大鼠急性肾血管性高血压（acute renal vascular hypertension）模型。

（2）观察药物对急性肾性高血压的作用。

【实验原理】　通过夹闭一侧肾动脉，造成局部肾缺血，引起肾素的分泌，进而激活肾素-血管紧张素-醛固酮系统（renin angiotensin aldosterone system，RAAS），使小动脉收缩，总外周阻力增加，引起肾血管性高血压的发生。

【实验对象】　健康成年大鼠。

【实验药品与器材】　3%戊巴比妥钠溶液（sodium pentobarbital），2%肝素溶液（heparin），0.1%盐酸普萘洛尔溶液（propranolol hydrochloride），0.006%可乐定溶液（clonidine），0.2%利舍平溶液（reserpine）；大鼠手术台，BL-420N 生物信号采集分析系统，脑血管银夹，大鼠动脉血管夹，静脉导管，手术器械，缝针，缝线。

【实验方法与步骤】

（1）选取 250～300g 健康大鼠 1 只，称重后腹腔注射戊巴比妥钠溶液（15mg/kg），全身麻醉，并将大鼠仰卧固定于手术台上。

（2）剪去颈部皮肤的毛，颈部正中纵行切开皮肤，分离一侧颈总动脉，插入动脉导管，动脉导管远心端先连接好硅胶管，与充满肝素的压力换能器连接，将压力换能器的输出信号输入生物信号采集分析系统，记录血压曲线。分离对侧颈外静脉，插入静脉导管，以备给药。

（3）狭窄左（或右）肾动脉：剪去腹部手术视野皮肤的毛，剑突下 1.5cm 沿腹部正中纵行切开皮肤及肌层，将腹腔脏器推向右（左）侧，暴露左（右）肾及左（右）肾蒂，用左手食指与拇指固定左（右）肾，右手用无钩直头眼科镊小心分离肾蒂部筋膜，沿肾静脉下方分离肾动脉，在近腹主动脉端用 U 形银夹套上，同时观察左肾颜色变化，以肾颜色变浅为"土黄"色为宜。

【实验项目】

（1）夹闭动脉 3.5～4h 后，松开银夹，观察颈动脉血压变化。

（2）待动脉血压稳定升高 2.666～3.999kPa（20～30mmHg），一般松夹后 15min 左右后，由静脉注入下列药物，观察血压变化，并比较各药对急性肾性高血压降压效果。

1）0.1%盐酸普萘洛尔 0.5ml/kg。

2）0.006%可乐定溶液 0.5ml/kg。

3）0.2%利舍平溶液 0.5ml/kg。

【注意事项】

（1）注意肾动脉狭窄程度。如果肾动脉狭窄不

够，则动物不能形成高血压，如果肾动脉狭窄过度，则引起肾坏死，一方面可能因严重肾功能不全导致动物死亡，另一方面也有可能因单侧肾功能丧失对侧肾功能完全代偿而使动物不能形成高血压。

（2）在分离肾动脉时应注意有无分支，如仅狭窄肾动脉分支则不能造成高血压。

（3）一般采用成年动物，因为幼年动物生长迅速，肾对血液需要量增加过快，容易引起肾动脉狭窄后肾坏死。

（4）动脉导管内要用肝素抗凝，必要时给大鼠静注肝素。

（5）注意护理大鼠，尤其是注意保温。

【思考题】　普萘洛尔、可乐定、利舍平的降压机理是什么？

（杨俊卿）

三十、可乐定的中枢性降压作用

【实验目的】　通过实验，分析可乐定（clonidine）的降压作用（hypotensive action）和原理。

【实验原理】　如果一种药物中枢和外周给药均有降压作用，并且产生中枢降压所需的剂量远比外周静脉剂量小，则可以认为该药的降压作用在中枢。可乐定的降压作用能被 α_2 受体阻断药育亨宾（yohimbine）所取消，却不受 α_1 受体阻断剂哌唑嗪（prazosin）的影响，提示可乐定的降压作用部位主要在中枢，并与中枢部位的 α_2 受体有关。

【实验对象】　家兔（体重 2kg 以上）。

【实验药品与器材】　3%戊巴比妥，0.001%可乐定，0.1%哌唑嗪，0.1%育亨宾，0.01%肝素生理盐水；BL-420N 生物信号采集分析系统，压力换能器，手术器械一套，颈动脉插管，静脉导管，人工呼吸机，气管插管，动脉夹，分规，直尺，小钻头，注射器，针头，丝线，纱布。

【实验方法与步骤】

（1）取健康家兔一只，静脉注射戊巴比妥溶液（30mg/kg），麻醉后仰卧固定于手术台上，剪去颈部及一侧腹股沟毛。于颈正中分离出气管，插入气管插管，接人工呼吸机备用。

（2）分离出一侧颈总动脉，结扎远心端，在相距 1.5～2cm 的近心端处，用动脉夹夹住动脉以阻断血流，然后在结扎部位下方约 0.3cm 处用眼科剪剪一斜形小口，朝近心端插入内装 0.01%肝素生理盐水的动脉插管，并用丝线结扎固定，接压力换能器，启动生物信号采集分析系统记录血压，同时分离出一侧股静脉，插入静脉插管，以备给药或输液用。

（3）在头顶中央，眼眶后缘前后作一矢状切口，

长约 3cm。用钝刀刮去筋膜，暴露冠状缝及矢状缝，在冠状缝左右两侧离矢状缝 4cm 处用钢笔尖标上两点记号，然后用特制的小钻头在此两点上各钻一小孔，孔径约 2mm，钻入深度以刚钻透颅骨为宜，不得损伤脑组织，随后再盖上盐水纱布，以备做脑室注射用。

（4）上述操作就绪后，先记录一段正常血压，待血压平稳后，进行实验，并观察血压变化情况。

【实验项目】

（1）股静脉注射 0.001%可乐定溶液 1ml/kg，观察 10～30min。

（2）经侧脑室注射 0.001%可乐定 0.2ml/kg，观察 10～30min。

（3）待出现降压作用（约降低 5.3kPa 左右），然后血压回升后，经侧脑室注射 0.1%哌唑嗪 0.2ml/kg，经 5～10min 血压稳定后，侧脑室注射 0.001%可乐定溶液 0.2ml/kg。

（4）在可乐定降压作用明显，血压稳定后，侧脑室注射 0.1%育亨宾 0.2ml/kg，经 5～10min 血压稳定后，侧脑室注射 0.001%可乐定溶液 0.2ml/kg。

【注意事项】

（1）冠状缝呈曲线形，作颅骨钻孔时，钻孔必须在冠状缝上。

（2）作脑室注射时，需进针 7mm 左右，药液应缓慢注入。

（3）注意给实验动物保温。

【思考题】　如想证实某药物属中枢性降压药，需做哪些实验？为什么？

（杨俊卿）

三十一、拟肾上腺素和抗肾上腺素类药物对大鼠血压的影响

【实验目的】

（1）学习麻醉大鼠血压测量的实验方法。

（2）观察拟肾上腺素和抗肾上腺素类药物对麻醉大鼠血压的影响。

【实验对象】　健康成年大鼠（Wistar 或 Sprague Dawley 种系，体重 200g 左右，雌雄兼用）。

【实验药品与器材】　20%（g/ml）氨基甲酸乙酯（乌拉坦 urethane）溶液，500 U/ml 肝素生理盐水（heparin），生理盐水（normal saline），0.0002%肾上腺素（adrenaline），0.0002% 去甲肾上腺素（nor-adrenaline），0.0002%异丙肾上腺素（isoprenaline），0.1% 酚妥拉明（phentolamine），0.1% 普萘洛尔（propranolol），以上药品均于实验时新鲜配制；生物信号记录分析系统 1 套，压力传感器 1 个，14cm 直手

术剪 1 把，14cm 止血钳 2 把（直，弯各 1 把），10cm 直眼科剪 1 把，10cm 眼科镊 2 把（直，弯各 1 把），动脉夹 1 个，PE-50 动、静脉插管各 1 根，鼠秤 1 台，大鼠固定台 1 个，棉球，手术丝线，1ml 注射器 5 支，2.5ml 注射器 1 支（供麻醉用）。

【实验方法与步骤】

（1）仪器调试。

（2）手术操作

1）取大鼠一只，称重，腹腔注射 20%（g/ml）氨基甲酸乙酯溶液 1~1.2g/kg 麻醉。腹腔注射给药法：大鼠较凶猛，为避免被其咬伤，抓取时可戴上棉纱手套，在其向前爬行时，右手提起大鼠尾部稍向后上方轻拉，迅速用左手拇指和食指抓住其颈背部皮肤，并以其他手指和手掌夹住其背部、尾根部皮肤，使腹部向上，右手持注射器，针头与腹壁成 45° 自左下腹进入腹腔，进入腹腔后，回抽如无血液或混浊液，便可注入药液。

2）麻醉后将大鼠固定在鼠台上，固定不宜太紧，注意保持麻醉动物的呼吸道通畅。

3）静脉插管：颈部正中线剪开皮肤约 2~3cm，用弯止血钳沿皮下作钝性分离，游离出一侧颈外静脉，在其下方穿两根细线备用。先用动脉夹夹闭近心端，然后用一根丝线结扎远心端，在静脉的下方垫一宽度适宜的薄塑料片以固定静脉，用一锐利的眼科剪，在靠近结扎线的一侧与血管壁成 45° 朝心脏方向将静脉管壁剪一 "V" 字形斜口，然后将充满肝素生理盐水的静脉插管插入管腔内，用备用的线结扎固定，即可松开动脉夹。

4）颈总动脉插管：用弯止血钳沿颈部正中线稍作钝性分离，暴露气管，在气管两侧即可发现颈总动脉。用弯止血钳沿气管一侧分离一侧颈总动脉并使之游离，长 2~3cm，在其下方穿两根细线，用一根线结扎颈总动脉的远心端，另一根线备用。用动脉夹夹闭该动脉的近心端，然后按静脉插管方法将插管插入动脉，动脉插管结扎固定后，松开动脉夹，打开三通阀，使之与压力换能器相通，即可在屏幕相应通道上记录到动脉血压波形。

【实验项目】 待血压稳定后即可进行试验，记录一段正常血压波形后，按下列顺序给药，同时给以标记。注意每次给完药后立即用 0.2ml 生理盐水将插管内的药液注入体内；每次给完药后待血压波形恢复至给药前水平再给下一种药物。

（1）0.0002%肾上腺素 2μg/kg。

（2）0.0002%去甲肾上腺素 2μg/kg。

（3）0.0002%异丙肾上腺素 2μg/kg。

（4）0.1%酚妥拉明 1mg/kg，注意此时给药速度要慢。

（5）10~12min 后重复给予肾上腺素，去甲肾上

腺素，异丙肾上腺素，观察酚妥拉明对血压波形的影响。

（6）0.1%普萘洛尔 1mg/kg，注意此时给药速度要慢。

（7）8min 后，重复肾上腺素，去甲肾上腺素，异丙肾上腺素，观察普萘洛尔对血压波形的影响停止记录，实验结束。

（8）剪辑打印分析实验结果。

【注意事项】

（1）三种激动药给药速度要快，两种阻断药给药速度要慢。

（2）动物麻醉后体温下降，应注意保持大鼠肛温在 37℃。

（3）注意每次实验前进行压力定标，或虽经定标但相隔较久，或改换通道与换能器时，应重新压力信号定标。

【思考题】 试分析肾上腺素、去甲肾上腺素、异丙肾上腺素的药理作用及作用机制。

（郭莲军　徐旭林）

三十二、硝普钠和三磷酸腺苷的降压作用

【实验目的】 观察硝普钠、三磷酸腺苷降压作用的特点及其对呼吸的影响。

【实验原理】 控制性降压（controlled hypotension）指在全麻手术下期间，在保证重要脏器氧供情况下，采用降压药物与技术等方法，人为地将平均动脉血压（MAP）减低至 50~65mmHg，使手术野出血量随血压降低而减少，而终止降压后血压可以迅速回复至正常水平，采用有效的降压保护措施，可避免重要器官在手术过程中出现缺血缺氧性损害。

常用的药物有硝普钠，硝酸甘油，前列腺素 E1，钙通道阻滞剂（尼卡地平，硝苯吡啶等），β-受体阻滞剂（艾司洛尔，美托洛尔，拉贝洛尔等），其他如神经节阻滞剂，降钙素基因相关肽（α-HCGRP）及可乐定等。

【实验对象】 家兔。

【实验药品与器材】 3%苯巴比妥钠，0.01%硝普钠（临时配制），0.5%腺苷，1%肝素生理盐水；输液架、头皮静脉针、RM6240 生物信号采集分析系统、烧杯、注射器、家兔解剖台、气管插管、动脉夹、动脉插管用、生理盐水。

【实验方法与步骤】

（1）手术操作

1）动物麻醉、固定：家兔外耳缘静脉注射苯巴比

妥钠 30mg/kg。待兔麻醉后，将其仰卧固定于解剖台。

（2）颈部手术：气管分离、插管：颈部正中切口约 6cm。分离气管（家兔呼吸困难时可做气管插管）；用玻璃分针分离右侧迷走神经，在其下方备 1 根手术线；分离左侧颈总动脉，备 2 根手术线，其中一根手术线结扎颈总动脉远心端，近心端用动脉夹夹闭，在近结扎线处的动脉壁上剪一斜口，向心方向插入已充满 1%肝素生理盐水的动脉插管（连接压力换能器），以另一根手术线结扎、固定，用以描记家兔动脉血压。

（2）装置连接

1）用剑突法通过张力换能器监测呼吸；在动物剑突处皮肤上缝一根丝线，此线与张力换能器相连（但此时此线不要拉紧）。

2）将压力换能器和张力换能器接到生理记录仪。

（3）调试仪器参数操作：

启动计算机，双击桌面图标进入 RM6240 生物信号采集分析系统；在相应通道内进行参数设置，使血压和呼吸曲线波形显示清晰，单击开始实验按钮，待曲线记录稳定后记录；在各项操作后曲线波形有明显变化处打标记。

【实验项目】

（1）描记正常呼吸、血压波形。

（2）静滴 0.1%硝普钠，滴速控制在 30 滴/分左右，观察血压、呼吸变化。

（3）血压降至稳定水平 5min 后停药，观察血压恢复情况。

（4）停药 30min 后，待记录指标恢复稳定后，静注三磷酸腺苷 5mg/kg，给药一半时记录描记血压、呼吸波形，给完药时再记录一次血压、呼吸，然后每半分钟记录一次。

（5）整理实验结果及打印

1）剪接实验结果：实验结束后点击停止记录采样波形，保存实验数据；打开存储的文件，把所需的图形依次剪接好后点击保留结果图标，可显示出剪辑好的图形，将该文件命名后另存为最终实验结果。

2）打印实验结果：在系统中设定好打印通道选择、打印模式选择和打印模板选择后，将实验结果打印输出。

（6）分析实验结果。

【注意事项】

（1）硝普钠不稳定，遇光易分解，输液瓶外应用锡箔包裹。

（2）实验过程中需进行多次静脉注射，应注意保护耳缘静脉，注射应从耳缘静脉远心端开始，逐步移向近心端。

（3）注射药物时要做好标记。

【思考题】

（1）何为控制性降压？

（2）控制性降压在临床麻醉中有何用途？

（3）硝普钠、三磷酸腺苷为何可用于控制性降压？二者有何异同？使用时应注意什么问题？

（李　丽）

三十三、药物对家兔离体心脏收缩功能的影响

【实验目的】

（1）学习哺乳动物离体工作心脏（isolated working heart）制作的实验方法。

（2）观察强心苷等强心类的药物对离体哺乳动物心脏的作用。

【实验原理】　肾上腺素可通过激动心脏的 β_1 受体，从而增强心肌收缩力；氨茶碱为最常见的磷酸二酯酶抑制剂，主要通过升高心肌细胞内 cAMP 含量，使心肌收缩性增加；治疗量强心苷类药物（如毒毛花苷 K）可增加心肌细胞内 Ca^{2+} 含量，使心肌收缩力加强，产生正性肌力作用，对衰竭心脏的作用显著；硝酸甘油可扩张动、静脉血管，降低心脏前、后负荷，改善心功能。

【实验对象】　家兔（体重 2.0kg 左右）。

【实验药品与器材】　20%乌拉坦溶液，0.0002%肾上腺素，2.5%氨茶碱，2.5%毒毛花苷 K，0.002%硝酸甘油；生物信号采集分析系统，压力换能器，K-H 液，改良 Langendorff 装置，恒温循环器，主动脉插管，手术器械一套，滑轮，蛙心夹，丝线，双凹夹，铁支架，氧气瓶。

【实验方法与步骤】

（1）取家兔一只，称重，20%乌拉坦（1g/kg）耳缘静脉注射麻醉。迅速开胸，暴露心脏，剪开心包膜，剪去与心脏连接的血管（包括肺动、静脉、主动脉及上、下腔静脉），摘出心脏，立即放入 4℃的 K-H 液中，用手轻轻挤压心脏数次，尽量排出心脏内残血。

（2）剥离主动脉，将主动脉套在充有 K-H 液的主动脉插管上，结扎固定并与改良 Langendorff 装置相连。

（3）采用 37℃由 95%O_2 和 5%CO_2 混合气体饱和的 K-H 液主动脉逆行灌注，调节灌注压为 7.6kPa，灌流量 5～15ml/min。

（4）用蛙心夹夹住心尖，用丝线通过滑轮与压力换能器相连，接生物信号采集分析系统，记录给药前后心肌的收缩曲线并在心脏下用量筒记录每分钟灌注液的流出量，待心脏活动稳定后开始实验。

每种药物均经主动脉进行逆行灌注，随后迅速洗脱。

【实验项目】

（1）加入 0.0002%盐酸肾上腺素 0.4～0.8ml。

（2）加入 2.5%氨茶碱 0.2～0.8m1。

（3）加入 2.5%毒毛花苷 K 0.2～0.4ml。

（4）加入 0.002%硝酸甘油 0.5ml。

（5）将实验结果记录在自己设计的表格中。

【注意事项】

（1）灌流液温度不宜超过 39℃，否则易致室颤。

（2）为防止凝血，可以在处死动物前静脉注射 100U 肝素。

（3）操作要迅速，小心。从剪下心脏到连接于灌流装置一般不超过 3min；在剪掉心脏周围的所有组织和血管时，切忌损伤左右心耳，以免引起心功能的严重不足。主动脉插管时，插管的管口应在冠脉开口的上面，不要插得太深，以免影响冠脉循环。

（4）每次给药后须待心脏恢复正常后再进行下一项实验。

【思考题】

（1）强心苷对心脏的直接作用表现在哪些方面？

（2）肾上腺素、氨茶碱、毒 K 及硝酸甘油对心脏的作用特点各有什么不同？为什么？

（吴基良 郑 敏）

三十四、药物对离体蛙心活动的影响

【实验目的】 利用离体蛙心标本观察药物，如强心苷，β 受体激动剂和 β 受体阻断剂的作用及这几种药物之间的相互作用。掌握八木氏离体蛙心制备方法。

【实验原理】 两栖类动物的组织器官，在理化特性近似于蛙血浆的任氏液中能存活较长时间。故可选用青蛙或蟾蜍的离体心脏，置于任氏液灌流的条件下，可保持离体心脏比较稳定的节律性收缩和舒张，存活较长时间。

在机体内，心脏的活动受胆碱能神经和肾上腺素能神经的双重支配，当肾上腺素能神经兴奋时，其末梢释放去甲肾上腺素，可使心肌收缩力增强，心率加快，此作用可被 β 受体阻断剂所取消。当胆碱能神经兴奋时，其末梢释放乙酰胆碱，可使心肌收缩力减弱，心率减慢，此作用可被 M-受体阻断剂所取消。

本实验利用低钙任氏液使离体心脏的心功能降低，即心肌收缩力减弱，模拟心衰时的表现。

强心苷类药物能够选择性直接兴奋心肌细胞，通过增加心肌细胞内钙离子浓度产生增强心肌收缩力的作用，还能通过直接和间接作用兴奋胆碱能神经，产生减慢心率的作用。特别是对衰竭的心脏，强心苷类药物在增强心肌收缩力的同时，相对延长心舒张期，使心肌细胞供血增多，休息时间延长；强心苷能增加衰竭心脏的心输出量，因而使心室内残余血量减少，降低衰竭心脏的心肌耗氧量，故常作为某些心衰的首选治疗药物。

【实验对象】 蟾蜍或青蛙。

【实验药品与器材】 10%洋地黄酊（tinct digitalis），0.002%普萘洛尔（propranolol），0.001%异丙肾上腺素（isoprenaline），任氏液，低钙任氏液（$CaCl_2$ 的浓度 g/L 只有正常的一半 0.06g，正常为 0.12g/L）；刺蛙针，蛙板，手术器械一套，蛙心导管，烧杯，滴管，蛙心夹，万能杠杆，传感器，25ml 和 50ml 烧杯，1ml 注射器，50μl 和 100μl 微量注射器，生物信号采集分析系统。

【实验方法与步骤】

（1）制备八木氏离体蛙心标本：取蟾蜍一只，用刺蛙针由枕骨大孔插入，向上插入破坏大脑，向下插入破坏脊髓，毁髓后检查蟾蜍，可见蟾蜍四肢瘫软。将蟾蜍仰位固定于蛙板上，依次剪去胸部皮肤和胸骨，充分暴露心脏（图 4-31）。仔细识别心脏周围的大血管。在左主动脉下方穿一线，在距动脉圆锥 2～3mm 处结扎。再从左、右两主动脉下方穿一线，打一活结备用。

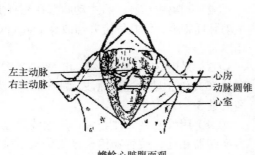

蟾蜍心脏腹面观

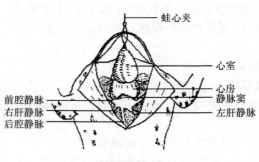

蟾蜍心脏背面观

图 4-31 在体心脏图

（2）左手提起左主动脉上的结扎线，右手用眼科剪在动脉圆锥前端，沿向心方向剪一斜口，将盛有少量任氏液的斯氏蛙心插管由此切口处插入动脉圆锥。当插管口到达动脉圆锥基底部时，插管受阻不能再向下深入，此时应将插管稍稍后退，使插管口向动脉圆锥的背部后方及心尖方向推进，经主动脉瓣插入心室腔内（于心室收缩时插入）。插管口不可向心尖部插得过深，以免心室壁顶住管口造成阻塞。当管口正好处于心室腔的中心部位时，可见管中液面随心脏搏动而上下移动，此为心脏插管成功的标志。

（3）用滴管吸去插管中的血液，更换新鲜任氏液，提起备用线，将左、右主动脉连同插入的插管一起结扎（不得漏液），再将结扎线固定在插管的小玻璃钩上，剪断结扎线上方的血管。轻轻提起插管和心脏，在心脏下方绕一线，将左右肺静脉、前后腔静脉一起结扎，注意保留静脉窦与心脏的联系，切勿损伤静脉窦（一旦损伤了静脉窦，则心脏停止跳动，实验将不能进行）。最后在结扎线的外侧剪断心脏与周围组织的联系，即制成离体蛙心标本。

（4）用任氏液反复冲洗心室内的余血，直到将残留的血液完全冲出，灌流液呈无色透明为止。使心脏插管内的液面高度保持在 1.5～2cm，并在整个实验过程中保持不变。经常在心脏外部滴加少量任氏液，以保持心脏湿润。

（5）将制作好的离体心脏标本的心脏插管固定在支架上，用蛙心夹夹住心尖（不可夹得过多，以免漏液）。将蛙心夹上的连线绕过一个滑轮系于张力换能器上，张力换能器的另一端连接到生物信号采集分析系统仪上的 1 通道。注意勿使灌流液滴到换能器上。开机并启动生物信号采集分析系统仪，在"实验项目"中选择"循环实验-蛙心灌流"，选择好适宜的张力、振幅、记录速度等参数，即可描记心搏曲线。

（6）全部安装好后，描记正常心脏收缩曲线，观察心脏收缩振幅、心率，然后将心导管中的任氏液换为低钙任氏液，描记收缩曲线并观察记录上述各项指标。

【实验项目】　按下列步骤给药：

（1）用 1ml 注射器向心脏插管内滴入 10% 洋地黄酊剂 2～3 滴，连续观察 3～5min，记录心脏收缩振幅、心率等指标变化。如果作用不明显，可再加入洋地黄酊剂 1～2 滴。

（2）待药物作用明显后，用低钙任氏液冲洗 3 次（或 3 次以上），使心脏活动恢复至给药前状态。

（3）向心脏插管内加入普萘洛尔，使营养液中药物终浓度为 3.38×10⁻⁷mol/L，观察心搏曲线有何变化。

（4）当出现药物作用时，立即重复步骤（1），观察有何变化。

（5）换另一心脏标本，描记正常任氏液中心脏收缩曲线，记录上述指标后，换用低钙任氏液清洗三遍，描记低钙任氏液中心脏收缩曲线，记录上述指标后，向插管内加入异丙肾上腺素使营养液中药物终浓度为 3.59×10⁻⁸mol/L，观察 3～5min，记录上述各项指标。

（6）用低钙任氏液冲洗 3 次（或 3 次以上），使心脏活动恢复到给药前状态。

（7）重复步骤（3），观察有何变化。

（8）当出现药物作用时，立即向插管内加入异丙肾上腺素使营养液中药物终浓度为 3.59×10⁻⁸mol/L，观察 3～5min，观察有何变化。

（9）自行设计表格总结实验结果，并写出实验报告。

【注意事项】

（1）在制备八木氏离体蟾蜍心标本时，应避免损伤心脏，以防标本渗漏液体。

（2）记录心脏收缩振幅和心率时，应至少计数 30s。

（3）每次换药前后，插管内液体量应一致。

（4）加洋地黄酊剂时，应逐滴加入，待出现药物效应时即停止加药，以免加药量过大造成洋地黄中毒。

【思考题】

（1）在本实验中，若逐步提高任氏液中钙浓度会出现什么结果，为什么？有何意义？

（2）洋地黄、异丙肾上腺素对离体蟾蜍心脏有何作用？普萘洛尔对这两个药物作用的影响有何不同？

（3）通过此实验能否观察上述药物对心脏前、后负荷的影响？为什么？

（张京玲）

三十五、强心苷对豚鼠在体心脏收缩功能的影响

【实验目的】

（1）学习动物心衰模型制备方法。

（2）观察强心苷对实验性心力衰竭的治疗作用并掌握其作用机制。

【实验原理】　中枢抑制药戊巴比妥钠（pentobarbital sodium）可抑制心血管运动中枢，严重抑制心脏功能，使心肌收缩能力降低，心输出量下

降,中心静脉压升高,因而导致急性心力衰竭(cardiac failure)。

强心苷(cardiacglycoside)可直接与心肌细胞膜上 Na^+-K^+-ATP 酶结合并抑制其活性,使心肌细胞浆内 Na^+ 含量增加而 K^+ 含量减少。细胞胞浆内 Na^+ 含量的增加促进了双向性的 Na^+-Ca^{2+} 交换,使细胞胞浆内 Ca^{2+} 增加;增加的细胞胞浆内 Ca^{2+} 还能激活肌质网上的 Ca^{2+} 依赖性钙通道的开放,使肌质网内储存的 Ca^{2+} 进入心肌细胞胞浆内,最终使得心肌细胞胞浆内 Ca^{2+} 增加,心肌收缩力增强。

中毒量的强心苷可直接抑制浦肯野细胞的 Na^+-K^+-ATP 酶,使细胞内 K^+ 减少,最大舒张电位减少,自律性增高;或直接抑制窦房结与房室传导等而引起多种类型的心律失常。

【实验对象】　豚鼠(350~450g,雌雄不拘)。

【实验药品与器材】　20%乌拉坦(urethane)溶液,6%戊巴比妥钠溶液,0.025%毒毛花苷 K (strophanthin K);小手术台(板),手术器械一套,生物信号采集分析系统,张力传感器,小动物人工呼吸机,气管插管,蛙心夹,注射器等。

【实验方法与步骤】　取豚鼠 1 只,称重,以 20%乌拉坦溶液(1g/kg)腹腔注射麻醉,仰卧固定在手术台上,颈部和胸部备皮。颈部正中切口,分离气管,行气管插管,将人工呼吸机与气管插管相连(呼吸频率 30~40 次/分,吸呼比为 2∶1,潮气量为 20ml)。分离颈外静脉,插入预先充满生理盐水的静脉插管,供给药用。沿正中线切开胸部皮肤至剑突,将两层肌肉逐层剥离,露出肋骨后,在心脏搏动最明显处,紧靠胸骨左缘剪断 3~4 根肋骨,暴露心脏,并立即开启人工呼吸机,用开胸器或相应器材使心脏完全暴露。小心剪开心包膜,用蛙心夹夹住心尖处,并将蛙心夹上的系线绕过滑轮与张力传感器相连,传感器连接生物信号采集分析系统。稳定 5~10min 后,记录一段收缩曲线,并记录收缩幅度和心率。然后按下列顺序给药。

(1)6%戊巴比妥钠缓慢静脉注射,每次 0.5ml,每隔 3min 注射 1 次,总量 3~4ml,直至心脏出现衰竭为止。

(2)0.025%毒 K(2ml/kg)静脉注射。

(3)0.025%毒 K(6ml/kg)静脉注射。

【实验项目】　测量和计算每次给药前后心脏收缩幅度和心率等指标并进行比较分析,将每次用药后的峰值填入表 4-16。

表 4-16　毒 K 对在体豚鼠心脏收缩功能的影响

药物和用量	收缩振幅		心率	
	给药前	给药后	给药前	给药后
6%戊巴比妥钠 3~4ml				
0.025%毒 K 2ml/kg				
0.025%毒 K 6ml/kg				

【注意事项】

(1)如静脉注射戊巴比妥钠总量达 1ml 后,仍未出现明显心衰时,可按每次 0.3ml 继续给予。

(2)在记录收缩力时,使心尖端离开胸腔,以免受呼吸干扰,影响结果的准确性。

(3)心衰指标:收缩幅度降至正常的 1/2 以下或肉眼观察心收缩力明显减弱、心率减慢。

【思考题】

(1)试比较强心苷和肾上腺素对心脏作用的影响。

(2)强心苷的治疗量与中毒量很接近,中毒量与致死量也很接近,因此在使用强心苷前后应注意什么问题?一旦出现中毒症状,应该如何处理?

(欧阳昌汉　郑　敏)

三十六、强心苷对在体蛙心收缩功能的影响

【实验目的】

(1)学习在体动物心衰模型制作方法。

(2)观察强心苷(cardiacglycoside)类药物的强心作用、中毒作用,掌握其解救方法。

【实验原理】　中枢抑制药戊巴比妥钠(pentobarbital sodium)可抑制心血管运动中枢,严重抑制心脏功能,使心肌收缩能力降低,心输出量下降,中心静脉压升高,因而导致急性心力衰竭(cardiac failure)。

强心苷(cardiacglycoside)可直接与心肌细胞膜上 Na^+-K^+-ATP 酶结合并抑制其活性,使心肌细胞内 Na^+ 含量增加而 K^+ 含量减少。细胞内 Na^+ 含量的增加促进了双向性的 Na^+-Ca^{2+} 交换,使细胞内 Ca^{2+} 增加;

增加的细胞内 Ca^{2+} 还能激活肌质网上的 Ca^{2+} 依赖性钙通道的开放，使肌质网内储存的 Ca^{2+} 进入心肌细胞内，最终使得心肌细胞胞浆内 Ca^{2+} 增加，心肌收缩力增强。

中毒量的强心苷可直接抑制浦肯野细胞的 Na^+-K^+-ATP 酶，使细胞内 K^+ 减少，最大舒张电位减少，自律性增高；或直接抑制窦房结与房室传导等而引起多种类型的心律失常。

【实验对象】 蟾蜍或蛙。

【实验药品与器材】 1%戊巴比妥钠溶液，0.025%毒毛花苷 K（strophanthin K）溶液，0.2%利多卡因（lidocaine）溶液，0.9%氯化钠溶液；生物信号采集分析系统，张力换能器，蛙板，蛙心夹，探针，动脉夹，头皮针，手术器械一套，注射器，丝线等。

【实验方法与步骤】 取蟾蜍或蛙 1 只，称重，用探针从枕骨大孔插入捣毁脑和脊髓，仰位固定于蛙板上。剪去胸腹部皮肤及胸骨，暴露心脏。剪开腹部肌肉，暴露正中腹壁静脉，插入充有生理盐水的头皮针备用，并用动脉夹将其固定在皮肤上。剪开心包膜，用蛙心夹夹住心尖部，蛙心夹另一端用

丝线与张力换能器相连。用双凹夹将张力换能器固定在铁架台上，调节其高度使丝线松紧适宜。将张力换能器导线与生物信号采集分析系统相连，开启主机进入用户界面与主菜单，选定实验模块并开始记录。

【实验项目】

（1）平衡稳定 15min 后，记录一段正常的心动曲线。

（2）每隔 5min，经腹壁静脉注入 1%戊巴比妥钠溶液 0.1ml/10g，观察和记录心动曲线，直至出现心衰（收缩幅度降至正常的 1/2 以下，心率减慢或肉眼可见心脏收缩力明显减弱，收缩频率变慢，严重时心脏体积增大，颜色变暗）。

（3）一旦出现心衰立即注入 0.025%毒毛花苷 K 溶液 0.1ml/10g，观察心脏外观及心动曲线变化。

（4）待心动曲线恢复正常，再次缓慢注入 0.025%毒毛花苷 K 溶液 0.1～0.3ml/10g，边注射边观察心脏外观及心动曲线变化，直至再次出现心衰或心衰明显加重，立即注入 0.2%利多卡因（lidocaine），观察心脏外观及心动曲线变化。

将上述实验结果记录在表 4-17 中。

表 4-17　毒 K 对在体蛙心收缩功能的影响

药物	收缩振幅		心率		心脏外观	
	给药前	给药后	给药前	给药后	给药前	给药后
1%戊巴比妥钠						
0.025%毒 K						
0.2%利多卡因						

【注意事项】

（1）记录时应使心尖端离开胸腔，以免影响结果的准确性。

（2）经腹壁静脉注入 1%戊巴比妥钠溶液制备在体急性心衰模型时，应缓慢推注，并密切观察，以免心衰过重造成心脏过度抑制而停搏。

（3）首次给予 0.025%毒 K 及 0.2%利多卡因要迅速、及时，便于观察药效。

【思考题】

（1）毒毛花苷 K 治疗充血性心力衰竭的药理学基础是什么？

（2）强心苷类药物中毒有哪些临床表现，如何解救？

（3）如何评价强心苷类药物在心衰治疗中的临床地位？

（欧阳昌汉 吴基良）

三十七、硝酸甘油的扩血管作用

【实验目的】 通过该实验观察硝酸甘油（nitroglycerin）的扩血管作用（vasodilatation effect），以了解其临床的实用意义。

【实验原理】 硝酸酯类药物能扩张全身动脉和静脉，尤对小静脉舒张作用显著，因而降低心脏前、后负荷，减少心肌耗氧量（myocardial oxygen consumption）。同时硝酸酯类药物尚能选择性地舒张冠脉的大血管和侧支血管（collateral vessels），增加缺血区心肌的血液供应，所以用药后能迅速缓解由于心肌缺血（myocardial ischemia）导致的心绞痛（angina pectoris）症状。目前临床上主要用于治疗各种类型心绞痛和心梗。

【实验对象】 白色家兔 1.5～2kg，雌雄不拘。

【实验药品与器材】 1%硝酸甘油溶液；兔固定箱，滴管。

【实验方法与步骤】

（1）取白色家兔一只，称重后置于兔盒内（图4-32）。观察记录正常兔耳的颜色和温度、血管的粗细和密度。

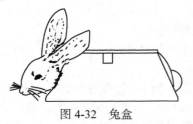

图 4-32　兔盒

（2）用滴管吸取 1%硝酸甘油溶液滴于兔舌下4～5滴。

（3）用药 1～2min 后观察并记录家兔两耳皮肤的颜色、温度、血管粗细和密度的变化情况，以了解硝酸甘油对血管的作用性质、开始时间与维持时间。

（4）将实验结果的数据填入表 4-18，并完成实验报告。

【注意事项】　仔细观察用药前后各种血管粗细和密度时，应注意在兔耳的同一部位进行。

表 4-18　实验结果

	耳部血管			心率	作用开始时间	作用维持时间
	粗细	颜色	温度			
给药前						
给药后						

【思考题】

（1）硝酸甘油扩张血管的作用机制是什么？

（2）硝酸甘油治疗心绞痛的原理是什么？该原理与硝酸甘油扩张血管的机制是否相同？

（3）还有哪些药物可用于治疗心绞痛？它们的作用机制与硝酸甘油有何异同？

（张京玲）

三十八、药物对心肌缺血的治疗作用

【实验目的】

（1）了解急性心肌梗死动物模型的复制方法。

（2）观察心肌梗死后心电图及血流动力学指标的变化。

（3）观察心肌缺血／再灌注损伤现象及药物治疗作用，并探讨药物疗效的机制。

【实验原理】　急性心肌梗死（acute myocardial infarction）是冠状动脉血流急剧中断或减少，出现相应心肌缺血、坏死甚至导致心律失常、心源性休克和心力衰竭等严重后果的病理过程。本实验通过夹闭位于心尖部的左冠状动脉，造成心室下壁急性心肌梗死模型（图 4-33）。

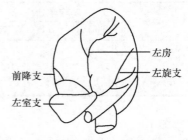

图 4-33　家兔冠状动脉左室支行走示意图

心肌梗死发生后，在心电图 II 导联上有特征性 S-T 段上升改变，并出现左心收缩和舒张功能障碍的血流动力学变化（图 4-34）。当松开钳夹的冠状动脉恢复心肌血供时，心脏血流动力学指标变化可能

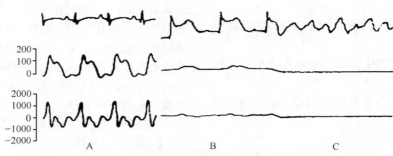

图 4-34　兔急性心肌梗死及灌注损伤时的 ECG，LVSP 和 d*p*/d*t* 的变化

A. 正常；B. 急性心肌梗死；C. 再灌注损伤

并未得到恢复，甚至缺血更加严重，或出现心室纤颤等致死性心律失常，即为缺血再灌注损伤（ischemical reperfusion injury）现象。

普萘洛尔（propranolol）为β受体阻断剂，通过降低自律性、影响传导速度、心室不应期而对抗交感神经或儿茶酚胺增多的各种快速性心律失常。同时，对缺血性心脏病患者的室性心律失常也有效。维拉帕米（verapamil）为钙通道阻滞剂，通过抑制钙内流，可用于缺血再灌注损伤所致的心律失常。

【实验对象】　家兔（体重 3kg 以上）。

【实验药品与器材】　3%戊巴比妥钠，0.01%普萘洛尔、维拉帕米；BL-420N 生物信号采集分析系统，人工呼吸机，颈静脉插管，中心静脉压测压装置，左心室插管，输液器，手术器械，动脉夹，1ml、5ml 和 10ml 注射器各一支。

【实验方法与步骤】

（1）家兔称重，耳缘静脉注入戊巴比妥钠（20～30mg/kg）麻醉，颈胸部剪除被毛。

（2）背位固定，颈部正中切口，分离气管、左侧颈外静脉和右侧颈总动脉。

（3）四肢近心端内侧皮下插入针灸针，连接心电图电极（Ⅱ导联），打开生物信号采集分析系统的"循环实验"中"血流动力学"模块，观察心电图。

（4）气管插管，连接呼吸机，调节潮气量为 10ml/kg，频率 30 次/分，呼吸时程比 1.25∶1。

（5）左侧颈外静脉插管，插入深度约 2.5cm（进胸腔即可）。通过三通连接输液瓶和中心静脉压测压装置及恒速注药装置，打开输液开关，输液流量约为 15 滴/分。

（6）左心室插管，从右颈总动脉稍向左插入 3～4cm 后，边观察生物信号采集分析系统血压显示和微机荧光屏的图形，一边继续插入，直到血压呈负值和左心室压波形出现，固定插管。

【实验项目】

（1）观察正常状态下及心肌梗死后心电图及血流动力学指标的变化：记录心率（HR）、左室收缩压（LVSP）、左室舒张压（LVDP）、左室内压最大上升速率（$+\mathrm{d}p/\mathrm{d}t_{max}$）、左室内压最大下降速率（$-\mathrm{d}p/\mathrm{d}t_{max}$）、中心静脉压（CVP）、心电图正常数据。

（2）急性心肌梗死动物模型的复制及药物治疗：从左侧胸壁开胸，暴露心脏剪开心包，手术无影灯射入胸腔，可见心尖部小血管，用动脉夹夹闭小血管，观察上述各项指标，若出现心电图 ST 段抬高，表明已出现心肌缺血，记录心肌缺血后上述各项数据。继续观察 15min。如出现心律失常则静脉给予普

萘洛尔 0.8ml/kg（0.08mg/kg），观察上述指标改变情况。

（3）观察心肌缺血/再灌注损伤现象及药物治疗作用：松开动脉夹，观察各项指标的变化，可能出现心室纤颤，即再灌注损伤。此时，可用维拉帕米 0.5mg/kg 缓慢静脉推注，观察心电图变化及上述血流动力学指标的变化。

【注意事项】

（1）左心室插管前应在插入管上涂抹液状石蜡，以减小摩擦。

（2）插管时手法要轻，尽量减轻血管受刺激后收缩导致插管困难；切勿用力过猛刺破血管，如遇阻力可旋转、退后、再前插。

【思考题】

（1）急性心肌梗死可能出现哪些血流力学指标改变?其主要机制是什么?

（2）普萘洛尔对急性心肌梗死所致心律失常治疗是否有效? 其主要机制是什么?

（3）本次实验是否观察到缺血/再灌注损伤现象? 维拉帕米能否减轻缺血/再灌注损伤? 其主要机制是什么?

（杨俊卿）

第四节　呼　吸　系　统

一、豚鼠离体气管平滑肌张力的影响因素

【实验目的】

（1）学习哺乳动物离体标本机能学实验方法。

（2）以气管平滑肌张力为指标，观察几种因素对豚鼠离体气管平滑肌张力的影响。分析其影响机制。

【实验原理】　气管平滑肌的活动水平与细胞膜电位的高低有关，受离子浓度（特别是 K^+ 离子）的影响。气管平滑肌细胞膜上还存在胆碱能和肾上腺素能受体。因此，当细胞外液中 K^+ 浓度改变，或加入相应受体的激动剂和拮抗剂时，将明显地影响平滑肌的活动，表现出肌张力的升高或降低。故以气管平滑肌张力的变化为指标，可观察和分析不同因素对平滑肌活动的影响，讨论其作用机制。

【实验对象】　豚鼠（体重 200～300g，雌雄不拘）。

【实验药品与器材】　20%氨基甲酸乙酯（乌拉坦 urethane）溶液，5%CO_2+95%O_2 混合气体，克-亨氏灌流液［Krebs-Henseleit Solution（mmol/L）：

NaCl 118、KCl 4.7、$MgSO_4 \cdot 7H_2O$ 3.4、KH_2PO_4 1.18、$CaCl_2$ 2.52、$NaHCO_3$ 24.48、Glucose 11〕，固定标本通气钩，10^{-1}mol/L KCl，10^{-5}mol/L 异丙肾上腺素，10^{-4}mol/L 心得安，10^{-4}mol/L 硫酸阿托品，10^{-5}mol/L ACh；生物信号采集分析系统，张力换能器，哺乳动物离体标本恒温灌流系统，温度计，10cm 培养皿，手术剪，眼科剪，有齿镊，眼科镊，丝线，1ml 注射器，30ml 注射器。

【方法与步骤】

（1）预热克-亨液至38℃。

（2）调试记录系统：连接张力换能器，启动记录分析系统，预热 15min 后选取张力记录方式，根据仪器的提示调节平衡，必要时进行定标。调节扫描速度（较慢为宜）。

（3）制备气管环或气管螺旋条标本（任选）：20%氨基甲酸乙酯溶液 0.5g/1kg 体重半剂量腹腔注射麻醉，腹面颈部中线切开皮肤和皮下组织，分离肌肉至气管，于甲状软骨下方剪断气管，尽量长地游离和取出气管。将取出的气管标本放入盛有 38℃ 的克-亨液的培养皿中，并通混合气体，清除气管周围的结缔组织。

1）制备气管环：横向间隔两个气管软骨环剪断气管，由 3～5 个游离的气管环，用丝线结扎成气管环串，两末端气管环轧线备用。

2）制备气管条：将取出的气管由一端开始，间距 2～3 个气管环呈螺旋状剪开气管软骨环，制备气管螺旋条标本，拉伸长度约 1.5～2cm，两端扎线备用。

（4）安装记录（以气管条标本的实验为例）：将制备的气管条一端的扎线与固定标本的通气钩相连，将标本和通气钩一并放入标本灌流浴槽中，调节固定通气沟的高度和位置，将另一端扎线与张力换能器的应变梁连接固定，调节换能器，尽量使标本与地面垂直。预负荷 1g，通气平衡 1h，中途每 15min 换液一次，以维持标本的正常机能状态。

【实验项目】

（1）对照，观察张力的变化。

（2）加 10^{-1}mol/L KCl，使浴浓达 40mmol/L，（根据浴液的量，试剂的浓度和要求的浴液的浓度，计算加入的溶液的量。下同）。

（3）用克-亨液冲洗 2～3 次，稳定后加入 10^{-5}mol/L ACh，使浴浓达 10^{-7}mmol/L。

（4）用克-亨液冲洗 2～3 次，稳定后加入 10^{-4}mol/L 硫酸阿托品，使浴浓达 10^{-6}mmol/L，5min 后加入与 3 项等量的 10^{-5}mol/L ACh。比较 3 和 4 项加入 ACh 后气管条张力的反应。

（5）用克-亨液冲洗 2～3 次，稳定后加入与 2 项等量的 10^{-1}mol/L KCl，反应稳定后再加入 10^{-5}mol/L 异丙肾上腺素，使浴浓达 10^{-7}mol/L。

（6）用克-亨液冲洗 2～3 次，稳定后加入与 2 项等量的 10^{-1}mol/L KCl，反应稳定后再加入 10^{-4}mol/L 心得安，至浴浓为 10^{-6}mol/L，5min 后加入与 5 项等量的 10^{-5}mol/L 异丙肾上腺素。比较 5 和 6 项加入异丙肾上腺素后气管条张力的反应。示范记录如图4-35所示。

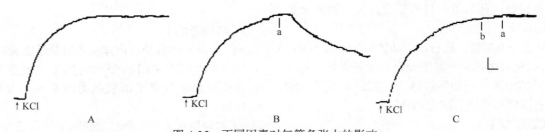

图4-35　不同因素对气管条张力的影响

A. KCl 的影响；B. 异丙肾上腺素的作用；C. 心得安阻断异丙肾上腺素的效应；

a. 异丙肾上腺素；b. 心得安；标尺：横坐标.5min；纵坐标.0.25g

【注意事项】

（1）克-亨液的温度维持在38℃，pH 7.4～7.6。

（2）分离气管时要快，制备标本时防止损伤。

（3）通气要连续，不能中断。

【思考题】

（1）说明不同物质引起气管平滑肌张力变化的机制。

（2）根据气管平滑肌的特点，你能否设计其他试剂的实验？

（骆红艳　胡还忠　黄承钧）

二、人体肺通气量的测定

【实验目的】　掌握人体肺通气量的测定方法。

【实验原理】　细胞新陈代谢的正常进行是维系人体生命活动的基本保证。细胞在新陈代谢的过程中不断消耗 O_2，并产生 CO_2。为维持人体内环境的稳定，保证人体生命活动的正常进行，肺必须不断地与外界大气进行气体交换。肺通气量反映肺通气活动的状况。因此，测定肺通气量在医学基础研究和临床治疗都具有非常重要的意义。

【实验对象】　人。

【实验药品与器材】　75%乙醇溶液；单筒肺量计，记录纸，PowerLab 生理信号采集分析系统，桥式前置放大器，呼吸 Pod，呼吸流量探头（MLT1 000 L），橡皮吹嘴，鼻夹，导管，棉球。

（一）FJD-80 型肺量计（Spirometer）的测定方法

【实验方法与步骤】　FJD-80 型肺量计的结构和使用方法：FJD-80 型肺量计的结构如图 4-36 所示。

测量前先将外筒装水至水位表要求的刻度。打开氧气接头，使肺量仪内装有一定量的空气，然后关闭氧气接头。转动三通管开关，使肺量计关闭，检查是否漏气。将已消毒好的橡皮吹嘴接在三通管上。打开电源开关，装好记录笔和记录纸，并将记录笔调整到记录纸的中间位置。

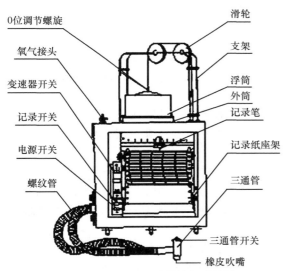

图 4-36　FJD-80 型（单筒）肺量计

【实验项目】

（1）测量静态肺容量：受试者将橡皮吹嘴置于口腔前庭，用鼻夹夹鼻。转动三通开关，使肺量计打开。用口平静呼吸外界空气，练习用口呼吸数分钟。打开（慢速）变速器开关和记录开关，即可进行肺通气量的测定。

1）潮气量：测量并记录一次平静呼吸时吸入或呼出的空气的容量，此时所描记吸入或呼出曲线的幅值即为潮气量。重复测量 3 次，取其平均值。

2）补吸气量：测量并记录在一次平静呼气之后再用力吸气所吸入的空气容量，平静呼气末以后描

记曲线的幅值即为补吸气量。重复测量 3 次，取其平均值。

3）补呼气量：测量并记录在一次平静呼气之后再用力呼气所呼出的空气的容量，平静呼气末以后描记曲线的幅值即为补呼气量。重复测量 3 次，取其平均值。

4）肺活量：测量并记录在一次深吸气后再尽最大力量呼气所能呼出的最大呼气容量，此时描记曲线上下幅值之差即为肺活量。重复测量 3 次，取其平均值。

（2）测量动态肺容量：用力呼气量（时间肺活量）。受试者在最大限度吸气末屏气 1～2s 后，打开（快速）变速器开关，同时受试者以最快的速度呼气，直到不能再呼出为止。关上记录开关，去掉鼻夹和橡皮吹嘴。从记录纸上读出第 1s、第 2s 和第 3s 内所呼出的气量，并分别计算出它们占全部呼出气量的百分率，该百分率即为用力呼气量。

（3）测量肺通气量

1）每分通气量的测定：将已测得的潮气量乘以每分钟的呼吸频率即为每分通气量。

2）最大通气量的测定：打开（快速）变速器开关。受试者在 15s 内尽力作最深且最快的呼吸，记录呼吸曲线，并根据呼吸曲线计算 15s 内呼出气（或吸入气）的总量，然后乘以 4，即为每分最大通气量。

（二）呼吸流量计的测定方法

【实验方法与步骤】

（1）将呼吸流量头与桥式前置放大器、桥式前置放大器与装有 PowerLab 软件的计算机主机依次相连。打开 PowerLab 系统，双击计算机桌面上的 chart4 图标进入其主页面。

（2）下拉菜单命令 setup，在其通道设置命令（channel settings）中，设置两个通道。

（3）在第一通道的下拉菜单中选择呼吸计流速项目（spirometry flow），在出现的对话框中选择呼吸计的大小为 10 L 和相应的参数，点击确定；在第二通道的下拉菜单中选择呼吸计容量项目（spirometry volume）和相应的参数，点击确定。

【实验项目】

（1）测定静态肺容量：受试者背向计算机闭目静坐，口对着呼吸流量探头的吹嘴处，用鼻作平静呼吸。

1）潮气量：鼻夹夹住受试者的鼻子。记录平静呼吸曲线，该曲线的起点到上升支的顶点或到下降支的谷点的幅度即为潮气量。取三次潮气量的平均值。

2）补吸气量：受试者在正常呼吸两三次后，于

一次平静吸气末继续尽力吸气，记录呼吸曲线，平静吸气末之后的呼吸曲线的幅度即为补吸气量。取三次补吸气量的平均值。

3）补呼气量：受试者在正常呼吸两三次后，于一次平静呼气末继续尽力呼气，记录呼吸曲线，平静呼气末之后的呼吸曲线的幅度即为补呼气量。取三次补呼气量的平均值。

4）肺活量：受试者在正常呼吸两三次后，先用力吸气，然后再用力呼气，记录呼吸曲线，该呼吸曲线上下顶点之间的幅度即为肺活量。取三次肺活量的平均值。

（2）测定动态肺容量：用力呼气量。受试者在最大限度吸气末屏气 $1\sim2s$，然后用最快的速度用力呼气，直到不能再呼出气为止，记录呼吸曲线。实验结束后用分析软件计算出第 1s、2s 和 3s 内呼出的气量，并计算它们占全部呼吸气量的百分率，即为用力呼气量。

（3）测定肺通气量

1）每分通气量的测定：将已测得的潮气量乘以每分钟的呼吸频率即为每分通气量。

2）最大通气量的测定：将走纸速度置于 1.67mm/s 档。受试者在 15s 内尽力作最深且最快的呼吸，记录呼吸曲线，并根据呼吸曲线计算 15s 内呼出气（或吸入气）的总量，然后乘以 4，即为每分最大通气量。

实验结束以后，使用 PowerLab 生物信号采集分析系统中的 Marker 和 Waveform 软件分析所测量的呼吸曲线参数。

【注意事项】

（1）保持室内安静。

（2）每项内容测定前需练习两三次，以确保测定成功。

（3）注意对橡皮吹嘴的消毒。

（4）钠石灰变为黄色时需更换后再使用。

【思考题】

（1）无效腔对肺泡通气量有何影响？

（2）为什么说用力呼气量更能反映肺通气功能？

（孙　红　杜克莘　胡　浩）

三、人体呼吸运动的影响因素

【实验目的】

（1）学习描记人体呼吸运动的方法，运用呼吸传感器描记人体呼吸时胸廓的运动及其变化。

（2）分析影响呼吸运动的因素。

【实验原理】　呼吸运动是指呼吸肌收缩和舒张引起胸廓的开大和缩小的运动。本实验即通过围绕胸廓的张力传感器描记呼吸时胸廓的变化以记录呼吸运动，并分析影响呼吸运动的因素。

【实验对象】　人。

【实验药品与器材】　生物信号采集处理系统，呼吸换能器，秒表，大塑料袋等。

【实验项目】

（1）受试者坐位，将呼吸换能器水平围绕于胸部呼吸活动最明显的位置，记录受试者正常呼吸运动曲线 $1\sim2min$，观察频率和幅度。

（2）过度通气：受试者做尽可能快而深的呼吸，观察并记录深呼吸后的呼吸暂停现象。注意暂停的持续时间和恢复过程。

（3）在封闭系统中过度通气：先记录一段平静呼吸曲线，然后用一大塑料袋套住受试者口鼻，重复步骤（2），记录过度通气后的呼吸运动，并与（2）的结果比较。

（4）重复呼吸：用大塑料袋罩住受试者口鼻，对着袋内做深呼吸 $1\sim2min$，每分钟记录 $10\sim15s$，观察呼吸频率和幅度的变化。

（5）缺（低）氧呼吸：用大塑料袋罩住受试者头脸部，袋内放一小包石灰钠，以吸收呼出气体中的 CO_2 和水，受试者对着袋内做深呼吸，观察记录其呼吸运动的变化。如受试者感觉不适，应立即停止实验。

（6）精神集中对呼吸运动的影响：让受试者集中精神（例如穿针或计算一道难题），记录其呼吸运动曲线。

（7）屏气呼吸：记录一段平静呼吸曲线后，让受试者尽可能屏气，并记录达到最高屏息限度和及重新开始呼吸时的呼吸曲线，测定屏息最长持续时间。

（8）增加呼吸道阻力：记录一段平静呼吸曲线后，用鼻夹夹住受试者的大部分鼻孔，并闭口呼吸半分钟，观察记录呼吸运动的变化。

（9）冷刺激对呼吸运动的影响：受试者一只手浸于冰水中，观察记录呼吸运动的变化。

（10）讲话对呼吸运动的影响：让受试者分别朗读和默读同一段文字，记录其呼吸运动曲线，比较与平静呼吸运动有何不同。

（11）体育运动对呼吸的影响：受试者原地跑步 200 步后，记录其呼吸运动的变化。

【思考题】　缺氧呼吸和通气过度呼吸后使呼吸运动变化的机制是否相同？为什么？

（李　静[1]）

四、呼吸运动的调节

【实验目的】

（1）掌握哺乳动物呼吸运动的描记方法。

（2）观察在某些因素作用下实验动物呼吸运动的变化。

【实验原理】 呼吸运动（respiratory movement）是指呼吸肌（respiratory muscle）收缩和舒张引起胸廓的扩大和缩小的运动。正常的呼吸运动是一种自动节律性活动，当延髓吸气中枢兴奋时传出冲动到达脊髓引起支配吸气的运动神经元发生兴奋，发出神经冲动经膈神经（phrenic nerve）和肋间神经（intercostal nerves）传到膈肌（diaphragm）和肋间外肌（external intercostal muscles），引起吸气。这种起源于延髓呼吸中枢的节律性呼吸运动受到来自中枢和外周的各种感受器传入信息的反射调节，在这些反射调节中较重要的是化学感受性反射和机械感受性反射调节。当动脉血中 PaO_2、$PaCO_2$ 和 $[H^+]$ 发生变化时，通过延髓腹外侧浅表的中枢化学感受器（central chemoreceptor）和外周化学感受器（peripheral chemorecepter）来调节呼吸运动。当肺扩张或萎陷时，通过气道平滑肌中的牵张感受器发出冲动经迷走神经（vagus）传入到达延髓，反射性调节吸气和呼气的相互转换。在某些动物例如家兔，肺牵张反射（pulmonary stretch reflex）在其呼吸调节中起着重要作用。由于吸气是吸气中枢的兴奋最终通过膈神经及肋间神经传出，引起膈肌和肋间外肌收缩而引起，因而可以通过记录膈神经放电、膈肌肌电或膈肌的收缩运动为指标，观察各种处理因素对动物呼吸运动的影响。本实验以家兔膈神经放电为指标观察和分析各种处理因素对呼吸运动的影响及其机制。

【实验对象】 家兔。

【实验药品与器材】 20%氨基甲酸乙酯（乌拉坦 urethane），3%乳酸，生理盐水；生物信号采集分析系统，监听器，哺乳动物手术器械一套，兔解剖台，Y 形气管插管一只，20ml 注射器二支，5ml 注射器一支，50cm 长的橡皮管一条，盛有氮气和 CO_2 的球胆各一只，引导电极（带可三维移动的支架），纱布，手术缝线。

【实验方法与步骤】

（1）麻醉与固定：兔称重后，按 1g/kg 体重由耳缘静脉缓慢注射 20%氨基甲酸乙酯（乌拉坦 urethane）麻醉动物，待麻醉后以五点（四肢及头部）固定方式将其仰卧固定于兔解剖台上。

（2）气管插管：剪去颈部的兔毛，沿颈部正中切开皮肤及筋膜（长 6～8cm），用止血钳钝性分离皮下软组织，暴露气管。在喉下将气管和食道分开，

然后在甲状软骨下 3～4 或 4～5 气管环间作一"⊥"形剪口，插入 Y 形气管插管（注意插管的斜面向上），用手术缝线结扎固定。

（3）分离两侧迷走神经：用玻璃分针在两侧颈总动脉鞘内分离出迷走神经，在其下方穿线作一标记备用，然后用温热生理盐水纱布覆盖保护手术野。

（4）分离颈部膈神经：常规暴露颈部手术野，在脊柱旁可见数丛粗大的臂丛神经由脊柱发出向后外行走，在喉头下方约 1cm 的部位，可见向下向内侧走行的膈神经（图 4-37）。用玻璃分针在尽可能靠近锁骨部位，小心、仔细分离出一小段神经，穿线备用。

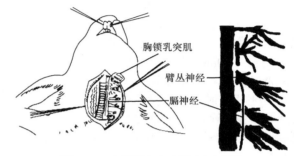

图 4-37 兔膈神经解剖位置示意图

（5）仪器的连接及参数的设定：①将引导电极的输入端与生物信号采集分析系统 1 通道的输入接口连接，监听器输入线插入"监听"插孔。启动计算机，点击生物生物信号采集分析系统的图标，进入实验系统软件界面；② 点击"实验项目"菜单，选中"呼吸实验"栏，在下拉列表中选择"膈神经放电"实验模块；③将膈神经小心搭在引导电极的两极上（注意电极不要接触到颈部组织），同时将接地电极夹在肌肉上；④依据记录的神经放电波形的大小、形状，适当调节实验参数如扫描速度、增益大小。以便获得最佳的实验效果。打开监听器开关，将音量调整到合适大小，即可听到膈神经放电的声音。

【实验项目】

（1）描记一段正常的膈神经电活动，作为对照。

（2）增加吸入中 CO_2 浓度对呼吸运动的影响：将装有 CO_2 的球胆管口靠近气管插管的一侧管开口，并将 CO_2 球胆管上的螺旋逐渐打开，让动物吸入含 CO_2 的气体（注意做好处理的项目标记，下同），观察膈神经放电及呼吸运动的变化（图 4-30）。

（3）窒息（asphyxia）时呼吸运动的改变：操作者用手指将气管插管的两侧管堵住 5～10s，观察膈神经放电及呼吸运动的变化。

（4）缺 O_2 对呼吸运动的影响：将气管插管的一侧管与装有氮气的球胆相连，用止血钳夹闭气管插

管另一侧管，只让动物呼吸球胆内的氮气，观察此时动物的膈神经放电及呼吸运动的改变。

（5）增大无效腔对呼吸运动的影响：用止血钳将气管插管一侧的橡胶套管夹闭，描记一段膈神经放电曲线。然后在气管插管的另一侧管连接一长50cm 的橡皮管，使无效腔增大，观察膈神经放电和呼吸运动的改变。呼吸发生明显变化后，去掉长橡皮管和止血钳，使呼吸恢复正常。

（6）血液酸碱度改变对呼吸运动的影响：由耳缘静脉注入 3%乳酸（lactic acid）溶液 2ml，观察膈神经放电及呼吸运动的变化。

（7）肺牵张反射对呼吸运动的影响

1）肺扩张反射：将 20ml 注射器连于气管插管一侧的橡皮管上，抽气 20ml 备用，在吸气之末（膈神经放电之末）用手指堵住气管插管另一侧的同时向肺内注入 20ml 空气，并维持肺扩张状态数秒钟，观察膈神经放电的变化。

2）肺缩反射：在呼气之末（膈神经放电开始之前）用手指堵住气管插管另一侧的同时抽出肺内空气，并维持肺缩小状态几秒钟，观察膈神经放电的变化（图4-38）。

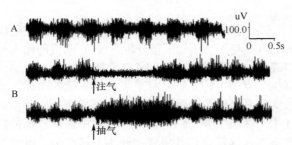

图 4-38　牵张反射对膈神经放电的影响

A. 正常放电；B. 牵张反射

（8）迷走神经在呼吸运动中的作用：描记一段正常膈神经放电后（记录每分钟膈神经放电的次数），先切断一侧迷走神经，观察呼吸的频率、深度的变化及每分钟膈神经放电次数的改变。再切断另一侧迷走神经，观察呼吸运动的频率、深度的变化及每分钟膈神经放电次数的改变。

（9）重复肺牵张反射对呼吸运动的影响（第 7 项）处理，观察膈神经放电的变化。

注：也可用膈肌肌电或膈肌运动描记法观察呼吸运动的变化，方法是：

在剑突（xiphoid）下方沿腹白线作一长 3～4cm 的切口，暴露剑突，将剑突表面组织剥离，用有齿镊夹住剑突软骨的边缘，将其提起，在剑突的内侧面可以看到两侧附着的膈肌（即膈肌角）：①用两根针形电极（可自制）平行插入膈肌中，电极另一端连于生物信号采集分析系统 1 通道，按神经放电

的参数调节，即可引导出膈肌肌电；②用粗剪刀将剑突胸骨柄结合部剪开并剪去大约 2mm 长的一小段软骨组织，使剑突从胸骨上游离出来（注意，防止手术造成气胸），用组织剪将剑突两侧边缘软骨剪去，保留剑突尖端软骨，栓线结扎剑突尖。将结扎线的另一端连在张力换能器上，通过生物信号采集分析系统观察记录膈肌的运动。

【注意事项】

（1）麻醉动物时要缓慢注射，注意观察动物的呼吸情况及对刺激的反映。

（2）分离剑突下膈肌条（膈肌角）时不能向上分离过多，否则有可能造成气胸，剪断剑突骨柄时切勿伤及膈肌条（膈肌角）。

（3）每次给予处理前、后均要有一段正常的膈神经放电曲线作为对照。每作一项处理时均应做上处理内容的标记。

（4）最好用触发积分的方式处理膈神经放电，计算和比较每一个呼吸周期内膈神经的放电次数或动作电位包络的面积大小。

【思考题】

（1）窒息中、窒息后呼吸运动的变化有何不同，试阐述其作用机制。

（2）吸入 CO_2，缺氧，注射乳酸后，呼吸运动有何变化？试阐述其各自的作用机制。

（3）增大无效腔对呼吸运动有何影响？试阐述其作用机制。

（4）切断双侧颈部迷走神经后，呼吸运动有什么变化？为什么？

（5）（7）、（8）和（9）项处理结果说明了什么？

（余丽娟　陆　杰）

五、胸内负压的测定和开放性气胸

【实验目的】

（1）学习胸内负压的测量方法。

（2）观察不同因素对胸内负压的影响。

【实验原理】　胸内压指胸膜腔内的压力，为负压，是由肺的弹性回缩力造成的。胸膜腔内的压力在一个呼吸周期中是有变化的。平静呼吸时，胸膜腔内的压力可随吸气和呼气而升降，但始终低于大气压，称为胸内负压（intrapleural negative pressure）。在胸膜腔密闭性被破坏后，外界空气进入胸膜腔形成气胸（pneumothorax），胸内负压就会消失。

【实验对象】　家兔（体重为 2～2.5kg）。

【实验药品与器材】　20%氨基甲酸乙酯（乌拉坦），生理盐水；生理信号采集分析系统，压力换

能器，兔手术台，手术器械，胸内套管（或粗的穿刺针头），橡皮管，20ml注射器，针头。

【实验方法与步骤】

（1）麻醉和固定：取家兔一只，称重后经耳缘静脉注射氨基甲酸乙酯溶液（1g/kg）麻醉动物，待兔麻醉后将其仰卧位固定于手术台上。

（2）准备手术及实验装置：剪去颈部和右侧胸部的毛，沿颈部正中线切开皮肤（约5cm），分离皮下组织及肌肉，暴露气管，插入气管插管并用线结扎固定。

在兔右胸腋前线第4、5肋间，做一长约2cm的皮肤切口。将特制的胸内套管的箭头尖端从肋骨上缘垂直刺入胸膜腔内，迅即旋转90°并向外牵引，使

箭头形尖端的后缘紧贴于胸廓内壁；将套管的长方形固定片与肋骨方向垂直，旋紧固定螺钉，使胸膜腔保持密封而不致漏气。此时可见压力值下降至0mmHg以下，这表示胸膜腔内压低于外界大气压。也可用粗的穿刺针头代替胸内套管，将针头在第5肋骨上缘顺肋骨方向斜插入胸膜腔内，插入的深度以压力值降至0mmHg以下并随呼吸而升降为准（图4-39，图4-40）。用胶布将针头固定于胸部皮肤上，以防针头移位或滑出。胸内套管或穿刺针头的尾端用硬质塑料管连至压力换能器，换能器的另一端（输出端）与计算机通道插孔相连接，以测量和记录胸膜腔内压力的变化。

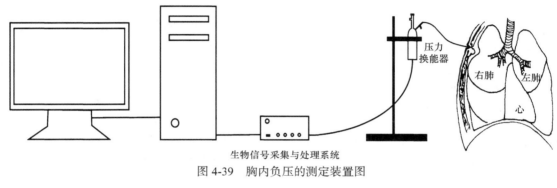

图4-39　胸内负压的测定装置图

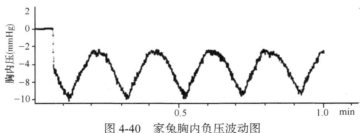

图4-40　家兔胸内负压波动图

启动计算机，进入生理信号采集分析系统主界面。信号输入选择"压力"，开始观察并记录。

【实验项目】

（1）平静呼吸时胸膜腔内压：待兔的呼吸平稳后，观察并记录胸内负压的数值，比较吸气时和呼气时的胸内负压有何不同。

（2）增大无效腔对胸内负压的影响：将气管插管的一侧管上接一短橡皮管后予以夹闭；在另一侧管上接一根长50～100cm的橡皮管以增大呼吸的无效腔，使呼吸加深加快。观察深呼吸时胸膜腔内压的数值。比较此时的胸膜腔内压与平静呼吸时的相应数值有何不同。

（3）憋气的效应：在吸气末和呼气末分别堵塞或夹闭双侧气管套管，此时动物虽用力呼吸，但不能呼出或吸入外界空气，处于憋气状态。观察此时胸膜腔内压变动的最大幅度，呼气时胸膜腔内压是

否可以高于大气压。

（4）气胸及其影响：先从上腹部切开，将内脏下推，可观察到膈肌运动，然后沿右侧第七肋骨上缘切开皮肤，用止血钳分离肋间肌，造成1cm的贯穿胸壁创口，使胸膜腔与大气相通而造成开放性气胸。观察肺组织是否萎缩。胸膜腔内压是否仍然低于大气压并随呼吸而升降。

（5）形成气胸后，再封闭贯穿胸壁的创口，并用注射器抽出胸膜腔内的空气，观察此时胸膜腔内压的变化。

【注意事项】

（1）插入胸内套管时，切口不可太大，动作要迅速，以免空气漏入胸膜腔内。

（2）用穿刺针检测胸膜腔内压时，不要插得过猛过深，以免刺破肺组织和血管，形成气胸或出血过多。

（3）检测胸膜腔内压时若不慎形成气胸，应及时封闭漏气的创口，再用注射器抽出胸膜腔内的气体，可重新形成胸内负压。

【思考题】

（1）平静呼吸时胸膜腔内压为什么始终低于大气压？

（2）憋气并作呼吸运动时，胸膜腔内压有何变化？是否可以高于大气压？为什么？

（3）胸膜腔与外界相通时，胸内负压有何变化？为什么？

（苟　伟　杜克莘　胡　浩）

六、大鼠呼吸功能不全

【实验目的】

（1）学习复制两种不同类型的呼吸衰竭模型的方法。

（2）观察不同类型呼吸衰竭的血气变化。

（3）观察并分析不同浓度气体对呼吸运动的影响。

【实验原理】 采用窒息的方式造成全肺的通气障碍导致 II 型呼吸衰竭。

通过油酸注射的方式，引起肺泡-毛细血管膜损伤，复制 I 型呼吸衰竭模型。

通过吸入不同浓度的低氧气和高二氧化碳气体，观察不同程度缺氧和二氧化碳潴留对呼吸功能的影响，分析化学感受器反射在呼吸调节中的作用。

【实验对象】 大鼠（体重 250～300g）。

【实验药品与器材】 20%（g/ml）氨基甲酸乙酯（乌拉坦 urethane）溶液，1%（g/ml）普鲁卡因，1%（g/ml）肝素生理盐水，油酸，含 3%（v/v）和 6%O_2（v/v）气体，含 3%（v/v）和 6%CO_2（v/v）气体，生理盐水；大鼠固定台，1ml、2ml 和 5ml 注射器各 2 只，气管插管，动脉插管，手术器械一套，血气分析仪，呼吸描记装置（阻抗仪），动物人工呼吸机。

【观察指标】 呼吸频率和幅度，全血 pH、$PaCO_2$、PaO_2。

【实验方法与步骤】

（1）大鼠称重，腹腔注射 20%氨基甲酸乙酯（1g/kg 体重），麻醉后仰卧固定于鼠台。

（2）颈部正中皮下注入 1%普鲁卡因局部浸润麻醉，自颌下至胸骨上缘切口，钝性分离颈部肌肉、气管、右侧颈外静脉和左侧颈总动脉，作气管插管。

（3）结扎颈总动脉远心端，用动脉夹夹闭近心端，靠近动脉远心端用眼科剪剪一约占 1/2～1/3 周

径的斜口，插入已充满肝素生理盐水的动脉插管，结扎固定后打开动脉夹。待动物休息 15min 后测定各项指标。

【实验项目】

（1）用注射器抽出动脉插管内的死腔液，然后用经肝素化处理的注射器取血，迅速套上带有软木塞的针头作血气分析。

（2）在动物胸部第 4 至第 6 肋间呼吸最明显处皮下分别插入 2 只发射（红）和 2 只接收（黑）电极（发射电极在胸部内侧，接收电极在外侧），连阻抗仪描记呼吸（如无阻抗仪，可记录胸廓运动或膈肌运动的方法观察呼吸运动）。

（3）两种类型的呼吸衰竭及呼气运动的调节

A 组：窒息引起的呼吸衰竭

1）夹闭气管插管，使动物处于完全窒息 25s，排净导管死腔液后立即取动脉血 0.4～0.5ml 作血气分析，同时观察记录呼吸运动的变化，整个窒息的时间不能超过 45s。

2）待动物呼吸恢复正常后记录各指标，准备作 C 组实验。

B 组：油酸引起的呼吸衰竭

1）颈外静脉缓慢注入油酸（10～15μl/100g）（若为家兔，参考剂量为 0.3～0.6ml/kg），注射后密切关注动物呼吸运动的变化，当呼吸变浅、快时取血 0.4～0.5ml 做血气分析，并记录呼吸运动的变化。

2）通过人工呼吸机给动物吸 40% O_2，并进行呼气末正压通气，记录各指标。

C 组：CO_2 与 O_2 对呼吸的调节作用。

1）A 组恢复后的动物，动物气管插管连接气袋，吸入含 6%O_2 的气体 2～5min，迅速记录呼吸运动的变化，然后恢复正常通气 30min。

2）动物吸入含 3%O_2 的气体 2～5min，记录呼吸运动的变化后，恢复正常通气 30min。

3）吸入含 3%的 CO_2 的气体 2～5min，迅速记录呼吸运动的变化。

4）恢复正常通气 30min，再吸入含 6%的 CO_2 的气体 2～5min，记录呼吸运动的变化。

（4）肺病变观察：处死大鼠，开胸取出双肺，肉眼观察肺形态变化，称重，计算肺系数。并剪开肺组织，观察有无泡沫样液体流出。

肺系数=肺重（g）/体重（kg），正常大鼠肺系数为 4～8。

【注意事项】 取血切忌与空气接触，如针管内有小气泡要即时排除。实验结果填入表 4-19。

表 4-19 实验结果

分组		血气			呼吸	
		pH	PaCO₂	PaO₂	频率	幅度
A组	基础状态					
	窒息					
B组	基础状态					
	注油酸后					
	治疗后					
C组	常氧					
	6%O₂					
	3%O₂					
	常氧					
	3%CO₂					
	6%CO₂					

【思考题】

（1）窒息和油酸所引起的呼吸衰竭有什么不同？为什么？

（2）吸入不同浓度 CO_2 与 O_2 对呼吸的影响有什么不同？为什么？

（3）Ⅰ型呼吸衰竭和Ⅱ型呼吸衰竭时氧疗有何不同？为什么？

（王小川）

七、小鼠低氧耐受性的影响因素

【实验目的】

（1）观察呼吸中枢兴奋剂、抑制剂、外界环境温度、CO_2 浓度，以及预适应等对机体低氧耐受性的影响。

（2）探讨环境因素在低氧发病中的作用和临床冬眠疗法、低温疗法及预适应对缺氧的保护作用。

【实验原理】 机体对低氧的耐受性除受低氧程度和发生速度影响外，还与其他许多因素有关。①给予小鼠中枢兴奋剂和抑制剂，通过改变中枢神经系统的功能代谢状态，观测动物的代谢耗氧量及存活时间，计算代谢耗氧率，探讨中枢神经系统功能状况不同对低氧耐受性的影响。②改变小鼠所处的外环境温度，观测高温与低温情况下小鼠的代谢耗氧量和存活时间，计算代谢耗氧率，探讨温度对低氧耐受性的影响。③增加环境中 CO_2 浓度，观测小鼠在高浓度 CO_2 情况下的代谢耗氧量和存活时间，计算代谢耗氧率以探讨环境中 CO_2 浓度对小鼠低氧耐受性的影响。④通过三次预低氧实验，检测同样指标，观察预适应对低氧耐受性的影响。

【实验对象】 小鼠（相同性别、相同年龄段、体重近似）。

【实验药品与器材】 1%咖啡因，0.25%氯丙嗪，生理盐水，钠石灰，碎冰块，无氧水（用时临时配制）；小鼠低氧瓶和测耗氧量装置，1ml、5ml 注射器，粗天平，1 000 ml 烧杯。

【实验方法与步骤】

（1）机体状况对低氧耐受性的影响。

1）取小鼠 3 只，分别作如下处理：甲鼠，腹腔注射 1%咖啡因 10 ml/kg；乙鼠，腹腔注射 0.25%氯丙嗪 10ml/kg；丙鼠，腹腔注射生理盐水 10ml/kg。

2）15～20min 后，将 3 只小鼠分别放入盛有钠石灰的低氧瓶中（瓶中钠石灰大约 5g），观察动物一般表现（呼吸，唇色，活动等），密闭后开始计时。

3）持续观察各鼠在瓶中的活动情况，待小鼠死亡后，准确计算存活时间（t）。

4）用测耗氧量装置测量小鼠的耗氧量（图 4-41）。按如下公式计算小鼠的耗氧率（R）：

耗氧率[ml/（g.min）]=耗氧量/体重（g）/存活时间。 (4-7)

（2）环境温度对低氧耐受性的影响

1）取小鼠低氧瓶 3 只，分别放入钠石灰约 5g。

2）取 1000 ml 烧杯 2 个，一个加入碎冰块和冷水，将杯内水温调至-4～0℃，另一个加入热水，将温度调至 40～42℃。

3）取体重相近的小鼠 3 只，称重后分别装入低氧瓶内，两只低氧瓶分别放入盛有冰水和热水的烧杯内，另一只置室温中，观察动物的一般表现、呼吸等，塞紧瓶塞开始计时。

4）持续观察各鼠在瓶中的活动情况，待小鼠死亡后，计算存活时间（t），并立即从烧杯内取出低氧瓶，置室温中平衡 15min。

5）以下方法同（1）的 4）步骤。

（3）CO_2 浓度增高对低氧耐受性的影响

1）取小鼠 2 只，称重后分别放入有钠石灰和无钠石灰的低氧瓶内，密闭后开始计时。

2）以下方法同（1）的 3）、4）步骤。

（4）预低氧对低氧耐受性的影响

1）取小鼠 2 只，称重后分别放入有钠石灰的低氧瓶内，密闭后开始计时，记录其中 1 只出现喘息、直至死亡的时间。另 1 小鼠当出现剧烈喘息呼吸时，记录喘息出现的时间，立即将瓶塞打开，恢复常氧 15min，然后盖紧瓶塞，进行第二次同样的低氧实验，恢复 10min 后，进行第三次低氧实验，恢复 10 min 后，进行第四次低氧，直至小鼠死亡，同样记录小鼠出现喘息的时间及直至死亡的时间。

2）以下方法同（1）的 4）步骤。

表 4-20 实验结果

	低氧前 一般情况	低氧 40 min, 55 min, 70 min 一般情况	出现喘息的时间	死亡 时间	耗氧率
（一）中枢神经系统状态					
1 号鼠	咖啡因				
2 号鼠	氯丙嗪				
3 号鼠	盐水对照				
（二）环境温度					
1 号鼠	0～4℃				
2 号鼠	40～42℃				
3 号鼠	室温				
（三）CO_2					
1 号鼠	有钠石灰				
2 号鼠	无钠石灰				
（四）低氧预适应					
1 号鼠	第一次预低氧				
	第二次预低氧				
	第三次预低氧				
	第四次低氧				
2 号鼠					

【注意事项】

（1）低氧瓶一定要密闭。

（2）咖啡因、氯丙嗪注射后，一定待药物发挥作用后进行实验。

（3）放在冰水和热水中的两只低氧瓶须放在室温下平衡 15 min 左右才测耗氧量。

（4）各组小鼠的性别、体重以及一般状态应尽可能相近。

附：用测耗氧量装置测定小鼠的总耗氧量

1. 原理 小鼠在密闭的低氧瓶内不断消耗氧气，而产生的 CO_2 又被钠石灰吸收，瓶内氧分压逐渐降低而产生负压，当低氧瓶与测耗氧量的量筒相连时，量筒内与低氧瓶相通，移液管内液面因瓶内负压吸引而上升，此时，移液管内液面从"0"参考点上升的毫升数即为小鼠消耗氧的量。如图 4-41 所示：

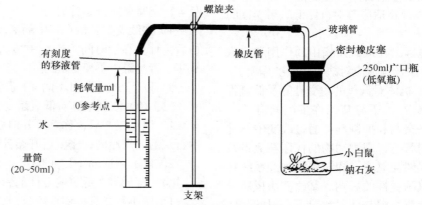

图 4-41 小鼠耗氧量测定装置

2. 方法与步骤

（1）向量筒内充水至适当高度，将有刻度的移液管一端浸入盛水的量筒内，使移液管管中液体达平衡位置，记下零参考点，然后将另一端与低氧瓶塞上的橡皮管相连。

（2）打开橡皮管上的螺旋夹，待移液管内水平面上升稳定后，从移液管读出液面从参考零点上升的毫升数，即为小鼠的总耗氧量。

【思考题】

（1）中枢神经系统的功能状况不同和环境温度的改变,对低氧耐受性影响的机制?对临床有何指导意义?

（2）低氧瓶中无钠石灰为什么会影响机体对低氧的耐受性?

（3）低氧预适应影响机体对低氧耐受性的机制是什么？对临床有何指导意义?

（周新文 王小川）

八、实验性缺氧症

【实验目的】

（1）通过复制低张性缺氧、血液性缺氧、组织中毒性缺氧等模型，掌握缺氧的分类、机制和机体缺氧时病理生理变化过程。

（2）通过观察缺氧对机体呼吸、皮肤黏膜、内脏、血液颜色等的影响，了解不同性质缺氧时血氧指标的变化特点。

（3）了解急性缺氧对心血管功能的影响。

（4）了解种属、年龄、神经系统和代谢状况对低压缺氧耐受性的影响。

（5）观察美蓝对高铁血红蛋白血症的救治效果，了解其作用机制。

（6）观察咖啡因和氯丙嗪的作用。

【实验原理】

缺氧（anoxia）是指组织供养不足或用氧障碍，从而引起细胞代谢、功能以致形态结构发生异常变化的病理过程。根据缺氧的原因和血氧变化的特点，一般可将缺氧分为四种类型，即低张性缺氧（hypotonic hypoxia）、血液性缺氧（hemic hypoxia）、循环性缺氧（circulatory hypoxia）和组织性缺氧（histogenous hypoxia）。缺氧是造成细胞损伤的最常见原因，是最重要和最常见的基本病理过程之一。缺氧时机体的血氧指标，循环系统，呼吸系统的功能及皮肤、黏膜颜色等均会发生改变，导致临床多种症状的出现。缺氧对机体的影响，取决于缺氧发生的程度、速度、持续时间和机体的功能代谢状态。中枢神经系统的机能状态、外界环境温度、机体代谢情况、器官功能、年龄、锻炼、缺氧的程度及时间等多种因素均可影响机体对缺氧的耐受性（anoxia tolerance）。本实验采用不同的方法，在动物机体模拟不同类型缺氧的病理过程，观察不同因素对机体缺氧的耐受性的影响。

【实验对象】

小鼠（体重 18～22g，雌雄兼用），蟾蜍 1 只，大鼠（体重 230g 左右，雌雄兼用）。

【实验药品与器材】

浓硫酸，5%NaNO$_2$，氰化钾，1%美蓝，0.1%氰化钾，10%硫代硫酸钠，1%咖啡因，0.25%氯丙嗪，乙醚，2%普鲁卡因，2%肝素，生理盐水；小鼠缺氧瓶（或 125ml 带胶塞的广口瓶），乳胶管，玻璃管，CO 发生装置，钠石灰（NaOH·CaO），铁纱片，小鼠笼，5%NaOH，苦味酸（标记用），5ml、2ml 刻度移液管，1ml 注射器若干支，酒精灯，剪刀，镊子，弹簧夹，针头，甲酸，小天平（或电子秤），量筒、室温温度计，氧气袋，500ml 烧杯 2 个，碎冰块，滴管，凹面玻片，生物信号采集分析系统，压力传感器，气管插管，动脉插管，手术器械一套，丝线，粗线绳，棉球若干，纱布，心电导联线，鼠笼。

【实验方法与步骤】

（1）低张性缺氧

1）取 2 只小鼠，称重并用苦味酸标记后，将 2 只小鼠分别放入盛有钠石灰（约 5 g，用单层纱布包裹，以下瓶中的钠石灰均如此）的缺氧瓶中（图 4-42）。

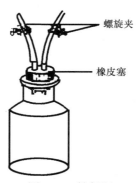

螺旋夹
橡皮塞

图 4-42　缺氧瓶

2）观察动物一般行为、皮肤、黏膜颜色及呼吸频率、深度，然后塞紧瓶塞开始记录存活时间（从塞紧缺氧瓶塞至小鼠死亡这段时间）。动态观察各鼠在缺氧瓶中的情况。每 3min 重复观察、记录各项观察指标（见实验结果项目），如指标有其他变化则应随时记录。计算存活时间。然后测定耗氧量并计算出耗氧率（oxygen consumption rate，见附注）。

当 2 号鼠的呼吸显著加深，抬头向空中张口呼吸时，注意其变化，如出现跌倒、抽搐或呼吸深大时，立即将小鼠取出，让其呼吸新鲜空气，观察各项指标有何变化。

（2）等张性缺氧

1）一氧化碳中毒（carbon monoxide poisoning）：取 3 只小鼠，称重并编号。

A. 观察甲鼠的行为及皮肤、黏膜颜色后放入图 4-43 所示的瓶中。

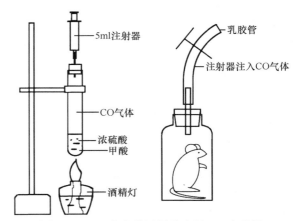

5ml注射器
乳胶管
注射器注入CO气体
CO气体
浓硫酸
甲酸
酒精灯

图 4-43　CO 发生装置图及小鼠 CO 中毒图

B. 如图 4-43 所示，安装好装置，点燃酒精灯缓慢加热，即有生成的 CO 向玻璃注射器中通入，但不可过热以致液体沸腾，导致 CO 产生过多将瓶塞和注射器顶开、脱落。

C. 用装有 CO 的注射器刺入乳胶管内，向瓶内缓慢注射 CO 并密切观察小鼠行为、皮肤、黏膜颜色有无变化，并随时记录变化及死亡时间。

D. 小鼠死亡后立即解剖观察肝脏颜色，用滴管吸取 3 滴血液置于凹面玻片上，再加 5%NaOH 3 滴，观察血液的变化。

E. 将乙鼠重复上述 A、B、C 步，待小鼠出现站立不稳时，立即打开瓶塞取出小鼠，放在桌面上，将氧气袋上的弹簧夹打开，对准小鼠的口鼻处吹氧至小鼠清醒为止，3 min 后观察其皮肤、黏膜颜色，并取血（如球后静脉丛采血）3 滴置于凹面玻片上，观察加 5%NaOH 3 滴后血液有无变化。

F. 将丙鼠作为正常对照，观察其皮肤、黏膜颜色，并取血（如球后静脉丛采血）3 滴置于凹面玻片上，观察加 5%NaOH 3 滴后血液的改变。

2）高铁血红蛋白血症（methemoglobinuria）

A. 体重相等或相近的小鼠 2 只，称重并编号，观察其行为、皮肤黏膜颜色。

B. 2 只小鼠均腹腔注射 5%NaNO$_2$ 10ml/kg（约 0.3ml）后，甲鼠立即腹腔注射 1%美蓝 10ml/kg（约 0.3ml），乙鼠立即腹腔注射生理盐水 0.3ml。

C. 给药完毕后观察小鼠行为及皮肤、黏膜颜色的变化，记录存活时间。待小鼠死亡后进行解剖，观察其肝脏及血液颜色。若甲鼠一直存活，则将其断颈处死后解剖，观察其肝脏及血液颜色。

3）氰化物中毒性缺氧（cyanide poisoning）

A. 2 只小鼠，称重并编号，观察其行为、皮肤黏膜颜色后，腹腔内分别注射 0.1%氰化钾 0.2ml。

B. 给药后观察动物的一般情况、呼吸频率（次/10s）、呼吸深度、皮肤和黏膜的颜色。

C. 待动物出现四肢软瘫时，立即给甲鼠腹腔注射 10%硫代硫酸钠 0.4ml，给乙鼠腹腔注射等量生理盐水。

D. 观察 2 只小鼠上述指标的变化及死亡时间。

（3）急性缺氧（acute hypoxia）对心血管功能的影响

1）取大鼠 2 只，称重并编号。分别用乙醚麻醉至瘫软，然后将大鼠仰卧于手术台上，固定。

2）在颈部皮下注射 2%普鲁卡因局部浸润麻醉，然后进行颈部气管插管、颈总动脉插管手术，手术未完成前要注意不断用乙醚维持大鼠麻醉，或在手术创伤处点滴局麻药维持麻醉，以免大鼠挣扎。

3）颈部气管插管术：剪去颈部兔毛，沿正中线纵行切开颈部皮肤、肌肉，分离出气管，在气管上做一个 "⊥" 型切口（切口应远离甲状腺部位，以避免出血），插入 Y 型气管插管，以粗线绳结扎固定。在 Y 型气管插管的两个出口均连接橡胶管约 5cm 长。

4）颈总动脉插管术：在气管旁找到一侧颈总动脉，分离动脉约 2cm 长度，在动脉下穿入 2 根线，一根线用于结扎动脉远心端，另一根线备用。用动脉夹夹闭动脉的近心端，在结扎线与动脉夹之间用眼科剪在动脉壁上剪一 "∧" 型小口，插入已充满肝素盐水的动脉插管，随后用上述备用线结扎固定动脉插管。动脉插管的另一端连接压力传感器，压力传感器连接到生物信号采集分析系统，记录血压。

5）全部手术完成后，给动物四肢连接心电导联线，按右前肢红色、左前肢黄色、左后肢绿色、右后肢黑色的顺序连接好，用生物信号采集分析系统记录动物 II 导联心电图。

6）上述步骤完成后，用浸有生理盐水的湿纱布覆盖在动物的颈部伤口上，静置 10min。记录大鼠血压数值和心电图波形。

7）用弹簧夹夹闭甲鼠的气管插管口，同时连续记录大鼠血压和心电图变化，直至动物缺氧死亡。

8）乙鼠除步骤 7）不作外，余同甲鼠，作为甲鼠的正常对照，连续记录血压和心电图，直到实验结束。

9）在整个实验过程中，还要同时观察和记录动物的一般情况、呼吸频率（次/10s）、呼吸深度、皮肤和黏膜的颜色。

10）通过观察甲、乙鼠实验结果，比较急性缺氧对心血管功能的影响。

（4）种属、年龄、神经系统和代谢状况对低气压缺氧耐受性的影响

1）取体重相近的正常成年小鼠 6 只，分别称重、编号后，每 2 只小鼠为一组，共分为三组，分别是氯丙嗪组、咖啡因组和正常对照组。另取 2 只初生小鼠，称重编号，作为第四组。取正常蟾蜍一只备用。

2）于抽气前约半小时给氯丙嗪组的 2 只小鼠分别腹腔注射 0.25%氯丙嗪 0.1ml/10g，待动物活动明显减弱时，将其全身浸入冰水中 5～10min。

3）抽气前约半小时给咖啡因组的 2 只小鼠分别腹腔注射 1%咖啡因 0.1ml/10g。

4）将上述四组小鼠和备用的 1 只蟾蜍共同放入一个干燥器内，将盖盖严。将干燥器橡皮管连于抽气机上，启动抽气机，抽气减压，直至正常成年小鼠死亡。观察各组动物的一般表现，比较死亡发生的早晚。

【实验结果】　在上述各个实验中，要注意观察和记录下列各项指标：动物的全身状态、行为、痉挛、排便；呼吸频率（次/10s）、节律和幅度；存活时间；皮肤及黏膜颜色变化（耳廓、鼻尖部、趾端、尾）；

尸体解剖观察内脏（主要是肝脏）及血液颜色的变化。

【注意事项】

（1）给小鼠作腹腔注射时要头低尾高，针刺部位应在左下腹，以避免伤及肝脏，也应避免将药液注入皮下、肠管、膀胱或血管内。

（2）复制低张性缺氧时，缺氧瓶口必须密闭，可用少量凡士林涂在瓶塞周围，增加密闭性。

（3）为排除年龄因素的影响，各组小鼠的体重最好相等或相近，体重相差应小于4g。

（4）复制CO中毒时，用注射器注入CO时可将瓶子倒置，以使小鼠能够吸入CO气体，产生中毒症状。但须注意的是注射器注入CO气体的速度不可过快，以免小鼠迅速死亡血液颜色改变不明显而影响观察结果。一定要缓慢注入CO气体，如果一次注射的气体量不够，还可以注射第二次，直到小鼠出现明显中毒症状为止。

（5）CO为有毒气体，实验中要注意防护，实验结束后应妥善处理。

（6）美蓝的注入剂量一定要适当，过少起不到抗$NaNO_2$的作用；过多又会加重$NaNO_2$的毒性，反而使小鼠存活时间缩短。

（7）氰化钾为剧毒品，应严格执行中华人民共和国国家标准B13690-92《常用危险化学物品的分类及标志》中所列的剧毒品的购买、管理和使用法规。实验中勿沾染皮肤、黏膜，特别是有破损处。实验后将物品洗涤干净。

（8）为了较准确的辨别颜色，可将各组动物肝脏及血液样本等放在一起相互比较。

（9）大鼠一定要固定牢固，以免缺氧挣扎时脱出。如果缺氧挣扎强烈时，要注意按压住动物，勿使其挣脱，同时要注意避免被动物咬伤。

附：

1. 小鼠耗氧率的测定

（1）原理：小鼠在密闭的缺氧瓶内不断的消耗氧气，产生CO_2。CO_2可以被钠石灰吸收，但由于小鼠不断的消耗氧，使缺氧瓶内氧分压逐渐下降并形成负压。当缺氧瓶与测耗氧量的装置连通后，量筒及其移液管内液面因瓶内的负压而上升，量筒内液面下降的体积数（ml）即为耗氧体积数（为小鼠的总耗氧量）。其装置如图4-44所示。

（2）方法与步骤

1）向量筒内加水至一定刻度，然后将刻度吸管接头与缺氧瓶上的一个橡皮管相连。

2）打开相连的橡皮管上的螺旋夹，待移液管内水面下降稳定后读出量筒内液面下降的毫升数，即耗氧体积（v）。

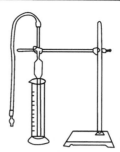

图4-44　测耗氧量装置

3）结合小鼠体重（m）及存活时间（t），按下式计算出小鼠耗氧率（R）。

$$R = v/m \times t^{-1} \qquad (4\text{-}8)$$

2. 钠石灰作用机制　钠石灰是一种粉红色颗粒，具有吸收CO_2的功能，其反应式如下：

$$NaOH \cdot CaO + CO_2 \rightarrow Na_2CO_3 + H_2O$$

3. 美蓝（mgthyene blue）的作用机制　美蓝亦称亚甲蓝或甲烯蓝，为一种碱性染料，它的氧化型呈蓝色，还原型无色。美蓝的解毒机理：美蓝进入机体后，在6-磷酸葡萄糖脱氢过程中的氢离子经还原型辅酶Ⅱ（三磷酸吡啶核苷）传递给美蓝，使之转变为无色美蓝。无色美蓝能迅速将高铁血红蛋白还原为正常血红蛋白，同时无色美蓝本身又被氧化成蓝色，如此反复不已，所以在整个过程中美蓝起了传递氢的作用。美蓝本身为高铁血红蛋白形成剂，若用量过大时，大量美蓝进入人体，还原型辅酶Ⅱ不能很快使其全部还原为还原型美蓝，此时美蓝将起着氧化剂作用，生成更多的高铁血红蛋白。因此，治疗高铁血红蛋白血症时，应给予小剂量美蓝。

4. CO发生装置　若没有CO气囊，实验中则可利用化学方法来获取CO。CO发生装置如图6-43所示。取甲酸3ml放入试管内，再缓慢加入浓硫酸2ml，塞紧试管口胶塞，胶塞上插入一个带有5ml玻璃注射器的7号针头，注射器内应该是干净和干燥的，针筒内无任何气体。用酒精灯在试管下加热，将反应产生的CO通入5ml玻璃注射器中（生成的气体将针栓顶起），充满后可换另一个空注射器继续充气。注意可通过调整灯与试管的距离来控制加热后反应的快慢，距离近，加热快，反应迅速，CO生成快且量大。距离远，加热慢，反应缓慢，CO生成量可缓慢增多。其反应原理如下：

$$HCOOH \xrightarrow[\Delta]{H_2SO_4} CO + H_2O$$

【思考题】

（1）各型缺氧对呼吸有何影响，为什么？

（2）各型缺氧血液颜色有无不同，为什么？

（3）如果要观察机体不同的机能状态对小鼠缺氧耐受性的影响，你如何设计？

（4）如果要观察年龄因素对小鼠缺氧耐受性的影响，你如何设计？

（张京玲）

九、吲哚美辛对大鼠离体肺缺氧性肺血管收缩的影响

【实验目的】

（1）学习哺乳动物离体肺灌流的实验方法。

（2）讨论吲哚美辛对离体肺灌流对缺氧性肺血管收缩（HPV）反应性的影响及其影响机制。

【实验原理】 缺氧激活磷脂酶 A_2 和磷脂酶 C，生成膜磷脂和三磷酸肌醇磷脂，释放花生四烯酸，经环氧合酶途径和脂合酶途径，产生前列腺素（PGS）和白三烯（LTS）。PGS 和 LTS 是花生四烯酸的代谢产物，具有高度的生物学活性，肺内花生四烯酸以脂化形式存在。吲哚美辛抑制环氧合酶，从而阻止 PGS 的生成。花生四烯酸还可以在肺内血小板、白细胞、肺泡巨噬细胞经脂氧合酶代谢，在白三烯合成酶作用下生成白三烯 LTA4、LTB4、LTC4、LTD4、LTE4、LTF4 等物质。其中 LTC4、D4、E4 是过敏性慢反应物质的主要成分，具有很强的缩血管作用，可能是缺氧性肺血管收缩反应的主要介质。应用离体肺灌流装置，记录肺动脉压 P_{pa}。以肺动脉压增值（$\triangle P_{pa}$）为肺血管反应性指标，可观察吲哚美辛对离体大鼠肺灌流 HPV 的影响，并分析其影响机制。

【实验对象】 正常 Wistar 或 SD 大鼠（3 只/组）。

【实验药品与器材】 20%氨基甲酸乙酯（乌拉坦 urethane）溶液，1%肝素，吲哚美辛，右旋糖酐，同种动物全血；常规手术器械肺动脉插管，气管插管，人工呼吸机，微量加样器，200ml 烧杯、500ml 烧杯，生物信号采集分析系统。

【实验方法与步骤】

（1）安装调试实验装置：哺乳动物离体心肺灌流器由灌流、通气与记录三部分组成，见图 4-45。

（2）标本制备

1）大鼠 100mg/100g 20%氨基甲酸乙酯溶液腹腔注射麻醉，气管插管，开胸，左心室内注射肝素后经右心室向肺动脉主干插管，结扎固定，导管连接压力传感器。

2）剪去左心房，取出心肺标本，安装于灌流器的肺室。

（3）安装记录

1）恒温灌流：循环器温度维持在 38～40℃，保

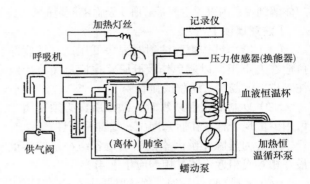

图 4-45 哺乳动物离体心肺灌流器

持灌流液及肺室温度控制在 37～38℃，血温 37℃，恒温误差小于 0.5℃，确保灌流入离体心肺内的血液温度的稳定。血液或灌注液经蠕动泵匀速灌流，维持离体心肺器官的活性。

2）气体吸入：体肺正压通气，通气量 2.5ml/次，频率 65 次/分，最大吸气末和呼气末压力分别为 10cmH₂O、2cmH₂O。

常氧吸入：吸入气含 20%O_2、5%CO_2 和 75%N_2，经加温和湿化后入肺。

缺氧实验：吸入 3%O_2、5%CO_2 和 92%N_2 的混合气体造成肺泡缺氧 6min。

提示：混合气体当天使用时配置，经过三次测定浓度误差小于 0.3%。

3）启动生物信号采集分析系统，记录肺动脉压的变化，计算肺血管反应性。

【实验项目】

（1）经呼吸机吸入含 20%O_2、5%CO_2 和 75%N_2 混合气体，循环灌流 30min（3ml/100g 体重·min）待肺动脉压力稳定（波动范围小于 0.1 kPa）。

（2）吸入 3%O_2、5%CO_2 和 92%N_2 的混合气体造成肺泡缺氧 6min，同时记录肺动脉压的变化，停止缺氧后吸入 20%O_2 6～10min 待 P_{pa} 恢复。

（3）在灌注液中加入环氧合酶或脂氧合酶抑制剂—吲哚美辛 2.5μg（0.125μg/ml）4min 后，吸入 3%O_2、5%CO_2 和 92%N_2 的混合气体 6min，连续记录和比较上述不同条件时肺动脉压的变化。

【注意事项】

（1）手术操作轻柔快速，严格按操作规程进行。

（2）严格控制上述实验条件，特别是灌注液温度及灌注量。

（3）动物开胸前要采用人工呼吸机通气。

（4）若需用全血灌注时须经过滤后方可入血池。

【思考题】

（1）通气量、灌流量和温度对离体心肺灌流有何影响？

（2）灌流液加入同种属动物全血对 HPV 有何意义？

（3）吲哚美辛对离体心肺灌流 HPV 有何影响？试说明其机制。

（余上斌）

附：肺动脉插管技术

肺动脉插管是机能实验学的常用实验技术，用于检测肺动脉压、肺动脉楔压和了解肺血管舒缩活动等实验。

（一）实验药品与器材

20%氨基甲酸乙酯（乌拉坦 urethane）溶液，生理盐水，肝素生理盐水溶液（1250U 肝素溶液 1ml+生理盐水 9ml 配制而成）；哺乳动物手术器械一套，PE-50 聚乙烯（PVC）心导管，三通接口器，动脉夹，动物手术台，1ml 和 5ml 注射器，纱布，4～0 号缝合线，固定动物用细绳（橡皮筋），液状石蜡，压力传感器，生物信号采集分析系统。

（二）导管制备、动物选择与麻醉

1. 导管制备　根据实验对象选择合适的 PVC 导管，套入相应大小针头。选用一根长度约 10cm，直径略小于导管内径的铜丝，穿入导管内；在导管端部卷曲直径约 0.5cm 圆形一周半，放入预先加热好，温度 70℃烧杯中 5～10min 定型备用。

对有条件的实验室，家兔肺动脉导管可选用 4FSWAN-GANZ 漂浮心导管，犬或猪可选用 5F-6FSWAN-GANZ 漂浮心导管。

2. 动物选择　比小鼠大的哺乳动物均进行肺动脉导管插管，方法和步骤也大致相同；现以大鼠为例介绍肺动脉导管插管技术。

3. 麻醉与固定　取健康大鼠一只体重 250～350g，20%氨基甲酸乙酯溶液按 0.1g/100g 体重，腹腔注射麻醉，仰卧位固定于实验板上。

（三）方法与步骤

1. 术前准备　用 1ml 注射器连接三通、心导管，调节三通阀门至心导管与注射器相通的位置。抽取肝素生理盐水，排尽空气，调节三通管的阀门至心导管与注射器关闭的位置。用三通管连接 5ml 注射器和血压换能器；将三通管阀门调节到与外界相通的位置；抽取生理盐水，充满压力传感器腔，排尽空气，锁定三通管阀门。用液状石蜡湿润心导管表面，以降低插管时的摩擦阻力。

2. 暴露右颈外静脉　手术操作见第二章第七节哺乳动物实验操作技术。

3. 肺动脉导管插管　按记录动脉血压的方法调试生物信号采集分析系统，将预先处理好的肺动脉导管插入到右颈外静脉，在监视血压的同时缓慢平行地向前推送导管。导管运行至锁骨处稍遇阻力，此时将心导管提起，呈 45°角稍微后退，再继续推送导管至右心房，有一种"扑空"感。维持导管口朝心脏方向缓慢推进，使导管在三尖瓣膜开启时随血流进入右心室，同时可在监视器上观测到右心室的压力波形。视动物血压及呼吸状况，稍休息片刻后，继续向前缓慢推进导管，当在监视器上观察到右心室波形的舒张压抬高而收缩压变化不大，波形形状与体动脉相似，可确认导管已进入肺动脉（图4-46）。

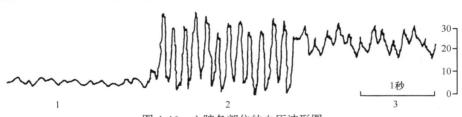

图 4-46　心脏各部位的血压波形图
1.右心房压；2.右心室压；3.肺动脉压；纵坐标为 mmHg

4. 导管的固定　将近心端处结扎固定导管；在远心端处将结扎血管的手术缝合线与导管扎线打结固定。注意结扎近心端的手术缝合线不要过紧，以便推送导管，测定肺动脉楔压；但也不能过松，避免从切口处渗血。最后清理手术视野，缝合皮肤。

（余上斌）

十、旁分泌调节在缺氧性大鼠肺血管收缩（HPV）反应中的作用

【实验目的】

（1）学习记录离体器官张力变化的实验方法。

（2）探讨肺血管内皮在 HPV 中的作用。

（3）探讨环加氧酶代谢产物在离体肺动脉缺氧

性收缩反应中的作用。

【实验原理】 肺泡缺氧引起肺小动脉收缩，可以使缺氧的肺泡血流量减少，有利于维持肺泡通气与血流的适当比例，维持较高的动脉血氧分压。但广泛而持久的肺血管收缩可引起肺动脉高压，甚至右心肥大和衰竭。

缺氧性肺血管收缩（HPV）的机制与肺血管的平滑肌、内皮细胞及肥大细胞等释放的一些血管活性物质的自分泌及旁分泌有关，如前列腺素、内皮素、一氧化氮等参与介导或调节缺氧性肺血管收缩反应。本实验通过比较内皮完整和去内皮的血管环在使用环氧合酶抑制剂吲哚美辛前后，缺氧时肺动脉条张力变化的差异，观察内皮细胞分泌的血管活性物质前列腺素类物质（PG_S），以及平滑肌细胞自分泌的 PG_S 在缺氧性肺血管收缩反应中的作用。

【实验动物】 大鼠（体重 250g/只左右）。

【实验药品与器材】 20%氨基甲酸乙酯（乌拉坦 urethane）溶液，10^{-3}mol/L 苯肾上腺素，10^{-5}mol/L 乙酰胆碱，5mg/ml 吲哚美辛，K-H 液，常氧气（95%O_2+5%CO_2），缺氧气（95%N_2+5%CO_2）；手术器械一套，张力换能器，微调器，生物信号采集分析系统，超级恒温器，微量进样器，减压阀（带流量表）2 个，蜡盘 5 个，大头针若干，银丝若干，三通接头 2 个，浴槽 2 个。

【实验方法与步骤】

（1）验装置与调试

1）如图 4-47 安装灌流记录系统。

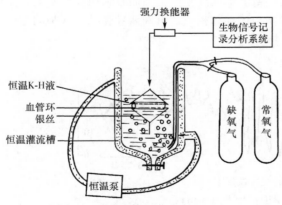

图 4-47 肺血管环灌流记录系统

2）开恒温器、生物信号采集分析系统、将 K-H 液放在恒温器中预温。

3）调零：将换能器空载，平衡后，调零。定标：

在换能器上置重为 1g 的标准砝码，标定生物信号采集分析系统。

（2）离体肺动脉环的制备

1）大鼠称重后，腹腔注射 20%氨基甲酸乙酯溶液 1g/kg 麻醉。

2）速打开胸腔，游离出完整心肺，将心肺迅速浸入预冷的 K 氏液中。

3）在肺门处剪下一片完整的肺叶，置入盛有 10ml 预冷 K-H 液的蜡盘中，用大头针在肺边缘将肺舒展固定。

4）在肺门处仔细辨认肺动脉分支，沿其走行逐级分离，取两段 3～4mm 长无分支同级肺内动脉环，其中一段内穿两根银丝，分别作钩栓线，下端固定在盛满 K-H 液的恒温浴槽里，上端悬挂在张力换能器上；另一段在穿银丝前作去内皮处理：用一表面光滑的细竹签插入血管腔，轻轻旋转和前后移动数次即可，然后同样穿银丝、作钩栓线、悬挂在张力换能器上。

5）打开常氧气，使流量维持在 2ml/min。

6）通过微调器，调节动脉环基础张力在 0.5g 左右，使整个系统平衡 60min，其间每 20min 换等量新鲜 K-H 液一次。

【实验项目】

（1）去内皮的鉴定：加入苯肾上腺素 10μl，待张力上升稳定后再加入乙酰胆碱 10μl，待张力变化稳定后，再加入乙酰胆碱 20μl，观察张力变化，当张力变化稳定后，再加入乙酰胆碱 70μl，观察张力变化，以判断血管环有无内皮剂量依赖性舒张反应。

（2）缺氧反应

1）换液，重新平衡 30～60min 后加入苯肾上腺素 10μl，待张力上升稳定后改通缺氧气体 10min，观察张力变化情况。

2）改通常氧气体，换液，平衡 30～60min 后重复步骤（1）一次。

3）改通常氧气体，换液，平衡 30～60min 后加入苯肾上腺素 10μl，待张力上升稳定后改通缺氧气体 10min，分别记录张力变化情况。

4）新通常氧气体，平衡 30～60min，按时换液；

5）最后一次换液时，定容 10ml，用微量进样器加入吲哚美辛 40μl，待基线稳定后加入苯肾上腺素 10μl，待张力上升稳定后，改通缺氧气体 10min，记录张力变化情况。

（3）记录实验结果见表 4-21。

表 4-21 不同处理依次引起的肺动脉张力变化

	PE_0	ACh_1	ACh_2	Ach_3	PE_1	$Hypo_1$	PE_2	$Hypo_2$	PE_3	$Hypo_3$	indomecin	PE_4	$Hypo_4$
有内皮环													
去内皮环													

（4）分别比较 Hypo$_3$/PE$_3$、Hypo$_4$/PE$_4$ 之变化。

【注意事项】

（1）要辨认清楚肺动脉及其分支，分离动作要轻柔，血管环两端用镊子夹过的部位要剪去。

（2）固定血管环的线一定要竖直向下，不能倾斜，否则影响实验结果。

附：K-H 液的配制

先配母液 A、B、C：

A：NaCl 69g
    KCl 3.5g   配成 500ml 液体
    MgSO$_4$ 2.87g

B：KH$_2$PO$_4$ 1.62g
    NaHCO$_3$ 21g   配成 400ml 液体
C：CaCl$_2$ 2.8g   配成 100ml 液体

1000ml K-H 液的配制方法：

依次加入 A 液 50ml+B 液 40ml+H$_2$O 900ml，摇匀后加入 C 液 10ml，加入 C 液时注意缓慢加入，边加边摇匀，防止沉淀，在溶液中加入 glucose 2.18g，4℃冰箱保存。最后用稀盐酸或者 1mol/L NaOH 调 pH 至 7.2～7.4。

【思考题】

（1）实验中要去掉血管内皮细胞的目的是什么？

（2）为什么在实验中要加苯肾上腺素？

（3）本实验结果说明内皮细胞所产生的前列腺素类物质在 HPV 中起到什么样的作用？根据是什么？

（周新文 王小川）

十一、前列腺素在缺氧性肺动脉高压发生中的作用

【实验目的】

（1）学习测定肺血流动力学的实验方法。

（2）探讨环前列腺素在缺氧性肺血管收缩（HPV）反应中的作用。

【实验原理】 缺氧时磷脂酶 A$_2$ 被激活，从而引起膜磷脂分解，产生花生四烯酸，后者可通过环加氧酶途径代谢产生缩血管的前列腺素类产物如血栓素 A$_2$（TXA$_2$）和扩血管的前列腺素如前列环素（PGI$_2$），从而调节血管张力。本实验采用环加氧酶抑制剂吲哚美辛，通过观察用药前后同等程度缺氧引起的肺血管阻力的变化，研究前列腺素在缺氧性肺血管收缩（Hypoxic Pulmonary Vasoconstriction，HPV）中的作用（如为介导作用，则用药后 HPV 减弱，如为调节作用，则用药后 HPV 增强）。

【实验动物】 家兔（1.5～2.5kg，雌雄不限）。

【实验药品与器材】 20%氨基甲酸乙酯（乌拉坦 urethane）溶液或 3%（g/ml）戊巴比妥钠，1%（g/ml）肝素生理盐水，2%（g/ml）氯化琥珀酰胆碱，0.5%（g/ml）吲哚美辛，含 10%（v/v）O$_2$ 的低氧气体；手术器械一套，张力换能器，生物信号采集分析系统，减压阀带流量表 2 个，三通接头 2 个，右心室插管，DH-1 型动物呼吸机，血气分析仪。

【实验方法与步骤】

（1）家兔称重，经耳缘静脉注入 20%氨基甲酸乙酯溶液 1g/kg 或 3%戊巴比妥钠 30mg/kg，麻醉后仰卧固定于兔台。

（2）颈部正中切口，分离右颈外静脉、左颈总动脉和气管。用聚乙烯塑料管作颈总动脉、气管插管。经耳缘静脉注射 1%肝素盐水（1mg/kg）后，经右颈外静脉将导管插入右心室，接压力转换器，用生物信号采集分析系统记录右心室收缩压，（在心导管推进过程中密切观察压力变化，当收缩压大幅度升高时表明导管已由右心房进入右心室）；采用心阻抗法测定心输出量。

【实验项目】

监测指标：

（1）右心室收缩压（RVSP）-生物信号采集分析系统记录。

（2）心输出量-心阻抗法测量。

（3）血气分析：动脉血氧分压（PaO$_2$），动脉血二氧化碳分压（PaCO$_2$）。

计算：

肺血管阻力（PVR）（达因·秒·厘米$^{-5}$）=[右心室收缩压（mmHg）/心输出量（L/min）]×80

（4-9）

肺血管缺氧性收缩反应指标：ΔRVSP%或ΔPVR%。

右心室收缩压变化百分率（ΔRVSP%）=（急性缺氧时 RVSP−缺氧前 RVSP）/缺氧前 RVSP×100%

（4-10）

肺血管阻力变化百分率（ΔPVR%）=（急性缺氧时 PVR−缺氧前 PVR）/缺氧前 PVR×100%

（4-11）

（1）肺血管反应性测定：动物用琥珀酰胆碱（5mg/kg 体重）以停止自主呼吸，用 DH-1 型小型动物呼吸机进行正压人工呼吸，呼吸频率 60 次/分，潮气量 20～25ml/min（由血气分析决定），待动物稳定 20～30min，测定上述各项指标，并抽动脉血作血气分析作为基础值。

（2）急性肺泡缺氧试验及吲哚美辛的作用

1）经呼吸机吸入含 10%（v/v）O₂ 3～8min 作急性肺泡缺氧试验，记录 RVSP 和测心输出量，缺氧将结束时，立即抽动脉血观察血液颜色变化，并进行血气分析，以判断缺氧是否成功。

2）恢复常氧 30min 后，补加琥珀酰胆碱 5mg/kg，耳缘静脉推注吲哚美辛（10mg/kg 体重），15min 后，测定和计算上述各项指标，抽动脉血，观察血液颜色，并进行血气分析，再经呼吸机吸入 10%（v/v）O₂ 3～8min，缺氧将结束时抽动脉血，并测定上述各项指标（表 4-22）。

表 4-22   实验结果

右心室收缩压（RVSP）	心输出量	PVR	△RVSP%	△PVR%	PaO₂
基础状态					
吸入 10%O₂					
注吲哚美辛后					
吸入 10%O₂					

【注意事项】

（1）右心室插管时动作轻柔，出现锯形波后才能判断为进入右心室。

（2）使用动物呼吸机时注意控制呼吸频率和潮气量。

【思考题】

（1）△RVSP%和△PVR%两指标中哪个更能反映缺氧性肺血管收缩反应程度？为什么？

（2）由本实验结果说明前列腺素在 HPV 中起什么作用？

（叶　红　王小川）

十二、实验性肺水肿

【实验目的】

（1）学习急性实验性肺水肿（experimental pulmonary edema）动物模型（animal model）的复制方法。

（2）观察动物急性肺水肿的表现和病理过程，掌握急性肺水肿的发生机理及其预防和治疗措施。

【实验原理】　肺间质有过量液体积聚和/或溢入肺泡腔内，称为肺水肿，由肺脏内血管与组织之间液体交换功能紊乱所致。其发展顺序常为水肿液先在组织间隙中积聚，形成间质性肺水肿（interstitial pulmonary edema），然后发展为肺泡水肿（alveolar edema）。急性肺水肿（acute pulmonary edema）常突然发生甚至呈暴发性，多因输液过快或过量、急性心肌梗死、慢性心功能衰竭（chronic heart failure）的急性恶化而引起。本病可严重影响呼吸功能，是临床上较常见的急性呼吸衰竭（acute respiratory failure）的病因，必须及时诊断，迅速抢救。慢性肺水肿症状和体征往往不严重，水肿液主要在肺间质中积聚，也有一定程度肺泡水肿，偶尔出现急性肺水肿发作。

本实验通过直接快速、大量地给予动物肾上腺素，或在快速大量输液的基础上再给动物注射中毒剂量的肾上腺素，导致动物在短时间内心肌收缩力急剧增强，皮肤、黏膜及内脏血管平滑肌强烈收缩，血液重新分布，回心血量迅速剧增，血液由体循环大量转入低阻力的肺循环（pulmonary circulation），使肺血管容量急剧增多，肺毛细血管内流体静压（hydrostatic pressure）急剧升高，并引起肺微血管内皮细胞受牵拉、细胞连接部位开裂、微血管通透性（vascular permeability）过度增加，最终发生急性肺水肿。

【实验对象】　Wistar 雄性大鼠，体重 80～120g。正常健康家兔，体重 2～3kg，雌雄不限。

【实验药品与器材】　0.1%肾上腺素注射液，生理盐水，1%普鲁卡因，0.5%山莨菪碱注射液；1ml、2ml 注射器各 2 支，针头若干个，动物手术台，抓鼠手套，电子秤，光学显微镜，动物手术器械一套，生物信号采集分析系统，气管插管及呼吸换能器一套，静脉导管及静脉输液装置，听诊器 1 个，100ml烧杯，纱布，滤纸，丝线，棉线等。

【实验方法与步骤】

（1）大鼠实验性肺水肿

1）取甲、乙两只体重相近的大鼠，观察动物的一般表现、呼吸节律和幅度、耳朵、口唇及鼠爪皮肤颜色等。

2）甲鼠腹腔注射 0.1%肾上腺素 1.0ml，乙鼠腹腔注射等量的生理盐水，记录给药时间，同时密切观察呼吸改变和口鼻有无泡沫样液体流出，泡沫样液体是否呈现粉红色等，记录存活时间。

3）待其中一鼠口鼻出现泡沫样液体时，立即用脊椎脱臼法处死两鼠，并准确称取大鼠尸体重量。

4）解剖两鼠尸体，打开胸腔，取出肺脏，尽量在靠近肺门处结扎气管，在结扎上方切断气管，小心分离出肺脏，观察并比较两鼠肺大体形态，将肺表面血迹用滤纸吸去后准确称重,计算大鼠的肺系数。切开肺叶,观察切面的改变,挤压肺组织,观察切面有无泡沫样液体流出。

5)将计算数据和观察的实验结果填入表 4-23 中,写出实验报告。

表 4-23　大鼠实验性肺水肿结果表

大鼠	体重（kg）	一般表现	呼吸频率、深度	皮肤黏膜颜色	口鼻分泌物	肺大体观	存活时间	肺系数
甲								
乙								

（2）家兔实验性肺水肿

1）取正常家兔 3 只,称重并编号为甲、乙、丙兔,分别进行颈部手术后给药观察（可以每组只做一只家兔,最后综合全班各组结果进行比较）。启动生物信号采集分析系统,点击实验软件→实验菜单→病理生理学实验→呼吸运动的影响因素和急性呼吸功能不全,点击进入实验界面,以备记录实验波形。

2）颈部手术:将家兔仰卧位固定在兔手术台上,剪去颈部兔毛,沿颈部正中线皮下注射 1%普鲁卡因 4～6ml,局部麻醉后,在颈部正中纵行切开皮肤,分离皮下结缔组织,钝性分离颈部肌肉,暴露气管,在气管下穿入一根粗线绳以备结扎用,在气管正中部做"⊥"型切口,在切口处插入"Y"形气管插管并结扎固定,将气管一端与呼吸换能器相连,在微机屏幕上调整呼吸波形,记录呼吸频率和幅度。在一侧皮下找到并分离颈外静脉,择一粗段并分离出 2cm 长度,在该静脉下穿入 2 根线,提起颈外静脉近心端,待颈外静脉充盈后结扎其远心端,在近心端靠近结扎处剪一"V"形小口,向近心端方向插入连于输液装置的充满生理盐水之静脉导管,结扎固定后,打开静脉输液装置,缓慢输入生理盐水（5～10滴/分）,以保持静脉通畅。

【实验项目】

（1）观察正常呼吸（频率、幅度）,描记各家兔正常呼吸曲线,并听诊肺部呼吸音。

（2）给药

1）大量快速输液:给三只家兔分别大量快速静脉输入 37℃生理盐水,输入液体总量按 100ml/kg 计,输液速度为 160～180 滴/分。

2）甲兔（实验组）:待输液将要结束时（大约留有 10ml）,停止滴注,推注 0.1%肾上腺素注射液（0.5ml/kg）后继续滴注剩余的盐水。

3）乙兔（治疗组）:推注肾上腺素同甲组,待推注肾上腺素后立即按 20mg/kg 的量加输 0.5%山莨菪碱注射液,然后继续滴注剩余的盐水。

4）丙兔（对照组）:只进行上述 1）步骤。

（3）观察指标:要求在滴注的整个过程中不时用听诊器①听取肺底部有无湿性啰音、水泡音的出现,记录出现时间;并密切观察呼吸及一般情况的改变,如②呼吸频率、幅度的改变,有无呼吸困难、发绀;③气管插管中是否有粉红色泡沫状液体溢出;④皮肤、黏膜颜色等。

（4）打开胸腔,取出肺脏:死亡动物记录死亡时间和体重。存活动物出现肺水肿后即可夹闭气管,处死动物并称重。分别解剖家兔尸体,剪开胸前壁,尽量在靠近肺门的气管分叉处结扎气管,在结扎处上方剪断气管,小心分离出肺脏,观察并比较三只家兔的肺大体形态,将肺表面水分用滤纸吸去后准确称重,计算各家兔的肺系数（正常兔肺系数值为4.2～5）。切开肺叶,观察切面的改变,挤压肺组织,观察切面有无泡沫样液体流出。

（5）镜下观察肺组织:光镜下区分正常肺组织与肺水肿病变组织切片的不同（组织切片需预先制作）。

（6）将计算数据和观察的实验结果填入表 4-24 中。

表 4-24　家兔实验性肺水肿结果表

家兔	体重（kg）	呼吸（频率、幅度）	肺啰音	气管流出物	肺系数	肺大体观	肺组织镜下观
甲							
乙							
丙							

（7）根据公式计算出动物的肺系数:

$$肺系数=\frac{肺重量（g）}{体重量（kg）} \quad (4-12)$$

（8）分析实验结果,写出实验报告。

【注意事项】

（1）捉拿大鼠时一定要戴上抓鼠手套,以防被其咬伤。

（2）如大鼠体重超过150g，腹腔注射0.1%肾上腺素的量加大至1.5～2.0ml。

（3）忌用实验前已有明显肺部异常征象（如啰音、喘息、气促等）或体弱、怀孕的动物，否则影响实验结果的可靠性。

（4）三只家兔的输液速度应基本一致，输液速度不宜太快，并严格控制输液量。

（5）在第一次使用肾上腺素后肺水肿现象不明显者，可重复使用，两次给药应间隔10～15min，不宜过频。

（6）解剖取出肺组织时，注意勿损伤肺表面和挤压肺组织，防止水肿液流出，影响肺系数的准确性。

【思考题】

（1）肾上腺素导致动物肺水肿的机制是什么？

（2）形成肺水肿的动物肺脏大体观察有何不同？光镜下观察有何不同？肺系数有何差异？为什么？

（3）根据实验结果，联系理论知识，分析肺水肿发生机理和病生理变化过程，其治疗原则是什么？

（4）临床上最常见的引起急性肺水肿的疾病有哪些？其病理生理变化过程有何特点？

（5）临床急性肺水肿的主要预防措施有哪些？一旦发生了，应该如何急救？

（张京玲）

第五节 消 化 系 统

一、家兔消化道运动的影响因素

【实验目的】

（1）观察神经和某些药物对胃肠运动的影响。

（2）观察哺乳动物在体胃肠运动的形式。

【实验原理】 消化道平滑肌兴奋性较低，收缩缓慢并有自律性。但在整体情况下消化道平滑肌受副交感神经（parasympathetic nerve）和交感神经（sympathetic nerve）双重支配，副交感神经兴奋时，其节后纤维释放神经递质（neurotransmitter）乙酰胆碱（acetylcholin，ACh）与平滑肌细胞膜上M受体结合，产生兴奋效应，使胃肠运动增强；交感神经兴奋时，绝大多数节后纤维释放去甲肾上腺素（noradrenalin，NA），与平滑肌细胞膜上α、β受体结合，产生抑制效应，使胃肠运动减弱。应用特定受体激动剂和受体阻断剂将分别产生特定的效应。

【实验对象】 家兔（实验前喂食物）。

【实验药品与器材】 台氏液（或生理盐水），20%氨基甲酸乙酯（乌拉坦 urethane），1∶10 000 肾上腺素（adrenalin or epinephrine），新斯的明（neostigmine，1mg/ml）注射液，阿托品（atropin）（0.5mg/ml）注射液；哺乳动物手术器械一套，兔手术台，气管插管，玻璃分针，纱布，索线，细线，刺激器及保护刺激电极，1ml、2ml和10ml注射器。

【实验方法与步骤】

（1）麻醉与固定：称重，由耳缘静脉缓慢注入20%氨基甲酸乙酯1g/kg或3%戊巴比妥钠溶液（30～40mg/kg）。麻醉，将家兔背位固定于兔手术台上，用弯剪刀剪去兔颈部和腹部手术野的被毛。

（2）手术：切开颈部皮肤6～8cm，剪开筋膜，钝性分离肌肉，倒"T"型切开气管，插入气管插管并用索线结扎。从剑突0.5cm下沿正中线切开皮肤5～6cm，打开腹腔，暴露胃肠组织。

（3）分离神经：在膈下食管的末端用玻璃分针分离出迷走神经的前支1～2cm，穿线备用；在左侧腹后壁肾上腺的上方找出内脏大神经，并分离出1～2cm，穿线备用。

【实验项目】

（1）观察正常情况下的胃肠运动，注意其紧张度（可用手指触胃以测其紧张度）、蠕动（peristalsis）、逆蠕动（retrorse peristalsis）、小肠的分节运动（segmentation contraction）等运动形式。

（2）用保护电极连续电刺激（强度：2～3V、频率20～30Hz）膈下迷走神经1～3min，间隔2min，再重复刺激，观察胃肠运动的变化。

（3）先从耳缘静脉注射阿托品0.25mg/kg体重，再用连续电脉冲刺激膈下迷走神经，观察胃肠运动的变化。

（4）耳缘静脉注射拟胆碱药新斯的明0.1～0.2mg，观察胃肠运动的变化。

（5）耳缘静脉注射1∶10 000的肾上腺素0.3～0.5ml，观察胃肠运动的变化。

（6）连续电脉冲刺激内脏大神经1～3min，观察胃肠运动的变化。

【注意事项】

（1）避免腹腔内温度下降及消化管表面干燥，影响胃肠运动，应经常用温热的生理盐水湿润。

（2）每完成一个实验项目后，间隔数分钟后再进行下一个实验项目。

（3）实验时不要过度牵拉胃肠。

【思考题】

（1）正常情况下胃肠运动有哪些形式？

（2）迷走神经和内脏大神经对胃肠运动有何作用？

（耿志国 李 丽）

二、离体小肠平滑肌收缩活动的影响因素

【实验目的】 在模拟的内环境中，观察哺乳类动物消化道平滑肌活动的一般生理特性，了解某些药物对离体小肠平滑肌活动的影响，学习哺乳动物离体器官或组织灌流的实验方法。

【实验原理】 哺乳类动物消化道平滑肌（smooth muscle）与体内其他部位的平滑肌相似，具有收缩性（contractibility）、伸展性（extensibility）、缓慢而不规则的自动节律性（autorhythmicity）、不依赖于中枢神经系统的紧张性（微弱、持续的收缩状态），以及对化学、温度和机械牵张刺激较为敏感等生理特性。这些特性对于维持消化管腔内一定的压力、保持胃肠的正常形态和位置、完成对食物的消化吸收功能以及抵御内环境的异常变化具有重要的生理意义。本实验将观察温度、pH、氧供的变化以及神经递质和化学药品对离体平滑肌生理特性的影响。

【实验对象】 家兔（禁食24h，自由饮水）。

【实验药品与器材】 20%氨基甲酸乙酯（乌拉坦 urethane），生理盐水，台氏液，1∶10 000肾上腺素（adrenaline），1∶10 000乙酰胆碱（acetycholine），1∶10 000阿托品（atropine），1%酚妥拉明（phentolamine），1%氯化钙溶液，1mol/L的NaOH溶液，1mol/L的HCl溶液；哺乳动物手术器械一套，生物信号采集分析系统，兔手术台，恒温平滑肌槽，10～30g张力换能器，，双凹夹，玻璃分针，纱布，粗、细线，1ml、2ml和20ml注射器，小烧杯，温度计。

【实验方法与步骤】

（1）恒温平滑肌槽（图 4-48）的准备：分别于药液管、预热管中加入 3/4 量台氏液，于水浴槽中加

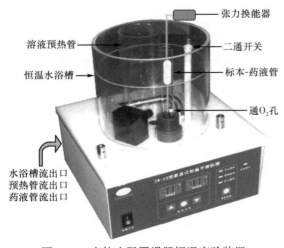

图 4-48 离体小肠平滑肌恒温实验装置

入 3/4 量去离子水（达药液管液面）。操作恒温仪面板触摸按钮设置水浴槽温度为 38℃（此温度为水浴槽中加热管旁的水温，与药液管内温度相差 1～2℃），用温度计检测药液管内的温度稳定为37℃后打开供氧开关，药液管内即可产生空气气泡供氧，调节供氧按钮确保气泡一个接一个冒出，但又不至管内液体震动而影响实验结果的真实性。仪器的背面或右侧面有相应的液体流出管，控制开关可更换液体。

（2）离体肠段标本的制备：于耳缘静脉缓慢注入 20%氨基甲酸乙酯，（0.8g/kg 体重）后，自剑突下 3～5cm 处，沿腹中线切开皮肤 8cm 左右，沿腹白线迅速打开腹腔，找出胃幽门部与十二指肠交界处，以此为起点分离长 20～30cm 的肠段，先将与该肠段相连的肠系膜结扎，从肠缘剪去系膜，再将该肠段两端用细丝线作双结扎（肠腔内少量内容物不必去除），剪断双扎后取出，于盛有 37℃台氏液的培养皿中清洗末端残留物后，每间隔 3cm 作双结扎（相距 1cm），分别从双扎中剪断，即获得若干离体肠段标本，置于氧饱和的 37℃台氏液中备用。

（3）标本的固定与记录：将制备好的肠段标本一端的结扎线系于药液管的标本钩上，另一端的结扎线垂直连接于张力换能器上，调节换能器的高度，使标本与换能器的连线松紧度合适，正好悬在药液管中央（避免连线或肠管与药液管的管壁接触）。将张力换能器连至生物信号采集系统。记录参数：扫描速度5s/div，灵敏度3g/div）。

【实验项目】

（1）记录小肠平滑肌自动节律性收缩曲线：记录离体肠段在 37℃台氏液中的收缩活动 3～5min，作为对照。注意观察收缩的幅度和节律，收缩曲线基线的高低表示小肠平滑肌紧张性的高低，收缩曲线的幅度的大小表示小肠平滑肌收缩活动的强弱。

（2）乙酰胆碱（ACh）的作用：在药液管中加入 1∶10 000乙酰胆碱 1～2 滴，同时在记录曲线上做标记，观察其收缩活动，待发生明显改变后，立即打开药液管的流出口，放弃含乙酰胆碱的台氏液，并打开二通开关加入新的预热的台氏液，重复冲洗 2～3 次，待肠管收缩活动恢复到用药前状态，再进行下一步实验。

（3）阿托品的作用：在药液管中加入 1∶10 000阿托品 2～4 滴，2min 后不换液再加入相同浓度的乙酰胆碱 1～2 滴，记录肠管平滑肌收缩活动的改变，并与实验项目(2)进行比较。冲洗方法同上。

（4）肾上腺素的作用:在药液管中加入 1∶10 000肾上腺素 1～2 滴，记录肠管平滑肌收缩活动的改变，待作用明显后，按上述方法冲洗。

（5）酚妥拉明的作用：在药液管中加入 1%酚妥拉明 3～4 滴，2min 后再加入 1：10 000 肾上腺素 1～2 滴，观察肠管平滑肌收缩活动的改变，并与实验项目 4 进行比较。冲洗换液。

（6）氯化钙（CaCl₂）的作用：在药液管中加 1% CaCl₂ 1～2 滴，观察肠管平滑肌收缩活动的改变，作用明显后，冲洗换液。

（7）酸碱的作用：在药液管加入 1mol/L 的 HCl 2～4 滴，观察肠管平滑肌收缩活动的改变。在滴加 HCl 使肠平滑肌活动出现明显变化的基础上加入 1mol/L 的 NaOH 3～4 滴于药液管内，观察肠管平滑肌收缩活动的恢复过程。冲洗换液。

（8）温度的影响：将药液管中的水台氏液全部换成 25℃台氏液，观察小肠平滑肌收缩活动的变化。然后逐步加温至 38℃，观察小肠平滑肌收缩活动的变化。

【注意事项】

（1）每次加药前，必须准备好更换用的 38℃台氏液。（避免与药液管的管壁接触）

（2）药液管内台氏液的量必须没过肠段，并保持恒温为 37℃。

（3）药液应滴加到台氏液中，切忌直接滴于肠管上。

（4）各药液加入的量仅供参考，可根据效果逐滴逐滴增减。

（5）每次加入不同药液时，应同时在记录曲线上做标记；每项实验出现作用后，应立即冲洗换液，待肠段收缩活动恢复到用药前状态后，再观察下一项目。

【思考题】

（1）实验中为什么要给小肠平滑肌标本持续供氧？

（2）实验中各项因素对小肠平滑肌活动的影响机制是什么？

（3）肾上腺素、乙酰胆碱对小肠平滑肌和心肌的作用有何不同？为什么？

（唐俊明　万　瑜）

三、肠腔内容物渗透压对小肠水分吸收的影响

【实验目的】 观察肠腔内容物渗透压改变对小肠水分吸收的影响，掌握小肠吸收水分与内容物渗透压的关系。

【实验原理】 小肠是营养物质消化和吸收的主要部位。水的吸收是随各种溶质主动吸收（active absorption）产生的肠腔和组织液之间的渗透压（osmotic pressure）梯度而被动吸收（passive absorption）。所以小肠对水的吸收受肠腔内容物渗透压高低因素的影响。当肠腔内的溶液为低渗时，肠腔中的水分进入血液的速度快于血液中的水分进入肠腔，使水的净吸收加快。当肠腔中溶液的渗透压升高接近等渗甚至高渗时，水的吸收速度减慢，净吸收将减少。硫酸镁在肠道难以吸收，使肠腔内形成高渗而阻止肠内水分的吸收，肠腔容积增大。

【实验对象】 家兔。

【实验药品与器材】 20%氨基甲酸乙酯（乌拉坦 urethane），0.9%NaCl，10%硫酸镁，0.4%NaCl，蒸馏水；哺乳动物手术器械，20ml 注射器，粗丝线，缝合针。

【实验方法与步骤】

（1）动物麻醉、固定、备皮：耳缘静脉缓慢注射 20%氨基甲酸乙酯 1g/kg 体重，待动物麻醉后，背位固定在手术台上，剪去上腹部的兔毛。

（2）手术：在剑突下 1cm 沿腹正中线切开腹腔约 5～6cm，暴露胃肠，在近十二指肠幽门端，选取长约 10cm 肠段，用穿上粗丝线的缝合针紧贴肠壁穿过，牢固结扎肠段两端。然后间隔肠管 1～2cm，再选取长约 10cm 肠段，按上述方法结扎，共选择四段备用。

【实验项目】

（1）依次分别将等量（约 10ml）的 0.9%NaCl，10%硫酸镁，0.4%NaCl，蒸馏水注入四段肠管内。注射时用手指轻轻触压肠管，使每段肠管的充盈度均匀，然后将小肠放回腹腔，用止血钳夹闭腹腔，切口处覆盖温生理盐水纱布。

（2）1h 后打开腹腔，比较各段肠管的体积、充盈度的变化，并将观察结果填入表 4-25。

表 4-25　实验结果

观察项目	0.9%NaCl	10%硫酸镁	0.6%NaCl	蒸馏水
充盈度				
肠管体积的变化				

（3）分析实验结果。

【注意事项】

（1）结扎肠管时动作要轻柔，切忌损伤肠系膜血管，以免出血并影响小肠的吸收。

（2）每段肠管注入液体后充盈度应均匀，以减少实验结果的误差。

【思考题】 观察肠腔内容物渗透压的变化对小肠水分吸收的影响，试说明其机制。

（骆红艳　胡还忠）

四、神经体液因素对胆汁分泌的影响

【实验目的】　学习胆总管插管及引流胆汁的方法，观察神经和体液因素对胆汁分泌的调控。

【实验原理】　肝细胞分泌胆汁（bile）受神经和体液因素的调节。在非消化期，由于胆总管括约肌收缩而阻止胆汁排入十二指肠，肝细胞分泌的胆汁大部分流入胆囊内储存、浓缩；在消化期则通过神经和体液因素的调节，胆汁被分泌至十二指肠与小肠内，参与消化与吸收。食物是引起胆汁分泌和排出的自然刺激物；迷走神经（vagus nerve）兴奋引起胆汁分泌和排出增多；胰泌素（secretin）、胆囊收缩素（cholecystokinin）、胆盐（bile salt）等均可促进胆汁分泌和排出，以胆囊收缩素的作用最强；小肠内的pH降低可通过刺激胰泌素的释放进而促进胆汁的分泌和排出。

【实验对象】　家兔（实验前喂食）。

【实验器材与药品】　生理盐水，20%氨基甲酸乙酯（乌拉坦 urethane），0.1mol/L（pH1）稀盐酸，1∶10 000 乙酰胆碱；哺乳动物手术器械一套，受滴器，保护电极，生物信号采集分析系统，兔手术台，铁支架，双凹夹，气管插管，胆总管插管，玻璃分针，纱布，粗、细线，1ml、2ml 和 20ml 注射器，小烧杯。

【实验方法与步骤】

（1）动物麻醉、固定、备皮：兔耳缘静脉缓慢注射 20%氨基甲酸乙酯，1g/kg 体重（或 2%戊巴比妥钠 30～40mg/kg 体重），待动物麻醉后，背位固定于手术台上，剪去颈部和上腹部的兔毛。

（2）手术：①切开颈部皮肤，逐层剪开皮下组织，分离肌肉层，暴露气管，行气管插管。②自剑突下沿中线切开皮肤 8～10cm，再沿腹白线打开腹腔，暴露胃和肝；在膈下食管的末端前壁外膜下，用玻璃分针分离出迷走神经的前支 1cm（图 4-49），穿一湿细线备用；将胃轻轻拉出，将肝向上翻起，在几片肝叶的中心处找到胆囊，用动脉夹夹闭胆囊管，用注射器抽出 1ml 胆囊胆汁备用；在十二指肠上端的背面肠壁上，仔细寻找一局部肌肉增厚的乳白色小管（隆起），在肠壁内行走约 0.5～1cm 穿入十二指肠，此即胆总管十二指肠入口（图 4-50）。用玻璃分针分离胆总管末段（近十二指肠端）约 1cm 左右，穿一湿细线，然后轻轻提起以看清胆总管肠壁段，在最粗厚处用眼科剪剪开 1/2 胆总管管壁，将插管朝肝脏方向插入胆总管内，见有黄绿色胆汁流出后将胆总管和插管一起结扎，并将结扎线固定于插管的防滑节上。

（3）安置受滴器于胆总管插管流出端下方，连接受滴器至生物信号采集分析系统。

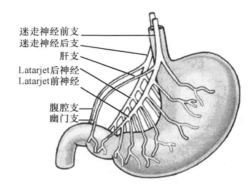

图 4-49　食管的末端迷走神经的分支

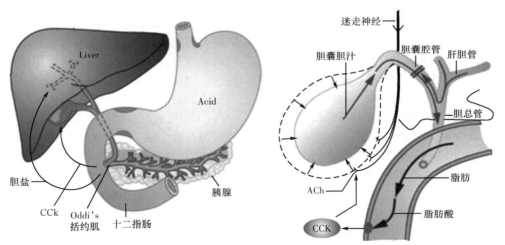

图 4-50　胆管系统解剖位置与胆总管插管示意图

【实验项目】

（1）胆汁的自然分泌：未给予任何刺激时胆汁的分泌量（滴/分）。正常胆汁呈不间断少量分泌。

（2）迷走神经的作用：用保护电极以中等强度

（2～3V）和频率（20～30Hz）连续电脉冲刺激膈下迷走神经 1min、间隔 2min、再重复刺激，如此反复 3 次，观察胆汁分泌的潜伏期和分泌量。

（3）胆汁的作用：先静脉注射 5ml 生理盐水作对照，再耳缘静脉注射 2ml 稀释的胆汁（1ml 胆汁用生理盐水稀释 10 倍），观察胆汁分泌的潜伏期和分泌量。

（4）乙酰胆碱的作用：耳缘静脉注射 1：10 000 乙酰胆碱 0.5ml，观察胆汁分泌的潜伏期和分泌量。

（5）盐酸的作用：结扎十二指肠胃端和空肠端后，向十二指肠肠腔内注射 37℃温热的 0.1mol/L （pH1）稀盐酸 20ml，观察胆汁分泌的潜伏期和分泌量（注射 5～10min 后，用刻度试管每 5～10min 收集一个样本，约收集 4～5 管）。

（6）促胰液素的作用：先静脉注射 4～6ml 生理盐水作对照，再耳缘静脉注射粗制胰泌素 4～6ml，观察胆汁分泌的潜伏期和分泌量。

【注意事项】

（1）分离胆总管时，必须十分小心，以防损伤伴行的肝动脉和门静脉。

（2）手术完成后，将腹部创口用温热生理盐水浸湿的纱布覆盖以利于保温保湿。

（3）胆总管壁薄，注意防止插管端口被刺破或胆总管扭曲，以致引流不畅。

（4）每个实验项目结束后，须待胆汁分泌恢复到给药前水平，方可进行下一项。

【思考题】

（1）刺激膈下迷走神经与酸化十二指肠引起胆汁分泌的潜伏期和分泌量有何不同？

（2）静脉注射稀液的胆汁，为何能促进胆汁分泌？

附：胰泌素的粗制方法

利用急性动物实验后刚处死家兔，打开腹腔在幽门和空肠（约 60～70cm）两端用细绳扎紧。用大注射器向十二指肠内注入 0.1mol/L 的 HCl 100ml，待 0.1～1h 后，取下被结扎的小肠段，纵向剪开肠段并收集肠腔内的盐酸溶液，用刀柄刮取肠段黏膜，同盐酸溶液煮沸 10～15min，静置沉淀过滤，吸取上清，低温（4℃）保存，以避免活性迅速降低；使用时用 1mol/L 的 NaOH 溶液中和至中性（用 pH 试纸检查），即得到粗制胰泌素。

（唐俊明　万　瑜）

五、四氯化碳实验性肝细胞性黄疸

【实验目的】

（1）了解复制四氯化碳（CCl₄）中毒性肝细胞损伤的模型，掌握肝细胞性黄疸胆红素代谢（bilirubin metabolism）障碍的特点。

（2）了解肝细胞性黄疸（hepatocelluar jaundice）时肝功能和胆红素代谢障碍常用生化指标的测定。

【实验原理】　利用四氯化碳的毒性作用造成肝细胞的急性损伤或坏死，引起肝细胞对胆红素的摄取、酯化和排泄障碍，从而导致血清的胆红素增高，尿液中的胆红素和尿胆原都增高。

【实验对象】　大鼠（体重 200～300g）。

【实验药品与器材】　注射器，小试管，吸管，光电比色计，恒温水浴锅，血管钳，手术剪，注射针，三角烧瓶，干棉球。

试剂及其配制：

（1）复制动物模型药品：四氯化碳，用原液。

（2）血清谷丙转氨酶（ALT）检测试剂的配制：

1）磷酸盐缓冲液（pH7.4）：称取 KH_2PO_4 2.18g，$Na_2HPO_4·12H_2O_3$ 0.08g，用蒸馏水溶解后稀释至 1 L，调 pH 至 7.4。

2）1mol/L NaOH 溶液：称 NaOH 40g，用蒸馏水溶解后稀释至 1 L。

3）0.4mol/L NaOH 溶液：取 1mol/L NaOH 400ml，用蒸馏水溶解后稀释至 1L。

4）谷丙转氨酶基质液：精确称取 a-酮戊二酸 29.2mg，DL-丙氨酸 1.78g，加 1mol/L NaOH 0.6ml。加磷酸盐缓冲液少许，待完全溶解后移入 100ml 容量瓶，用磷酸盐缓冲液稀释至刻度，调 pH 至 7.4，加氯仿数滴，置冰箱保存。

5）2，4-二硝基苯肼溶液：称 2，4-二硝基苯肼 200mg，加 4mol/L 的 HCl 250ml。待溶解后加蒸馏水至 1 L，置于棕色瓶中，冰箱保存。

6）丙酮酸钠标准液（1ml≈2μmol/L）：精确称取纯丙酮酸钠 22.0mg，用少许 pH7.4 的磷酸盐缓冲液溶解后移入 100ml 容量瓶，再用缓冲液稀释至刻度。临用前配制。

（3）血清胆红素定量测定的药品及配制

1）胆红素标准贮存液（1ml≈1.7μmol/L）：准确称取胆红素 10mg，加氯仿溶解并稀释至 100ml，贮棕色瓶中，密塞，冰箱保存。

2）胆红素标准应用液（1ml≈0.17μmol/L）：临用前取校正贮存液 10ml，用无水乙醇稀释至 100ml。此液不能保存，最好临用前配制。如无胆红素结晶，可采用人工胆红素标准液。

3）人工胆红素标准液（1ml≈0.17μmol/L 胆红素）：取无水硫酸钴（$CoSO_4·7H_2O$ AR）4.32g 或硫酸钴结晶（$CoSO_4·7H_2O$，AR）7.84g，溶于少量蒸馏水，置 100ml 容量瓶中，加浓 H_2SO_4（1.84g/ml）1ml，

并且蒸馏水稀释至刻度。

4）重氮试剂：甲液：对氨基苯磺酸 0.2g，浓 HCl 3ml，加蒸馏水至 200ml，冰箱保存。

乙液：亚硝酸钠 0.25g，加蒸馏水 50ml，冰箱保存。临用前取 10ml 甲液，加 0.3ml 乙液混合使用。

5）空白试剂：15ml 浓 HCl，用蒸馏水稀释至 1 L。

6）无水乙醇。

7）无水甲醇。

8）氯仿。

（4）尿胆红素测定药品及配制

1）浓 HCl：一般的发烟 HCl 可。

2）0.0725mol/L（0.5g/dl）亚硝酸钠溶液：亚硝酸钠 0.5g，溶于 100ml 0.1mol/L NaOH 溶液中，棕色瓶保存。

（5）测定尿胆原的药品及配制：醛试剂：对二甲氨基苯甲醛 2.0g，溶于 20ml 浓 HCl 中，加蒸馏水至 100ml。

【实验方法与步骤】

（1）动物模型复制方法：大鼠 2 只，一只为对照，另一只为实验，分别称重。实验动物用 CCl_4 0.3～0.4ml/100g 灌胃，对照动物用相同容积的生理盐水灌胃。

（2）喂养与尿液收集：实验和对照动物分别置代谢笼中，喂以颗粒饲料及 0.28mol/L（5%）葡萄糖液。用三角烧瓶收集尿液，每 24h 为一份标本。

（3）采血：复制模型后 24～48h（最好 28h，切勿超过 48h）采血。采血时，用血管钳夹住颈部皮肤，提起动物，剪开股三角区皮肤，并向腹及股部扩大切口钝性分离皮下组织，暴露并剪断股动静脉，放血于洁净试管，4000r/min 离心 5min，分离血清于另一洁净试管中备用。

（4）血清 ALT 活性测定

1）取试管 4 支，分别标明实验动物空白、测定管和对照动物空白、测定管。按表 4-26 加样。

表 4-26　ALT 活性测定加样表

试剂	实验动物		对照动物	
	空白管	测定管	空白管	测定管
血清（ml）	0.1	0.1	0.1	0.1
ALT 基质液（50℃预温 5min）（ml）	–	–	–	0.5
摇匀，50℃水浴 30min				
2，4-二硝基苯肼（ml）	0.5	0.5	0.5	0.5
ALT 基质液（已预温）（ml）	0.5	–	0.5	–
混匀，50℃水浴 6min 取出后冷水冷却至室温				
0.4mol/L NaOH（ml）	5.0	5.0	5.0	5.0

2）加样完毕，摇匀，室温放置 5min，用 520 nm 波长比色，用空白管调 0 记录吸光度，代入回归直线或查找校正曲线求得 ALT 单位数（表 4-27）。

表 4-27　ALT 校正曲线制作表

	空白	1	2	3	4	5
丙酮酸钠校正液（ml）	–	0.05	0.1	0.15	0.2	0.25
相当于 100ml 血清 ALT 单位数	–	100	200	300	400	500
谷丙基质液（ml）	0.5	0.45	0.40	0.35	0.30	0.25
磷酸盐缓冲液（ml）	0.10	0.10	0.10	0.10	0.10	0.10
混匀 50℃水浴 6min						
2，4-二硝基苯肼（ml）	0.5	0.5	0.5	0.5	0.5	0.5
混匀 50℃水浴 6min 取出后冷水冷却至室温						
0.4mol/L NaOH（ml）	5.0	5.0	5.0	5.0	5.0	5.0

3）加样完后混匀，以空白管调"0"。520nm 波长比色，读取各管吸光度，算出回归直线，或以吸光度为纵坐标，以相当于每 100ml 血清的 ALT 单位数为横坐标绘制校正曲线。

（5）血清胆红素定量测定

1）胆红素校正曲线制备：取试管 6 支按表 4-28 操作。

表 4-28 血清胆红素校正曲线制备

	空白	1	2	3	4	5
胆红素标准应用液（ml）	—	0.1	0.4	0.8	1.6	3.2
空白试剂（ml）	0.5	—	—	—	—	—
重氮试剂（ml）	—	0.5	0.5	0.5	0.5	0.5
无水乙醇（ml）	4.5	4.4	4.1	3.7	2.9	1.3
相当于血清胆红素（μmol/L）	0	8.55	34.2	68.4	136.8	273.6

$$\mu mol/L = 17.10 \times (mg/dl) \quad mg = \mu mol/L \times 0.0585 \tag{4-13}$$

立即混匀，室温静置 30min，540nm 波长比色，以空白管调"0"，读取各管吸光度，算出回归直线或绘制校正曲线，校正曲线制作与 ALT 校正曲线制作方法相同。在无胆红素校正曲线情况下，可用人工胆红素校正曲线，操作方法按表 4-29 操作。

表 4-29 人工胆红素校正曲线制备

	1	2	3	4	5	6	7	8
人工胆红素校正液（ml）	1	0.2	0.4	0.6	0.8	1.0	2.0	3.0
蒸馏水（ml）	0.1	4.8	4.6	4.4	4.2	4.0	3.0	2.0
相当于胆红素含量（μmol/L）	83.8	17.1	34.2	51.3	68.4	85.5	17.1	256.5

2）血清 1min 胆红素和总胆红素测定：取试管 4 支，分别标明 1min 胆红素空白管，测定管和总胆红素空白管。按表 4-30 操作。

表 4-30 血清 1min 胆红素、总胆红素测定

试剂（ml）	1min 胆红素		总胆红素	
	空白管	测定管	空白管	测定管
血清	0.2	0.2	0.2	0.2
空白试剂	0.5	—	0.5	—
重氮试剂	—	0.5	—	0.5
蒸馏水	4.3	4.3	1.8	1.8
甲醇	—	—	2.5	2.5

立即混匀，1min 胆红素需准确记录 1min。总胆红素室温静置 30min，540nm 波长比色，分别以各自空白管调零，读取测定管吸光度，代入回归直线或查找校正曲线即得：

胆红素含量（μmol/L）=17.10×mg/dl。

（6）尿胆色素定性试验

1）尿胆红素定性试验：取尿 1～2ml。置小试管中，加 1 滴浓 HCl，混匀后加 0.0725mol/L 亚硝酸钠溶液 1 滴，摇匀立即观察颜色。深绿色为强阳性，绿色为阳性，淡绿色为弱阳性，尿液黄色消退为可疑，尿色不变为阴性。如尿液很少，用 0.5ml 也同样显色，但要直径小的试管。本法灵敏度高于碘酊法。

2）尿胆原定性试验：取尿液 2ml 于小试管中，加 0.962mol/L BaCl₂ 4～5 滴，3000r/min 离心 3min 沉淀，以除去胆红素。吸取上清尿液 1ml，用蒸馏水稀释成 1:10，然后取 5ml 稀释成 1:20，并依次稀释成 1:40，1:80，1:160 共 5 管。取各稀释之尿液 5ml 加入醛试剂 0.5ml，于室温下静置 10min 后，自管口向底部察看，观察时试管底部垫一白纸。尿液呈樱红色即为尿胆原阳性，以最高阳性稀释倍数报告结果。

【实验项目】

（1）形态学观察：动物处死后，大体观察比较实验鼠与对照鼠的皮下脂肪颜色和肝脏的外观、形态。条件许可，进行组织切片镜检。

（2）生化指标观察：①血清 ALT；②血清总胆红素；③血清 1min 胆红素；④尿胆红素定性；⑤尿胆原定性。

【注意事项】

（1）采血时试管一定要清洁干燥，以免溶血。溶血标本不能用作胆红素定量测定。

（2）作胆红素定量测定时，如血清胆红素含量过高，超出校正曲线范围，可将血清先用生理盐水稀释再行测定，结果乘上稀释倍数。

【思考题】

（1）结合实验结果，试述肝细胞性黄疸的发病机制。

（2）根据实验观察和检测，分析肝细胞性黄疸时胆红素代谢的特点。

（邓华瑜　李　静[2]）

六、阻塞性黄疸

（一）家兔阻塞性黄疸

【实验目的】

（1）复制阻塞性黄疸的动物模型，掌握阻塞性黄疸胆红素代谢障碍的特点。

（2）观察阻塞性黄疸动物的状况及血、尿及大便改变，熟悉阻塞性黄疸的常用生化指标。

【实验原理】　本实验利用结扎方法造成胆总管的完全阻塞，整个胆道系统内压因胆汁淤积而显著增高，胆红素返流入血，从而引起阻塞性黄疸（obstructive jaundice）。

【实验对象】　家兔。

【实验药品与器材】　0.1mol/L（2.5%）碘酊，75%乙醇，无菌生理盐水，0.121mol/L（3%）戊巴比妥钠，青霉素，磷酸盐缓冲液（pH7.4），1mol/L NaOH溶液，0.4mol/L NaOH溶液，谷丙转氨酶基质液，2，4-二硝基苯肼溶液，丙酮酸钠标准液，胆红素标准贮存液，胆红素标准应用液，人工胆红素标准液，重氮试剂，无水乙醇，无水甲醇，氯仿，浓HCl，0.0725mol/L（0.5%）亚硝酸钠溶液，醛试剂（对二甲氨基苯甲醛2.0g，溶于20ml浓盐酸中，加蒸馏水至100ml），γ-GT缓冲剂，γ-GT基质液，0.1mol/L Tris液，0.05mol/L HCl；手术剪，手术缝针，细丝线浸于消毒液中，有齿镊，无齿镊，血管钳，持针钳，皮肤钳，手术刀柄及刀片，注射器，针头，纱布，棉球，手套高压灭菌，兔台，试管，分光光度计，恒温水浴箱。

【实验方法与步骤】

（1）动物模型复制

1）动物称重后，经耳缘静脉注射无菌3%戊巴比妥钠30mg/kg，麻醉动物。

2）将动物固定于兔台上，剃去上腹部毛，消毒手术部位。

3）新洁尔灭泡手5min后，切开剑突下腹正中皮肤和皮下筋膜，切口长约6cm，钝性分离肌层暴露腹膜，打开腹腔。提起胃幽门部和十二指肠，于幽门下约1cm处可见稍隆起的胆道口壶腹，与壶腹相连有一条约2mm宽的淡黄色（有的呈粉红色）半透明管在肠系膜中穿行并伸向肝门，即为胆总管。

4）将连有丝线的小圆针穿过距壶腹1～2cm处的胆总管底部并结扎。缝扎时要避开周围血管。有出血时应彻底止血，然后将脏器回纳。

5）分3层（腹膜，肌层，皮肤）连续缝合关闭腹腔。

（2）喂养与管理：术后动物应单笼喂养，饲以混合饲料和自来水，每日肌注青霉素5万单位，连续2天。

（3）血、尿的采集：将兔固定于兔台，心脏穿刺取血或经颈、股动脉抽血，血量应多于5ml，置清洁干燥试管中。4000r/min离心5min，分离血清于另一干净试管中。膀胱穿刺取尿约6ml。

（4）观察比较实验兔与正常兔的血清、尿、粪、皮下脂肪颜色，肝脏与胆总管的外观和形态。

（5）血、尿生化指标测定

1）血清ALT活性测定：方法同本节实验五中血清ALT活性测定。

2）血清胆红素（serum bilirubin）定量测定：方法同本节实验五中血清胆红素定量测定。

3）尿胆色素定性测定

尿胆红素试验：方法同本节实验五中尿胆红素（urine bilirubin）测定。

尿胆原（urobilinogen）定性试验：方法同本节实验五中尿胆原定性试验。

4）血清γ-谷氨酰转肽酶（γ-GT）测定

取5ml试管4支，分别标明实验动物测定和空白及对照动物测定、空白管，然后按表4-31加样。

表4-31　血清γ-GT测定

试剂（ml）	实验动物		对照动物	
	测定管	空白管	测定管	空白管
血清	0.1	0.1	0.1	0.1
缓冲剂	1.0	1.0	1.0	1.0
	37℃水浴5min			
γ-GT基质液	0.1	—	0.1	—
	37℃水浴10min			
0.5mol/L HCl	2.5	2.5	2.5	2.5
γ-GT基质液	—	0.1	—	0.1

摇匀各管液体，用分光光度计 420 nm 或 410 nm 波长比色，经蒸馏水调"0"，测定各管吸光度。

计算。

γ-GT 值 mU/ml 为单位，mU/ml=μU/L，如按 SI 新制折算，U=16.67 nmol/s。

【实验项目】

（1）观察动物巩膜、黏膜和皮肤颜色。

（2）记录生化观察指标：①血清 ALT；②血清总胆红素；③血清 1min 胆红素；④尿胆红素定性；⑤尿胆原定性；⑥血清 γ-谷氨酰转肽酶（γ-GT）。

（3）分析实验结果。

【注意事项】

（1）准确掌握戊巴比妥钠用量，切忌麻醉过深。当手术时间过长（一般在 20min 内完成），麻醉浅时，可辅以 1%普鲁卡因局麻，不宜追加戊巴比妥钠。

（2）手术时避免损伤动物腹内脏器及血管。手术野、器具消毒要严密，以防感染。

（3）采血时，试管一定要清洁干燥，以免溶血。溶血标本不能用作胆红素定量测定。

（4）作胆红素定量测定时，如血清胆红素含量过高，超出校正曲线范围，可将血清先用生理盐水稀释再行测定，结果乘上稀释倍数。

（二）大鼠阻塞性黄疸

【实验目的】

（1）复制阻塞性黄疸的动物模型，掌握阻塞性黄疸胆红素的代谢特点。

（2）熟悉诊断阻塞性黄疸的常用生化指标的检测方法。

【实验原理】 同第一部分。

【实验对象】 大鼠。

【实验药品与器材】 1%氯胺酮溶液，醛试剂（对二甲氨基苯甲醛 2.0g，溶于 20ml 浓盐酸中，加蒸馏水至 100ml），0.5%戊巴比妥钠溶液，3.8%枸橼酸钠溶液，浓盐酸，0.5%亚硝酸钠溶液，10%氯化钡溶液，0.05mol/L 盐酸溶液，咖啡因试剂（无水乙酸钠 82g，苯甲酸钠 75g，EDTANa 21g，溶于约 500ml 蒸馏水，再加入咖啡因 50g，完全溶解后蒸馏水定容至 1L。过滤后置棕色瓶，室温可稳定 6 个月），碱性酒石酸钠（NaOH 75g，酒石酸钠（2H$_2$O）263g，加蒸馏水定容至 1L，塑料瓶保存，室温可稳定 6 个月），5g/L 对氨基苯磺酸溶液（对氨基苯磺酸 5g，加入约 800ml 蒸馏水中，加浓盐酸 15ml，溶解后蒸馏水定容至 1 L），重氮试剂，0.5%叠氮钠溶液，胆红素，

二甲亚砜，0.1%新洁尔灭，苦味酸溶液；手术剪，组织镊，小圆缝针，三角针和缝合线浸泡于器械消毒液中，孔巾，纱布，消毒棉球，天平，大鼠固定板，橡皮筋，剪刀，试管架，微量加样器，吸管架，注射器，针头，离心管，试管，吸管，滴管，离心机，分光光度计。

【实验方法与步骤】

（1）动物模型的复制

1）取大鼠一只称重后，腹腔注射 1%氯胺酮 0.8ml/100g（8mg/100g）体重以麻醉动物。

2）将大鼠固定于手术板上，剪去上腹部被毛，消毒手术部位。

3）用 0.1%新洁尔灭泡手 5min 后，在剑突下沿腹正中线做约 3cm 纵行切口，打开腹腔，沿胃大弯找到十二指肠，提起肠管，可见有一穿行于肠系膜中的纤细淡黄色透亮的细管，开口于距幽门约 3～4cm 的十二指肠，此即大鼠的胆总管。用缝合针在管下穿线，结扎胆总管，检查手术野无出血后用细线一次缝合腹膜和肌层，然后连续缝合并消毒皮肤。用苦味酸液标记编号，放入笼内喂养。

（2）观察与采集标本

1）术后 48h 左右，观察比较实验鼠与对照鼠的一般状况和黏膜皮肤颜色后，用 0.5%戊巴比妥钠 0.66ml/100g（3.3mg/100g）体重腹腔麻醉，固定后，打开腹腔，暴露下腔静脉，用 5ml 注射器（肝素湿润过）抽血，2000r/min 离心 10min 分离血浆，测定总胆红素和结合胆红素的含量；由膀胱取尿，测定尿胆红素和尿胆原，最后解剖大鼠观察肝脏、胆管及其他器官颜色的变化。

2）以同样方法将正常大鼠麻醉，固定。采血作各项测定，并将结果与实验大鼠对比。

（3）生化指标测定

1）尿中胆红素试验：方法同本节实验五中尿胆红素定性测定。

2）尿胆原定性试验：方法同本节实验五中尿胆原定性测定。

3）血浆总胆红素和结合胆红素测定（改良 J-G 法）

A. 胆红素校正曲线的绘制：按下表配制 5 种不同浓度的胆红素标准液，各管充分混匀后按照血总胆红素方法进行测定。每一浓度做 3 个平行管，求其均值，与相应胆红素浓度作图，绘制校正曲线（表 4-32）。

B. 胆红素测定操作步骤，按表 4-33 进行。

表 4-32 胆红素校正曲线的制备

加入物（ml）	对照管	1	2	3	4	5
342 μmol/L 胆红素标准液	0	0.4	1.0	2.0	3.0	4.0
混合血浆稀释剂	4.0	3.6	3.0	2.0	1.0	
相当于胆红素的浓度（μmol/L）		34.2	85.5	171	256.5	342
相当于胆红素的浓度（mg/dl）		2	5	10	15	20

表 4-33 胆红素测定操作步骤

加入物（ml）	总胆红素管	结合胆红素管	空白管
血浆	0.2	0.2	0.2
0.05mol/L HCl		1.6	
咖啡因	1.6		1.6
0.5%对氨基苯磺酸			0.4
重氮试剂	0.4	0.4	

结合胆红素管在加入重氮试剂混匀后 1min（准确），加入 0.5%叠氮钠溶液 0.05ml 和咖啡因试剂 1.6ml，总胆红素管置室温 10min。然后向各管加入碱性酒石酸钠 1.2ml，混匀，用分光光度计在 600nm 波长处以空白管调零，读取各管吸光度，从校正曲线上查出总胆红素和结合胆红素的浓度。

【实验项目】

（1）观察一般状况，皮肤黏膜颜色，尿中胆红素，尿胆原定性，血浆总胆红素和结合胆红素含量。

（2）记录分析实验结果。

【注意事项】 轻度溶血(含血红蛋白≤100mg/dl 时）对本法无影响，但溶血超过此范围时，可使总胆红素测定值偏低。

【思考题】

（1）阻塞性黄疸胆红素代谢障碍的特点是什么？

（2）结合实验结果，试述阻塞性黄疸的发病机制。

（李 静[2] 邓华瑜）

七、肝性脑病及其解救

【实验目的】

（1）复制急性肝功能不全的动物模型，认识血氨升高在肝性脑病发病机制中的作用。

（2）了解谷氨酸钠针对氨中毒（ammonia intoxication）的基本治疗作用，探讨其治疗的病理生理基础。

【实验原理】 通过结扎阻断大部分肝脏血供复制急性肝功能不全（hepatic insufficiency）的动物模型，经十二指肠推注 NH₄Cl，致使实验动物出现类似肝性脑病（hepatic encephalopathy）的典型症状。实验中设置手术对照组、试剂对照组和治疗组，同时观察症状表现和相应 NH₄Cl 的剂量、症状出现时间和血氨（blood ammonia）的水平，探讨血氨升高在肝性脑病发病机制中的作用，谷氨酸钠治疗肝性脑病的基本原理。

【实验对象】 家兔。

【实验药品与器材】 1%普鲁卡因，1%肝素，2.5%复方 NH₄Cl 溶液（NH₄Cl 25g，NaHCO₃ 15g，以 5%葡萄糖溶液定容至 1L），2.5%复方谷氨酸钠溶液（谷氨酸钠 25g，NaHCO₃ 15g，以 5%葡萄糖溶液定容至 1L），2.5%复方 NaCl 溶液（NaCl 25g，NaHCO₃ 15g，以 5%葡萄糖溶液定容至 1 L）；兔手术器械一套，兔手术台，兔头夹，搪瓷方盘，动脉夹，细塑料管，粗棉线、细手术线，纱布，10ml、20ml 注射器及针头，小儿静脉头皮针，婴儿秤。

血氨测定用药品与器材见血氨的测定。

【实验方法与步骤】 取性别相同、体重接近的家兔四只，分三组进行实验。

（1）将家兔称重后仰卧固定于兔台上，剪去颈前部及上腹部正中线附近的被毛，1%普鲁卡因局部浸润麻醉下进行手术。

（2）颈总动脉插管：从耳缘静脉按 1ml/kg 量注射 1%肝素。在甲状软骨下纵行切开颈正中皮肤，分离颈总动脉并插管，结扎固定。打开动脉夹，放血 2ml 于洁净试管内作血氨测定，放血完毕后立即夹闭动脉夹。

（3）肝叶的游离和结扎：从胸骨剑突下沿上腹正中作长约 6～8cm 的切口，打开腹腔，暴露肝脏，术者左手食指和中指在镰状韧带两侧将肝脏往下压，右手持剪刀剪断肝与横膈之间的镰状韧带。辩明肝脏各叶（见图 4-51），用浸过生理盐水的粗线沿肝左外叶、左中叶、右中叶和方形叶之根部围绕一周并结扎，使上述肝叶迅速变成暗褐色。由于供应右外叶及尾状叶的门脉血管为独立分支，不会同时被结扎，因而得以保留。

（4）十二指肠插管：沿胃幽门向下找出十二指肠，经肠系膜穿一粗线，牵引十二指肠并将线头固定于兔台的竖铁杆上，以皮钳对合夹住腹壁以关闭腹腔，将十二指肠祥留在腹腔外，置于盐水纱布上。将小儿头皮针向结肠方向刺入十二指肠内，固定针头。

（5）通过头皮针，每隔 5min 向十二指肠肠腔内快速推注复方氯化铵溶液 5ml。实验过程中，仔细观察并记录家兔的呼吸，角膜反射，瞳孔大小及对刺激的反应等情况，直至出现全身性抽搐时，从颈总动脉放血 2ml 作血氨测定，并记录从肠腔推注 NH_4Cl 至出现大抽搐的时间及氯化铵总用量，计算出每公斤体重用量。

（6）实验分组

1）实验组：甲兔：肝叶大部结扎+推注复方 NH_4Cl 溶液。

2）对照组：①乙兔：肝叶假手术+推注复方 NH_4Cl 溶液。②丙兔：肝叶大部结扎+推注复方 NaCl 溶液。

3）治疗组丁兔：肝叶大部结扎+推注复方谷氨酸钠溶液+推注复方 NH_4Cl 溶液。

（7）实验观察指标：呼吸（频率、幅度），角膜反射，瞳孔大小，对刺激的反应，是否出现肌肉痉挛、抽搐及强直，并记录出现相应症状所需的 NH_4Cl 用量及时间，测定血氨浓度。

【实验项目】

（1）实验组

甲兔：

1）实验过程中，仔细观察并记录家兔的呼吸，角膜反射，瞳孔大小及对刺激的反应等情况，直至出现全身性抽搐时，从颈总动脉放血 2ml 作血氨测定，并记录从肠腔推注 NH_4Cl 至出现大抽搐的时间及氯化铵总用量，计算出每公斤体重用量。

2）出现大抽搐后继续推注复方 NH_4Cl 直至家兔死亡，记录存活时间和复方 NH_4Cl 的剂量。

（2）对照组

1）乙兔：除肝叶不结扎外，其余操作步骤按"实验方法与步骤"中的（1）～（5）。如前所述推注氯化铵，当推注的氯化铵量（按 ml/kg 计算）达到甲兔出现大抽搐（而该兔尚未出现大抽搐）时，从颈总动脉放血 2ml 测血氨，观察家兔的一般情况，继续推注氨化铵，当该兔出现大抽搐后，再放血 2ml 测血氨，并记录从推氨至出现大抽搐的时间及氯化铵用量，与甲兔比较。

2）丙兔：按"实验方法与步骤"中的（1）～（5），但从肠腔推注复方氯化钠溶液，观察动物反应，待推注量（ml/kg）达甲、乙兔出现大抽搐的氯化铵量时，分别放血 2ml 于试管内测血氨。

（3）治疗组

丁兔：操作步骤按"实验方法与步骤"中的（1）～（5），但第（5）步中先按 20ml/kg 量从耳缘静脉缓慢推注复方谷氨酸钠溶液，再按前述方法推注 NH_4Cl 溶液，待推注量达到甲兔大抽搐（而该兔尚未出现大抽搐）的剂量时，放血 2ml 测定血氨、观察动物一般情况。继续推注 NH_4Cl，当该兔出现大抽搐后，再放血 2ml 测血氨，记录从推氨至动物出现大抽搐的时间及氯化铵用量，注意与甲兔比较。

（4）血氨的测定：本实验用谷氨酸脱氢酶法进行血氨测定。

试剂：全部试剂必须以去氨水配制。

1）66.7mmol/L KH_2PO_4 溶液：取 9.12g KH_2PO_4 溶于去氨水中，定容到 1 L，4℃保存。

2）66.7mmol/L Na_2HPO_4 溶液：取 9.51g Na_2HPO_4 溶于去氨水中，定容到 1 L，4℃保存。

3）66.7mmol/L 磷酸盐缓冲液（PBS，pH 8.0±0.05）：取 5ml "1" 液及 95ml "2" 液，混合，4℃保存，稳定 3 周。

4）310mmol/L α-酮戊二酸：取 0.45g α-酮戊二酸溶于 5ml 去氨水中，用 3mol/L NaOH 调 pH 接近 5.0 时，改用 0.lmol/L NaOH 调 pH 至 6.8±0.01，以去氨水定容到 10ml，4℃可稳定 10 天。

5）NADPH 贮存液：称取 10mg NADPH（-20℃保存）溶于 lml PBS 中，取出 50 μl，以 PBS 稀释到 5ml 为工作液，以 PBS 调零，1cm 光径，在 340 nm 波长测定 NADPH 工作液的吸光度，计算 NADPH 在其贮存液中的实际浓度：

$$NADPH\ (mmol/l) = \frac{A_{340}}{6.22} \times 100$$（6.22 为 NADPH 的毫摩尔吸光系数）

（4-14）

据上式计算结果确定制备 GLDH 工作液中加入 NADPH 贮存液的量，使达到 149 μmol/L。

$$需用NADPH贮存液ml数 = \frac{149μmol/L \times 需配GLDHml数（50）}{NADPH贮存液实际浓度（mmol/L）\times 1000}$$

（4-15）

6）谷氨酸脱氢酶工作液：根据 GLDH 酶制品（-20℃保存）的比活，称出酶活力为 992 单位的相应量（如 GLDH 在甘油中，可按 U/ml 吸出 992 单位的相应体积，置 50ml 量瓶中），称入 ADP（-20℃保存）15mg，吸入计算量的 NADPH 贮存液，以 PBS

稀释到 50ml，4℃保存可稳定一周。

（7）100mmol/L 氨标准贮存液：取硫酸铵 1～2g 于 100～110℃烘 2h，置干燥器中冷却称取 660.7mg，溶于去氨水中定容到 100ml，4℃保存。

8）氨标准应用液：用去氨水将氨标准贮存液稀释成 100μmol/L。

步骤：

按表 4-34 操作，按 B、S、U 管先后顺序进行。

表 4-34 血浆氨酶法测定操作步骤

加入物（ml）	空白管（B）	标准管（S）	测定管（U）
GLDH 工作液	1.5	1.5	1.5
去氨水	0.3	−	−
标准应用液	−	0.3	−
血浆	−	−	0.3
37℃水浴 10min			
α-酮戊二酸溶液	0.06	0.06	0.06

混匀，波长 340nm，分别于 10s 时读 A_1、70s 时读 A_2；求各管的 $\triangle = A_1 - A_2$。

计算：

$$血浆NH_2(\mu mol/L) = \frac{\Delta A_m - \Delta A_b}{\Delta A_s - \Delta A_b} \times 100 \quad (4-16)$$

参考值 18～72 μmol/L。

【注意事项】

（1）剪镰状韧带时勿损伤膈肌和血管；游离肝脏时动作宜轻以免肝叶破裂出血，结扎线应结扎于肝叶根部，避免损伤肝叶。

（2）各组向肠腔推注 NH_4Cl 的速度、剂量以及重复推注的时间应保持一致。

（3）甲兔开始推注应早于其余各组，以便出现抽搐并计算出氯化铵用量后，能对其余组作对照观察测定。

（4）同学应明确分工各负其责，测血氨尤其需专人操作，以保证前后结果的一致性。

【思考题】

（1）比较四组实验结果，找出异同点并分析总结血氨升高在肝性脑病发病机制中的作用。

（2）实验中引起血氨变化的原因是什么？临床上肝功能障碍的患者血氨升高的主要原因和机制是什么？

（3）谷氨酸钠治疗肝性脑病的病理生理基础是什么？

（4）在肝性脑病的治疗中，你认为可能有效的治疗或缓解氨中毒的方案有哪些？

（李 静[2] 邓华瑜）

八、小鼠急性肝功能不全对氨的耐受性

【实验目的】

（1）复制急性肝功能不全的动物模型，观察氨对肝性脑病发生的影响。

（2）通过观察不同 pH 的铵盐引起动物氨中毒的过程，认识体液酸碱度对肝性脑病发生的影响。

【实验原理】 利用四氯化碳的毒性作用造成肝细胞的急性损伤和破坏，再经腹腔推注氯化铵引起血氨升高，导致肝性脑病的发生；通过应用不同 pH 的铵盐，以角膜反射、抽搐时间及强度、死亡时间为指标，比较酸碱度在氨中毒引起肝性脑病中的作用。

【实验对象】 成年小鼠。

【实验药品与器材】 四氯化碳溶液，0.3mol/L 氯化铵液，0.15mol/L 碳酸铵液；0.25ml 注射器 2 支，2ml 注射器 4 支，6.0～9.0pH 试纸。

【实验方法与步骤】

（1）取体重相近的小鼠 5 只，分别记为 A、B、C、D、E，观察一般状态。

（2）分别测定氯化铵溶液与碳酸铵溶液的 pH。

【实验项目】

（1）A、B、E 鼠经腹腔注射四氯化碳液（0.05ml/10g），C、D 鼠注射等量生理盐水。

（2）5～10min 后，A、C 鼠同时腹腔注射 0.3mol/L 氯化铵液（0.5ml/10g），B 鼠注射等量生理盐水，D 鼠、E 鼠经腹腔注射 0.15mol/L 碳酸铵液（0.5ml/10g），记录注射时间。

（3）仔细观察记录各鼠的上述实验指标改变及死亡的时间。

【注意事项】

（1）必须准确记录注药时间及出现指标改变的时间。

（2）为便于观察比较，试剂的注射需同时进行。

【思考题】

（1）试述氨中毒在肝性脑病发生中的作用。

（2）结合实验现象，分析肝性脑病的诱因及作用机制。

（李 静[2] 邓华瑜）

九、急性肝损害时氨的毒性作用

【实验目的】

（1）复制急性实验性肝损害（acute experiment of hepatic injury）氨中毒动物模型。

（2）认识肝脏对血氨清除的重要功能。

（3）观察血氨增高后对中枢神经系统的毒性作用及肝性脑病的主要表现。

【实验原理】 肝性脑病是肝功能衰竭时常见的严重并发症，血氨增高所致氨中毒是肝性脑病的重要发病机制之一，血氨升高的关键在于肝脏对氨的清除能力障碍。

本实验以阻断肝脏大部分的血液循环通路方法，简便复制肝损害动物模型。于发生肝损害（结扎肝门部血管）前、后分别经十二指肠给予一定量的氯化铵，等候一段时间（按肠道吸收和正常肝脏清除过程所需设定），分别观察血氨水平变化，通过自身对照可观察到肝损害后血氨清除障碍，血氨水平不再能维持正常而升高，随着血氨升高，出现氨中毒所致肝性脑病（hepatic encephalopathy）的表现。

【实验对象】 家兔（体重≥2kg，空腹）。

【实验药品与器材】 1%普鲁卡因，1%肝素，复方 NH_4Cl 溶液（NH_4Cl 25g，$NaHCO_3$ 15g，5%葡萄糖 100ml），酚试剂，次氯酸钠试剂，蒸馏水，生理盐水；婴儿磅秤，常规手术器械，721 型分光光度计，离心机，台式天平，水浴箱，注射器，试管，刻度吸管，巴氏吸管，粗棉线一根。

【实验观察指标】 血氨浓度；呼吸频率（次/分）、幅度；神经系统功能表现：角膜反射，肌张力，是否出现扑翼样震颤、肌肉痉挛、抽搐、易激惹、角弓反张等。

【实验方法与步骤】

（1）常规称重、仰卧固定，上腹部、一侧股三角区皮肤剪毛。

（2）1%普鲁卡因局部浸润麻醉下行常规股动脉插管术（见第二章第七节哺乳动物实验操作技术）用于血样采集。采用肝素化抗凝（于插管前给动物耳缘静脉注射 1%肝素生理盐水，1ml/kg）。

（3）1%普鲁卡因局部浸润麻醉下行上腹部正中切口，从剑突往下约 6cm 长，沿腹白线打开腹腔。

【实验项目】

（1）观察正常指标，取正常血标本。

（2）沿胃幽门找到十二指肠（或空肠），以 5号针头或小儿头皮针头穿刺入肠内快速推注复方氯化铵溶液 6～8ml，以皮钳对合夹住腹壁、关闭腹腔，等候 15min。

（3）观察扎肝术前给氯化铵后动物的各项指标情况，取血标本。

（4）肝大部分结扎术：充分暴露后剪断肝与横膈之间的镰状韧带，再将肝叶上翻，剥离肝胃韧带，使肝叶游离（肝脏结构见图 4-51）。用生理盐水浸湿的粗棉线沿肝左外叶、左中叶、右中叶、方形叶之根部环绕一周并用力结扎，被扎肝叶变为暗褐色。由于供应右外叶及尾状叶的门脉血管为独立分支，不会同时被结扎而得以保留。

（5）重复第 2 步操作。注意以同样方法、剂量、速度推注复方氯化铵，同样等候时间 15min。

（6）观察结扎肝脏并给氯化铵后动物的各项指标变化，取血标本。

（7）必要时可经十二指肠（或空肠）再次推注复方氯化铵，观察氨中毒的典型表现。

附：血氨测定简易显色法

原理：血浆中氨在亚硝基铁氰化钠及碱性条件下与次氯酸钠、苯酚作用，生成蓝色解离型的靛酚，蓝色靛酚生成量、溶液颜色的深度与血氨浓度成正相关关系。

方法：据实验项目取用试管 4 支，按表 4-35 的顺序分别加入待测血浆和试剂。

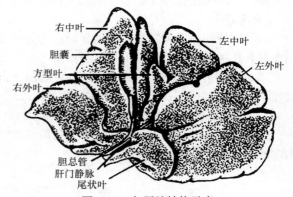

图 4-51 兔肝脏结构示意

表 4-35 血氨浓度测定

加入物 \ 试管	正常	扎肝前给氨后	扎肝并给氨后	再次给氨
血浆（ml）	0.25	0.25	0.25	0.25
蒸馏水（ml）	2.75	2.75	2.75	2.75
酚试剂（ml）	1	1	1	1
次氯酸钠试剂（ml）	1	1	1	1

充分混匀，置试管于 37℃水浴箱水浴 15～30min，取出后冷却，观察比较呈色情况；可用 635nm 波长比色，蒸馏水调零，读取各管光吸收值进行比较。若进行确切定量则设立标准管及进行相应计算。结果填入表 4-36。

表 4-36　实验结果

实验项目＼观察指标	呼吸（次/分，幅度）	神经系统功能表现	血氨测定
正常			
扎肝前给氨后			
扎肝并给氨后			
再次给氨			

【注意事项】

（1）剪镰状韧带时勿损伤膈肌和血管；游离肝脏时动作轻柔，避免造成肝叶破裂出血；结扎线应位于肝叶根部原位扎紧，勿用力牵引造成血管破裂，勿在肝叶组织上结扎造成肝叶破裂和结扎效果不佳。

（2）结扎肝脏前、后肠道推注复方氯化铵的量、速度及与取血的间隔时间要保持一致，保证自身对照的准确性。

（3）经十二指肠穿刺推注氯化铵时，穿刺方向朝向结肠。

【思考题】

（1）肝功能障碍时血氨升高的主要发生机制。

（2）氨对中枢神经系统的毒性作用，主要表现和作用机理。

（3）复方氯化铵溶液的主要成分有哪些？它们的主要作用是什么？

（4）在肝性脑病治疗中，有效治疗或缓解氨中毒的可能方法？

（邓华瑜　李　静[2]）

十、家兔肠缺血/再灌注损伤

【实验目的】

（1）学习复制肠缺血/再灌注损伤的动物模型的方法。

（2）观察肠缺血/再灌注损伤时小肠肠系膜微循环变化及局部小肠形态学改变。

【实验对象】　清洁级家兔（雌雄兼用，体重 1.5～2.5kg）。

【实验药品与器械】　0.3%肝素钠，3%戊巴比妥钠，生理盐水；手术器械一套，微循环灌流装置，动态微循环图像分析系统，生物信号记录分析系统，纱布，动脉夹，1号细丝线等。

【实验方法与步骤】　实验观察指标：动脉血压，局部小肠系膜毛细血管数目、管径和血流速度及流态等，局部小肠形态学改变（淤血，水肿等）。

（1）取家兔 1 只，称重，固定在兔台上，剪去颈部和腹部被毛。

（2）用 1%戊巴比妥钠（10mg/1kg）麻醉，切开颈部皮肤，钝性分离一侧颈总动脉及颈外静脉，穿线备用。

（3）沿腹正中线自剑突下 2cm 起向下做 4.5cm 切口，打开腹腔，用温生理盐水浸泡的纱布移动内脏，找到肠系膜上动脉，用血管钳钝性剥离周围组织，穿线备用。

（4）在腹腔右下方，找到回盲交界处，将该部上段回盲系膜拉出腹腔，并平铺于充满 38℃任—台氏液的微循环灌流盒上，用解剖显微镜找到合适的视野，通过电脑显示屏的放大，观察正常微循环情况（毛细血管数目、口径和血流速度）。

（5）做颈动脉插管，描计正常血压曲线。

【实验项目】

（1）夹闭肠系膜上动脉，观察上述指标的变化。

（2）分别夹闭 3min、5min、15min 和 30min 后，松开止血钳观察上述指标的变化以及局部肠袢有无形态学改变。

（3）分析实验结果。

【注意事项】

（1）实验操作时要小心细致，尽可能减少动物出血。

（2）移动内脏时动作要轻，不要人为过多损伤肠管。

【思考题】　分析缺血不同时间后，肠系膜微循环变化的原因及机制。

（陈晓钎　余上斌）

十一、胃溃疡模型的建立与防治

【实验目的】

（1）学习诱导小鼠发生胃溃疡的动物模型的建立。

（2）观察用冰乙酸引起急性胃溃疡发生和发展的病理生理过程。

（3）观察急性胃溃疡时消化道功能及形态学改变并掌握其发生机理。

【实验原理】 消化性溃疡包括胃溃疡和十二指肠溃疡，主要以上腹部反复疼痛、消化道黏膜、肌层和/或浆膜层受到损害为特征。发病机制较为复杂，目前认为与攻击因子，如胃酸、胃蛋白酶、幽门螺旋杆菌感染、药物等增强以及防御因子如胃黏液-黏膜屏障，胃黏膜上皮细胞再生等削弱导致两种因子平衡失调引起。

乙酸损伤局部组织引起血液循环障碍而形成胃溃疡。雷尼替丁能够吸附胃酸并阻断胃壁细胞上的 H_2 受体从而抑制胃酸分泌，因此能够有效防治胃溃疡发生及发展。

【实验对象】 健康小鼠（35g 左右，雌雄不限）。

【实验药品与器材】 冰乙酸 40%（g/ml），雷尼替丁，生理盐水，苦味酸，注射器，小鼠胃管，手术器械一套，显微镜一架。

【实验方法与步骤】

（1）从口腔插入胃导管，插入长度略超过食道长度，插好后为验证是否插入胃中，将胃管另一端插入水中，观察水中是否产生气泡，以排除插到肺脏的可能。

（2）然后使用 1ml 注射器给每只小鼠分别推入生理盐水对照（甲组）以及 40% 的冰乙酸 0.03ml 以造成局部溃疡损伤（乙组），40% 的冰乙酸 0.03ml 与雷尼替丁（27μg/g）模拟胃溃疡防治（丙组）。

（3）拔出胃导管后即开始观察小鼠的精神、对外界刺激反应，有无竖毛现象，能否自由活动，是否能立即进食进水，有无拱背、嗜卧、不活动等现象，每小时观察一次。

（4）分别于注射后 3h 及 24h 后取材：颈椎脱臼法处死小鼠，剖腹取胃脏，沿胃大弯剖开暴露胃内壁，用肉眼观察胃内容物、胃内壁是否有与周围正常胃（呈粉白色）区别明显的片状溃疡面以及溃疡面的颜色与质地等，计算溃疡面积（S）：

$$S = \pi \times \frac{d_1}{2} \times \frac{d_2}{2}, \qquad (4\text{-}17)$$

其中π为圆周率，d_1、d_2 分别为通过溃疡中心所取的最大横径和纵径。

病理示教：取红色炎性变化的胃组织及正常胃组织，经福尔马林固定、石蜡包埋及切片，用苏木精-伊红（HE）染色，在普通光镜下观察与照相。

1）用 40% 的冰乙酸灌胃后，镜下显示胃溃疡组织黏膜上皮层损伤严重，部分区域黏膜上皮层完全消失，暴露出固有膜组织。而灌胃 24h 后取材的溃疡面更为明显，溃疡面边界清晰可见。

2）用 40% 的冰乙酸+雷尼替丁灌胃后，镜下显示胃黏膜上皮受损相对较轻，可见上皮组织，无明显破损的溃疡面出现。

【注意事项】

（1）注意捉拿小鼠的正确方法，防止咬伤。

（2）插胃管时动作要慢，以防损伤会厌。

（3）胃管通过会厌部，应顺应动物做吞咽动作插入胃中，避免误入肺部造成小鼠意外死亡。

【思考题】

（1）胃溃疡时机体的主要病理生理变化有哪些？

（2）诱发胃溃疡的因素有哪些？

（3）除了雷尼替丁还有哪些防治胃溃疡的方法，作用机理是什么？

（李　娜）

十二、药物对小鼠消化道运动功能的影响

（一）泻药与止泻药实验

【实验目的】

（1）学习药物制作小鼠腹泻模型的实验方法。

（2）观察药物的止泻作用。

【实验原理】 番泻叶（senna）是一种含蒽醌苷类的接触性泻药，经过口服后，蒽醌苷可被大肠内细菌分解为蒽醌，从而增加大肠推进性蠕动以及减少水、电解质的吸收，导致稀便排出，可用来制作小鼠腹泻模型。地芬诺酯（diphenoxylate）为哌替啶同类物，能够兴奋小肠和大肠平滑肌，提高张力，进而使肠道推进性蠕动减慢，排空延迟，同时又可增加肠道水分的吸收，起到止泻的作用。

【实验对象】 昆明种小鼠（体重 18~22g，雌雄不拘）。

【实验药品与器材】 30%番泻叶煎剂，地芬诺酯，生理盐水；灌胃针头，小鼠代谢笼。

【实验方法与步骤】

（1）实验分为正常对照组、腹泻模型组和腹泻治疗组（地芬诺酯组），每组 10 只小鼠，单独喂养在有滤纸的小鼠代谢笼中。

（2）各组小鼠禁食 10h 后，腹泻模型组和腹泻治疗组小鼠每只给予 30%番泻叶煎剂 0.5ml/d 灌胃，正常对照组给予生理盐水 0.5ml/d 灌胃。

（3）2天后，腹泻模型组和腹泻治疗组小鼠每只给予30%番泻叶煎剂0.5ml/d灌胃，同时腹泻治疗组加用治疗药物（地芬诺酯1μg/10g）灌胃，正常对照组给予等体积生理盐水灌胃，连续4d。

【实验项目】

（1）稀便率：观察各组每只动物所排稀便数与总便数之比，比较药物治疗组和其他组的稀便率差异。

（2）稀便级：以稀便污染滤纸形成污迹面积的大小分4级：污迹直径<1cm为1级，1～1.9cm为2级，2～2.9cm为3级，>3cm为4级。

（3）腹泻指数：即稀便率与稀便级的乘积。比较各组动物每天腹泻指数的差异，观察治疗药物的效果。

【实验结果】 将实验结果填入表4-37。

表4-37 药物对腹泻小鼠的影响

组别	天数	稀便率	稀便级	腹泻指数
正常对照组	1			
	2			
	3			
	4			
腹泻模型组	1			
	2			
	3			
	4			
腹泻治疗组	1			
	2			
	3			
	4			

【注意事项】

（1）必须将每只小鼠喂养于单独的代谢笼中。

（2）要及时更换滤纸，避免大便次数记录不准确影响实验结果。

【思考题】 常用的泻药分为哪几类，其作用机制是什么？

（二）药物对小鼠小肠推进运动的影响

【实验目的】 通过观察墨水在肠道内移动的距离，探讨药物对小肠推进运动的影响。

【实验原理】 通过灌胃的方式将墨汁灌入小鼠体内，通过观察其在肠道的推进距离来研究药物对小肠推进运动的影响。

【实验对象】 昆明种小鼠（体重18～22g，雌雄不拘）。

【实验药品与器材】 生理盐水，0.001%新斯的明（neostigmine），0.1%阿托品，5%果导片（phenolphthalein），墨水。

【实验方法与步骤】

（1）取禁食24h小鼠4只，分别标记为1、2、3和4号，称重。

（2）1号小鼠灌胃生理盐水0.2ml/10g，2号小鼠灌胃0.001%新斯的明0.2ml/10g，3号小鼠灌胃0.1%阿托品0.2ml/10g，4号小鼠灌胃5%果导片0.2ml/10g。

（3）15min后，每只鼠分别灌胃墨水0.2ml/10g。

（4）10min后，将4只小鼠颈椎脱臼处死，打开腹腔分离肠系膜，剪取上端至幽门部，下端至回盲部的肠管，把肠管平铺在玻璃板上，呈一直线。用尺测量小肠的全长（幽门至直肠末端），作为"小肠总长度"；从幽门至黑色墨水前沿的距离作为"墨水在肠内推进距离"。用公式计算墨水推进百分率，比较两组结果的差异。

【实验项目】 按下列公式计算两组结果：

$$墨水推进百分率 = \times 100\%$$
$$= \frac{墨水移动的距离（cm）}{小肠全长(cm)} \times 100\% \quad (4-18)$$

将全实验室实验资料汇总，计算其平均值及标准差，两组进行比较。实验结果填入表4-38。

表4-38 实验结果比较

鼠号	药物	剂量	小肠全长（cm）	墨水移动距离（cm）	墨水推进百分率（%）
1	NS	0.2ml/10g			
2	0.001%新斯的明	0.2ml/10g			
3	0.1%阿托品	0.2ml/10g			
4	5%果导片	0.2ml/10g			

【注意事项】

（1）时间要把握准确，否则会影响实验结果。

（2）推注墨水时要连续，不要时断时续。

（3）小肠平铺时，避免用力牵拉，以免影响测量结果。

【思考题】

（1）果导片的作用机制是什么？

（2）常见促进小肠运动的因素有哪些？

（欧阳昌汉　吴基良）

第六节　泌尿系统

一、尿生成的影响因素

【实验目的】

（1）学习掌握膀胱或输尿管插管技术。

（2）观察不同因素对尿生成的影响，分析其影响机制。

【实验原理】　尿液的生成包括三个过程：①肾小球的滤过（glomerular filtration）；②肾小管和集合管的重吸收（reabsoption）；③肾小管和集合管的分泌（secretion）与排泄（excretion）。任何影响这些过程的因素都会引起尿量（urine volume）或尿液质的变化。本实验以尿量和尿质为指标观察不同因素对尿生成的影响。

【实验对象】　家兔（体重2～2.5kg）。

【实验药品与器材】　3%（g/ml）戊巴比妥钠溶液或20%（g/ml）氨基甲酸乙酯（乌拉坦 urethane），6%（g/ml）枸橼酸钠（或500～1000 U/1ml 肝素），20%葡萄糖（glucose）溶液，生理盐水，1∶10 000去甲肾上腺素（noradrenalin），垂体后叶素（pituitrin），6U/2ml 支，呋塞米（furosemide，速尿，20mg/2ml支），0.6%（g/ml）酚红注射液，10%（g/ml）NaOH，尿糖试纸；生物信号采集分析系统，血压换能器，哺乳动物（mammal）手术器械，膀胱（urinary bladder）插管，动脉插管和输尿管插管，针形电极，动脉夹，电子刺激器，刺激电极，保护电极，计滴器，细塑料插管，1ml、10ml及20ml注射器，针头，试管，试管架，酒精灯，培养皿，输液装置及三通阀，手术灯，纱布，棉绳，棉线，兔手术台。

【实验方法与步骤】

（1）安装调试仪器。

（2）手术

1）麻醉与固定：称重，由耳缘静脉缓慢注入氨基甲酸乙酯 1g/kg 或 3%戊巴比妥钠溶液（30～40mg/kg），麻醉，将家兔仰卧位固定于兔手术台上，

用弯剪刀剪去兔颈部、左腰背部和下腹部手术野的被毛。

2）剪去四肢踝部被毛，将心电图（electrocardiogram，ECG）针形电极分别插入四肢踝部皮下。心电图导联线的连接方法：右前肢（红），左前肢（黄），左后肢（绿），右后肢（黑）。

3）收集尿液：可选择膀胱导尿法或输尿管导尿法。

A. 膀胱导尿法：在耻骨联合上缘向上沿正中线作4cm长皮肤切口，再沿腹白线剪开腹壁和腹膜（勿损伤腹腔脏器），找出膀胱，然后把膀胱轻轻翻转至腹腔外（勿使肠脏器外露，避免造成血压下降）。在膀胱底部找出两侧输尿管，认清两侧输尿管在膀胱开口的部位。小心地从两侧输尿管的下方穿一丝线，将膀胱上翻，结扎尿道。然后在膀胱顶部血管较少处剪一小口，插入充满盐水的膀胱插管，用线结扎固定。插管漏斗口应对着输尿管开口处并紧贴膀胱壁。膀胱插管的另一端连接至记滴器的受滴器。手术完毕，用温热生理盐水纱布覆盖腹部创口。

B. 输尿管导尿法：在耻骨联合上方沿正中线向上作 5cm 长的皮肤切口，沿腹白线切开腹壁，将膀胱轻轻翻出腹腔外，暴露膀胱三角，在膀胱底部找出两侧输尿管，并将输尿管与周围组织轻轻分离，避免出血，在每侧输尿管下方各穿 2 条线；用 1 条线在近膀胱端扎一侧输尿管（使尿液不能流进膀胱），在结扎之上部剪一 V 形小口，向肾脏方向插入充满生理盐水的输尿管插管，用另 1 条线扎紧并固定输尿管及插管，以免滑脱；按上述相同的方法，对另一侧输尿管进行插管，结扎固定。顺利时即有尿液从细塑料管中缓慢流出（注意：塑料管要插入输尿管管腔内，不要插入管壁肌层与黏膜之间；插管方向应与输尿管方向一致，勿使输尿管扭结，以免妨碍尿液流出）。用线把双侧插管的另一侧开口端并在一起连至计滴器的玻璃管内。手术完毕后用温热（38℃左右）生理盐水纱布将腹部切口盖住，以保持腹腔内温度和湿度。

4）颈总动脉插管：压力换能器接 2 通道输入插座，选定"信号输入"、第二通道选择 "压力"、自动调零，按提示调零。调零时换能器的压力应与大气相通，使输入为零，必要时定标；另一端接动脉插管（内充满肝素液）。分离左侧颈总动脉（穿 2 根线）和右侧迷走神经（穿 1 根线）备用。用线结扎左颈总动脉近头端，用动脉夹夹闭近心端，左手牵结扎线，在结扎处下方剪一小斜口，插入动脉插管，用线结扎固定，缓慢放开动脉夹。观察心电图、动脉血压（arterial blood pressure）和尿量。

5）静脉输液。

（3）连接、设定仪器参数，记录心电图、动脉血压和尿量。

1）将液滴信号引导线接 3 通道的输入插座，另一端接受滴器。

2）开机启动生物信号采集分析系统，预热约 15min。

3）依次选定"信号输入"、第一通道选择"心电"、选择适当增益、显速选择 25mm/s 或 50mm/s、平滑滤波 3～5 点、连续示波。待家兔安静、曲线稳定后按下"记录状态"，选择"Ⅱ导联"开始记录。

4）根据压力换能器的灵敏度设定该通道的"增益选择"为 1/2 或 1mV/cm。连续示波、显速选择 25mm/s 或 10mm/s，也可采用"横向压缩"功能观察血压变化趋势。

5）依次选定"信号输入"、第三通道选择"记数"、"自动调零"，按提示调零。

【实验项目】

（1）记录对照的心电图曲线、动脉血压曲线和尿量（滴/分）。

（2）从耳缘静脉快速注射 37℃的生理盐水 20ml，观察心电、血压和尿量的变化。

（3）静脉注射 1：10 000 去甲肾上腺素 0.3～0.5ml，观察心电、血压和尿量的变化。

（4）取尿液 2 滴，用尿糖试纸测定尿糖。然后静脉注射 20%葡萄糖溶液 5～10ml，观察心电、血压和尿量的变化，待尿量明显增多时，再取尿液 2 滴作尿糖定性试验。

（5）静脉注射垂体后叶素 2～3U，观察心电、血压和尿量的变化。

（6）静脉注射呋塞米，剂量（5mg/kg），观察心电、血压和尿量的变化。

（7）静脉注射 0.6%酚红溶液 0.5ml，并开始计时，用盛有 10%NaOH 溶液的培养皿收集尿滴。如果尿中有酚红排出，遇 NaOH 则显紫红色。计算从注射酚红起到尿中排出酚红所需要的时间（如果输尿管或膀胱插管过长，要考虑尿液流过插管的时间）。

（8）电刺激迷走神经：剪断右侧颈迷走神经，用保护电极以中等强度的脉冲电流连续刺激其外周端，强度 3～5V，刺激频率 30Hz，刺激约 10～30S。使血压维持在低水平 40～50mmHg（5.3～6.6 kPa）5min 左右。观察心电、血压和尿量有何变化？

（9）分离一侧股动脉：插入塑料插管或直接切口进行控制放血，使动脉血压迅速下降至 50mmHg（6.6 kPa）左右，观察尿量的变化。再迅速从静脉补充生理盐水，观察心电、血压和尿量的变化。

【注意事项】

（1）为保证家兔在实验中有充分的尿液排出，

实验前给家兔多喂青菜，或者在麻醉后用橡皮导管向兔胃内灌入 40～50ml 清水，以增加基础尿量。

（2）本实验需多次静脉给药，应注意保护兔耳缘静脉。静脉注射应从耳尖部开始，逐步移向耳根部。如果已给动物输液，实验项目中所需注射的药物可自输液的头皮针接头处的三通阀注入，只要输液通畅，均可保证药物顺利进入体内。

（3）手术操作应轻巧，腹部切口不可过大，避免损伤性尿闭。剪开腹膜时，注意勿伤及内脏。

（4）依次进行实验项目。每项实验前都要记录心电、血压和尿量作为对照；前一项实验完毕后，待心电、血压和尿量基本恢复后平稳后再进行下一项实验。每项实验应做标记。

（5）实验顺序的安排是：在尿量增多的基础上进行尿量减少的实验项目；在尿量少的基础上进行促进尿生成的实验项目。如插管后无尿，可先进行葡萄糖实验。

（6）电刺激迷走神经观察尿量变化时，强度应适当；切勿用强电流连续刺激。

（7）注射葡萄糖后，应用新的容器来盛尿，以便做尿糖测定（如不换容器，也可将尿液滴在尿糖试纸上）。

（8）在寒冬季节，要注意给动物保温。

（9）膀胱插管应尽量减少残留膀胱的溶液。

（10）手术和实验过程中谨防大出血。

【思考题】

（1）本实验中影响肾小球的滤过率的因素有哪些？影响肾小管和集合管的重吸收和分泌的因素有哪些？

（2）静脉注射葡萄糖引起尿量增多的机制是什么？

（3）静脉注射呋塞米后尿量有什么变化？为什么？

（4）静脉注射垂体后叶素后尿量有什么变化？为什么？

（耿志国）

二、急性中毒性肾功能不全

【实验目的】

（1）学习复制急性中毒性肾功能不全动物模型的方法。

（2）观察急性肾功能不全时动物血气、酸碱、血尿素氮、血清钾及尿的变化，分析其发生机制。

【实验原理】　采用肾毒物重金属 $HgCl_2$ 溶液造成家兔急性肾小管坏死，复制急性肾功能不全的动物模型，通过观察动物的血气、酸碱、血尿素氮、血清钾及尿的变化，学习急性肾衰时内环境的变化。

【实验动物】 家兔（体重 1.5～2.5kg）。

【实验药品与器材】 1%（g/ml）HgCl₂ 溶液，3%（g/ml）戊巴比妥钠溶液或 20%（g/ml）氨基甲酸乙酯（乌拉坦 urethane）溶液，1%（g/ml）普鲁卡因溶液，生理盐水，1%（g/ml）肝素生理盐水溶液；兔台，手术器械，1ml 和 5ml 注射器，试管，滴管，漏斗，吸管，试管夹，酒精灯，试管架，颈动脉插管，血气分析仪，生化分析仪，离心机，光电比色计，水浴锅。

【实验方法与步骤】 观察指标。

全血：血气分析仪测定 pH、PaCO₂、[HCO₃⁻]、[K⁺]、[Na⁺]和[Cl⁻]；血清：生化分析仪测定 BUN；尿：尿量、尿蛋白定性和镜检；肾：大体及剖面外观。

（1）取家兔两只，一只为正常对照，一只为中毒实验兔。于实验前一天称重后，实验兔皮下或肌肉注射 1%HgCl₂（按 1.5～1.7ml/kg，一次注射），造成急性中毒性肾功能不全模型，对照兔则在相同部位注射同量的生理盐水，作为对照。将两只兔分笼置于大漏斗上，收集 24h 尿液，测量尿量。

（2）实验开始，家兔称重后，20%（g/ml）氨基甲酸乙酯溶液（0.5～1g/kg 体重）或 3%戊巴比妥钠（30mg/kg 体重）耳缘静脉注入麻醉，仰卧固定于兔台。下腹部剪毛，在耻骨联合上 1.5cm 处作长约 4cm 的正中切口，分离皮下组织，沿腹白线切开腹膜，暴露膀胱，穿刺取出全部尿液，供尿蛋白定性和尿液镜检。

（3）颈部正中切口，分离一侧颈总动脉，颈动

脉插管内注入肝素生理盐水溶液，进行颈动脉插管，供采血用。

【实验项目】

（1）抽取 0.5ml 动脉血作血气分析，取 3ml 动脉血（滴入肝素数滴后）离心（1500 r/min，5～10min），取血清供尿素氮测定用。

（2）尿常规检查

1）将尿液 1500 r/min 离心 5～10min。

2）显微镜检查：取尿沉渣，涂在玻片上，观察有无异常成分（细胞和管型）。

3）尿蛋白定性检查：取大试管盛尿液，倾斜试管于酒精灯上，将试管中的尿加热至沸腾，观察有无混浊，加数滴乙酸，再加热至沸腾，混浊不退为蛋白阳性，按其混浊程度以－、＋、＋＋、＋＋＋、＋＋＋＋表示之。

"－"表示尿液清晰无混浊。

"＋"表示尿液出现轻度白色混浊（含蛋白 0.01～0.05g%）。

"＋＋"表示尿液稀薄乳样混浊（含蛋白质 0.05～0.2g%）。

"＋＋＋"表示尿液乳浊或有少量絮片存在（含蛋白 0.2～0.5g%）。

"＋＋＋＋"表示尿液出现絮状混浊（含蛋白质＞0.5g%）。

如加乙酸后混浊消失，是因为加乙酸可除去磷酸盐或碳酸盐所形成的白色混浊。

（3）血清尿素氮的测定：取 3 只试管分别标号后按表 4-39 操作。

表 4-39　血清尿素氮的测定

试剂（ml）	1（空白管）	2（标准管）	3（样品管）
尿素氮试剂	5.0	5.0	5.0
二乙酰单肟试剂	0.5	0.5	0.5
蒸馏水	0.1		
尿素标准液		0.1	
1∶5 稀释的血清			0.1

将上述各管充分摇匀，置沸水浴中加热 15min，用自来水冷却 3min，在 540 nm 波长下比色，记录标准管的光密度读数（$D_{标}$）及样品管的光密度读数（$D_{样}$）。

计算每 100ml 血清中尿素氮的含量（mg）

$$= \frac{D_{样}}{D_{标}} \times 0.002 \times \frac{5 \times 100}{0.1} = \frac{D_{样}}{D_{标}} \times 10$$

$$= 血清尿素氮（mg/100ml）\qquad (4-19)$$

原理：血清尿素在强酸条件下与二乙酰单肟和氨硫脲煮沸，生成红色复合物（二嗪衍生物）。

（4）形态学观察

1）将对照及中毒家兔一并处死，取出肾脏，称重，计算肾重与体重之比。

2）观察并比较 2 只家兔肾脏的大体形态、颜色、光泽、条纹等。

3）组织切片示教：于显微镜下观察对照及中毒组皮质和髓质肾小管上皮有无明显的坏死、脱落；管腔有无蛋白、红细胞、管型等。

（5）将实验结果填入表 4-40。

表 4-40 实验结果与分析

	全血					血清	尿			肾	
	pH	[HCO_3^-]	[K^+]	[Na^+]	[Cl^-]	BUN	尿量	蛋白	镜检	大体	剖面
1											
2											

（6）分析实验结果。

【思考题】

（1）根据什么判断急性肾功能不全模型复制成功？

（2）各指标变化的机制是什么？

附：血清尿素氮测定试剂的配制

1.2%二乙酰单肟试剂 称取二乙酰单肟 2g，蒸馏水溶解并加至 100ml。

2.尿素氮试剂 取浓 H_2SO_4 44ml，85% H_3PO_4 66ml，溶于 100ml 蒸馏水中，冷至室温依次加硫氨脲 50mg，溶解后再加硫酸镉 1.62g（$3CdSO_4 \cdot 8H_2O$）或 2.0g（$3CdSO_4 \cdot 6H_2O$），溶解后加蒸馏水至 1 L，存冰箱，可保存 6 个月。

3 尿素氮标准储备液（20mg%） 精确称取尿素 42.8mg，溶于 50ml 蒸馏水中加氯仿 6 滴，再用蒸馏水稀释至 100ml，可储存冰箱 6 个月。

4. 尿素氮标准液（每 ml 含 0.02mg） 取上述尿素氮标准储备液 100ml，加蒸馏水至 1000ml。

（叶 红 王小川）

三、油酸引起的急性缺血性肾功能衰竭

【实验目的】

（1）学习诱导家兔发生急性缺血性肾功能衰竭的动物模型的复制方法。

（2）观察用油酸引起急性缺血性肾功能衰竭发生和发展的病生理过程。

（3）观察急性缺血性肾功能衰竭时肾脏泌尿功能及形态学改变以及血生化指标的变化。

（4）通过实验掌握急性缺血性肾功能衰竭发生机理。

【实验原理】 肾脏的基本功能是通过尿液的生成，排除机体的代谢终产物以及摄入量超过机体需要的物质，以保证机体内环境稳定。经肾动脉注射油酸后，流经肾小球毛细血管的血流减小，肾小球的滤过率急剧下降，同时，肾小管周围毛细血管的阻断引起微循环障碍，肾实质细胞缺血缺氧，ATP 生成减少，能量代谢发生障碍，肾小管细胞内钙超载、一氧化氮合成酶过度表达，生成的一氧化氮使肾小管细胞发生坏死性损伤。肾小管出现尿液稀释和浓缩功能障碍，重吸收钠的能力降低，从而导致等渗尿，而尿钠浓度升高。尿常规检查可发现血尿，镜检有多种细胞和管型。尿素和肌酐等代谢废物排出障碍，使尿肌酐/血肌酐＜20。机体功能代谢发生改变，表现为氮质血症、电解质紊乱、水中毒和代谢性酸中毒。

【实验对象】 正常健康家兔（2～2.5kg，雌雄不限）。

【实验药品与器材】 20%（g/ml）油酸，20%（g/ml）氨基甲酸乙酯（乌拉坦 urethane）溶液，1%（g/ml）普鲁卡因，尿素氮试剂，二乙酰单肟试剂，5%（g/ml）乙酸溶液，尿素氮标准应用液Ⅱ，肌酐标准应用液，苦味酸，生理盐水，4%（g/ml）肝素生理盐水溶液，手术器械一套，颈动脉插管，导尿管（PE50 管），注射器，针头，离心机，试管，试管夹，酒精灯，分光光度计，血气分析仪，恒温水浴箱，显微镜一架，玻片，兔笼。

【实验方法与步骤】

（1）取家兔 1 只，称重，耳缘静脉注射 20%（g/ml）乌拉坦溶液（1g/kg 体重）麻醉，仰卧位固定在操作台上。

（2）颈部正中切口，分离左侧颈总动脉，用 4% 肝素生理盐水溶液充盈动脉插管及三通管。颈总动脉插管，通过三通管连接压力换能器测定动脉血压。

（3）腹部正中切口，长约 10cm。分离皮下组织，沿腹白线剪开腹膜，暴露膀胱，并将膀胱向耻骨联合方向翻出体外，在膀胱底部找到并分离双侧输尿管。在输尿管靠近膀胱处用线结扎，稍等片刻，待输尿管充盈后，用眼科剪在双侧输尿管各剪开一个小口，向肾脏方向插入导尿管，动脉夹固定，收集尿液作对照或实验。

（4）轻轻推开肠管在腹腔后壁找到肾脏。暴露左右两侧肾动脉，动脉夹夹闭左右两侧肾动脉，用 2.5ml 注射器从肾动脉向肾脏方向分别缓慢推入油酸（0.4ml/kg），打开左右两侧肾动脉夹。

（5）60min 后取腹主动脉血进行检查：抽取 0.5ml 动脉血做血气分析，取 3ml 动脉血，滴入肝素数滴混匀后离心（1500 r/min，5～10min），取

血清供尿素氮测定用；另取 3ml 动脉血，滴入肝素数滴混匀，测血浆肌酐浓度。

（6）血肌酐和尿肌酐测定按表 4-41 操作。

表 4-41 血浆和尿肌酐含量测定

试剂（ml）	标准管 S	标准空白管 So	测定管 R	测定空白管 Ro
肌酐标准液	0.25	0.25	–	–
血浆或尿液	–	–	0.25	0.25
测定苦味酸	5.0	–	5.0	–
空白苦味酸	–	5.0	–	5.0

加完上述试剂后混匀，置 37℃ 水浴 20min，再放入冷水容器中转动 1min 使冷却，在 520nm 波长处各以其相应的空白管调零，比色测定各管的光密度。本实验所需要试剂宜在使用前两周内配制，逾期则苦味酸颜色加深，光密度值随之增高，影响检测结果。苦味酸具备爆炸性，配制该试剂时应先在容器内加少许蒸馏水，以防意外。

计算：

$$肌酐含量 = 2 \times \frac{D_R - 0.01}{D_S - 0.01} - 0.23(mg\%)$$

（4-20）

$$肌酐含量（\mu mol/L）=肌酐（mg\%）\times 88.402$$

（4-21）

（7）血清尿素氮的测定：取 3 只试管分别标号后按表 4-42 操作。

表 4-42 血清尿素氮的测定

试剂（ml）	1（空白管）	2（标准管）	3（样本管）
尿素氮试剂	5.0	5.0	5.0
二乙酰单肟试剂	0.5	0.5	0.5
蒸馏水	0.1		
尿素标准液		0.1	
1∶5 稀释的血清			0.1

将上述各管充分摇匀，置于沸水浴中加热 15min，用自来水冷却 3min，在 540nm 光波下比色，记录标准管的光密度读数（$D_标$）及样本管的光密度读数（$D_样$）。计算每 100ml 血清中尿素氮的含量。

$$= \frac{D_样}{D_标} \times 0.002 \times \frac{5 \times 100}{0.1} = \frac{D_样}{D_标} \times 10$$

$$= 血清尿素氮(mg/100ml)$$

（4-22）

原理：血清尿素在强酸条件下与二乙酰单肟和氨硫脲煮沸，生成红色复合物（二嗪衍生物）。

（8）尿常规检查

1）将尿液 1500r/min 离心 5～10min。

2）显微镜检查：取尿沉渣，涂在玻片上，观察有无异常成分（细胞和管型）。

3）尿蛋白定性检查：取大试管盛尿液，倾斜。试管于酒精灯上，将试管中的尿加热至沸腾，观察有无混浊，加数滴乙酸，再加热至沸腾，混浊不退为蛋白阳性，按其混浊程度以–、+、++、+++、++++表示之。

"–"表示尿液清晰无混浊。

"+"表示尿液出现轻度白色混浊（含蛋白 0.01～0.05g%）。

"++"表示尿液稀薄乳样混浊（含蛋白质 0.05～0.2g%）。

"+++"表示尿液乳浊或有少量絮片存在（含蛋白质 0.2～0.5g%）。

"++++"表示尿液出现絮状浑浊（含蛋白质 >0.5g%）。

如加乙酸后浑浊消失，是因为加乙酸可除去磷酸盐或碳酸盐所形成的白色混浊。

（9）形态学观察

1）将正常对照及实验兔一并处死，取出双肾，称重，计算肾重与体重之比。

2）观察并比较正常对照及实验兔肾脏的大小形态、颜色、光泽、条纹等。

3）组织切片示教：显微镜下观察皮质肾小管上皮有无明显的变化、坏死、脱落；管腔有无蛋白、红细胞、管型等（表 4-43）。

【注意事项】

（1）注射油酸时速度不宜过快。

（2）手术中应尽量避免出血。

表 4-43 实验结果

	全血						
	pH	PaCO₂	[HCO₃⁻]	[K⁺]	[Na⁺]	[Cl⁻]	血肌酐
实验兔							
对照兔							

	血清	尿			肾		
	BUN	尿量	蛋白	尿肌酐	镜检	大体	剖面
实验兔							
对照兔		PaCO₂	HCO₃⁻				

（3）取动脉血测血气时切忌与空气接触，如针管内有小气泡要及时排除。

【思考题】

（1）判断急性肾功能衰竭的实验依据是什么？

（2）急性肾功能不全的病因及相应的主要病理生理变化有哪些？

（李　娜）

四、夹闭肾动脉引起的急性缺血性肾功能衰竭

【实验目的】

（1）学习复制急性缺血性肾功能不全动物模型的方法。

（2）观察缺血性肾功能衰竭时肾脏泌尿功能及形态学改变。

（3）根据实验观察指标的变化，讨论分析急性缺血性肾功能衰竭的可能发生机制。

【实验原理】　肾脏的基本功能是通过生成尿液，排除机体可溶性代谢产物，以保证机体内环境的稳定。夹闭肾动脉后，肾脏血供严重障碍，肾小球滤过和肾小管分泌、重吸收功能受到损伤，引起肾脏排泄功能的衰竭。

夹闭肾动脉导致肾组织血流阻断，一方面直接使流经肾小球毛细血管的血流减少，使肾小球的滤过急剧下降，另一方面肾微循环发生严重障碍，使肾实质细胞缺血缺氧，ATP 生成减少，能量代谢发生障碍，从而影响了肾小管主动性离子交换功能，其吸收及排泄功能均受到影响。ATP 进一步降低和细胞膜的损伤导致细胞外钙内流，细胞内钙增加，使细胞发生不可逆性坏死。肾小球毛细血管内皮细胞、足细胞、系膜细胞发生肿胀、退变；小管周围毛细血管内皮细胞及其管外的肾小管上皮细胞肿胀坏死；肾小管坏死及其腔内阻塞可导致小管液的回漏，引起间质水肿；毛细血管壁的破坏使其通透性发生改变，水分透过管壁进入组织，加重间质水肿。这些因素共同作用，使肾组织血流量进一步减少，肾小球滤过率降低。滤过膜本身的破坏及肾小球坏死减少了滤过面积，加重了肾小球的滤过功能的障碍。

缺血性急性肾功能衰竭初期，肾缺血直接使肾小球滤过率下降，代谢废物在体内潴留，而肾小管还未受到明显损害，此时若及时恢复肾血灌，肾功能即能恢复，称功能性肾功衰；若缺血持续存在，最终的发展是肾小管上皮细胞的坏死。肾小管损伤可表现为节段性或广泛性的肾小管坏死，这种损伤的直接原因是缺血缺氧。此时即使恢复肾血灌，肾功能也不能及时恢复，进入器质性肾功衰阶段。

【实验对象】　大鼠 200～250g，雌雄不限。

【实验药品与器材】　20%（g/ml）氨基甲酸乙酯（乌拉坦 urethane）溶液，尿素氮溶液，二乙酰单肟试剂，5%乙酸溶液，尿素氮标准应用液Ⅱ，肌酐标准应用液，苦味酸，10%氢氧化钠，生理盐水，1%（g/ml）肝素生理盐水溶液；手术器械一套，大鼠固定台，颈动脉插管，分光光度计，血气分析仪，恒温水浴箱，显微镜一架，玻片，导尿管，注射器，针头，离心机，试管，试管夹，酒精灯。

【实验方法与步骤】

观察指标：全血：血肌酐，血气分析仪测定 pH、PaCO₂、[HCO₃⁻]、[K⁺]、[Na⁺]和[Cl⁻]；血清：生化分析仪测定尿素氮（BUN）；尿：尿肌酐，尿量、尿蛋白定性和镜检；肾：大体及剖面外观。

（1）取大鼠 2 只，一只为实验鼠，一只为正常对照。称重，腹腔注射 20%（g/ml）氨基甲酸乙酯溶液（0.1g/100g 体重）麻醉，仰卧位固定在鼠台上。

（2）颈部正中切口，分离一侧颈总动脉，颈动脉插管内注入肝素生理盐水溶液，进行颈动脉插管。

（3）腹部正中切口，长约3cm。分离皮下组织，沿腹白线剪开腹膜，暴露膀胱，并将膀胱向腹后部翻向体外，在膀胱底部找到并分离双侧输尿管，在输尿管靠近膀胱处用线结扎，稍等片刻，待输尿管充盈后，用 5½ 头皮针向肾脏方向刺入，用动脉夹固定，收集尿液。

（4）轻轻推开肠管，在腹腔后壁找到肾脏。双重结扎右侧肾蒂，切除右侧肾脏。1min 后夹闭实验鼠左肾动脉，对照组不夹闭，60min 后取血检查。

【实验项目】

（1）抽取 0.5ml 动脉血作血气分析，取 3ml 动脉血（滴入肝素数滴后）离心（1500r/min，5～10min），取血清测定尿素氮；另取 3ml 动脉血（滴入肝素数滴后）测血浆肌酐浓度。

（2）血肌酐和尿肌酐测定按表 4-44 操作。

表 4-44 血浆和尿液肌酐含量测定（ml）

试剂	标准管 S	标准空白管 So	测定管 R	测定空白管 Ro
肌酐标准液	0.25	–	5.0	–
血浆或尿液	–	0.25	–	5.0
测定苦味酸	–	0.25	5.0	–
空白苦味酸	–	0.25	–	5.0

加完上述试剂后混匀，置 37℃水浴 20min，再放入冷水容器中转动 1min 使冷却，在 520nm 波长处各以其相应的空白管调零，比色测定各管的光密度。本实验所需要试剂宜在使用前两周内配制，逾期则苦味酸颜色加深，光密度值随之增高，影响检测结果。苦味酸具有爆炸性，配制该试剂时应先在容器内加少许蒸馏水，以防意外。

计算：

血中肌酐含量：$2 \times \dfrac{R-0.01}{S-0.01} - 0.23$（mg%）
$$（4-23）$$

尿肌酐（μmol/L）＝肌酐（mg%）×88.402
$$（4-24）$$

（3）血清尿素氮的测定：取 3 只试管分别标号后按表 4-45 操作。

表 4-45 血清尿素氮的测定

试剂（ml）	1（空白管）	2（标准管）	3（样品管）
尿素氮试剂	5.0	5.0	5.0
二乙酰单肟试剂	0.5	0.5	0.5
蒸馏水	0.1		
尿素标准液		0.1	
1∶5 稀释的血清			0.1

将上述各管充分摇匀，置沸水浴中加热 15min，用自来水冷却 3min，在 540 nm 波长下比色，记录标准管的光密度读数（$D_标$）及样品管的光密度读数（$D_样$）。计算每 100ml 血清中尿素氮的含量（mg）

$$= \frac{D_样}{D_标} \times 0.002 \times \frac{5 \times 100}{0.1} = \frac{D_样}{D_标} \times 10$$
$$= 血清尿素氮（mg/100ml）\quad（4-25）$$

原理：血清尿素在强酸条件下与二乙酰单肟和氨硫脲煮沸，生成红色复合物（二嗪衍生物）。

（4）尿常规检查

1）将尿液 1500 r/min 离心 5～10min。

2）显微镜检查：取尿沉渣，涂在玻片上，观察有无异常成分（细胞和管型）。

3）尿蛋白定性检查：取大试管盛尿液，倾斜试管于酒精灯上，将试管中的尿加热至沸腾，观察有无混浊，加数滴乙酸，再加热至沸腾，混浊不退为蛋白阳性，按其混浊程度以−、+、++、+++、++++表示之。

"−"表示尿液清晰无混浊。

"+"表示尿液出现轻度白色混浊（含蛋白 0.01%～0.05g%）。

"++"表示尿液稀薄乳样混浊（含蛋白质 0.05%～0.2g%）。

"+++"表示尿液乳浊或有少量絮片存在（含蛋白 0.2%～0.5g%）。

"++++"表示尿液出现絮状混浊（含蛋白质＞0.5g%）。

如加乙酸后混浊消失，是因为加乙酸可除去磷酸盐或碳酸盐所形成的白色混浊。

（5）形态学观察

1）将对照及实验鼠一并处死，取出左肾，称重，计算肾重与体重之比。

2）观察并比较 2 只大鼠肾脏的大体形态、颜色、光泽、条纹等。

3）组织切片示教：于显微镜下观察皮质肾小管上皮有无明显的变化、坏死、脱落；管腔有无蛋白、红细胞、管型等。

实验结果填入表 4-46。

表 4-46 实验结果

	全血						
	pH	PaCO$_2$	[HCO$_3^-$]	[K$^+$]	[Na$^+$]	[Cl$^-$]	血肌酐
实验兔							
对照兔							

	血清	尿			肾		
	BUN	尿量	蛋白	尿肌酐	镜检	大体	剖面
实验鼠							
对照鼠							

【注意事项】 取动脉血测血气时切忌与空气接触，如针管内有小气泡要即时排除。

【思考题】

（1）判断缺血肾已发生了器质性肾功能衰竭的实验依据是什么？

（2）如果通过实验观察缺血-再灌注性损伤对肾脏的影响，你如何设计？

（刘 蓉 王小川）

五、利尿药实验

（一）呋塞米的利尿作用

【实验目的】

（1）学习麻醉动物的利尿实验方法。

（2）观察呋塞米对麻醉大鼠的利尿作用。

【实验原理】 呋塞米属于磺酰类化合物。能特异地与肾小管髓袢升支粗段 Na$^+$-K$^+$-2Cl$^-$同向转运系统可逆性结合，抑制其转运能力，使 NaCl 重吸收减少，而降低肾的稀释功能。同时因使肾髓质间隙渗透压梯度降低，亦抑制肾的浓缩功能，排出大量近等渗的尿液。

【实验对象】 SD 或 Wistar 雄性大鼠（300g 左右）。

【实验药品与器材】 20%（g/ml）氨基甲酸乙酯（乌拉坦 urethane）溶液，0.08% 呋塞米，生理盐水；导尿管，缝针及 0000 丝线，大鼠台，止血钳，手术剪，眼科剪，小烧杯，刻度试管。

【实验方法与步骤】 取雄性大鼠一只，称重，给予 1% 盐水 2ml/100g 灌胃并计时。腹腔注射 20%（g/ml）氨基甲酸乙酯溶液 1～1.2g/kg（0.5～0.6ml/100g）麻醉，将动物仰卧位固定于手术台上，作颈部切口，分离一侧颈外静脉并插管，供给药用。剪去下腹部毛，于耻骨联合上正中切开腹部皮肤 1.5～2cm，剪开腹肌，暴露膀胱并用手挤压使之排尽尿液，在膀胱底部作荷包缝合后，剪一小口，插入充满生理盐水的导尿管，

结扎固定。用止血钳夹住尿道外口，通过导尿管向膀胱内注射生理盐水，检查膀胱插管处有无渗漏。若有渗漏，应重新结扎固定使插管处无渗漏。水负荷 1h 后开始试验，先静脉注射生理盐水 0.1ml/100g，用刻度试管收集 20min 的尿液作为正常值。再静脉注射 0.08% 呋塞米 0.1ml/100g，同样收集 20min 尿液，比较给药前后尿量的变化。

【实验项目】 见表 4-47。

表 4-47 呋塞米对麻醉大鼠的利尿作用

药物	20min 收集的尿量（ml）
生理盐水	
呋塞米	

【注意事项】

（1）膀胱插管不宜过深，避免管口堵在膀胱壁上，妨碍尿液流出，插管时尽量避免损伤膀胱黏膜，出现血尿。

（2）注意从膀胱插管内注入生理盐水使膀胱膨大，检查结扎处有无渗水，然后将水抽出，使膀胱恢复原来的大小。

（3）膀胱插管内，如有空气不利尿液流出，应将空气排出。

（4）动物麻醉后，体温下降，应注意保暖。

（二）呋塞米对清醒大鼠的利尿作用

【实验目的】

（1）学习清醒动物利尿的实验方法。

（2）观察呋塞米对清醒大鼠的利尿作用。

【实验原理】 呋塞米为高效利尿药，作用于髓袢升枝粗段，抑制 Na$^+$-K$^+$-2Cl$^-$共同转运系统，抑制 NaCl 再吸收而发挥强大的利尿作用。1%NaCl 可以使实验动物细胞外液增加，模拟水钠潴留状态。预先用 1%NaCl 进行水负荷的实验动物给予呋塞米会引起动物尿量的明显增多。为了减少尿液蒸发和粪

便污染，采用代谢笼实验法。

【实验对象】 SD 或 Wistar 大鼠（体重 200g 左右，雌雄不拘）。

【实验药品与器材】 1% 呋塞米，1% NaCl，生理盐水；鼠秤，1ml、10ml 注射器，6 号针头，大鼠灌胃针头，烧杯，代谢笼若干。

【实验方法与步骤】 每组各取大鼠 4 只，称重，随机分为对照组和实验组。实验开始时轻压大鼠下腹部，排尽尿液。对照组大鼠给予 1% 盐水 2ml/100g 灌胃，并肌内注射 1% 生理盐水 0.1ml/100g。实验组大鼠给予 1% 盐水 2ml/100g 灌胃，并肌内注射 1% 呋塞米 0.1ml/100g。每只代谢笼放置大鼠 1 只，每 30min 收集尿液一次，连续观察 90min。

【实验项目】 综合全班实验结果填入下表，并进行统计。

（1）分别计算对照组、实验组 90min 总尿量的平均值和标准差 SD。

（2）分别计算对照组、实验组各时间点（即给药后 30min、60min 和 90min）的尿量实测值、尿量变化值、尿量变化率的比较，观察给药不同时间利尿作用的强度。将计算结果填入表 4-48、表 4-49。

表 4-48 实验结果

时间 尿量（ml）	30min				60min				90min				90min 均数	汇总结果 标准差
	A	B	C	D	A	B	C	D	A	B	C	D		
对照组														
实验组														

注：A、B、C、D 为学生实验台编号

表 4-49 给药前后各时间点的尿量实测值（或尿量变化值、尿量变化率）的比较

时间（min）	对照组			实验组		
	例数	均数	标准差	例数	均数	标准差
给药前						
给药后 30						
60						
90						

【注意事项】 考虑实验环境如气温及湿度等因素的影响，室温控制在 20℃ 左右为好。

【思考题】 根据实验结果讨论呋塞米利尿作用特点及临床用途。

（郭莲军 徐旭林）

（三）呋塞米对清醒家兔的利尿作用和尿中离子浓度的影响

【实验目的】 观察呋塞米（fursemide）的利尿（diuresis）和排钠（natriuresis）、钾（kaliuresis）及氯（chloriuresis）离子作用。

【实验原理】 呋塞米是高效类利尿药，可通过抑制肾小管髓袢升枝粗段 Na^+-K^+-$2Cl^-$ 协同转运系统，提高肾小管液中 Na^+、K^+、Cl^- 浓度，使肾髓质渗透压梯度不能建立而降低肾的尿浓缩功能，最终排出大量近似于等渗的尿液。

【实验对象】 雄性家兔。

【实验药品与器材】 5%葡萄糖生理盐水，1% 呋塞米，1%盐酸丁卡因，液状石蜡，钠、钾、氯离子混合标准液，1%四苯硼钠溶液，0.5%焦锑酸钾溶液，单一显色剂，无水乙醇，30%乙醇；兔手术台，8 号导尿管，50ml 烧杯，10ml 量筒，胃管，兔开口器，胶布，注射器，吸管，滴定管，722 型分光光度计。

【实验方法与步骤】

（1）取体重 2.5～3kg 左右的雄性家兔 3 只，实验前禁食不禁水 12～24h，于实验前 0.5～1h 用 5%葡萄糖生理盐水 30ml/kg 灌胃，以增加水负荷。

（2）将清醒兔背位固定于兔手术台上。向尿道口内滴入 2 滴 1%盐酸丁卡因，导尿管头端涂上少许液状石蜡，从尿道口缓缓插入 7～9cm，见尿排出，可以再推进 2cm 左右，插入的导尿管总长度不超过 10～12cm。

（3）给药前，每 5min 收集尿液一次，连续 3 次，求平均值作为给药前尿液量水平。

（4）待尿流速度稳定后，自耳缘静脉分别注入下列药物：

1）生理盐水 2ml/kg 体重。

2）50%葡萄糖溶液 2ml/kg 体重。

3）0.1%呋塞米溶液 2ml/kg 体重。

记录各药作用 10min 所排出的尿量和作用持续

时间。取各药作用的中段尿进行离子测定。

（5）按照表4-50～表4-52所示的操作步骤进行尿中钠、钾、氯离子的测定。

表4-50 钠离子测定

	给生理盐水后	给50%葡萄糖后	给呋塞米后	标准管
样品尿	0.1	0.1	0.1	–
标准品溶液	–	–	–	0.1
蒸馏水	4.9	4.9	4.9	4.9
		混匀后每管去4ml，只保留1ml		
0.5%焦锑酸钾	1.0	1.0	1.0	1.0
无水乙醇	1.0	1.0	1.0	1.0
30%乙醇	2.0	2.0	2.0	2.0

表4-51 氯离子测定

	给生理盐水后	给50%葡萄糖后	给呋塞米后	标准管
样品尿	0.1	0.1	0.1	–
标准品溶液	–	–	–	0.1
单一显色剂	4.9	4.9	4.9	4.9

表4-52 钾离子测定

	给生理盐水后	给50%葡萄糖后	给呋塞米后	标准管
样品尿	0.1	0.1	0.1	–
标准品溶液	–	–	–	0.1
1%四苯硼钠溶液	1.0	1.0	1.0	1.0
蒸馏水	3.9	3.9	3.9	3.9

混匀后，选波长560nm，以蒸馏水调零，在分光光度计上测定各管钾离子的光密度值（OD）；以波长460nm，测定各管钠和氯离子的光密度值。按照下列公式计算尿中离子浓度（表4-53）。

样品中钠或氯离子浓度=150mmol/L×（样品尿OD/标准品OD） (4-26)

样品中钾离子浓度=5mmol/L×（样品尿OD/标准品OD） (4-27)

10min内各种离子总排出量=样品中离子浓度（mmol/L）×10min内尿量 (4-28)

表4-53 实验结果

	尿量（ml/10min）	作用持续时间（min）	钠离子浓度（mmol/L）	钾离子浓度（mmol/L）	氯离子浓度（mmol/L）
生理盐水					
50%葡萄糖					
0.1%呋塞米					

【注意事项】

（1）每次记录尿液量前，均须用手轻压兔下腹部以排尽膀胱中的尿液。记录各药作用10min尿量时，也应用上述手法把10min未存留于膀胱内的尿液导入收集管中。

（2）尿液过少时，可用1ml注射器量取。

（3）50%葡萄糖溶液和0.1%速尿溶液在静脉注射后，一般在1～2min和5min内发挥作用。如届时无尿滴出，可轻轻转动导尿管，即可见尿液滴出。

【思考题】 葡萄糖和呋塞米利尿作用的原理及临床用途如何？

附1：一些测定试剂的配制方法

1. 钠、钾、氯离子混合标准液 氯化钠8.766g，K_2SO_4 0.436g，120℃烤箱烘烤2h，加蒸馏水至1000ml，此溶液中钠和氯、钾离子浓度分别为150和5mmol/L。

2. 0.5%焦锑酸钾溶液 焦锑酸钾2g，溶于400ml煮沸的蒸馏水，冷却后加6ml 10%的KOH，混匀后用塑料瓶装。

3. 1%四苯硼钠溶液

A液：$Na_2HPO_4 \cdot 12H_2O$ 7.16g，溶于100ml蒸

馏水。

B 液：枸橼酸 2.19g 溶于 100ml 蒸馏水。

取 A 液 19.45ml 和 B 液 0.55ml，加入四苯硼钠 1g，用蒸馏水定容为 100ml，pH8.0～8.05。

4. 单一显色剂 黄氧化汞 150.2mg，加 HNO₃ 30ml，煮沸 5min，加蒸馏水至 1000ml，再加硫氰酸氨 88mg，再煮沸 30min，冷却后用蒸馏水定容为 100ml，放置于次日家硝酸铁 1g。

附2：间接滴定法测定尿中氯离子含量

如果本实验只测定尿中的氯离子，则可以不用上述离子测定方法。改用间接滴定法测定尿中氯离子含量，其原理和操作步骤如下：

1. 原理 在酸性环境中，硝酸银容易解离，解离的银离子与尿液中氯离子结合，生成氯化银沉淀，剩余的硝酸银可用硫氰酸胺（也可用硫氰酸钾）滴定，即能求出剩余硝酸银的量。剩余的硝酸银越少，表示消耗的越多，间接地证明尿中氯离子多。反之，表示氯离子少。

AgNO₃+NaCl→AgCl↓+NaNO₃

AgNO₃+NH₄CNS→AgCNS↓+NH₄NO₃

3NH₄CNS+Fe（NH₄）（SO₄）₂→Fe（CNS）₃（红色）
　　　　　　　　　　+2（NH₄）₂SO₄

2. 操作步骤 用吸管吸取尿液 1ml 置于 50ml 三角烧瓶中，再用吸管加入标准硝酸银溶液 2ml，用量筒加入浓硝酸 3ml，再加入指示剂饱和铁明矾液 2ml，摇匀，放置 5min，使用微量滴定管，以标定过的硫氰酸铵溶液滴定。出现浅粉红色（15s 内不褪色）即达终点。记录用去的硫氰酸铵的量（ml），按下列公式求氯离子的量：

$$Cl^-（g/ml）=（2-读数）×0.006　　（4-29）$$
$$Cl^-（g/30min）=Cl^-（g）/ml×尿（ml）/30min$$
$$（4-30）$$

[注]0.006 为 1ml 标准硝酸银溶液相当于 0.006g 的氯离子数，2 代表 2ml 标准硝酸银溶液。

3. 试剂配制

（1）标准硝酸银溶液：称取硝酸银 29.06g 溶于 1000ml 蒸馏水中。

（2）硫氰酸铵溶液：称取硫氰酸铵 2.90g 溶于 1000ml 蒸馏水中，然后用标准硝酸银溶液滴定，调节其浓度为 1ml 相当于硝酸银溶液 1ml。

（杨俊卿）

六、水肿的形成及利尿药的作用

【实验目的】

（1）通过阻断下腔静脉回流而复制腹水（ascites）模型，了解体循环（systemic circulation）静脉压（venous pressure）增高致水肿发生的机理。

（2）观察不同的利尿药消除水肿的作用，掌握其利尿消肿的药理作用和机制。

【实验原理】 正常人体液包括血液、组织液。两者总量均相对恒定。这种恒定靠两者的液体交换平衡和组织液与体外交换平衡来维持。如某种因素导致过多液体在组织间隔或体腔中积聚，即上述平衡失调，则形成临床上所称的“水肿”。水肿按范围可分为全身性水肿（edema），局部水肿（肺水肿、脑水肿）；过多的液体积聚于体腔所形成的水肿称为积水（hydrocele），如心包积水，脑腔积水，胸腔积水，腹腔积水等。按病因的不同，可将水肿分为肾性水肿、肝性水肿、心性水肿、营养不良性水肿、淋巴性水肿、炎性水肿等多种类型。

高效利尿药（high efficacy diuretics）、呋塞米（furosemide）通过抑制肾脏髓袢升支粗段（the thick ascending limb of the loop of henle）肾小管细胞膜上的 Na⁺-K⁺-2Cl⁻共同转运系统的功能，降低了肾脏浓缩与稀释尿液的功能，使原尿中的 Na⁺、Cl⁻浓度提高，因而排出大量近于等渗的尿液，产生强大的利尿作用。临床上常用于治疗各种严重的水肿。

高渗葡萄糖（hypertonicglucose）溶液静脉注射给药后，可迅速提高血浆渗透压（plasma osmotic pressure），使组织间液向血浆转移而产生组织脱水作用，也明显增加循环血容量和肾小球滤过率（glomerular filtration rate）；还使水和部分离子在肾小管的重吸收减少，排出量增多，产生渗透性利尿（osmotic diuretics）作用。

【实验对象】 家兔（体重 2～2.5kg，雌雄不拘）。

【实验药品与器材】 3%戊巴比妥钠，生理盐水，0.1%呋塞米，1%盐酸普鲁卡因；呼吸机，兔解剖台，止血钳，粗剪刀，带针头塑料管，眼科镊，眼科剪，动脉夹，静脉输液装置一套，记漏器，哺乳类手术器械一套，细塑料管插管（内径 0.1cm，外径 0.15cm，长约 30cm，头端圆滑），烧杯，纱布，10ml 注射器，干棉球，粗线绳，细丝线等。

【实验方法与步骤】

（1）取健康家兔 3 只，分别称重、编号后由耳缘静脉注射 3%戊巴比妥钠（30ml/kg）麻醉，仰卧固定于兔手台上，每只家兔均进行如下手术操作（可以每组只做一只家兔，最后全班综合各组结果比较）。

（2）颈静脉插管术：剪去颈部兔毛，在颈部正中做纵行切口，长 5～7cm。在外侧皮下找到颈外静脉，择一粗段并分离出 3cm 长度，穿 2 根线，1 根结扎远心端，另 1 根备用。在结扎点近心处，左手持眼科镊轻提静脉壁，右手用眼科剪作一“V”切口，插入连于输液装置的充满生理盐水之细塑料管，结扎牢固。缓慢输入生理盐水（5～10滴/分）保持静脉通畅。

（3）气管插管术：在颈部正中肌肉剪开一小口，然后钝性分开颈部肌肉，暴露气管。分离出约2cm长度的气管后，在气管下穿入一根粗线绳以备结扎用。在气管正中部做"⊥"切口，在切口处插入气管插管，用上述粗线绳结扎气管和插管并固定，将气管插管的一端连接到呼吸机上，调节呼吸机上各参数，使呼：吸=1.25∶1，呼吸频率23次/分，由于呼吸机无潮气量显示，潮气量的调节以动物胸腹部有轻度起伏即可。

（4）尿道插管术：于尿道管口滴入2～3滴1%盐酸普鲁卡因（procaine hydrochloride）溶液，细塑料管管头端涂上少量液状石蜡，从尿道口插入，见尿液流出后再推进2cm，使插入总长度为10～12cm为宜。

（5）阻碍下腔静脉回流：剪去右侧胸壁毛，在皮肤上沿胸骨右缘作6～7cm长的纵行切口，钝性分离肌肉，暴露第9、8、7肋骨。用大止血钳靠紧胸骨右缘平行地自10～9肋间隙插入。从7～6肋间隙穿出来夹紧，再如法平行夹上另一把止血钳。用金冠剪（骨剪）在两个止血钳之间剪断9、8、7肋骨。打开右胸腔，找到下腔静脉。用动脉夹夹住下腔静脉之大部（不少于2/3）或完全夹闭。用止血钳关闭胸腔。

（6）调节静脉滴注速度至约120滴/分，然后记录输液瓶中液面刻度并开始计时。液体输入约250ml时停止输液，至50～60min时打开腹腔观察有无腹水生成。肝肾有无改变。

【实验项目】

（1）甲兔由耳缘静脉注射生理盐水1～1.5ml/kg体重，并同时放开下腔静脉上的动脉夹，观察尿量变化并比较腹部腹水、肝、肾改变情况。

（2）乙兔由耳缘静脉注射0.1%呋塞米溶液1～1.5ml/kg体重，并同时放开下腔静脉上的动脉夹，观察尿量变化并比较腹部腹水、肝、肾改变情况。

（3）丙兔由耳缘静脉注射50%葡萄糖溶液10ml/kg，并同时放开下腔静脉上的动脉夹，观察尿量变化并比较腹部腹水、肝、肾改变情况。

实验结束时比较三组家兔前述观察项目的结果差异。

将实验数据填入表4-54。

表4-54 实验结果

编号	体重（kg）	药物名称	药物剂量（ml）	各段时间内尿量（ml/5min）	尿量总计（ml）
甲兔		生理盐水		备注	备注
乙兔		0.1%呋塞米			
丙兔		50%葡萄糖			

【注意事项】

（1）手术过程中，勿损伤血管、膈肌、纵隔及心脏等重要器官，手术切口不宜过大。

（2）颈部手术时，切开皮肤、分离结缔组织、静脉、肌肉、气管时，组织层次要清楚，尽量减少出血。

（3）防止动脉夹脱落。

（4）使用细塑料管前，先在导管上做好长度为10cm、12cm、14cm的标记符号，这样在插管时便于掌握进管深度。

【思考题】

（1）讨论腹水形成的机理及临床可能引起腹水的病因？

（2）利尿药在上述情况下的使用结果如何？为什么？

（张京玲）

第七节 神经系统

一、窒息对大鼠大脑皮层诱发电位的影响

【实验目的】

（1）学习哺乳动物中枢神经系统细胞外电压记录的电生理学方法。

（2）了解大脑皮层诱发电位产生的机制。

（3）观察窒息对大鼠大脑皮质诱发电位的影响。

【实验原理】 肢体的各种特异性感觉，都要通过丘脑的特异性投射系统传入大脑，导致大脑皮层感觉区域内的特定的锥体细胞群兴奋而引起感觉。特异性感觉信息传入大脑皮层时，锥体细胞的突起和胞体兴奋，其兴奋向皮质浅层顶树突传导的过程中，可在皮层投射区表面记录到特异性突触后综合

电位的变化，即大脑皮层诱发电位。这种电位的大小、有无与感觉信息的传入和脑细胞的活动状态有关，可因大脑缺氧或脑干网状结构的上行激动系统的机能改变而受影响。因此，监测 ECG，以大脑皮质感觉区诱发电位为指标，可观察不同因素对肢体感觉传入及大脑皮层机能活动的影响。

【实验对象】 大鼠（体重 300g 左右，雌雄兼用）。

【实验药品与器材】 20%氨基甲酸乙酯（乌拉坦 urethane）溶液，1%戊巴比妥钠，液状石蜡，0.9%NaCl；生物信号采集分析系统一套，脑立体定位系统 1 套，带隔离器刺激器 1 套，简易三维推进器，1ml、2ml、5ml 注射器各 1 支，弯、直手术剪各 1 把，有勾、有齿镊各 1 把，弯、直中号止血钳各 1 把，蚊式止血钳 1 把，刀柄、刀片各 1 把，大鼠手术台 1 个，小颅骨钻 1 个，污物缸 1 个，大鼠气管插管 1 个，索线、棉线、棉球，纱布。

【实验方法与步骤】

（1）手术：气管插管，暴露右侧大脑皮层，分离左侧腓总神经。

1）麻醉：20%氨基甲酸乙酯溶液按 1g/kg 体重的剂量或 1%戊巴比妥钠 30mg/kg 腹腔注射。

2）气管插管：颈部剪毛，切开皮肤及皮下组织，分离肌肉，暴露气管，分离气管，穿线，在 2～3 气管环切开气管，并快速插入气管插管。结扎、固定，剪去多余的线头。

3）暴露右侧硬脑膜：动物俯卧，剪去顶部的毛，沿正中线剪开头皮，用刀柄或纱布推开头皮，剥离骨膜。用刀片尖在"人"字缝尖和矢状缝与冠状缝交点间（稍后）、矢状缝右约 0.5cm 挖一小坑，将小颅骨钻钻头限制在小坑内，钻开颅骨。用蚊式止血钳去掉颅骨，暴露右侧硬脑膜，表面置液状石蜡棉球防干燥。

4）分离左后肢腓总神经：剪去左腿膝关节下、小腿前外侧毛，作纵向皮肤及皮下组织切口，暴露肌肉。将后肢屈曲轻抬，见近膝关节处有一横向凹陷，在凹陷处分开肌肉，从肌肉深层肌缝中找出由后向前下方行走的腓总神经，分离神经、穿线，浸液状石蜡备用。

（2）固定与记录：用大鼠头固定器及耳杆将头固定在脑定位仪上，调节头部及躯体高度，使皮层前后近水平，由仪器第二通道记录标准二导联 ECG。左下肢用棉线稍牵拉固定，用止血钳牵开皮肤、肌肉，将刺激电极勾住左腓总神经，由简易三维操纵器调整电极位置与高度，由第一通道记录大脑皮层诱发电位，选用"脑电"输入，增益一般为 1/4～1/8mV/cm。用定位仪电极夹持器夹住球形弹簧状银丝电极，调整记录电极位置。用适当强度的单脉冲

刺激腓总神经，同时在皮层体感区（矢状缝旁开 2～3mm，冠状缝后 2～4mm 区内），探查最大诱发电位的部位。注意分辨皮层自发电位、刺激伪迹和诱发电位的波形，观察诱发电位的波形、幅度及潜伏期。也可用平均叠加的方法记录大脑皮质诱发电位，但因后发放电位不规律，叠加后几乎被消除。

【实验项目】

（1）对照条件下，记录 ECG、皮层自发电位、皮层诱发电位及幅度、波形和潜伏期。

（2）夹闭气管插管 1～5min，观察诱发电位的变化。

（3）松开气管插管后，观察诱发电位的恢复情况。

（4）腹腔加注 1%戊巴比妥钠，每次 0.1ml，观察麻醉加深时诱发电位的变化。

示范记录如图 4-52 所示。

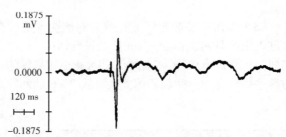

图 4-52　大脑皮质诱发电位
原始记录示刺激伪迹、主反应和后发放（潜伏期 9.8ms）

【注意事项】

（1）气管插管动作要快，防止窒息。

（2）开颅手术时防止静脉窦破裂大出血，手术及记录时不能损伤皮层。

（3）电极的位置要仔细选择。

（4）动物接地要良好。

（5）每次加注戊巴比妥钠注的量不能过大，间隔时间要长。

【思考题】

（1）试说明躯体的感觉传入引起大脑皮层特定区域诱发电位的基本过程。

（2）上述因素对 ECG 和皮层诱发电位是否产生同样明显的影响？为什么？

（骆红艳　胡还忠）

二、家兔大脑皮层运动机能定位

【实验目的】 观察电刺激家兔大脑皮层不同区域引起的有关肌肉运动，以了解大脑皮层运动区的功能定位及其特点。

【实验原理】 大脑皮层运动区（motor area）是

调节躯体运动功能的高级中枢。它通过锥体系（pyramidal system）和锥体外系（extra pyramidal system）下行通路控制脑神经核运动神经元和脊髓前角运动神经元的活动，以支配肌肉的运动。大脑皮层运动区对肌肉运动的支配呈规律有序的排列，且随着动物的进化逐渐精细。较低等的动物如鼠和兔，其皮层运动区机能定位已具有一定雏形，而高等灵长类动物和人的中央前回的运动机能定位最为明显。

【实验对象】　家兔（体重 2～2.5kg）。

【实验药品与器材】　20%氨基甲酸乙酯溶液（乌拉坦 urethane），生理盐水；兔头固定架，电刺激器，刺激电极，哺乳动物手术器械，骨蜡或止血海绵，纱布，脱脂棉，液状石蜡，骨钻，咬骨钳。

【实验方法与步骤】

（1）麻醉：从兔耳缘静脉按 0.8～1.0g/kg 体重的剂量缓慢注入 20%氨基甲酸乙酯溶液。

（2）手术：取俯卧位，将家兔四肢固定于兔手术台上，并将头固定在头架上。剪去头顶部的毛，从眉间至枕部正中将头皮与骨膜纵行切开，用刀柄向两侧剥离肌肉与骨膜。用骨钻钻开颅骨（钻孔位置见图 4-53），然后用咬骨钳扩大创口，暴露一侧大脑。扩创过程中切勿损伤硬脑膜和矢状窦。若颅骨创口出血时，可用骨蜡填塞止血。用一注射针头将硬脑膜挑起，然后以眼科剪仔细剪去硬脑膜。将 37℃左右的液状石蜡滴在暴露的脑表面上，以保护脑组织。术毕放松兔的四肢和头。

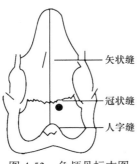

图 4-53　兔颅骨标志图

【实验项目】　主要观察刺激大脑皮层所引起的骨骼肌运动。接通刺激器的电源，选择合适的刺激参数：波宽 0.1～0.2ms，频率 20～50Hz，强度 10～20V。将刺激电极的连线与电刺激器相连，依次刺激大脑皮层的不同区域，每次刺激持续 5～10s。将观察到的实验结果标记在事先画好了的兔大脑半球示意图上。并与图 4-54 进行比较。

【注意事项】

（1）麻醉不宜过深，否则将影响刺激的效应。若麻醉过浅妨碍手术进行时，可在头皮下局部注射普鲁卡因。

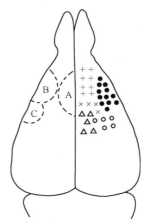

图 4-54　兔皮层的刺激效应区
A. 中央后区；B. 脑岛区；C. 下颌运动区；o.头；·.下颌；△. 前肢；+. 颜面肌肉和下颌；×. 前肢和后肢

（2）注意止血和保护大脑皮层。

（3）为防止刺激电极对大脑皮层的机械性损伤，可将银丝电极的尖端烧成球形。

【思考题】

（1）大脑皮层运动区的机能定位有哪些特点？

（2）锥体系和锥体外系的作用有何不同？

（张　业　闫国良　叶本兰）

三、损伤一侧小脑对躯体运动的影响

【实验目的】　观察损伤小鼠一侧小脑对肌紧张、运动协调和维持姿势平衡的影响，熟悉小脑对躯体活动的调节功能。

【实验原理】　小脑是机体维持姿势、调节肌紧张、协调随意运动的重要中枢之一。它与大脑皮层运动区、脑干网状结构、前庭器官和脊髓有广泛的联系，其中前庭小脑（vesibulocerebellum）与身体姿势平衡有关；脊髓小脑（spinocerebellum）与肌紧张的调节有关；皮层小脑（cerebrocerebellum）与运动计划的形成及运动程序的编制有关。小脑受到损伤后可出现随意和共济运动失调，肌张力降低，躯体平衡失调和站立不稳等表现。

【实验对象】　小鼠。

【实验药品与器材】　乙醚；直手术剪，镊子，大头针，脱脂棉，200ml 烧杯。

【实验方法与步骤】

（1）观察小鼠的正常活动。

（2）将少许棉花放入小烧杯中，倒入少许乙醚，将烧杯罩住小鼠，吸入麻醉 1～2min，待动物呼吸深慢且无随意活动后，取出动物，沿正中线剪开头部皮肤直达耳后部，钝性剥离皮下组织及薄层肌肉，暴露颅骨。仔细辨认小鼠颅骨的各骨缝（冠状缝、矢状缝和人字缝），在人字缝的后方即为小脑部位。持大头针在人字缝后 1mm、正中线一侧旁开 2mm 处刺入小脑，深约 3mm（图 4-55），然后以前后方向摆动针尖数次，以破坏一侧小脑。取出大头针，棉球止血。

【实验项目】 待小鼠清醒后，观察其姿势平衡的改变，小鼠身体是否向一侧旋转或翻滚；两侧肢体的肌张力是否一样。

【注意事项】

（1）麻醉要注意适度，吸入乙醚时间不宜过长，一般为 2～3min。

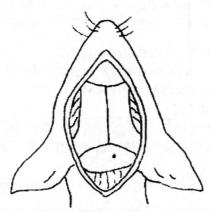

图 4-55 破坏小鼠小脑的位置示意图黑点示破坏小脑刺入处

（2）针刺入勿过深，以免伤及延髓。可在大头针外套一段细塑料管，将针尖只露出 3mm 左右，以便控制刺入的深度。

（3）动物清醒后活动不出现明显变化时，可能是因为破坏小脑不完全，可在原刺入处重新损毁一次。

【思考题】 小脑对躯体运动有何调节作用？

（王　维　骆红艳）

四、去大脑僵直

【实验目的】

（1）观察去大脑僵直的现象。

（2）分析产生去大脑僵直的机制。

【实验原理】 中枢神经系统（central nervous system）对伸肌的紧张度具有易化作用与抑制作用，通过这种作用使骨骼肌保持适当的紧张度，以维持机体的正常姿势。若在中脑的上、下丘之间离断动物的脑干，使大脑皮层运动区和纹状体等部位与脑干网状结构的功能联系中断，则抑制肌紧张（muscle tonus）的作用减弱而易化肌紧张的作用相对地加强。动物将出现四肢僵直、头尾昂起、脊柱挺硬的角弓反张现象，称为去大脑僵直（decerebrate rigidity）。

（一）兔去大脑僵直

【实验对象】 家兔（体重 2～2.5kg）。

【实验药品与器材】 20%氨基甲酸乙酯溶液（乌拉坦 urethane），生理盐水；哺乳动物手术器械一套，竹刀，小号缝合针，骨蜡或止血海绵，纱布，脱脂棉。

【实验方法与步骤】

（1）麻醉：自兔耳缘静脉按 0.5～0.8g/kg 体重的剂量缓慢注入 20%氨基甲酸乙酯溶液。

（2）手术：动物麻醉后，剪去颈部及头顶的毛，然后将兔仰卧位固定于手术台上。切开颈部正中皮肤，分离肌肉，暴露气管并行气管插管。找出两侧颈总动脉，分别穿线结扎，以避免脑部手术时出血过多。将兔转为俯卧位，把头固定于头架上。自两眉间至枕部将头皮经正中线纵行切开，用刀柄向两侧剥离肌肉和骨膜。在矢状缝旁 0.5cm 处的颅顶部位用骨钻开孔，再以咬骨钳将创口扩大，若颅骨出血可用骨蜡止血。特别是向对侧扩展时，实验中切勿伤及矢状窦，以免大出血。用小缝合针在矢状窦的前、后各穿一线并结扎。细心剪开硬脑膜，暴露出大脑皮层。将动物的头托起，用竹刀从大脑半球后缘轻轻翻开枕叶，即可见到四叠体（上丘较粗大，下丘较小），用竹刀在上、下丘之间与口裂延长线呈 45° 角插入，将脑干完全切断（图 4-56）。

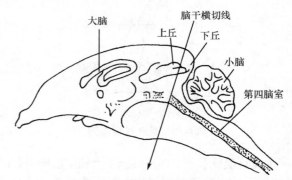

图 4-56 兔脑干切断部位示意图

【实验项目】

（1）在上、下丘之间横断脑干后几分钟，可见兔的四肢伸直，头部后仰，尾部上翘，呈现角弓反张状态，即去大脑僵直。若不明显，可用两手提起兔的背部，抖动动物，动物的四肢伸肌受重力牵拉作用，伸肌肌紧张将会明显增强（图 4-57）。

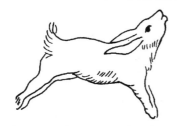

图 4-57 兔去大脑僵直示意图

（2）出现明显僵直后，于下丘稍后方再次切断脑干，观察肌紧张有何变化？

【注意事项】

（1）动物麻醉不易过深。

（2）手术时注意勿伤及矢状窦及横窦，避免大出血。

（3）切断部位要准确，过低将伤及延髓，导致呼吸停止；过高则不易出现去大脑僵直现象。

（4）为避免切断脑干时出血过多，可用拇指与食指在第一颈椎横突后缘压迫椎动脉数分钟。

附1：家兔去大脑僵直实验的小开颅法

（1）用乙醚将兔轻度麻醉，在头顶部正中线切开头皮，暴露颅骨。

（2）在冠状缝中点至人字缝顶点之间划一连线（即矢状缝位置）。将此线作三等分，在前 2/3 与后 1/3 的接点向左或向右旁开 5mm 处即为穿刺点。穿刺的方法是用探针在穿刺点上钻一小孔，将 1 号注射针头尖端自小孔垂直刺入至颅底，横断脑干。此法可避免大出血。

附2：家兔去大脑僵直实验的不开颅法

（1）取家兔一只，在不麻醉或轻度麻醉的情况下俯卧位固定于手术台上。

（2）于头部正中剪毛，然后在两眉之间至双耳间纵行切开皮肤和骨膜，用刀柄或纱布将骨膜向两侧剥离，暴露出顶骨和顶间骨。

（3）实验者左手固定头部，右手持刀于矢状缝骨后端 2.0mm 处向口角方向（与矢状缝呈 45°夹角）由颅外直接刺向颅底，左右横断脑干。将动物松绑，侧卧于手术台上。

（4）静候几分钟，便可见动物出现四肢伸直、僵硬，头部后仰，尾部上翘，呈现角弓反张状态。

（二）小鼠去大脑僵直

【实验对象】 小鼠。

【实验药品与器材】 乙醚；烧杯，棉球，有齿镊，手术剪，大头针。

【实验方法与步骤】

（1）观察正常小鼠的姿势及活动状况。

（2）麻醉：将浸有乙醚的棉球及小鼠一起放入倒扣的烧杯内，待麻醉（动物倒下，不能活动）后取出小鼠。

（3）实验者用左手拇指及食指将小鼠两耳向下固定在实验台上，沿头顶枕部正中切开皮肤，分离皮下组织，暴露颅骨，辨认人字缝。然后在离人字缝尖后 2.5～3.0mm 处（图 4-58）将大头针与枕骨平面垂直刺入颅内 3～4mm，并左右摆动大头针以横断脑干。几秒钟后可观察到小鼠的躯体及四肢逐渐伸直变硬，头后仰，尾上翘，呈角弓反张状态。

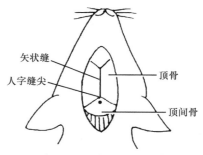

图 4-58 小鼠去大脑僵直

【注意事项】

（1）麻醉不宜过深。

（2）用针刺入小鼠颅内的部位要准确。

【思考题】

（1）在中脑上、下丘之间横断脑干后动物的姿势有何异常？为什么？

（2）在下丘的下方再次横断脑干，动物的姿势有何改变？为什么？

（3）试结合实验结果总结高位中枢和脑干网状结构对肌紧张的调节作用。

（4）何谓α僵直和γ僵直？去大脑僵直属于哪种僵直？为什么？

（张 业 闫国良 叶本兰）

五、半横断小鼠脊髓实验

【实验目的】 观察半横断小鼠脊髓（spinal cord）后躯体运动、皮肤感觉及皮肤血管扩张的改变，加深对脊髓功能的认识。

【实验原理】 脊髓是高位中枢与外周的感觉、运动等功能联系的中继传导道，在正常情况下外周感觉的痛觉、温度觉和部分触-压觉传入纤维进入脊髓后先交叉后上行，而肌肉本体感觉（proprioception）和部分触-压觉传导路径则先上行后交叉。起源于脑不同部位的运动传导束下行经脊髓前角或侧角管理骨骼肌的运动。延髓交感缩血管中枢紧张性活动，通过脊髓使血管平滑肌保持一定程度的收缩状态。半横断脊髓后，伤侧平面以下的运动和本体感觉丧失，而对侧的痛、温觉丧失，在临床上称布朗-色夸综合征（Brown-Sequard syndrome）。

【实验对象】 小鼠。

【实验药品与器材】 乙醚；直手术剪，镊子，大头针，脱脂棉，200ml 烧杯，玻璃盖。

【实验方法与步骤】

（1）观察小鼠的正常活动。

（2）将小鼠放入有浸有乙醚棉球的烧杯中，盖上玻璃盖以免乙醚挥发，作轻度吸入麻醉约 1～2min。待动物呼吸深慢且无随意活动后，从烧杯中取出麻醉动物，在背中部纵行切开皮肤（切口长约 1cm）。看清脊柱正中有一纵行的血管，以此作左右分界。脊柱上部两侧为左及右肩胛骨，其间有脂肪块，以肩胛间脂肪块下缘（相当于第七胸椎下缘）为上下分界。在上下、左右分界线的交叉点，用针从正中血管的一侧垂直刺入脊髓腔 3～4mm，水平向外侧拉出毁伤半侧脊髓，其损伤水平为胸髓 8～12 节（$T_{8~12}$）之间。

【实验项目】 待小鼠清醒后，观察小鼠四肢活动改变极其姿势。比较两后肢皮肤对针刺的反应及足底皮肤血管充血程度。

【注意事项】

（1）麻醉要适度，吸入乙醚时间不宜过长，以免死亡。

（2）针刺点选择要准确，下针要垂直，以免伤及对侧脊髓。

【思考题】

（1）为什么比较局限地破坏中央管前交叉的浅感觉传导路径（脊髓空洞症），会出现痛温觉受损而触觉基本不受影响的现象？

（2）实验中如果完全横断小鼠的脊髓（脊休克，spinal shock）则出现哪些表现？

（曹济民）

六、脊髓反射与反射时间的测定

【实验目的】 观察脊髓反射，测定反射时间，研究脊髓反射的一些特征。

【实验原理】 反射（reflex）是指在中枢神经系统参与下，机体对内外环境变化所做出的规律性反应。一些简单的反射通过中枢神经系统的低级部位就能完成，而较复杂的反射需要较高级中枢部位的整合方能完成。反射活动的结构基础是反射弧（reflex arc），包括感受器、传入神经、中枢、传出神经和效应器 5 个部分。反射通过反射弧各组成部分所需

的时间为反射时间（reflex time）。反射弧的任何部分受破坏，均不能实现完整的反射活动。两栖类动物在断头后，尽管出血较多，各组织器官功能可基本维持正常，其脊休克时间也只有数秒，最长不过数分钟。断头后的各种反射活动为单纯的脊髓反射（spinal reflex），故有利于观察和分析反射活动的某些特征。

【实验对象】 牛蛙。

【实验药品与器材】 0.01mol/L、0.03mol/L 和 0.05mol/L 的硫酸溶液，0.5%硫酸溶液；蛙类动物手术器械，止血钳，双凹夹，刺激电极，秒表，培养皿，烧杯，纱布，滤纸，棉球，蛙板，铁支架，刺激器，刺激电极，橡皮筋以及大头针。

【实验方法与步骤】 制备脊牛蛙标本：取牛蛙一只，用纱布紧裹牛蛙的上下肢及躯干，只露头部，然后用剪刀一叶经口腔置于两口角，一叶置于顶背，沿鼓膜后缘剪去头颅，保留下颌，即脊牛蛙。用夹子夹住下颌，将脊牛蛙悬吊在支架上。

【实验项目】

（1）搔扒反射：将浸以 0.5%硫酸溶液的小滤纸一块，贴在牛蛙腹部下段皮肤上，可见四肢向该处搔扒，直到除掉滤纸片为止。

（2）测定反射时间：将牛蛙任一后肢的足尖浸入 0.01mol/L 硫酸溶液中，并用秒表记录从浸入时起至腿发生屈曲时所需要的时间。然后迅速洗去牛蛙足趾尖皮肤上的残存硫酸，并用纱布擦干足趾上的水渍。重复测定 3 次，每次测定后休息 3min，求平均值，即为反射时间。

（3）采用同样方法测定 0.03mol/L 和 0.05mol/L 硫酸溶液刺激足趾尖的屈腿反射时间。

（4）总和

1）空间总和（同时总和）：将两个刺激电极分别连接到刺激器后，接触牛蛙同一后肢相邻的两处皮肤，并分别找出接近阈值的阈下电刺激。当分别进行单个电刺激时均不引起反射，然后以同样的阈下电刺激同时刺激上述两处皮肤，观察是否发生反射。

2）时间总和（相连总和）：只用一个电极，以上述阈下电刺激的重复刺激牛蛙后肢，观察是否发生反射。

（5）后放（after discharge）：用适宜强度的重复电刺激刺激牛蛙后肢皮肤至出现屈肌反射，立即停止刺激，观察是否有连续的反射活动发生，并采用秒表记录刺激停止时起到反射动作结束的时间，即后放，并观察不同强度刺激对后放的影响。

（6）扩散：以较弱的重复电刺激刺激牛蛙的前

肢，观察其反应部位；随后逐渐加大刺激强度，观察在较强刺激下其反应部位的变化，反应范围是否增加。

（7）抑制：测定牛蛙一侧的反射时，用止血钳夹住同一侧前肢，待动物安静后，重复测定上述后肢的反射时间，观察其有无延长。

【注意事项】

（1）使用硫酸时应特别小心，严防滴漏到皮肤、衣服和实验台上。

（2）剪颅脑部位应适当，太高则部分脑组织保留，可能会出现自主活动；太低则伤及脊髓上部，可能造成上肢的反射消失。

（3）接触电极的皮肤部位应有一定湿度，以免皮肤过于干燥引起电阻增大，导致电流强度减小而影响刺激效应。

（4）阈下强度不宜过小。

（5）同时刺激两处皮肤时的间距应小于0.5cm。

（6）重复电刺激时，相邻两次时间间隔不能超过15ms。

【思考题】

（1）试述脊休克的表现及其机制。

（2）试述反射时间长短的意义及其影响因素。

（周　勇　管茶香）

七、反射弧的分析

【实验目的】　分析反射弧的组成部分，探讨反射弧的完整性与反射活动的关系。

【实验原理】　在中枢神经系统（central nervous svstem）参与下，机体对内、外环境变化所产生的具有适应意义的规律性应答称为反射（reflex）。反射活动的结构基础是反射弧（refle arc），包括感受器（receptor）、传入神经（afferent nerve）、神经中枢（nerve centre）、传出神经（efferent nerve）和效应器（effector）五部分。反射弧各部分同时保持结构和功能完整是完成反射活动的必要条件。反射弧的任一部分受到破坏，反射活动均不出现。

【实验对象】　蟾蜍。

【实验药品与器材】　1%硫酸溶液；蛙类动物手术器械一套，铁支架，铁夹，小烧杯，搪瓷杯，纱布。

【实验方法与步骤】

（1）制备脊蟾蜍：取蟾蜍（toad）一只，用粗剪刀横向伸入口腔，从口角后缘处剪去颅脑部，保留脊髓（spinal cord）和下颌部分。这种去掉脑组织只保留了脊髓的蟾蜍，称为脊蟾蜍。以棉球压迫创口止血。

（2）固定脊蟾蜍：用铁夹夹住蟾蜍下颌，将其悬挂在铁支架上。

【实验项目】

（1）观察双侧后肢屈曲反射：用小烧杯盛1%硫酸溶液，分别将蟾蜍后肢趾尖浸入硫酸溶液，可见双侧后肢均有屈曲反射（flexion reflex）出现。然后用搪瓷杯盛清水洗去脚趾皮肤上残留的硫酸，再用纱布轻轻揩干。

（2）将蟾蜍左侧后肢的趾尖浸入硫酸溶液中，观察屈曲反射。然后用搪瓷杯内清水洗去皮肤上的硫酸（sulfuric acid）溶液，并用纱布擦干。

（3）将左后肢的皮肤沿趾关节剪一环形切口，并将切口以下的皮肤全部剥去（趾尖皮肤应剥净），再用1%硫酸溶液浸泡该侧趾尖，观察该侧后肢是否再出现与剥皮前相同的反应。若深浸该侧小腿至环形切口以上的皮肤，观察此小腿是否出现屈曲反射。

（4）在右侧大腿背侧纵行剪开皮肤，用玻璃分针在股二头肌（biceps femoris）和半膜肌（semimembranosus）之间分离，找出坐骨神经，在神经干下穿一细线备用。用1%硫酸溶液分别深浸两侧后肢，观察刺激侧及对侧后肢发生屈曲反射情况。

（5）剪断右侧坐骨神经（sciatic nerve），再将该侧后肢深浸入硫酸液，观察双侧后肢屈曲反射变化。

（6）深浸左侧后肢于硫酸液，观察两侧后肢屈曲反射情况。与（5）比是否有区别？说明原因。

（7）用探险针破坏蟾蜍脊髓，深浸左侧后肢于硫酸液，观察左侧屈曲反射情况。

注：切断右侧坐骨神经后屈曲反射变化的原因分析：①切断坐骨神经前分别深浸两侧后肢入硫酸液中，双侧后肢均会出现屈曲反射，因刺激信息能传入同侧及对侧，并可传出；对侧出现屈曲反射为强刺激传入扩散引起；②切断右侧坐骨神经后，将该侧后肢深浸入硫酸液（即实验观察的第5步），双侧后肢均不会出现屈曲反射：因切断坐骨神经使传入神经受损，刺激信息不能传至同侧及对侧中枢；③深浸左侧后肢于硫酸液（即实验观察的第6步），左侧后肢出现屈曲反射，而右侧屈曲反射消失与①相比提示：神经完好侧刺激信息可传入至同侧及对侧，所以左侧后肢出现屈曲反射，但右侧传出神经受损，不能传出所以右侧屈曲反射消失。综上，可获知切断坐骨神经后该侧屈曲反射消失是因为传入、传出神经被破坏的结果。由此可证明坐骨神经为混合神经，既是该反射的传入神经又是传出神经。

【注意事项】

（1）每次用硫酸液刺激后，均应立即用清水洗净趾尖硫酸，擦干，以保持皮肤感受器的敏感性，并应防止冲淡硫酸溶液浓度。

（2）每次浸入硫酸的趾尖范围应恒定。但浸入硫酸的后肢部位可根据情况深浸。

【思考题】

（1）反射的基本过程是怎样进行的？

（2）分析切断右侧坐骨神经后屈曲反射变化的原因。

（陆　杰　李　丽）

八、人体腱反射

【实验目的】 熟悉人体脊髓反射—腱反射的临床检查方法，借以了解脊髓反射的机理和对躯体运动的调节机能。

【实验原理】 躯体运动受到中枢神经系统的各级中枢的控制与调节，脊髓（spinal cord）是最基本的中枢。通过脊髓可以完成一些比较简单的反射活动，如屈肌反射（Flexor reflex）和牵张反射（stretch reflex），后者包括肌紧张（muscular tension）和腱反射（tendon reflex）。腱反射由快速牵拉肌腱引起，属深反射（deep reflex），其反射弧为仅通过一个突触的单突触反射（monosynaptic reflex），腱反射都具有固定的反射弧（reflex arc）。临床上常检查腱反射以诊断疾病，被广泛用于检查脊髓反射弧完整性和上位中枢对脊髓的控制状态。腱反射不对称（一侧增强、减低或消失）是神经损害定位的重要体征之一。

【实验对象】 人。

【实验药品与器材】 叩诊槌。

【实验方法与步骤】

（1）准备：根据所要检查的腱反射部位，受试者采取不同的姿势和位置。要求充分合作，避免紧张和意识性控制，四肢放松、位置适当对称放置，检查者叩击力量要均等。如果受试者精神紧张或注意力集中于检查的反射部位，可使反射受到抑制，此时可用加强法予以消除。

加强反射的方法：临床上检查腱反射时，常常遇到腱反射或是减弱，或是消失的情况，这时可试用加强法（正常情况下亦可试用此法），即一边和受试者谈些无关的话题，以转移受试者的注意力，一边叩击肌腱进行检查。

最简单的加强法是嘱受试者主动收缩所要检查的反射以外的其他肌肉。

（2）观察项目

1）肱二头肌反射（biceps reflex），相关神经：肌皮神经（musculocutaneous nerve），相关脊神经节段：颈 5～7。受试者端坐位，前臂（forearm）屈曲 90°，检查者用左手托往受试者右肘部，左前臂托住受试者的前臂，并以左手拇指按于受试者的右肘部肱二头肌（biceps brachii）腱上，然后用叩诊槌（plexo）叩击检查者自己的左拇指。反应为前臂屈曲（屈肘）（图 4-59 A）。

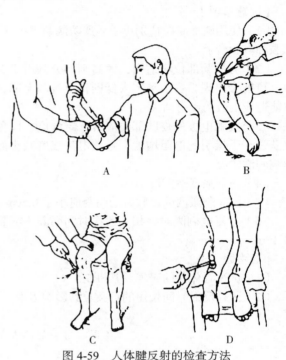

图 4-59　人体腱反射的检查方法

2）肱三头肌反射（Triceps jerk reflex），相关神经：桡神经（radial nerve），相关脊神经节段：颈 5～胸 1。受试者上臂稍外展。半屈肘关节，检查者托住其肘部内侧，然后以叩诊槌轻叩鹰嘴（olecranon）突上方 1～2cm 处的肱三头肌（Triceps brachii）肌腱。反应为前臂伸展（伸肘）（图 4-59B）。

3）膝反射（patellar reflex），相关神经：股神经（femoral nerve），相关脊神经节段：腰 2～4。受试者坐位，双小腿自然下垂悬空。检查者右手持叩诊槌，轻叩（Tap）膝盖下股四头肌（quadriceps femoris muscle）肌腱。反应为小腿伸直（图 4-59C）。

4）踝反射（Ankle jerk），也叫跟腱反射（achilles tendon reflex），相关神经：股神经，相关脊神经节段：骶 1～2。受试者一侧下肢跪立于椅（凳）子上，踝关节以下悬空，检查者轻叩跟腱。反应为足向跖面屈曲（跖屈 plantar flexion）；（图 4-59D）。

（3）腱反射的诊断：不论何种腱反射，通过增减叩击强度，均可找出最弱的叩击强度，这个强度就是该腱反射的刺激阈值。可将左右肢体腱反射的阈值作比较借以判断是否有异常。由于肌肉种类不同，其阈值亦异。根据阈值的变化，临床上采用下述记录方法。

完全无反应，腱反射消失	—
阈值很高，只有微弱的反应	±
正常反应	+
阈值较低，反射稍亢进	++
亢进	+++
显著亢进	++++

腱反射的阈值按上述标准来判定，检查者在掌握上必然会有出入，而且检查方法也不同。所以这样的判定并不是绝对的。如能积累经验，并经常手握叩诊锤，很好地体验正常腱反射，在此基础上，是能够对反射异常情况作出判断的。

【注意事项】

（1）检查者应与被试者在密切配合下进行实验，消除被试者紧张。

（2）每次叩击的部位要准确，叩击的轻重要适度，大致相等。

【思考题】 简述腱反射和肌紧张的区别。

（陆　杰）

九、人体脑电图的引导

【实验目的】 学习人体脑电图（electroencephalogram，EEG）的记录方法，观察人脑电图的波形特征。

【实验原理】 脑电图是在头皮表面用双极或单极记录法观察和记录到的皮层电位变化。皮层表面电位变化的形成主要是由于大脑皮层神经元同步发生突触后电位，这些同步活动产生突触后电位总和后引起皮层表面的电位改变。在实验或手术时，直接将电极置于皮层表面引导的电位变化称为皮层电图（electrocorticogram，ECOG）。脑电图的波形分类，主要依据其频率的不同来划分（图4-60）。

（1）α波：频率为每秒钟8～13次，波幅为20～100μV。α波是成年人在清醒、安静、闭眼时出现的主要脑电波，波幅先由小逐渐变大，再由大变小，如此而形成梭形，每一梭形持续1～2s，通常在枕叶的记录中最为显著。睁开眼睛或接受其他刺激时，α波立即消失而呈现快波，这一现象称为α波阻断（α-block）。当再次安静闭眼时，则α波又重现。

（2）β波：频率为每秒钟14～30次，波幅为5～20μV，当新皮层处在紧张活动状态时出现，在额叶和顶叶比较显著。有时β波与α波同时出现在一个部位，β波重合在α波上。

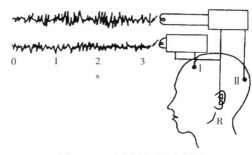

图4-60　脑电图记录示意图

无关电极在耳廓（R），由额叶（Ⅰ）电极导出的脑电波振幅低，由枕叶（Ⅱ）导出的脑电波振幅高频率较慢

（3）θ波：频率为每秒钟4～7次，波幅为100～150μV，成年人一般在困倦时出现。

（4）δ波：频率为每秒钟0.5～3次，波幅为20～200μV，在成年人，常在睡眠状态下出现，当极度疲劳时或在麻醉状态下也可出现。

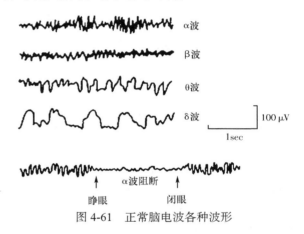

图4-61　正常脑电波各种波形

【实验对象】 人。

【实验药品及器材】 75%乙醇溶液棉球，导电糊，引导电极，脑电图机。

【实验方法及步骤】

（1）受试者坐位，用75%乙醇溶液棉球将受试者额部、枕部、耳垂皮肤擦拭干净。然后将涂有导电糊的杯形电极置于上述部位，保持接触良好。

（2）脑电图观察记录

1）双极导联法：记录受试者额部与枕部电极之间的电位差。

2）单极导联法：记录待测部位与耳垂部电极（参考电极）之间的电位差。

（3）脑电图机参数设置：时间常数为0.1～0.3s，高频滤波300Hz，灵敏度50～100μV/cm，走纸速度为3cm/s。

【实验项目】

（1）α波记录：嘱受试者保持安静、闭眼、放松状态，开始记录脑电图波形。波形比较稳定后，注

意识别 α 波及其节律的出现。

（2）α 阻断现象观察

1）受试者保持安静、闭眼观察 α 波，然后令其睁眼约 2～15s，再令其闭眼，反复观察 α 波阻断现象。

2）受试者保持安静、闭眼情况下观察 α 波，然后与其交谈，或问其简单的问题让其心算后回答，或用声音、灯光等刺激，观察是否 α 波阻断现象。

【注意事项】

（1）引导电极应与皮肤保持良好接触。

（2）若受试者比较紧张，可先与其交谈，待其放松后再进行。室内环境应保持安静，光线不宜过强。

【思考题】

（1）脑电波形成的机制是什么？

（2）α 波有什么特点？与其余波形如何区分？

（王　勇）

十、视敏度的测定

【实验目的】

（1）掌握视力（视敏度）的概念。

（2）学习测定视力的原理和方法。

【实验原理】　视力又称视敏度，是指眼分辨物体细微结构的能力，目前多以能分辨物体上两点间最小距离的为衡量标准。一般规定，当视觉为 1 分角时，能辨别两可视点或看清细致形象的视力为正常视力。当视角为 1 分时，视网膜上的物像两点间的距离为 5μm，稍大于一个视锥细胞的平均直径（视锥细胞的直径一般为 2～6μm，中央凹处最小的视锥细胞直径为 1.5μm），此时两点间刚好隔着一个未被兴奋的视锥细胞。于是，冲动传入中枢后可形成两点分开的感觉。视力表就是依据视角的原理制定的。常用的国际标准视力表有 12 行。当我们在远离视力表 5m 的距离上观看该表第 10 行时该行的 "E" 字上下两横线发出的光线在眼球恰好形成 1 分视角。因此，在离表 5m 处能辨认第 10 行即认为是正常视力，按国际标准视力表表示为 1.0，若采用对数视力表（5 分记录）记录该视力（1 分角），应记为 5.0，其计算公式为：

$$受试者视力 = 5 - \log\alpha'（视角）\quad（4-31）$$

由于中央凹处的视锥细胞较密集，直径较小。所以，视力可大于此数值。

【实验对象】　人。

【实验药品与器材】　视力表，指示棒，遮眼板，米尺。

【实验方法与步骤】

（1）将视力表挂在光线充足而均匀的地方，让受试者在距离 5m 远处测试。应与受试者的眼同高。

（2）受试者用遮眼板遮住一眼，另一眼看视力表，检查者用指示棒从表的第一行开始，依次指向各行，让受试者说出各行符号缺口的方向，直到受试者完全不能辨认为止，即可以从视力表上读出其视力值。同样方法检查另一眼的视力。

（3）若受试者对最上一行符号（表上视力值 0.1）无法辨认，受试者必须向前移动，直到能辨认清楚最上一行为止。然后根据实际距离，再按下列公式推算出其视力：

$$受试者视力 = 0.1 \times 受试者与视力表距离（m）/5 m$$
$$（4-32）$$

（4）戴眼镜的受试者先摘去眼镜进行以上试验，然后再戴上眼镜检查视力。

【实用价值】　测定视敏度可了解眼球屈光系统和视网膜的功能。视力检查应包括远、近视力，可大致了解被检眼的屈光状态，例如在近视眼，近视力好于远视力；老视或调节功能障碍者远视力正常，近视力差。同时还可以比较正确地评估受试者的活动及阅读能力，例如有些患者虽然远视力很差不能矫正，但如将书本移近眼前仍可阅读。

【注意事项】

（1）视力表必须挂在光线充足的地方，表上的第 10 行字与受试者眼睛应在同一高度。

（2）受试者与视力表的距离应准确。

【思考题】

（1）试述视力、视角、视标大小和被检测者与视标间距是什么关系？

（2）测定视力有何生理及临床意义？

（3）分辨物体的精细结构时，为什么眼睛必须注视正前方某点而不能斜视？请从视网膜的组织结构特点加以说明。

（4）分析当距离不变时，人的视力与他所能看清楚的最小字的大小有什么关系？当字的大小不变时，人的视力与他所看清楚的字的最远距离之间又有什么关系？

（5）某受试者在 1.5m 远的地方能看清楚视力表上第一行字，他的视力是多少？

（陈健康　梁向艳）

十一、视野的测定

【实验目的】

（1）学习视野计的使用方法。

（2）了解正常人的无色视野与有色视野的测定方法，了解视野测定的意义。

【实验原理】　视野是单眼固定注视前方一点时所看到的空间范围。借此可了解整个视网膜的感光功能，并有助于判断视觉传导通路及视觉中枢的机能。正常人的视野范围鼻侧和额侧较窄，颞侧与下侧较宽。在相同亮度下，白色视野最大，红色次之，绿色最小。视野的大小和形态不仅与面部结构有关，还取决于不同光敏特性的感光细胞在视网膜上的分布情况。

【实验对象】　人。

【实验药品与器材】　视野计，各色视标，视野图纸，铅笔。

【实验方法与步骤】

（1）观察视野计的结构并熟悉使用方法。视野计的式样很多，常用的是弧形视野计（图 4-62）。是一个安在支架上的半圆弧形金属板，可绕水平轴做 360° 旋转，旋转的角度可以从分度盘上读出。圆弧外面有刻度，表示该点射向视网膜周边的光线与视轴所夹的角度，视野界限就是以此角度来表示。在圆弧内面中央装有一面小镜作为目标物，其对面的支架上附有托颌架与眼眶托。此外，还附有各色视标。

（2）将视野计放在光线明亮的地方，受试者端坐将下颌放在托颌架上，眼眶下缘靠在眼眶托上，调整托颌架的高度，使眼与弧架的中心点位于同一水平面上。测试眼注视弧架的中心点，遮住另一只眼。检验者沿弧架一端内沿周边向中央慢慢移动白色视标，随时询问受试者是否看见了视标。当受试者回答看见时，就将视标倒移一段距离，然后再向中央移动，如此重复测试一次，待得出一致结果后，将受试者刚能看到视标时将视标所在点标在视野图纸的相应经纬度上。用同样方法，从弧架的另一端测出对侧刚能看见的视标点。亦标在视野图纸的相应经纬度上（图 4-63）。

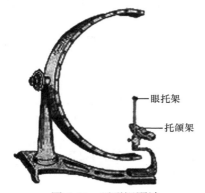

图 4-62　弧形视野计

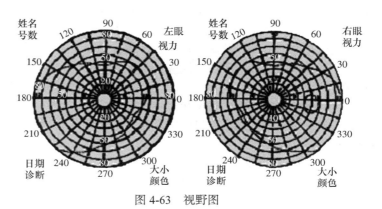

图 4-63　视野图

（3）将弧架转动 45°角，重复上述测定，共测定4 次，得出 8 个点。将标在视野图上相应的 8 个点依次相连，即成白色视野范围。

（4）按照上述相同的操作方法，测出红、黄、绿各色视觉的视野，用相当颜色的铅笔或不同形式的线条表示出各色视野的范围。

（5）依同样的方法，测定另一眼的视野。

（6）在视野图纸上记下测定所得的眼与注视点间距离和视标的直径。通常前者为 37cm，后者为3cm。

【实用价值】　测定视野可了解视网膜，视觉传导路和视觉中枢的机能。和视力一样，视野对工作及生活也有很大影响，视野狭小者不能驾车或从事较大范围需大视野范围的工作。许多眼病及神经系统疾病可引起视野的特征性改变，所以视野检查在疾病诊断中有重要意义。

【注意事项】

（1）测试过程中，被测眼应始终注视弧架中心点。眼球不能任意转动，只能用"余光"观察视标。

（2）测试有色视野时，应以看出视标的颜色为准，检查者不得暗示。

（3）测定一种颜色的视野后，应休息 5min，再测另一种颜色，以避免眼的疲劳所造成的误差。

（4）一般检查时不戴眼镜，戴眼镜可因镜框的遮挡而影响视野。

【思考题】

（1）视野在视觉功能上的意义如何？视野测定有何临床意义？

（2）夜盲症患者的视野是否发生变化？为什么？

（陈健康　梁向艳）

十二、盲点的测定

【实验目的】　证明盲点的存在，计算盲点的位置和范围。

【实验原理】　视神经离开视网膜的部位即视神经乳头处没有视觉感受细胞，外来光线成像于此处不能引起视觉，故称为生理盲点。由于盲点的存在，视野中也必然存在盲点的投射区。根据物体成像规律，通过测定盲点投射区的范围，依据相似三角形各对边成比例的关系，计算出盲点的范围。

【实验对象】 人。

【实验药品与器材】 白纸，铅笔，小黑色目标物，尺，遮眼板。

【实验方法与步骤】

（1）测定盲点投射区域：将白纸贴在墙上，与受试者头部等高，受试者立于纸前50cm处，用遮眼板遮住一眼，在白纸与另一眼相平处用黑墨水或铅笔划一"十"字标记，令受试者注视"十"，实验者将小黑色目标物（用白纸包裹铅笔只露出黑色笔尖）由"十"中点向被测眼颞侧缓缓移动，当受试者刚刚看不见铅笔尖时，在白纸上记下笔尖的位置。然后将铅笔尖继续向颞侧缓慢移动，当受试者报告又看见笔尖时，再在白纸上作一记号。由所记下的两点记号的中心点起，沿各个方向移动笔尖，找出并记下受试者看不见笔尖和笔尖又被看见的交界点（一般取8个点），将记下的各点依次连接起来，形成一个大致呈圆形的圈，此圈所包括的区域就是受试者被测试眼盲点的投射区域。同法，也可测出另一眼盲点的投射区域。

（2）计算盲点的直径：根据相似三角形表各对应边成正比的定理，利用盲点投射区直径，可计算出视网膜上盲点的实际直径：

盲点的直径/盲点投射区域直径=节点到视网膜的距离（15mm）/节点到白纸的距离（500mm）。

所以，

$$盲点的直径(mm)=盲点投射区域直径\times15/500(mm)$$

$$(4-33)$$

【实验价值】 在一些病理状态如青光眼、视神经乳头炎等疾病时，盲点往往会发生改变，故盲点的测定对于临床诊断与预后的评价往往有着非常重要的意义。

【注意事项】

（1）测试时受试者眼必须注视白纸上的"十"字标记，眼球不能转动。

（2）测定一侧眼的盲点投射区，铅笔尖只能向所测眼的颞侧方向移动，绝对不可向对侧眼颞侧方向移动，否则就找不到盲点投射区。

【思考题】

（1）试述测定盲点投射区域和盲点直径的原理？

（2）盲点是如何形成的？盲点发生改变，意味着什么？

（3）为何正常人视物时并不感到有盲点的存在？

（梁向艳　张海锋）

十三、视觉调节和瞳孔对光反射

【实验目的】

（1）观察人眼视近物时晶状体曲率变化的规律。

（2）观察视觉调节反射和瞳孔对光反射。

【实验原理】 人看近物（6m以内）时，近处物体发出的光线呈辐射状，射入眼内的是分散光线，如眼不调节，视网膜上的图像将会模糊不清。当物体近移时，视觉系统通过：①晶状体变凸，增加眼折光系统的折光能力，使射入眼内的光线聚焦在视网膜上，以看清近物（眼折光调节反射）；②瞳孔缩小，减少由折光系统造成的球面像差和色像差，增强视觉的准确度（瞳孔近反射，near reflex of the pupil 或瞳孔调节反射 pupillary accommodation reflex）；③双眼球会聚，使视网膜成像相称（辐辏反射 convergence reflex）等一系列调节，最终使视网膜成像清晰。

瞳孔的主要机能是调节进入眼睛的光量。当用不同强度的光线照射眼睛时，瞳孔的大小可随光照强度的改变而改变，以控制入眼的光线量。当光线强时，瞳孔缩小；当光线弱时，瞳孔扩大，这个反射称为瞳孔对光反射（pupillary light reflex）。

【实验对象】 人。

【实验药品与器材】 蜡烛，火柴，手电筒。

【实验方法与步骤】

（1）视觉调节反射

1）晶状体调节：该实验在暗室中进行，被试者静坐并平视远处（150cm以外）的某一目标。实验者手执点燃的蜡烛，置于受试者眼前偏颞侧45°、30～50cm处。此时，实验者从另一侧可观察到在受试者眼内有3个烛像（图4-64）。其中最亮的中等大小的正像①是光线在角膜表面反射形成的；较暗的最大的一个正像②是光线在晶状体前表面反射形成的；最小的一个倒像③是光线在晶状体后表面反射形成的。看清三个烛像后，记住各像的位置和大小。再让受试者迅速注视眼前（15cm左右）的某一目标（如实验者手指），这时可观察到受试者眼内　①像无变化，③像变化不明显，而②像变小且向　①像靠近，这是晶状体前表面曲度增加的结果。

2）瞳孔近反射和辐辏反射：令受试者注视正前方远处的物体，观察其瞳孔的大小。然后，将物体由远处向受试者眼前移动，观察瞳孔大小的变化和两眼瞳孔间距离的变化。

（2）瞳孔对光反射：让受试者注视远方，观察两眼瞳孔大小。在鼻梁上用遮光板或手隔离照射眼球的光线，然后用手电筒照射受试者一眼，观察其瞳孔和另一侧瞳孔的大小变化。

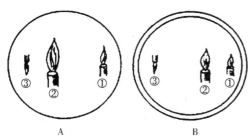

图 4-64　眼调节时晶状体前面成像的变化（左眼）

A. 看远物时；B. 看近物时

①蜡烛在角膜前面的结像；②晶状体前面的结像；③晶状体后面的结像

【注意事项】

（1）②③两像须通过瞳孔观察之。

（2）检查瞳孔对光反射时，受试者两眼需直视远处，不可注视灯光。

（3）检查辐辏反射时，物体由远处向受试者眼前移动过程中，受试者眼睛要紧紧盯住物体。

【思考题】

（1）何谓眼的调节？有何意义？

（2）用手电筒照射一侧眼，为什么对侧眼瞳孔也缩小？

（3）瞳孔近反射和对光反射的反射途径有何不同？

（4）瞳孔对光反射有何临床意义？

（张　业　闫国良　叶本兰）

十四、人体眼震颤的观察

【实验目的】　观察人体旋转停止后的眼震颤，了解内耳（internal ear）迷路机能。

【实验原理】　眼震颤（nystagmus）是躯体旋转运动（rotatory movement）时所引起的前庭反应（vestibular reaction）中最特殊的一种表现形式。当人体头低 30°围绕垂直轴进行旋转运动时，可使两侧水平半规管（lateral semicircular canals）壶腹脊毛细胞（hair cell）受到不同的刺激，从而出现水平方向的眼震颤。当旋转停止后，由于内淋巴（endolymph）流动方向的改变使两侧毛细胞受到的刺激改变，从而产生与旋转开始方向相反的眼震颤。

【实验对象】　人。

【实验药品与器材】　普通旋转凳。

【实验方法与步骤】　受试者坐在旋转凳上（如无旋转凳则取站立姿势），闭目，头低 30°，以约 2s 一周的速度作原地旋转 10~15 周，然后突然使旋转凳停止不动，受试者立即睁开双眼，实验者观察并记录眼震颤的快动向、慢动向的方向和持续时间。

【注意事项】　受试者在进行旋转过程中，应注意保护，防止摔到或碰伤。

【思考题】　眼震颤的方向如何判断？与旋转方向是什么关系？

（陆　杰）

十五、人的声源定位

【实验目的】　比较双耳与单耳听觉对声源的判断能力。

【实验原理】　声波到达双耳有强度差和时间差可帮助中枢辨别声源方向。

【实验对象】　人。

【实验药品与器材】　音叉（频率 256Hz 或 512Hz），表，棉球。

【实验方法和步骤】　受试者进入安静的房间，保持情绪稳定平静，以音叉的振动或表发出的声音为声源，测试受试者的听力敏度和声源定位能力。

【实验项目】

（1）听力敏度测试（表试验，watchtest）：一般以不大于 1m 距离能听到秒表声为佳。预先测定好正常耳刚能听到此表声的平均距离。在安静的房间里，受试者坐位、闭目，用手指或棉花塞紧非检查侧耳道口，检查者立于受试者身后，先使受试者熟悉检查的表声后，将秒表于外耳道平面线上，由远而近反复测验其刚能听到表声离耳的距离。记录方法以受检耳听距（cm）/该表标准听距（cm）表示，如100cm/100cm、50cm/100cm。

（2）声源定位测试：室内保持肃静，受试者闭目静坐，检查者在其左侧、右侧、前面、脑后及头顶等方位给予声音刺激，检查受试者的声源判断能力。

用手指或棉球塞住一耳，重复上述实验并记录结果。

比较塞住一耳前后受试者的声源判断能力的变化。

【注意事项】

（1）室内必须保持安静，以免影响测试效果。

（2）受试者面向前方闭目，头颈保持端正。

【思考题】　将振动的音叉置于头颅上时，感觉声音来自何方？用棉球堵住一耳后，感觉声源的方向有何变化？

（张海锋　陈健康）

十六、声音的传导途径

【实验目的】

（1）熟悉气传导和骨传导的途径，比较两种途径的特点和功效。

（2）学习检测骨传导和气传导的方法，比较两种传导的异同，学习鉴别听力障碍的方法。

【实验原理】 声波传导内耳的途径有两条：即气传导（air conduction）和骨传导（bone conduction）途径。声波经外耳道引起鼓膜振动，再经听骨链和卵圆窗膜传入耳窝，称为气传导，具体途径：声波主要经外耳 → 鼓膜 → 听骨链 → 卵圆窗 → 内耳引起听觉，是声波传导的主要途径。声波引起颅骨的振动，再引起位于颞骨骨质中的耳蜗内淋巴（endolymph）的振动，称为骨传导，由声波直接通过振动颅骨 → 耳蜗骨壁传递进入内耳→耳蜗内淋巴振动而引起听觉。由于有中耳的增益放大作用，气传导的效率远远大于骨传导，正常人以气传导传递声波为主要途径。但当气传导发生障碍时，骨传导的效应会相应提高。在患有传音性（传导性）耳聋时，病耳的骨传导大于气传导；若患感音性（神经性）耳聋，则气传导和骨传导均有不同程度的减退。比较两种声音传导途径的特征，是临床上鉴别传导性耳聋和神经性耳聋常用的方法。

【实验对象】 人。

【实验药品与器材】 音叉（频率 256Hz 或 512Hz，图 4-65），棉球。

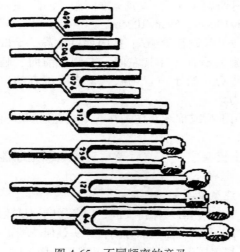

图 4-65 不同频率的音叉

【实验方法与步骤】

（1）准备测试用品。

（2）受试者进入安静的房间，保持情绪稳定平静，以音叉的振动发出的声音为声源，测试受试者的人耳声波传导功能。

【实验项目】

（1）人耳声波传导功能的初步检测与判断

1）气传导：室内保持肃静，受试者取坐位。振动音叉后，先放于被检查者一耳的附近（距外耳道口约 2cm），受试者可听到音叉振动的声音，并随时间延续而逐渐减弱，在受试者示意刚刚听不到音叉音的瞬间，立即将音叉移到听力正常人（通常是检查者）的外耳附近，如正常人也听不到音叉音。说明受试者气传导听力正常。同法检查另一耳。

2）骨传导：音叉振动后，将音叉柄压在被检查者耳后的颞骨乳突上，音叉的振动可经颅骨传导到内耳引起听觉，从而听到音叉音。在受试者示意刚刚听不到音叉音的瞬间，立即将音叉移到听力正常的人的乳突上，看能否听到音叉音。如果正常人听不到，说明被检查者骨传导听力正常。同法检查另一耳。

（2）检测和比较受试者同侧耳的气传导和骨传导功能（任内实验 Rinne test RT）如图 4-66 所示。

1）室内保持安静，受试者取坐位。检查者敲响音叉后，将振动后的音叉柄立即置受试者一侧颞骨乳突部，受试者便可听到音叉的响声。且音响随时间的延续而逐渐减弱，最后消失。当受试者刚刚听不到响声时，立即将音叉移至同侧外耳道口附近（距外耳道口约 2cm），此时受试者又可重新听到响声。反之，先置音叉于外耳道口附近处，当听不到响声时再将音叉移至乳突部，受试者仍听不到响声。这说明正常人气传导时间比骨传导时间长，临床上称为任内氏试验阳性（＋）。

2）用棉球塞住同侧外耳道（相当于气传导途径障碍），重复实验步骤(1)，则出现气传导时间缩短，等于或小于骨传导时间，临床上称为任内实验阴性（－）。将结果填入表 4-55。

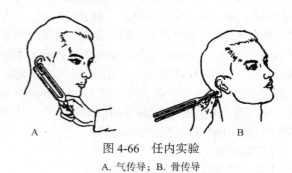

图 4-66 任内实验

A. 气传导；B. 骨传导

表 4-55 任内氏实验结果

	不塞	塞住
左耳	气传导＞骨传导	
右耳		

（3）检测和比较受试者双耳的骨传导功能（魏伯实验 Weber test WT）

1）敲响音叉后，将音叉柄置于受试者前额正中发际处，比较两耳听到的声音响度。由于正常人两耳的感音功能基本一致，用于测试声波传向两耳途径相同，距离相等，因此所感受到的声音响度应是基本相等的。临床上称为魏伯实验阳性（＋）。

2）用棉球塞住受试者一侧外耳道，重复 1）项操作，询问受试者两耳感受到的声音响度有什么变化，正常人被塞棉球一侧耳听到的声音更响。

将结果填入表 4-56。

表 4-56　魏伯实验结果

	不塞耳	塞左耳	塞右耳
两耳的声响	左＝右		

【注意事项】

（1）室内必须保持安静，以免影响测试效果。

（2）敲击音叉时用力不要过猛，可用手掌或在大腿上敲击。严禁在硬物上敲打，以免损坏音叉。

（3）在操作过程中，只能用手指持音叉柄，避免音叉臂与皮肤、毛发或其他物体的接触以免影响振动。

（4）音叉放在外耳道附近时，相距外耳道口 2cm 左右，音叉臂的振动方向要正对外耳道口，注意音叉勿触及耳廓或头发。

【思考题】

（1）小结实验结果是否符合表 4-57 的结论。

表 4-57　声音的传导途径实验总结表

	正常人	传导性耳聋	神经性耳聋
同侧气传导与骨传导比较	气传导＞骨传导	气传导＜骨传导	均缩短但气传导＞骨传导
两侧骨传导比较	两耳相等	偏向患侧	偏向健侧

（2）正常人声波传导的主要途径是什么？为何气传导功效远高于骨传导？

（3）如何用任伯氏实验和魏伯氏实验鉴别传导性耳聋和神经性耳聋？

（4）耳内疾病如化脓性中耳炎、内耳疾病患者其气传导和骨传导听力有何变化？为什么？

（张　业　张海锋　叶本兰　陈健康）

十七、破坏豚鼠一侧迷路的效应

【实验目的】　通过破坏豚鼠的一侧迷路，观察前庭器官在维持机体正常姿势与平衡中的作用。

【实验原理】　内耳迷路中的前庭器官（vestibular apparatus）即椭圆囊（utricle）、球囊（saccule）和三个半规管（semicircular）是机体对头部空间位置和自身运动状态的姿势感受装置，通过前庭器官活动的改变可反射性地调整颈、躯干、四肢等部位肌肉的肌紧张，从而保持机体的姿势与平衡。当破坏或消除动物一侧前庭器官的功能后，将导致机体的肌紧张协调障碍，在静止和运动时失去维持正常姿势与平衡的能力。

【实验对象】　豚鼠。

【实验药品与器材】　氯仿；滴管，纱布，绵球。

【实验方法与步骤】

（1）先观察豚鼠的正常姿势、爬行状态，有无眼球震颤（nystagmus）。

（2）将豚鼠侧卧，头部固定不动。提起一侧耳廓，用滴管向外耳道深处滴入氯仿（麻醉剂）2～3 滴。握（按）紧动物使其保持侧卧位置，头部固定，静候 10～15min，使药物渗入迷路。注意避免氯仿漏出。

【实验项目】

（1）滴入氯仿 10～15min 后，动物一侧迷路的机能即可被消除。松开动物观察头的位置（头偏向迷路被破坏的一侧，即滴入氯仿的一侧）。

（2）观察动物眼球震颤。

（3）抓起豚鼠的后肢将它提起，观察头和躯干的弯向（弯向消除迷路机能的一侧）。

（4）任其自由活动，观察动物的运动状态。（可见动物向消除迷路机能的那一侧做旋转运动或翻滚）。

（5）试将豚鼠的头摆正，感受其颈部肌肉的抵抗。

（6）另取一只豚鼠向两耳各滴入氯仿 2～3 滴，同样观察上述现象，并以正常豚鼠和一侧迷路破坏豚鼠作为对照，比较三者有何不同？

【注意事项】

（1）氯仿是一种高度脂溶性麻醉剂，故豚鼠外耳道滴入氯仿的量不宜过多，以免造成动物死亡。

（2）应标明滴入氯仿的外耳道是左侧还是右侧，以便分析。

【思考题】　为什么破坏动物一侧迷路后，出现破坏侧肢体和躯干伸肌及对侧颈肌紧张性降低，头和躯干皆歪向迷路被破坏的一侧，导致躯体平衡失调？

（张　业　闫国良　叶本兰）

十八、七氟烷的吸入麻醉

【实验目的】 观察七氟烷麻醉的特点。

【实验原理】 麻醉药经过呼吸道吸入，产生中枢神经系统抑制，使意识消失而不感到疼痛成为吸入全身麻醉，简称吸入麻醉（inhalation anesthesia）。吸入麻醉是全身麻醉的主要方法，其麻醉深浅与药物在脑组织中的分压（浓度）有关。吸入麻醉一般用于全身麻醉的维持，有时也用于麻醉诱导。吸入麻醉药在体内代谢、分解少，大部分以原形从肺排出。停止吸入后，药物在体内浓度降低，病人逐渐恢复清醒。

【实验对象】 家兔。

【实验药品与器材】 七氟烷，阿托品，地西泮；5ml 注射器 1 只，面罩 1 个，纱布块 4 块。

【实验方法与步骤】

（1）取家兔 2 只，称重。观察呼吸运动，测试肌张力、痛反射、角膜反射、翻正反射。其中一只肌肉注射托品注射液 0.01mg/kg，地西泮注射液 0.1mg/kg。另一只无术前用药，作为对照。

（2）10min 后以面罩分别罩住家兔鼻和嘴部，均覆以 4～6 层纱布，抽取七氟烷行面罩滴醚.滴速10～20 滴/分。直至家兔卧倒。

（3）停止滴注，取下面罩。

（4）记录下列观察项目

1）呼吸形式：是单纯膈肌舒缩的腹式呼吸，还是兼有胸腔扩缩的胸式呼吸，或者单纯的胸式呼吸。

2）肌张力：以手牵拉其后肢，检查肌肉是否松弛。

3）痛反射：以针刺其后肢，检查是否引起缩退。

4）角膜反射：以角膜刺激器直触角膜，视其是否引起眨眼。

5）翻正反射：将动物仰卧，视其能否翻身。

（5）分别计算家兔从开始吸入七氟烷到出现卧倒的诱导时间及从开始卧倒到翻正反射恢复的麻醉维持时间，填表 4-58、表 4-59。

表 4-58 麻醉前给药对七氟烷麻醉的影响

家兔	体重（kg）	麻醉前给药	开始吸入麻药时间	卧倒时间	苏醒时间	诱导时间	麻醉维持时间
有术前药							
无术前药							

表 4-59 麻醉前后家兔的表现

家兔	诱导期表现			麻醉后各项指标变化			
	躁动	流涎	呼吸模式	肌肉松弛	角膜反射	痛反射	翻正反射
有术前药							
无术前药							

【注意事项】

（1）可选择部分实验小组不给予术前用药，对比观察诱导时间有何不同及麻醉维持过程中有何不同。

（2）实验成员分工明确，密切合作。

【思考题】

（1）何为吸入麻醉药的 MAC？

（2）吸入麻醉药普遍具有哪些作用？

（李　丽）

十九、血-脑屏障的检测

【实验目的】 学习血-脑屏障的检测的实验方法，验证血-脑屏障的存在。

【实验原理】 脑组织间液和脑脊液成分基本相同，但他们与血浆及外周组织液有一定差异，提示彼此之间存在着一种特有的阻挡物质交换的屏障。脑组织的毛细血管内皮细胞间紧密连接及脉络丛上皮细胞间紧密连接可有效阻挡蛋白质从血液进入脑组织，也能减慢小分子物质的通过，这被称为血-脑屏障（blood-brain barrier）。内皮细胞是血-脑屏障的主要结构，脑和脊髓的毛细血管为连续型，内皮无窗孔，内皮细胞间有紧密连接，内皮外还有一层厚度约200Å的基膜；而且大多数脑组织毛细血管的外侧被一层神经胶质细胞伸出的"脚板"（细胞周足）所包围，使其屏障作用进一步加强；脉络丛上皮细胞之间的闭锁小带也是血-脑脊液屏障重要的结构基础。

血-脑屏障的存在对于保持脑组织的化学环境的稳定性和防止血液中有害物质侵入脑内有重要的生理意义。

【实验对象】 小鼠。

【实验药品与器材】 1%台盼蓝溶液；1ml 注射

器，5 号针头，剪刀，镊子，鼠手术板。

【实验方法与步骤】 取小鼠一只，尾静脉注入
1%台盼蓝 0.5ml（或 1ml 腹腔注射）。5min 后观察
小鼠的眼球、口唇黏膜及趾端颜色的变化；30min 后
将动物处死，做全身解剖，观察脑、脊髓及其他脏
器的颜色有无区别。并与正常小鼠相应器官进行比
较（图 4-67）。

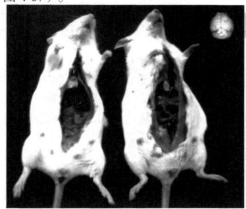

图 4-67 与未注射对照组（左鼠）相比，尾静脉注入台盼
蓝后脏器蓝染，脑组织未染（右鼠）

【注意事项】

（1）小鼠尾静脉注射前可采取加温、搓揉等措
施适当扩张血管。

（2）注入台盼蓝后，小鼠肺脏与肝脏染成暗
蓝色，一定要与正常小鼠相应脏器比较才能得出
正确结论。

【思考题】

（1）血液中的乙酰胆碱、去甲肾上腺素易于通
过血-脑屏障吗？为什么？

（2）就你所知哪些抗生素不易透过血-脑屏障？

（王 媛 万 瑜）

二十、传出神经系统药物对家兔眼瞳孔的作用

【实验目的】

（1）观察拟胆碱药、抗胆碱药及拟肾上腺素药
对瞳孔的作用。

（2）掌握抗胆碱药及拟肾上腺素药扩瞳作用的机理。

【实验原理】 瞳孔的大小主要受瞳孔括约肌及
瞳孔开大肌的调节。瞳孔括约肌上 M 胆碱能受体兴
奋可引起瞳孔括约肌收缩，瞳孔缩小。瞳孔开大肌
上 α_1 受体兴奋时可使瞳孔扩大。毛果芸香碱（匹鲁
卡品，pilocarpine nitrate）可激动瞳孔括约肌上 M 胆
碱受体，使瞳孔括约肌向瞳孔中心方向收缩，因而
瞳孔缩小。毒扁豆碱（physostigmine）可逆性地抑制
乙酰胆碱酯酶活性，引起乙酰胆碱积聚，从而产生
拟胆碱样作用。去氧肾上腺素（phenylephrine
hydrochloride）可激动瞳孔开大肌上的 α_1 受体使瞳孔
扩大。阿托品（atropine sulphate）能阻断瞳孔括约肌
的 M 胆碱受体，引起瞳孔括约肌松弛，而受去甲肾
上腺素能神经支配的瞳孔开大肌仍保持原有张力，
故瞳孔扩大。

【实验对象】 家兔（体重 1.8～2.5kg）。

【实验药品与器材】 1%硫酸阿托品溶液，1%
硝酸毛果芸香碱溶液，0.5%水杨酸毒扁豆碱溶液，
1%盐酸去氧肾上腺素溶液；兔固定箱，手电筒，测
瞳尺。

【实验方法与步骤】 取家兔 2 只，于适度的光
照下，用测瞳尺测量两眼瞳孔直径（mm）。另用手
电筒光突然从侧面照射兔眼，观察瞳孔对光反射存
在与否，如瞳孔随光照而缩小，即为对光反射阳性，
否则为阴性。

【实验项目】 拉开家兔眼睑并用手指压住鼻泪
管，按表 4-60 分别在家兔的结膜囊内滴药。

表 4-60 实验项目

实验动物	左眼	右眼
甲	1%硫酸阿托品溶液	1%硝酸毛果芸香碱溶液
乙	1%盐酸去氧肾上腺素溶液	0.5%水杨酸毒扁豆碱溶液

滴药后 10min，再测甲、乙两兔左、右眼的瞳孔
大小和对光反射。如滴毛果芸香碱及毒扁豆碱眼的
瞳孔已经缩小，在该眼的结膜囊内再滴入 1%硫酸阿
托品溶液 2 滴，10min 后检查瞳孔大小和对光反射，
并将结果填入表 4-61。

表 4-61 实验结果

实验动物	兔眼	药物	瞳孔大小（mm）		对光反射	
			给药前	给药后	给药前	给药后
甲	左	1%硫酸阿托品				
	右	1%硝酸毛果芸香碱，瞳孔缩小后再滴 1%硫酸阿托品				
乙	左	1%盐酸去氧肾上腺素				
	右	0.5%水杨酸毒扁豆碱瞳孔缩小后再滴 1%硫酸阿托品				

【注意事项】

（1）测瞳时，测量尺勿刺激角膜，光照强度及角度前后一致，否则将影响测瞳结果。

（2）检查对光反射时用灯光间断照射，不要固定长时间照射。

（3）滴药时，注意将下眼睑拉开，使成杯状，并用手指按压鼻泪管，防止药液流入鼻腔。

【思考题】

（1）根据实验结果分析阿托品和去氧肾上腺素散瞳作用的差异。

（2）如何设计实验证明毛果芸香碱和毒扁豆碱缩瞳机制之不同。

（3）何谓调节痉挛与调节麻痹？

（欧阳昌汉　郑　敏）

二十一、传出神经系统药物对蟾蜍离体腹直肌张力的影响作用

【实验目的】

（1）学习蟾蜍腹直肌标本的制备，观察 ACh 收缩蟾蜍腹直肌的量效关系。

（2）观察胆碱酯酶抑制剂和竞争性 Nm（N₂）受体拮抗剂对 ACh 收缩蟾蜍腹直肌效应的影响。

【实验原理】　ACh 能激动腹直肌上的 N_m 受体，使腹直肌收缩；加兰他敏（galanthamine）抑制胆碱酯酶，抑制 ACh 水解，从而增强 ACh 对腹直肌的收缩作用；维库溴铵（vecuronium bromide）竞争性 Nm 受体拮抗剂，与 ACh 竞争 N_m 受体，从而阻遏 ACh 对腹直肌的收缩作用。

【实验对象】　蟾蜍。

【实验药品与器材】　任氏溶液，$10^{-5}mol/L \sim 10^{-3}mol/L$ 浓度的氯化ACh溶液，0.5%加兰他敏溶液，$6.27 \times 10^{-9}\,mol/L$ 维库溴铵溶液；离体器官实验仪（可不需要恒温）或/和离体器官灌流浴槽，铁支架，张力换能器，生物信号处理系统，刺蛙针，蛙板，剪刀，镊子，棉球及丝线。

【实验方法与步骤】

（1）连接好实验装置，水浴管任氏液容积为 10ml。

（2）捣毁蟾蜍脑及脊髓，仰卧位固定于蛙板，剪开胸腹部皮肤，自耻骨上端沿腹白线向上将左右腹直肌分离，腹直肌两端结扎并剪断，肌肉长度约 2～3cm，保留两端结扎线固定用。标本游离后置于盛有任氏液的培养皿中备用。

（3）将腹直肌标本一端固定于 L 形通气钩，另一端固定在与张力换能器相连，然后置于水浴管（槽）中，调整线的松紧度，并通入适量空气，以每秒 1～2 个气泡为宜。启动生物信号采集系统，选择通道、"张力"，立即换液 1 次，再给腹直肌标本加负荷 1～2g，平衡 30min 左右，记录腹直肌正常收缩曲线。

【实验项目】

（1）依次向浴管中加入氯化 ACh 溶液 $10^{-5}mol/L$ 0.1ml，$10^{-4}mol/L$ 0.1ml，$10^{-3}mol/L$ 0.1ml。记录各浓度 ACh 对腹直肌的收缩作用。注意加药后，基线不再继续上升，甚至有点下降时，用任氏液冲洗 3 次，待腹直肌标本重新基本恢复至基线后，加下一浓度药物。找出使该腹直肌标本收缩的 ACh 最低有效浓度，以备下面两步用。

（2）上步实验完毕，用任氏液冲洗 3 次，待基线恢复正常，加入 0.5%加兰他敏溶液 0.1ml，10min 后，加入（1）步找出的 ACh 最低有效浓度 0.1ml，观察并记录加兰他敏对乙酰胆碱作用的影响。完毕，用任氏液冲洗 3 次，待基线恢复正常。

（3）加入 6.27×10^{-9} mol/L 维库溴铵溶液 0.1ml，10min 后，加入（1）步找出的 ACh 最低有效浓度 0.1ml，观察并记录维库溴铵对乙酰胆碱作用的影响。

（4）分析实验结果

【注意事项】

（1）分离腹直肌标本时，需要注意避免剪断腹壁内侧的腹壁静脉。

（2）腹直肌标本不要黏附水浴管或与 L 形通气钩缠绕。

（3）加药时，不要碰到张力换能器和通气钩之

间的连接线，标记所用药物。

【思考题】　分析加兰他敏和维库溴铵对乙酰胆碱收缩腹直肌影响的药理学依据。

（杨俊卿）

二十二、传出神经系统药物对家兔离体肠管收缩活动的作用

【实验目的】

（1）学习离体器官药理学实验方法。

（2）观察并比较传出神经系统药物对离体肠管的药理作用。

【实验原理】　机体大多数器官同时受到胆碱能神经和去甲肾上腺素能神经的双重支配，两类神经兴奋时产生的效应相反且以优势支配的神经效应为主。胃肠平滑肌以胆碱能神经支配占优势，分布有高密度的 M 胆碱受体，同时也有一定密度的 α 和 β 肾上腺素受体分布。乙酰胆碱（acetylcholine）等拟胆碱药可兴奋 M 胆碱受体，引起回肠平滑肌收缩，张力增强，收缩幅度加大。M 胆碱受体阻断药则可拮抗 M 受体激动药引起的回肠平滑肌收缩作用。拟肾上腺素药可激动 α 和 β 受体，引起回肠平滑肌舒张，张力下降。

【实验对象】　家兔（体重 1.5～2kg 左右，雌雄不拘）。

【实验药品与器材】　台氏液，0.05%乙酰胆碱，0.05%阿托品，0.001%肾上腺素，0.001%去甲肾上腺素；生物信号采集分析系统，张力换能器，超级恒温器，10ml 平滑肌恒温灌流浴槽，通气标本钩，滑轮支架，氧气瓶，标准砝码，注射器，烧杯。

【实验方法与步骤】

（1）制备家兔回肠标本：取禁食 24h 家兔一只，击头致死。打开腹腔，在其左下腹找到盲肠，离回盲瓣 2～3cm 处剪断肠管，取长约 7～8cm 回肠一段，迅速放入盛有台氏液的培养皿中，将系膜及周围脂肪组织分离，用镊子夹住肠缘，向肠管内注射台氏液以冲洗肠腔内食糜及残渣。洗净肠腔后将肠管剪成 1.5～2cm 肠段，放入盛有新鲜台氏液并持续通混合气体的培养皿中备用。

（2）实验装置安装与连接见图 4-68。

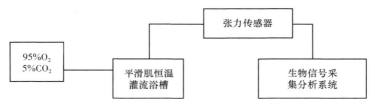

图 4-68　仪器连接示意图

生物信号采集分析系统参数设置：输入常数：DC，灵敏度：2mV/cm 或 5mV/cm，滤波：10Hz 或 30Hz。

【实验项目】　取一段 1.5～2cm 肠管，两端用丝线结扎，一端固定在标本通气钩上，另一端与张力换能器相接，将标本置入盛有 37℃台氏液的平滑肌浴槽中，连续向浴槽内通入 95%O₂ 和 5%CO₂ 的混合气体（调节通气量至气泡 1～2 个/s 为宜）。调节换能器高度，使标本前负荷为 1g，平衡 60min，其间每隔 15min 更换一次浴槽内的台氏液。待稳定后，经生物信号采集分析系统记录肌张力的变化，并进行下述实验：

（1）观察回肠自动节律性收缩：记录回肠段在给药前的收缩曲线，观察收缩曲线的节律、频率、波形和幅度。

（2）观察肾上腺素（epinephrine）的作用：向浴槽内加入 0.001%肾上腺素 0.1ml，记录给药后肠平滑肌曲线的变化；效果明显后，用台氏液冲洗标本 3 次，待肠平滑肌张力曲线恢复至给药前的基线后进行下一步实验。

（3）观察去甲肾上腺素（norepinephrine）的作用：向浴槽内加入 0.001%去甲肾上腺素 0.1ml，记录给药后肠平滑肌曲线的变化；效果明显后，用台氏液冲洗标本 3 次，稳定平衡后进行下一步。

（4）观察乙酰胆碱（acetylcholine）的作用：向浴槽内加入 0.05%乙酰胆碱 0.1ml，记录给药后肠平滑肌曲线的改变；效果明显后，用台氏液冲洗标本 3 次，待肠平滑肌张力曲线恢复至给药前的基线后进行下一步实验。

（5）观察阿托品（atropine）的作用：向浴槽内加入 0.05%阿托品 0.1ml，记录给药后肠平滑肌曲线的变化；效果明显后，用台氏液冲洗标本 3 次，待肠平滑肌张力曲线恢复至给药前的基线后进行下一步实验。

（6）观察阿托品和乙酰胆碱的拮抗作用：向浴槽内加入 0.05%阿托品 0.1ml，2min 后向浴槽内再次加入 0.05%乙酰胆碱 0.1ml，记录肠平滑肌曲线的变化。

（7）实验结果记录与分析：将实验所获平滑肌收缩幅度和收缩张力数据填入表 4-62。列表比较、分析实验结果。

表 4-62　实验结果

时间	收缩幅度（cm）	收缩张力（g）	收缩频率
给药前对照			
肾上腺素			
去甲肾上腺素			
乙酰胆碱			
阿托品			
阿托品＋乙酰胆碱			

【注意事项】

（1）制备肠标本时，动作宜轻柔，勿用手捏，以免损伤肠壁。冲洗肠管不能用力过猛，避免肠管过于膨胀，影响其正常功能。

（2）肠平滑肌标本不宜在空气中暴露过久，以免影响其功能。

【思考题】

（1）试从受体学说分析乙酰胆碱、阿托品、肾上腺素及去甲肾上腺素对肠道平滑肌的药理作用。

（2）如何利用离体肠实验方法确认某药是拟胆碱药还是抗胆碱药？

（欧阳昌汉　吴基良）

二十三、香烟烟碱的急性毒性作用

【实验目的】

（1）观察香烟烟雾滤液和香烟微粒水溶液对小鼠的急性毒性反应，说明吸烟对机体的危害。

（2）分析烟碱的生物效应机制。

【实验原理】　迄今为止，在烟草中已发现 4000 多种有害成分，这些成分不仅对吸烟者本身的健康造成严重的危害，也对其周围人群的健康产生极大的威胁。烟草中的有害成分分为气相烟雾和微粒相两类。

气相烟雾的有害成分包括：

（1）致癌成分

1）亚硝基化合物：亚硝酸胺、亚硝胺，可致所有器官癌变。

2）氯乙烯：麻醉气体，可致基因突变、染色体畸变、肝血管肿瘤。

3）胼：可致癌和基因突变。

（2）氮氧化物

1）一氧化氮：可致肺间质水肿及血液携氧能力降低。

2）二氧化氮：具有刺激性，可致气管炎、气管鳞状上皮癌。

（3）一氧化碳：当空气中烟雾浓度达 3%～6% 时，其烟雾中的一氧化碳即可引起血液携氧能力下降，造成缺氧。

（4）其他：氢氯酸、乙醛。

微粒相中的有害成分包括：

（1）烟焦油

1）多环芳烃类化合物：3,4-苯并芘（强致癌物）、苯并菲、二苯并芘（致癌）。

2）β-萘胺：可致膀胱癌。

3）放射性元素：^{210}铅、^{210}钋、^{222}氡（致肺癌）。

4）微量元素

镉：半衰期（$t_{1/2}$）为 9～18 年，易蓄积，可致贫血、牙釉质镉环、嗅觉迟钝、肝退行性变、骨质疏松。

铅：可致中毒性脑病、贫血、溶血、癌变。

砷：可致末梢神经炎、皮肤色素沉着、手掌过度角化。

5）有致癌作用的化合物：苯酚、甲酚、儿茶酚、吲哚等。

（2）烟碱：烟碱（nicotine，尼古丁）由烟草中提取，是烟草中的主要成分之一。

烟碱可兴奋自主神经节和神经肌肉接头的 N 胆碱受体，可促使配体门控离子通道开放，膜外 Na^+、Ca^{2+} 离子进入胞内，产生局部去极化电位，即终板电位。当终板电位超过肌纤维扩布性去极化阈值时，即可打开膜上电压门控性离子通道，此时大量 Na^+、Ca^{2+} 离子进入细胞，产生动作电位，导致肌肉收缩。

烟碱对神经节的 N 受体作用呈双相性，即开始使用时可短暂兴奋神经节 N 受体，随后可持续抑制神经节 N 受体。烟碱对神经肌肉接头 N 受体作用与其对神经节 N 受体作用类似。

烟碱具有很强的毒性。据报道，一支香烟中的烟碱可毒死 10 只小鼠，25 支香烟中的烟碱可毒死一头牛，40～60mg 烟碱可致人死亡。

1）性状：无色透明的挥发油样液体，遇光/空气即转为棕色，易溶于水。

2）体内过程

易自黏膜（口腔、呼吸道）及皮肤吸收。

吸收的 80%～90% 在肝脏代谢（有少部分在肾、肺中代谢），吸入的大部分在肺中代谢。

肾脏消除，$t_{1/2}$ 为 2h；乳汁排泄，浓度可高达 0.5mg/L。

3）作用

外周神经系统：双相性：先兴奋（小剂量）后

抑制（大剂量）。

中枢神经系统：兴奋作用显著，适宜剂量可产生震颤，较大剂量伴有惊厥。小剂量烟碱可激动颈动脉窦和主动脉弓的化学感受器使呼吸加深加快，大剂量可直接兴奋延髓呼吸中枢，中毒剂量由兴奋转为抑制，加上激动呼吸肌 N_2 受体引起持久性去极化而致呼吸肌麻痹，造成呼吸衰竭而死亡。

心血管系统：兴奋交感神经节，刺激肾上腺髓质儿茶酚胺的释放，使血管收缩、心率加快、血压升高。

胃肠道：激活副交感神经节和胆碱能神经末梢，使肠道张力和运动增加，导致恶心、呕吐和腹泻。

【实验对象】 小鼠（体重 18～22g）。

【实验药品与器材】 苦味酸溶液、生理盐水；水烟斗，吸耳球，天平，1ml、5ml、10ml 注射器，10ml量筒，10ml 试管，记号笔。

【实验方法与步骤】

（1）制备香烟烟雾滤液：向水烟斗内加入 2ml生理盐水，将去掉烟蒂的香烟插在水烟（图 4-69）上，先将吸耳球中的气体排出，然后对准水烟斗的

吸口处缓慢抽吸，使吸耳球离开水烟斗的吸口，排空其中的气体，再对准水烟斗的吸口处缓慢抽吸，如此反复，直至香烟完全燃尽。在抽吸香烟的过程中，不断振荡水烟斗，使烟雾中的可溶成分（如烟碱等）充分溶解于生理盐水之中。

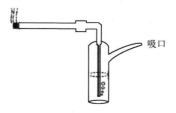

图 4-69　水烟斗

（2）制备香烟微粒水溶液：取生理盐水 10ml 放入小烧杯中，将 1 支香烟烟叶置于生理盐水中浸泡10min。

【实验项目】 取小鼠 8 只，称重、编号、标记。

按表 4-63 给小鼠注射香烟烟雾滤液或香烟微粒水溶液，观察小鼠的毒性反应及出现毒性反应和死亡的时间。

表 4-63　毒性反应及出现毒性反应和死亡的时间

编号	给药情况		毒性反应表现及发生时间
1	生理盐水	i.p. 0.3ml/10g	
2	生理盐水	i.v. 0.3ml/10g	
3	烟雾滤液	i.p. 0.1ml/10g	
4	烟雾滤液	i.p. 0.3ml/10g	
5	烟雾滤液	i.v. 0.3ml/10g	
6	微粒水溶液	i.p. 0.1ml/10g	
7	微粒水溶液	i.p. 0.3ml/10g	
8	微粒水溶液	i.v. 0.3ml/10g	

观察项目：小鼠的一般活动情况，其耳部是否变白，呼吸有无变化，有无惊厥和死亡等，并与生理盐水组对比。

【注意事项】

（1）烟点燃后缓慢抽吸，边吸边摇，以增加烟碱在水中的溶解。

（2）实验过程中应仔细观察小鼠各项生命体征及一般情况变化。

【思考题】 根据实验结果分析烟碱的作用机制。

（孙 红　胡 浩）

二十四、传出神经系统药物对动物血压的影响

【实验目的】 观察拟传出神经药物包括拟胆碱药物、抗胆碱药物、拟肾上腺素药物和抗肾上腺素药物对麻醉家兔血压的作用。

【实验原理】 拟胆碱药物 ACh 通过作用 M 受体和 N_N 受体，而拟肾上腺素药物通过作用于心脏和血管的 α 和/或 β 受体，影响心脏和血管功能，改变心输出量和血管外周阻力，调节动脉血压和心率。

【实验对象】 家兔。

【实验药品与器材】 3%戊巴比妥钠溶液，1%

盐酸普鲁卡因注射液，1%肝素溶液，生理盐水，盐酸肾上腺素（adrenalin）溶液（1 : 10 000），重酒石酸去甲肾上腺素（noradrenaline）溶液（1 : 10 000），硫酸异丙肾上腺素（isoprenaline）溶液（1 : 100 000），1 : 200 盐酸麻黄碱（ephedrine）溶液（1 : 200），甲磺酸酚妥拉明（phentolamine，10mg/ml），盐酸普萘洛尔（propranolol）溶液（1mg/ml），氯化乙酰胆碱（acetylcholine）溶液（1 : 100 000），硫酸阿托品溶液（1 : 200）；BL-420N 生物信号采集分析系统，压力换能器，家兔手术台，手术刀，眼科剪，普通剪刀，止血钳，缚腿带，动脉导管，动脉夹，眼科镊，螺旋三通管，头皮针，纱布，弹簧夹，1ml注射器 7 支，20ml 注射器 1 支。

【实验方法与步骤】

（1）取兔 1 只，称重，静脉注射戊巴比妥钠（30mg/kg）麻醉家兔，仰卧固定于兔台。

（2）启动调试 BL-420N 生物信号采集分析系统，选择通道，"压力"，记录血压变化。将压力换能器连接的三通管用肝素溶液充满，排空空气，关闭三通管与压力换能器的连通。

（3）剪去家兔颈部兔毛，用 1%普鲁卡因局部麻醉，分离一侧颈总动脉，在动脉下穿两根线，结扎远心端，用动脉夹夹住近心端，在紧靠远心端动脉结扎处下方用眼科剪剪一 "V" 形口，将充满肝素生理盐水的连有压力换能器的动脉导管插入 "V" 形口中，用线结扎固定。打开三通管与压力换能器的连通，描记血压。

（4）耳缘静脉置入并固定头皮针，以备给药用。

【实验项目】 描记一段正常血压后，经头皮针从耳缘静脉依顺序注射下列药物，观察并记录血压变化。

（1）作用于 α 与 β 受体的药物

1）盐酸肾上腺素：1 : 10 000 溶液，0.1ml/kg。

2）重酒石酸去甲肾上腺素：1 : 10 000 溶液，0.1ml/kg。

3）盐酸麻黄碱：1 : 200 溶液，0.1ml/kg。

4）甲磺酸酚妥拉明：10mg/ml，0.05ml/kg。

5）盐酸肾上腺素：1 : 10 000 溶液，0.1ml/kg。

（2）作用于 β 受体药物

1）硫酸异丙肾上腺素：1 : 100 000 溶液，0.1ml/kg。

2）盐酸普萘洛尔：1mg/ml，0.2ml/kg。

3）硫酸异丙肾上腺素：1 : 100 000 溶液，0.1ml/kg。

（3）作用于 M 受体药物

1）氯化乙酰胆碱：1 : 100 000 溶液，0.1ml/kg。

2）硫酸阿托品：1 : 200 溶液，0.1ml/kg。

3）氯化乙酰胆碱：1 : 100 000 溶液，0.1ml/kg。

（4）根据实验结果分析上述药物的作用机制。

【注意事项】

（1）戊巴比妥钠麻醉易导致呼吸抑制，不能过量；戊巴比妥钠麻醉时镇痛效果较差，需加用局部麻醉药才能安全完成手术和动脉插管。

（2）手术时，宜用止血钳进行钝性分离，防止血管破裂出血。

（3）待前面一种药物作用基本消失，血压和心率平稳后，再注射下一种药物。每次给药后立即用 1ml 生理盐水将药液冲入静脉内。

【思考题】 以受体理论分析各药对兔血压的影响。

（杨俊卿）

二十五、苯巴比妥钠与苯妥英钠的抗惊厥作用

【实验目的】

（1）学习应用药物或电刺激方式制备动物惊厥模型的实验方法。

（2）观察苯巴比妥钠（sodium phenobarbital）和苯妥英钠（phenytoin sodium）的抗惊厥作用（anticonvulsant effect）。

【实验原理】

（1）药物诱发动物惊厥模型：呼吸兴奋剂尼可刹米在治疗剂量时既可直接兴奋延脑呼吸中枢，也可通过刺激颈动脉体和主动脉体的化学感受器反射性兴奋呼吸中枢。中毒剂量时可导致整个中枢神经系统兴奋性显著增高而引起机体出现惊厥症状，甚至可由惊厥转为难以恢复的中枢抑制，最终可导致动物死亡。

（2）电刺激诱发动物惊厥模型：利用逐渐增加输出电压的方法，使刺激动物的电流量逐渐加大，直到诱发动物惊厥（eclampsia or convulsion）症状出现为止。

（3）药物抗惊厥作用：苯巴比妥钠和苯妥英钠均为中枢性抑制药，大剂量具有明显的抗惊厥、抗癫痫作用（antiepilepsy effect），其作用机理与增强 GABA 介导的 Cl^- 内流和减弱谷氨酸介导的除极（depolarization）有关。

【实验对象】 小鼠（体重 18～22g，雌雄不拘）。

【实验药品与器材】 0.5%苯巴比妥钠，0.5%苯妥英钠，生理盐水，5%尼可刹米；电惊厥仪，小动物电子秤，小鼠笼，1ml 注射器，针头若干个。

【实验方法与步骤】

（1）药物致惊厥的方法：每组取小鼠 2 只，称重并编号。甲鼠腹腔注射 0.5%苯巴比妥钠 50mg/kg（0.1ml/10g 体重），乙鼠腹腔注射生理盐水 0.1ml/10g 体重。给药 15min 后，两鼠同时皮下注射 5%尼可刹米（nikethamide）0.1ml/10g 体重。连续观察并记录两鼠惊厥发生情况、惊厥强度和死亡情况。

（2）电刺激诱导惊厥的方法：每组取小鼠数只，将电惊厥仪输出导线前端的两个鳄鱼夹用生理盐水浸湿，然后夹住一只小鼠的两耳根部或一只夹住小鼠两耳根部间的皮肤，另一只夹住小鼠的下颌部，开启电源开关，电流强度为 10 mA，通电时间控制在 0.25～0.5s，刺激间隔时间应大于 5s，然后接通电钮，通电时观察小鼠是否发生惊厥。小鼠的惊厥过程为：潜伏期→僵直屈曲期→后肢伸直期→阵挛期→恢复期。每组按此方法选出三只出现惊厥反应的小鼠，称重并编号。甲鼠腹腔注射 0.5%苯巴比妥钠 50mg/kg（0.1ml/10g 体重），乙鼠腹腔注射生理盐水 0.1ml/10g 体重，丙鼠腹腔注射 0.5%苯妥英钠 50mg/kg（0.1ml/10g 体重）。给药 15min 和 30min 后，再用原来强度的电流刺激各鼠，记录惊厥发生时间、持续时间、惊厥强度或有无惊厥，比较用药前后的不同。

【实验结果】 以出现阵发性抽搐为发生惊厥的指标，并计算惊厥百分率和死亡百分率。将实验结果填入表 4-64 中。

表 4-64　实验结果

| 动物 | 药物 | 有无惊厥 | 惊厥 | | | 惊厥百分率 | 死亡动物数 | 死亡百分率 |
			发生时间	持续时间	强度			
甲	0.5%苯巴比妥钠							
乙	生理盐水							
丙	0.5%苯妥英钠							

【注意事项】

（1）注射尼可刹米后，惊厥先兆可表现为竖尾，跳跃，尖叫，咬齿等。

（2）腹腔注射时应注意规范操作，不可伤及内脏器官。

【思考题】

（1）尼可刹米过量引起惊厥的发生机理是什么？

（2）常用的抗惊厥药物有哪几类？其主要作用和用途有何异同？

（张京玲）

二十六、中枢性抑制药中毒的呼吸抑制作用与对抗药的解救效应

【实验目的】

（1）观察戊巴比妥钠、吗啡中毒引起大鼠呼吸抑制的症状和体征。熟悉两药引起呼吸抑制的特点及机制。

（2）观察戊四氮、尼可刹米对中枢性抑制药引起大鼠呼吸抑制的解救效应。熟悉两药引起呼吸兴奋作用的特点与机制。

【实验原理】 戊巴比妥钠（pentobarbital sodium）与吗啡（morphine）均具有中枢性抑制作用，大剂量应用时还可导致机体出现呼吸抑制（respiration inhibition）的症状和体征，严重者可导致死亡。但是戊巴比妥钠与吗啡产生中枢性抑制作用的机制与特点各不相同。戊巴比妥钠对中枢的抑制作用呈典型的剂量依赖性变化，用药剂量不同，戊巴比妥钠对中枢抑制作用的强度和范围也不同。而吗啡则是在治疗量时就有抑制呼吸的作用，可使呼吸频率减慢、潮气量（tidal volume）降低，每分钟通气量减少，其中呼吸频率减慢尤为突出。呼吸抑制发生快慢及程度与给药途径密切相关，静注吗啡 5～10min 或肌注 30～90min 时呼吸抑制最为明显。吗啡的呼吸抑制与降低呼吸中枢对血液 CO_2 张力的敏感性以及抑制脑桥呼吸调节中枢有关。呼吸抑制是吗啡急性中毒致死的主要原因。

戊四氮（pentylenetetrazol）与尼可刹米（nikethamide）均具有中枢性兴奋作用，大剂量时均可导致机体出现抽搐与惊厥。但两者引起中枢兴奋的特点和机制则截然不同，因而其应用范围也有较大差异。戊四氮能直接兴奋呼吸中枢及血管运动中枢，使呼吸增加、血压微升。这是因为戊四氮能增强中枢神经系统兴奋性突触易化过程所致。戊四氮可用于巴比妥类药物中毒时引起的呼吸抑制，但因其安全范围小，临床现已少用而常作为科研工具药使用。尼可刹米则是临床上最常用的呼吸抑制抢救药，它是主要兴奋延髓呼吸中枢（apneustic center in medulla oblongata）的中枢兴奋药。治疗量的尼可刹米既可直接兴奋延脑呼吸中枢，提高呼吸中枢对 CO_2 的敏感

性；也可通过刺激颈动脉体（carotid body）和主动脉体（aorta body）化学感受器（chemoreceptor），反射性兴奋呼吸中枢，使呼吸频率加快，呼吸幅度加深，通气量增加，呼吸功能改善。临床常用于治疗和抢救各种原因引起的中枢性呼吸抑制，尤对吗啡急性中毒所致呼吸抑制疗效最好。

【实验对象】 大鼠（雌雄不限，体重约300g）。

【实验药品与器材】 1%盐酸吗啡溶液，2.5%尼可刹米溶液，生理盐水，3%戊巴比妥溶液；生物信号采集分析系统，压力换能器，大鼠手术台，大鼠气管插管，大鼠静脉塑料插管，手术器械1套，三通，铁支架，双凹夹，2ml、5ml注射器，5号针头，粗线绳，丝线，棉球。

【实验方法与步骤】

（1）麻醉和固定：取大鼠2只，分别称重、编号后用乙醚麻醉至大鼠瘫软，麻醉后将大鼠仰卧固定于手术台上。

（2）颈部手术：在颈部正中皮下注射2%普鲁卡因局部浸润麻醉，然后进行下列颈部手术，手术未完成前要注意不断用乙醚维持大鼠麻醉，或在手术创伤处点滴局麻药维持麻醉，以免大鼠挣扎。

1）气管插管术：剪去颈部鼠毛，沿正中线纵行切开颈部皮肤、肌肉，分离出气管，在气管上做一个"⊥"型切口（切口应远离甲状腺部位，以避免出血），插入Y形气管插管，以粗线绳结扎固定，以备连接呼吸换能器。

2）颈外静脉插管术：在切开的颈部皮肤一侧，由皮肤内面分离出颈外静脉，长度为1~1.5cm，在静脉下方穿两根丝线，先用一根丝线结扎颈外静脉

远心端，另一根丝线留置备用。用眼科镊子提起静脉壁，用眼科剪在静脉近心端剪一"∧"形小口，插入已充满生理盐水的静脉塑料插管，随后用丝线结扎固定。用注射器推入少量生理盐水以确定插管是否在静脉内。

（3）仪器调试和连接：取一段约0.5m长的粗橡胶管，一端连接在"Y"形气管插管的左侧分支处，橡胶管的另一端连接压力换能器。再用一段约0.2cm长的橡胶管连接在"Y"形气管插管的右侧分支管口处，橡胶管的另一端直接与外界相通，以供大鼠呼吸，并用螺旋夹调节通气量，通气量一旦调节好就不许再变动。打开生物信号采集分析系统，进入实验软件系统，点击呼吸实验菜单，点击呼吸运动调节实验，进入实验记录界面。将呼吸振幅调节至2cm高度（谨防窒息），描记正常呼吸振幅，记录呼吸频率，观察3min。

【实验项目】 从颈外静脉给药，观察药物作用。

（1）甲鼠颈外静脉注射2%戊巴比妥钠溶液0.1ml/100g，待呼吸抑制后，先给生理盐水0.5ml/kg，观察3min作对照，如呼吸仍呈抑制状态，皮下注射1%戊四氮1ml/100g，观察其作用并记录呼吸曲线。

（2）乙鼠颈外静脉注射1%盐酸吗啡溶液0.1ml/100g，待呼吸抑制后，先给生理盐水0.5ml/kg，观察3min作对照，如呼吸仍呈抑制状态，皮下注射25%尼可刹米0.45ml/100g，观察其作用并记录呼吸曲线。

【实验结果】 整理实验结果，将各药作用最强时的数据填入表4-65，并剪切典型的呼吸曲线图。

表4-65 实验结果

家兔编号： 性别： 体重：

	给药剂量（ml/100g）	呼吸频率（次/分）	呼吸曲线振幅（cm）	呼吸曲线描绘
正常情况下				
2%戊巴比妥钠				
1%盐酸吗啡				
生理盐水				
1%戊四氮				
25%尼可刹米				

【注意事项】

（1）气管分离后可暂时先不插管，可等待静脉插管完成后再作气管插管，可避免操作上的相互妨碍、不便。

（2）也可不做气管插管，用缝皮的大弯针在剑突下皮肤穿一条线，一端结扎在皮肤上，另一端与张力换能器连接，将张力换能器连接到生物信号采

集分析系统，即可在屏幕上看到并记录正常的呼吸曲线。

（3）分离静脉时要避开血管分叉处，分离动作要轻柔，避免引起血管收缩，造成插管困难。远心端也可在静脉插管完成后再结扎，以免结扎后静脉骤然变细造成插管困难。

（4）吗啡给药时应快速注射，如呼吸抑制不明

显可追加药量。另外,也可用5%度冷丁50～100mg/kg代替吗啡完成此实验。

(5)尼可刹米给药时要缓慢注射,并密切观察动物反应,以防过量造成惊厥。

【思考题】

(1)实验所用的两种产生中枢性抑制作用的药物各自有何特点?其作用机制有何不同?还有哪些药物可产生相同的中枢性抑制作用?请比较它们各自的异同点。

(2)戊四唑和尼可刹米应用后对大鼠呼吸抑制作用的解救效果如何?为什么会有这些差异?解救吗啡急性中毒的机理是什么?

(张京玲)

二十七、氯丙嗪对小鼠激怒反应的镇静安定作用

【实验目的】

(1)学习电刺激诱发动物激怒模型的实验方法。

(2)了解电刺激诱发动物激怒反应的表现。

(3)观察氯丙嗪对动物激怒反应的镇静安定作用,掌握氯丙嗪的安定作用及其机制。

【实验原理】　氯丙嗪(chlorpromazine)又名冬眠灵(wintermine),是目前临床应用最广的抗精神病药物(antipsychotics)的典型代表。1952年法国首先应用氯丙嗪治疗兴奋躁动的精神病人获得成功,导致了精神分裂症(schizophrenia)临床治疗学的重大突破。研究证实,氯丙嗪对中枢神经系统有较强的抑制作用,称为神经安定(neuroleptic effect)作用。氯丙嗪通过阻断中脑—边缘系统通路和中脑—皮质通路的多巴胺受体(dopamine receptor, DA-R),影响机体的精神、情绪及行为,表现为镇静、安定、表情淡漠。动物实验中,氯丙嗪能明显减少自发活动,减少动物的攻击行为,使之驯服,易于接近。精神病患者服用后,能在清醒状态下迅速控制兴奋、躁动症状。

以弱电流或低电压持续刺激小鼠足部,可引起小鼠之间出现对峙、格斗、互咬、逃避、尖叫等激怒反应(anger reaction)。当给动物应用氯丙嗪后,可明显抑制此类激怒反应的发生。

【实验对象】　健康昆明种小鼠(体重20～24g,雄性,异笼喂养)。

【实验药品与器材】　0.1%盐酸氯丙嗪溶液,生理盐水;药理生理多用仪及激怒刺激盒(图4-70),注射器、针头、电子秤。

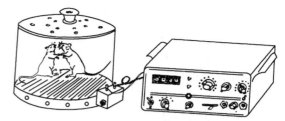

图4-70　药理生理多用仪及激怒刺激盒装置图

【实验方法与步骤】

(1)将经过挑选的异笼喂养、体重相近的4只雄性小鼠,分别称重、编号后,每两只为一组,分为实验组和对照组。先观察其正常活动情况。

(2)将两组小鼠分别置于激怒刺激盒内的电刺激板上,接通电源开始刺激,并调节交流电压输出强度逐渐由小增大(不宜过大),直至小鼠出现激怒反应(两鼠前肢离地站起、对峙、互相撕咬,见图4-70)为止。此电压即为该激怒反应的阈电压值,记录并填入表4-66中。每次刺激间隔30s,可重复几次。如不出现激怒反应则应更换小鼠。

(3)实验组小鼠腹腔注射0.1%盐酸氯丙嗪溶液0.2ml/10g,对照组小鼠腹腔注射相应容量的生理盐水(normal saline)。同时记录给药时间。

(4)给药后20min时,分别以给药前同样刺激参数下的阈值电压进行刺激,观察两组小鼠给药前后的反应差异。然后逐步调整电压,观察此时激怒反应的阈电压与给药前有何不同。将全部实验结果填入表4-66,写出实验报告。

表4-66　实验结果

组别	氯丙嗪组		对照组	
	给药前	给药后	给药前	给药后
激怒阈电压				
激怒潜伏期				

【注意事项】

(1)实验前调节刺激器,将刺激参数选择为:工作状态为激怒,输出电压为最小,刺激方式为连续B;时间为1s;频率为8Hz。把交流电压输出线插入后面板的"交流电压输出"插座中,另一端的两个鳄鱼夹分别夹在刺激盒的红、黑接线柱上(见图4-70)。

(2)实验前应认真进行筛选,不出现激怒反应的小鼠必须更换掉。出现激怒反应且在3min内每对鼠典型格斗不少于3次者选作实验,此为经过挑选的小鼠。如给药后以原刺激参数刺激,典型格斗少于3次者则称为抑制。

(3)刺激盒内电铜丝线上应保持干燥,随时擦

净小鼠的排泄物，以免引起短路损坏仪器。

（4）每组的两只小鼠体重不要相差太大，异笼喂养。如出现典型格斗反应后应立即关闭电源，取出刺激盒中小鼠时应仔细检查有无电压输出，以免发生意外。

（5）也可采用异笼喂养、体重 250～300g 雄性大鼠做此实验，效果更佳。大鼠的剂量为 0.5%的氯丙嗪 15～25mg/kg。

【思考题】

（1）氯丙嗪的安定作用有哪些特点？其安定作用的机理是什么？

（2）氯丙嗪的镇静安定作用与巴比妥类药物（barbiturate agents）的镇静催眠作用有何区别？试从两药的作用机制、部位、特点及临床应用等方面加以分析。

（张京玲）

二十八、氯丙嗪对大鼠体温的影响

【实验目的】

（1）学习大鼠体温的测定方法。

（2）观察氯丙嗪对大鼠体温的影响。

【实验原理】 氯丙嗪对下丘脑体温调节中枢有很强的抑制作用，使恒温动物不能维持相对恒定的体温，体温随环境温度而变化。在低温环境中体温降低，在高温环境中体温升高。氯丙嗪对体温的影响可用于低温麻醉和人工冬眠。

【实验对象】 SD 大鼠（雄性，250～300g）。

【实验药品与器材】 氯丙嗪（5%），生理盐水；1ml 注射器，凡士林，电子体温计，冰柜。

【实验方法与步骤】 大鼠体温的测定可用两种不同的测量工具，非接触性红外测温仪和电子体温计。前者为非接触性的测量，测量准确，但对仪器的要求较高；后者是直接测量大鼠的直肠温度，方法简单易行，但实验误差要比前者高。本实验选用电子体温计的方法测量大鼠直肠温度。

大鼠分为 4 组，每组 5 只，称重编号。药物处理组别是：生理盐水室温组、氯丙嗪室温组、生理盐水低温组、氯丙嗪低温组。

【实验项目】

（1）首先观察大鼠的正常活动状态。然后用电子体温计测量各组大鼠给药前直肠温度。在电子体温计上涂抹少量的凡士林，分别测量插入肛门 3cm 和 5cm 时的温度。

（2）腹腔注射生理盐水和氯丙嗪（25mg/kg），给药体积是 0.2ml/100g。

（3）给药后，生理盐水室温组和氯丙嗪室温组放在室内观察体温变化，生理盐水低温组和氯丙嗪低温组放在-20℃的冰柜中。

（4）给药后 15min、30min、60min 再分别用同样的方法测量实验动物的体温。

（5）统计各组大鼠给药前后的体温变化，观察生理盐水与氯丙嗪对大鼠体温的影响，并比较大鼠给药前后的活动状态有何不同。

（6）将给药前后大鼠的活动状态和体温填入表 4-67。

表 4-67　实验结果

组别*	活动状态		体温（插入肛门深度）							
	给药前	给药后	给药前		给药后 15min		给药后 30min		给药后 60min	
			3cm	5cm	3cm	5cm	3cm	5cm	3cm	5cm
第一组										
第二组										
第三组										
第四组										

*第一组为生理盐水室温组；第二组为氯丙嗪室温组；第三组为生理盐水低温组；第四组为氯丙嗪低温组

（7）根据实验结果分析氯丙嗪与生理盐水组大鼠体温的变化。

【注意事项】

（1）实验过程要保持室内安静。

（2）测量时如果用块布蒙住大鼠的眼睛，大鼠会安静下来，容易测量，但手法要轻柔。

（3）体温计插入深度要保持一致。

【思考题】

（1）氯丙嗪对大鼠体温有何影响，机制是什么？与解热镇痛药有何不同？

（2）如将上述大鼠放入 50℃的温箱中，大鼠体温将会有怎样的变化？

（金大庆）

二十九、药物对小鼠学习记忆功能的影响

【实验目的】

（1）学习水迷宫实验方法（Morris water Maze test）。

（2）学习观察与评价药物对学习记忆功能的影响。

【实验原理】

学习和记忆属高级神经活动。学习和记忆的基本过程大致可分为三个阶段：获得，巩固和再现。抗胆碱药物影响记忆的机制比较清楚，结果易重复，且无明显的非特异性作用，是复制记忆获得障碍动物模型较为理想的药物。最常用的药物有东莨菪碱，于训练前 30min 或 10min 腹腔注射，剂量 1～5mg/kg，能显著破坏动物的学习和记忆的获得。其他如利舍平，戊巴比妥钠等中枢抑制药均能明显阻抑记忆的获得。

【实验对象】

健康成年小鼠（体重 18～22g，雌雄各半）。

【实验药品与器材】

戊巴比妥钠（pentobarbital sodium）用蒸馏水配制成 1.5%溶液，刺五加注射液；小动物电子秤，小鼠鼠笼，1ml 注射器，4 号针头，计时器，Morris 水迷宫系统：水桶直径 76cm，桶高 36cm，水深 12.9cm，安全岛高：11.4cm，计算机软件系统：BI-2 000 实验系统，SONY 摄像头，台式高速冷冻离心机 TL-16R，722 型分光光度计。

【实验方法与步骤】

（1）动物分组与模型的建立：将 30 只小鼠随机分为 3 组，每组 10 只。①空白对照组：不给予任何药物。②模型组：于实验前 3 天开始每天腹腔注射戊巴比妥钠一次（剂量：1.5mg/ml，0.1ml/10g 体重）。开始实验后，每次训练前半小时戊巴比妥钠腹腔注射（剂量同上）③实验组：于实验前 6 天开始每天腹腔注射刺五加注射液（剂量：1.5mg/ml，0.1ml/10g 体重）。开始试验后于训练前 1h 腹腔注射刺五加注射液，剂量同上。实验组接受戊巴比妥钠注射时间及剂量同模型组。

（2）行为学实验方法：用过圆心的两条相互垂直线将水迷宫分为 A、B、C、D 四个象限，安全岛位于 A 象限，位置固定。每日将小鼠依次从 B、C、D 区面朝桶壁放入水迷宫中，记录其自下水到抵达并停留在安全岛（A 区）上所用的时间，即潜伏期。以 120s 为限，若此时间内动物不能到达安全岛，再将小鼠置于安全岛上 10s，让其熟悉环境，共训练 3 天（图 4-71、图 4-72）。

（3）ACh 含量和 ACh-E 活性测定：实验结束后，

于冰台上以颈椎脱臼法处死，并迅速取出全脑，去其脑干及小脑，用冰生理盐水漂洗，滤纸吸干后称重，样品以冰生理盐水配制成 20%匀浆液，4℃ 4 500r/min 离心 5min，取其上清液，按羟胺比色法进行 ACh 含量，ACh-E 活性测定。

（4）统计学处理 实验数据用 $\bar{x}\pm s$ 表示，各组间差异用 t 检验进行统计学分析。

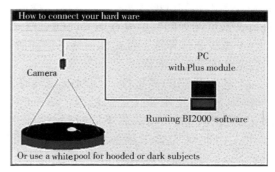

图 4-71 Morris 水迷宫的组成

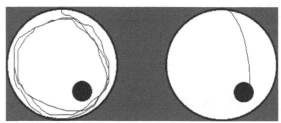

图 4-72 大鼠游泳轨迹示意图

左侧为开始训练时小鼠的游泳轨迹，尚在学习寻找安全岛右侧为训练后小鼠的游泳轨迹，已学会寻找安全岛

【实验项目】

记录小鼠每天的潜伏期和游泳轨迹，将实验结果填入表 4-68；测定小鼠脑组织 ACh 含量及 ACh-E 活性，将实验结果填入表 4-69。

表 4-68　刺五加注射液对戊巴比妥钠所致小鼠学习记忆障碍的影响（$\bar{x}\pm s$）

组别	n	平均	潜伏期（s）	
		1d	2d	3d
空白组	10			
模型组	10			
刺五加组	10			

表 4-69　刺五加注射液对戊巴比妥钠所致学习记忆障碍小鼠脑组织 ACh 含量及 ACh-E 活性的影响

组别	n	ACh 含量	ACh-E 活性
空白组	10		
模型组	10		
刺五加组	10		

【注意事项】

（1）实验环境：学习，记忆实验宜在安静环境内进行，室内温度，湿度和光照度应适宜和保持一致。

（2）实验动物：实验前数天将动物移至实验室以适宜周围环境。实验者必须天天与动物接触，如喂水或抚摸动物。动物在24h内其活动周期，即不同时相处于不同的觉醒水平，故实验应选择适宜时间进行，前后两天的实验要在同一时间点内完成。

（3）减少非特异性干扰：如情绪，运动活动水平，应激和内分泌等因素。

（4）药物作用的多重性：药物往往具有多方面的作用，有的作用易化记忆过程，而有的作用阻抑记忆过程；或在给药后不同时间分别产生不同作用。因此对实验结果的评价，要进行综合分析。

【思考题】 影响学习记忆功能的主要生化机制有哪些?

（郭莲军 吕 青）

三十、药物的镇痛作用

（一）热刺激法

【实验目的】

（1）学习镇痛药的热板实验方法。

（2）观察吗啡或哌替啶的镇痛作用。

【实验原理】 利用一定强度的温度刺激动物躯体的某一部位以产生疼痛反应。根据电生理研究结果，热刺激强度应使皮肤温度升高至45～55℃之间，低于此范围不会产生明显反应，高于55℃则有可能引起灼伤。将小鼠置于预先加热到55℃的金属板上，以热刺激开始至出现反应（小鼠足部可产生疼痛反应，出现舔后爪或跳跃反应）的时间（即潜伏期 latency）为测痛指标，并以此作为评价药物的镇痛作用。比较给药组与对照组小鼠潜伏期的差异，给药后痛反应时间延长1倍以上者，视为有镇痛作用。

【实验对象】 雌性小鼠，体重18～22g。

【实验药品与器材】 0.1%（g/ml）盐酸吗啡（morphine hydrochloride）或0.4%（g/ml）盐酸哌替啶（pethidine hydrochloride），生理盐水；Woolfe热板（恒温水浴槽、控温仪、温度计、金属板等），小动物电子秤，玻璃罩，小鼠鼠笼，1ml注射器，秒表。

【实验方法与步骤】

（1）筛选实验动物：将水浴槽加满水，使水面接触热板（多用恒温水浴器的金属底板作为热板），通过控温装置使热板表面温度维持在（50～55）℃±1℃。然后将小鼠置于热板上的玻璃罩内，密切观察小鼠的活动。一般情况下，大多数小鼠在热刺激下可出现前、或后肢举起、跳跃、舔后爪等，以舔后爪出现时间作为痛阈的指标。当出现舔后爪时，立即记录时间（即痛阈值），然后取出小鼠。用此法筛选出痛阈值在5～30s之间的小鼠供实验用，如反应潜伏期小于5s或大于30s的小鼠剔除。

（2）正式实验：取筛选合格的小鼠20只，称重，随机分为对照组和实验组。按上述方法分别测定小鼠给药前痛阈值。然后实验组小鼠腹腔注射0.1%吗啡10mg/kg或0.4%哌替啶40mg/kg，对照组小鼠腹腔注射等体积生理盐水。给药后15min、30min、45min，分别测定小鼠痛阈值。对于痛阈值大于60s的小鼠，应立即取出，按60s计算。

【实验项目】

（1）记录给药前后小鼠痛阈值，并计算痛阈改变百分率，将实验结果填入表4-70。

表 4-70 药物的镇痛作用

	给药前平均痛阈值（sec）	给药后平均痛阈值（sec）			痛阈改变百分率（%）		
		15min	30min	45min	15min	30min	45min
对照组							
实验组							

$$痛阈改变百分率 = \frac{用药后平均痛阈值 - 用药前平均痛阈值}{用药前平均痛阈值} \times 100\%$$

(4-34)

（2）以痛阈改变百分率为纵坐标、时间为横坐标，绘出用药后15min、30min、45min小鼠痛阈改变百分率的时-效曲线。

【注意事项】

（1）热板法个体差异大，实验动物应预先筛选，一般以疼痛反应在5～30s之间者为敏感鼠，可供实验用。

（2）应选雌性小鼠，因雄性小鼠遇热时阴囊松弛，易与热板接触而影响实验结果。

（3）用药后小鼠痛阈值超过 60s 者，应立即取出，防止足部烫伤而影响实验结果，其痛阈值按60s 计算。

（4）室温以 15℃左右为宜，过低动物反应迟钝，过高则敏感。

（5）热板温度应保持在 55℃左右。

（二）化学刺激法

【实验目的】　学习镇痛药的化学刺激实验方法。

【实验动物】　小鼠（体重 18～22g，雌雄不拘）。

【实验原理】　某些化学物质（如酒石酸锑钾溶液、乙酸溶液、缓激肽等）注入小鼠腹腔内可刺激脏层和壁层腹膜引起深部、大面积且持久的疼痛，致使小鼠产生扭体反应，表现为腹部内凹、躯干与后肢伸张、臀部抬高等行为反应，称为扭体反应（writhing response），该反应在注射 20min 内出现频率高，故以注射后 20min 内发生的扭体次数或发生

反应的鼠数作为疼痛的定量指标。若实验组与对照组相比，扭体反应发生率减少 50%以上者，认为该药物有镇痛作用。

【实验药品与器材】　1%（g/ml）酒石酸锑钾（potassium antimony tartrate），或 0.6%（g/ml）乙酸（acetic acid），0.1%（g/ml）盐酸吗啡（morphine hydrochloride）或 0.4%（g/ml）盐酸哌替啶（pethidine hydrochloride），生理盐水；小动物电子秤，小鼠鼠笼，1ml 注射器。

【实验方法与步骤】

（1）取体重相近的小鼠 20 只，称重，随机分为对照组和实验组。

（2）观察每组动物的活动情况，然后实验组小鼠腹腔注射 0.4%哌替啶 40mg/kg 或 0.1%盐酸吗啡10mg/kg，对照组腹腔注射等体积生理盐水。

（3）20min 后，两组小鼠均腹腔注射 0.6%乙酸60mg/kg 或 1%酒石酸锑钾 100mg/kg，观察 20min 内小鼠有无扭体反应。

【实验项目】　记录两组小鼠发生扭体反应、无扭体反应的动物数和扭体总次数，将实验结果填入表 4-71，并计算药物镇痛百分率。

表 4-71　药物的镇痛作用

	N	扭体反应数	无扭体反应数	扭体总次数	药物镇痛百分率
对照组					
实验组					

药物镇痛百分率 =

$$\frac{实验组无扭体反应数-对照组无扭体反应数}{实验组（或对照组）动物数}\times100\%\quad(4\text{-}35)$$

【注意事项】

（1）酒石酸锑钾、乙酸应在临用时配制，如放置过久，作用明显减弱。

（2）哌替啶给药剂量要准确，剂量过大会造成呼吸抑制，剂量过小效果不明显。

【思考题】

（1）阐述吗啡的镇痛作用机制及其临床应用。

（2）哌替啶与吗啡的作用有何异同？

（郭莲军　吕　青）

（三）甩尾测定法

【实验目的】

（1）学习疼痛的甩尾测定方法。

（2）观察药物的镇痛作用。

【实验原理】　将一束光照射到鼠尾上产生集热

效应，使鼠尾的局部温度升高而产生疼痛，当温度超过忍耐痛域时实验动物会甩尾逃避。测试时将鼠尾的中下部置于测试激光照射位置并盖住激光检测孔，测试开始，动物有疼痛反应并甩尾后，设备检测到激光自动停止计时，并在液晶面板显示反映时间。如果有设置触发温度功能，设备检测到预热温度达到触发温度后自动开始测试，故可同时检测到疼痛反应时间、起始测试温度、停止测试温度。如果没有设置触发温度功能，实验开始后，设备立刻开始测试并计时，只能检测到疼痛反应时间。触发温度的设置将确保测试起始温度的一致性，减少环境与实验动物尾部温度对实验结果的影响。

【实验对象】　雄性小鼠（15 只，25～30g）。

【实验药品与器材】　0.1% 的盐酸吗啡，0.4%盐酸哌替啶，生理盐水；1ml 注射器，小动物电子秤，疼痛甩尾仪（IITC336，美国 IITC Life Science）。

【实验方法与步骤】　仪器安装后，根据仪器使用指导书设置工作参数。

（1）输入动物编号。

（2）设置加热头测试工作时激光发射强度，一般在 50%～60%，控制小鼠的平均反应时间一般为 10s 左右。

（3）设置加热头空闲时激光发射强度，该强度是对动物尾部进行预热及空闲时的强度，一般设置在 5%左右，使之既可以看清楚光的位置，又不会太刺激眼睛，还可延长灯泡的使用寿命。

（4）设置切断时间，一般在 15～20s，太长会对动物造成损伤，太短会影响测试结果。

（5）确保设备放置的桌面稳定且保持水平，加热头远离易燃易爆物。

【实验项目】

（1）实验分为 3 组，即生理盐水对照组，吗啡组，哌替啶组。每组 5 只小鼠，于给药前和给药后分别将实验动物固定于小鼠固定器后放到甩尾测试仪面板上，尾部沿测试槽放置，确保尾巴的中下部在测试激光照射位置并盖住激光检测孔，通过脚踏开关开始测试。动物有疼痛反应并甩尾后，设备检测到激光自动停止计时，并在液晶面板显示反映时间、S—起始测试温度、P—停止测试温度或只显示反应时间。

（2）按分组皮下给药，测量上述参数：注射剂量分别是生理盐水 0.001ml/1kg，0.1% 盐酸吗啡 10mg/kg（0.001ml/1kg），0.4% 盐酸哌替啶 40mg/kg（0.001ml/1kg）。

（3）将给药前后小鼠的痛阈值填入表 4-72 中。

表 4-72　实验结果

组别	痛阈平均值（秒）				
	给药前 30min	给药前 15min	给药后 1min	给药后 30min	给药后 45min
对照组					
吗啡组					
哌替啶					

痛阈改变百分率（%）=（用药后平均痛阈值–用药前平均痛阈值）×100/用药前平均痛阈值

(4-36)

（4）实验结果与分析。

【注意事项】

（1）确保实验环境满足要求，温度 20～30℃，最高湿度为 95%。

（2）实验环境要保持安静。

（3）实验动物应预先筛选，给药前小鼠痛阈值大于 15s 的应去除。

【思考题】

（1）比较吗啡和哌替啶的镇痛作用。

（2）注射吗啡和哌替啶后实验动物的行为有何变化？

（金大庆）

三十一、普鲁卡因对家兔的脊髓麻醉作用

【实验目的】　观察普鲁卡因（procaine）对家兔的局部麻醉作用。

【实验原理】　神经细胞膜的去极化有赖于 Na^+ 内流。局麻药（local anesthetics）能与 Na^+ 通道细胞膜内侧受体相结合，进而引起 Na^+ 通道蛋白质构象的改变，促使 Na^+ 通道的失活状态闸门关闭，阻止 Na^+ 内流，从而产生局麻作用。普鲁卡因经腰椎间隙进入蛛网膜下腔，可阻滞该部位神经根痛觉信号的传递。

【实验对象】　家兔（体重 2～2.5kg，雌雄不拘）。

【实验药品与器材】　5%盐酸普鲁卡因溶液，碘酒；1ml 注射器。

【实验方法与步骤】　取家兔一只，称重，剪去腰骶部约 5cm×5cm 范围内的毛，观察家兔正常活动情况（如四肢站立行走姿态），用针刺其后肢测试有无痛觉反射。先使家兔呈自然俯卧式，然后将其挟于腋下，尽量使兔臀部向腹侧屈曲，腰部脊柱凸起。剪毛处用碘酒消毒，在动物背部髂嵴连线之中点（脊柱正中）稍下方摸到第 7 腰椎间隙（第 7 腰椎与第 1 骶椎之间），插入穿刺针头，当针尖到达椎管内（蛛网膜下腔）时，可见动物后肢跳动一下，即可注入 5%盐酸普鲁卡因溶液 0.2ml/kg。

【实验项目】　观察家兔后肢活动情况及对刺激痛觉的反应与给药前有何不同。

【注意事项】　动物要固定好，进针后若无后肢跳动，可稍变换方向试之。

【思考题】

（1）局部麻醉方法分哪几种？

（2）普鲁卡因的作用特点有哪些？

（吴基良　郑　敏）

三十二、局灶性脑缺血动物模型的制作及药物的保护作用

【实验目的】

（1）学习大鼠大脑中动脉栓塞（middle cerebral artery occlusion，MCAO）所致的局灶性脑缺血模型的制作方法。

（2）观察药物对脑缺血所致的脑梗死体积及神经症状的影响。

【实验原理】

局灶性脑缺血模型目前较常用的为一侧大脑中动脉阻塞法。模型制作方法较多，主要包括：结扎法、烧灼法、光化学法、内皮素法和线栓法等。其中线栓法在无须开颅的条件下可产生稳定性较好的局灶性脑梗死，也可避免颅内感染，对脑组织及大脑中动脉上自主神经影响较小，并可在清醒状态下进行复灌。由于大鼠脑血管的解剖特点接近人类，且较其他动物价格低廉，故多采用大鼠。用尼龙线经大鼠颈内动脉插入至大脑中动脉，阻断其血供造成大脑中动脉供血区缺血，而造成局部脑缺血，缺血后不同时间，大鼠出现行为障碍和脑组织的梗死。

TTC 染色原理：正常脑组织内含有脱氢酶，在尼克酰胺腺苷二核苷酸存在的条件下，能将无色的氧化型染料三苯基四氮唑（triphenyltetrazolium chloride TTC）变成还原型的（TTC-red）。脑缺血后，缺血区域内的神经细胞坏死，组织内脱氢酶活性下降，不能与 TTC 反应，故该区脑组织颜色不会发生变化呈白色。而正常脑组织内存在还原型尼克酰胺腺苷二核苷酸，脱氢酶活性正常，TTC 与脑组织中的脱氢酶反应而呈红色。

尼莫地平对脑血管平滑肌上钙离子通道具有选择性的拮抗作用，因此可使血管扩张，增加组织的血供，减轻缺血后神经系统症状，减小脑梗死体积（cerebral infarction volume），发挥对脑缺血的保护作用。

【实验对象】

健康成年 SD 大鼠，雄性，体重 250～300g。

【实验药品与器材】

3%（g/ml）戊巴比妥钠，2%（g/ml）氯化三苯基四氮唑（TTC），4%（g/ml）中性甲醛（neutral formalin），尼莫地平（nimodipine）；大鼠手术台，常规手术器械一套，小动脉夹，直径 0.24mm 的尼龙丝，测量尺，缝合弯针，恒温浴槽。

【实验方法与步骤】

动物模型的制作：大鼠称重，3%戊巴比妥钠（3mg/100g 体重）腹腔注射麻醉。待动物麻醉后仰卧位固定，颈部正中切开，钝性分离肌肉组织，应避免损伤甲状腺及甲状旁腺，分离并游离颈总动脉，两端穿线备用。用动脉夹夹闭颈总动脉，在颈总动脉与颈内动脉分叉处剪一小口，将尼龙线经颈内动脉插入至大脑中动脉，插入深度约 17.5～18mm，插入时如遇到阻力，将线轻轻拔出，重插。然后在切口处用丝线将尼龙线及血管一并结扎，缝合切口。待动物清醒后，观察神经系统的症状。并按 Longa 5 分制进行评分。

脑组织 TTC 染色：动物手术后 24h，断头取脑，置−20℃冰箱内 10min，于视交叉平面垂直向下作冠状切面，随之向后每隔 3mm 切一平面，即相当于视交叉平面，上丘顶端平面，下丘底端平面。将脑片置于 2% TTC 溶液中（37℃）浮育 15～20min，正常脑组织被染成鲜红色，缺血区呈灰白色，界限清晰。倒掉染色液，将脑片放入生理盐水中冲洗 2～3 次，然后用 4% 中性甲醛固定 24h，以供拍照和测定脑梗死体积。缺血结束后，动物也可经心脏灌注 4% 多聚甲醛原位固定脑组织，脑组织石蜡切片等进行相关组织病理指标观察。

动物缺血前 20min 静脉注射尼莫地平，观察对脑缺血的保护作用，与对照相比，表现为神经系统症状减轻，脑梗死体积减小。

【实验项目】

（1）神经系统症状：Longa 5 分制评分标准：无神经症状 0 分；不能完全伸展对侧前爪 1 分；向外侧转圈 2 分；向内侧倾倒 3 分；不能自发行走，意识丧失 4 分。

（2）梗死体积的测定：TTC 染色。

（3）组织病理观察：切片作 HE 染色后，显微镜下观察。

（4）脑组织含水量的测定：干湿比重法，判断脑水肿的程度。

（5）其他生化指标的测定（略）。

【注意事项】

（1）麻醉剂的选择：麻醉剂对脑缺血的影响较大，理想的麻醉方法应先吸入 1%～3%氟烷或 70%氯化亚氮+30%氧，手术时将氟烷降到 0.5%并辅以神经肌肉阻断剂，如无条件则可选用戊巴比妥钠或乌拉坦麻醉。

（2）阻塞脑血管用的尼龙线的粗细，可因动物的体重而有差异。

（3）在插入尼龙线时勿用力过猛，以免穿破血管。

（4）插入的尼龙线应有足够的长度，否则不能阻断大脑中动脉的血供。

【思考题】

（1）脑缺血所致神经细胞损伤的病理生理机制与药物干预靶点。

（2）尼莫地平对脑缺血性组织损伤的保护作

用机制。

（郭莲军 吕 青）

第八节 内分泌与生殖系统

一、激素的测定方法

激素在血液、尿液和其他体液中的浓度是激素生物合成、分泌、降解以及排泄等代谢情况的综合反映。因此，检测体液中激素的浓度及其消长情况，对了解正常生理机能及病理状态具有重要的临床意义。

目前激素的测定方法主要有放射免疫分析法，酶联免疫分析法，发光免疫分析法，蛋白芯片法等方法。一般认为放射免疫分析法灵敏度高最高，可测到 10^{-12}g 甚至 10^{-15}g，但必须控制放射性同位素的污染；酶联免疫分析法操作简单且安全，但灵敏度次之，准确性在 10^{-9}g 以内；发光免疫分析法，尤其是增强化学发光免疫分析法具有前二者共同的优点，但试剂相对昂贵。这三种方法均以激素为抗原，根据抗原-抗体间的特异性免疫反应捕捉相应的激素，所不同的是检测报告物分别为放射性同位素、酶学显色剂和化学发光剂。以下分别介绍放射免疫分析法和酶联免疫分析法的测定原理及操作应用。

（一）放射免疫分析法——测定人血清生长激素

【实验目的】 熟悉放射免疫分析法的基本原理及其在激素测定中的操作方法与实用价值。

【实验原理】 放射免疫分析法（radioimmunoassay，RIA）是把放射性同位素的测定与抗原-抗体间的免疫化学反应两种方法结合起来，所形成的一种超微量物质的测定方法。胰岛素是第一个用 RIA 测定的激素。1959 年 Yalow 和 Berson 首先创建了放射免疫分析技术，因此获 1977 年医学生理学诺贝尔奖。

RIA 的基本原理是利用标记抗原（*Ag）和非标记抗原（Ag）对特异性抗体（Ab）发生竞争性结合，如图 4-73 所示。

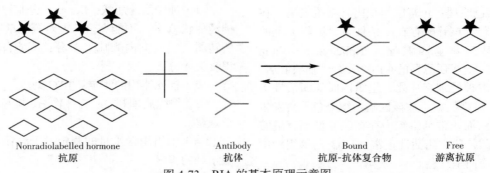

| Nonradiolabelled hormone
抗原 | Antibody
抗体 | Bound
抗原-抗体复合物 | Free
游离抗原 |

图 4-73 RIA 的基本原理示意图

在上述反应系统中，当*Ag 和 Ab 为限定量，而且 Ag 与*Ag 之和超过 Ab 上的有效结合位点时，由于标记激素*Ag 和未标记激素 Ag 与 Ab 之间存在竞争性结合，故*Ag-Ab 复合物的生成量与 Ag 的量之间呈一定的函数关系，即：如果未标记激素 Ag 量愈多，Ag 竞争结合抗体 Ab 的能力愈强，则标记激素*Ag 与 Ab 结合量愈少，可检测到的射线强度愈低；反之亦然。据此，在激素的放免分析中，可用一系列已知浓度的 Ag（激素）与及定量的*Ag 和 Ab 充分反应，然后去除游离*Ag，测出*Ag-Ab 复合物的放射性强度，绘出这一系列已知浓度激素的结合百分率的标准曲线，据此推算出待测样本激素 Ag 的含量。

【实验对象】 待测血清样本、其他体液来源的样本或组织样本提取液。

【实验器材与试剂】 待测激素 RIA 试剂盒。以北京北方公司的人生长激素（hGH）RIA 试剂盒为例，其中包含 ^{125}I-hGH 1 瓶，人生长激素标准品（S_{0-5}）6 瓶（浓度分别为 0，1ng/ml，3ng/ml，9ng/ml，20ng/ml 和 50ng/ml），兔抗人 GH 抗体 1 瓶，驴抗兔免疫分离剂 1 瓶；放射免疫测定仪，4℃冷柜，4℃低速离心机，5ml 聚苯乙烯试管，试管架，微量加样器，真空泵和振荡器，防护眼镜，手套等。

【实验方法与步骤】 取试管若干，分别标注 T（总放射性强度管），NSB（非特异性结合管），B_0，B_1～B_5 标准 hGH 和待测 hGH 样品管，然后用微量加样器按表 4-73 加样。

表 4-73 操作程序 （单位：μl）

管号	T	NSB	B_0	B_1~B_5	样品
S_0	–	200	100	–	–
标准品 S_1-S_5	–	–	–	100	–
样品	–	–	–	–	100
^{125}I-GH	100	100	100	100	100
兔抗 GH 抗体	–	–	100	100	100
		混匀，4℃温育过液（18~24h）			
驴抗兔免疫分离剂	–	500	500	500	500

加入驴抗兔免疫分离剂后，室温放置 15min，4℃，3500r/min/离心 15min，真空泵吸弃上清，测各沉淀管的放射性计数（cpm）。

以标准品含量 log 值作横坐标，logit B/B_0 作纵坐标，绘制 log-logit 标准曲线。

Logit $B/B_0 = \ln(B/B_0)/1-(B/B_0)$ （4-37）

B 为标准管计数率（cpm），B_0 为零标准管计数率，样本中 hGH 的浓度可从标准曲线上查到，先求出样本管沉淀放射性 B 值，计算 logit B/B_0，由标准曲线求出相应的待测 GH 的浓度。

【实用价值】 RIA 几乎能应用于所有激素的分析（包括多肽类和固醇类激素），还能用于各种蛋白质、肿瘤抗原、病毒抗原、细菌抗原、寄生虫抗原以及一些小分子物质的分析。

【注意事项】

（1）血清样本在严重溶血时，测定结果的准确性受影响。

（2）吸弃上清，注意不要损失沉淀物。

（3）不同时间生产的同种 RIA 检测盒的相同组分不得混用。

（4）加样前所有试剂（尤其是分离剂）包括待测样品应摇匀。

（5）严防放射性同位素污染。

【思考题】 设置 NSB 管的意义何在？NSB 管的 cpm 值偏高，可能的原因有哪些？

（二）酶联免疫分析法——检测胰岛素样生长因子-1（IGF-1）

【实验目的】 熟悉酶联免疫分析法的基本原理及其在激素测定中的操作方法与实用价值。

【实验原理】 激素测定现已广泛采用酶联免疫分析法（enzyme linked immunosorbent assay，ELISA）。根据种类和变化可分为以下几种：双抗体夹心法、间接法、竞争法等。

本实验采用双抗夹心法，预先包被在酶标板上的抗体为单克隆抗体，而检测抗体为生物素标记的多克隆抗体。样品和生物素标记的抗体先后加入酶标板孔中反应，待反应平衡后，用 PBS 或者 TBS 洗涤。随后加入辣根过氧化物酶（HRP）标记的亲和素反应，形成固相抗体-生物素标记抗体—亲和素-HRP 复合物。经过 PBS 或者 TBS 彻底洗涤后用底物显色。底物在过氧化物酶的催化下转化成蓝色，并在酸的作用下转化成最终的黄色。颜色的深浅以及相应波长范围的测得的 OD 值与样品中 IGF-1 的含量呈正相关。

【实验对象】 待测血清样本。

【实验器材与试剂】

（1）器材：酶标板（聚苯乙烯塑料板）96 孔（预包被抗 IGF-1 抗体），50μl 加样器，300μl 多道加样器，塑料滴头，洗涤瓶，37℃孵育箱，酶标仪。

（2）试剂：待测 IGF-1 ELISA 试剂盒组成成分：IGF-1 冻干标准品（10ng/管）、生物素标记抗 IGF-1 抗体、样品稀释液、抗体稀释液、亲和素-过氧化物酶复合物（ABC）、底物显色液以及底物终止液；PBS 或者 TBS 为洗涤液。

【实验方法与步骤】

（1）待测样品的准备：须估计样品待测因子的含量，适当的稀释样品。

（2）按表 4-74 加样入样品以及各种试剂，并操作：

（3）酶标仪判定结果：于 450nm 波长处读取 OD 值。

（4）实验数据处理：所有的样品和标准品的 OD 值应减去空白显色孔的 OD 值，最后以所得标准品的 OD 值为纵轴，其实际浓度为横轴，在对数坐标纸上绘制标准曲线，根据样品的吸光值在坐标曲线上查出对应的 IGF-1 浓度（ng/ml）。或用软件（Curve Expert）拟合双对数直线回归方程式，根据样品的 OD 值，计算出样品的浓度。记住由于样品多数被稀释了 N 倍，其实际浓度应该乘以稀释倍数。

表 4-74　操作程序

加入 IGF-1 标准品以及样品	空白孔（PBS）	IGF-1 标准品	待测样品
	100μl	100μl	100μl
酶标板加上封板膜，37℃温育 90min			
甩去酶标板内液体，再对着吸水纸拍几下，不洗			
加入生物素-IGF-1 抗体：	100μl	100μl	100μl
酶标板加上封板膜，37℃温育 60min			
甩去酶标板内液体，每孔加入 300μl PBS，浸泡 1min，洗涤 3 次			
加入亲和素-过氧化物酶复合物	100μl	100μl	100μl
酶标板加上封板膜，37℃温育 30min			
甩去酶标板内液体，每孔加入 300μl PBS，浸泡 2min，洗涤 5 次			
所有孔加底物 90μl，37℃避光反显色 25～30min			
所有孔加终止液 100μl，终止反应			

$$\log[OD]=B\log[浓度]+A \qquad (4-38)$$

【实用价值】　酶联免疫分析法以其特异、稳定、简便和无污染等突出优点被实验研究和临床检测广泛采用。

【注意事项】

（1）待检样品应作平行双孔或三孔，以保证实验结果的准确性。

（2）待测样品应做适当的稀释，使稀释后样品中待测因子的浓度处于 ELISA 试剂盒的最佳检测范围。

（3）要严格避免操作过程中酶标板干燥。干燥会使酶标板上生物成分迅速失活。

（4）吸去或甩掉酶标板内的液体时不可触及板壁和板底；可以选择在实验台上铺垫几层吸水纸，酶标板朝下用力拍几次。

（5）若遇本底较高，提示非特异性反应较强，可采用羊血清、兔血清或 BSA 等封闭。

（6）酶联免疫分析法不适合溶血或高脂血清品。

【思考题】　酶联免疫分析法与放射免疫分析法的根本区别何在？各有何优缺点？

（赵芳毓　万　瑜）

二、血糖的动态影响因素

【实验目的】　学习小鼠静脉采血和腹腔注射技术，了解血糖浓度的测量方法，观察一些激素对血糖浓度的调节作用。

【实验原理】　血糖含量的相对稳定是保证动物进行正常生理活动的重要条件。动物体内血糖的调节主要通过各种激素来完成的。其中胰岛素是体内唯一降低血糖的激素，而使血糖浓度升高的激素包括有胰高血糖素、肾上腺素、甲状腺素和糖皮质激素等。通过影响糖的代谢途径来调节血糖的浓度。

本实验以小鼠为实验对象，对其进行空腹采血后，分别注射各种激素，作用一段时间后采血，动态观察在不同时间内不同激素对机体血糖浓度的调节作用。

【实验对象】　昆明小鼠。

【实验药品与器材】　肾上腺素 1∶10 000，胰岛素 0.01U/ml，地塞米松 100mg/ml，胰高血糖素 1μg/ml，生理盐水；1mm 注射器，干棉球，血糖仪及血糖试纸（罗氏血糖仪/活力型∶ACCU-CHEK® Active）

【实验方法与步骤】

（1）动物分组：取空腹 16h 以上的正常小鼠 5 只，分为生理盐水组，胰岛素组，肾上腺素组，胰高血糖素组及地塞米松组，称重并记录。

（2）血糖浓度检测：用血糖仪定量检测新鲜毛细血管全血中的葡萄糖浓度。对上述 5 组动物通过尾静脉采血，将血（1～2μl）滴到血糖试纸上，然后将试纸插入血糖仪即可读出血糖数值。

【实验项目】　各组动物腹腔注射相应激素（0.01ml/g），分别于注射即时（0min），10min，20min 及 30min 尾静脉采血，测量并记录血糖值，结果填入表 4-75。

表 4-75　实验结果

时间	空白（生理盐水）	胰岛素	肾上腺素	胰高血糖素	地塞米松
基础血糖					
0min					
10min					
20min					
30min					

【注意事项】

（1）小鼠腹腔注射时，从腹部一侧进针，防止针头刺入时损伤腹内器官。进针的动作要轻柔，确保回抽无血。注射完毕后，缓缓拔出针头，防止漏液。

（2）节约试纸。

【思考题】 本实验中的激素影响血糖的机制是什么？

【说明】 本实验应用30只小鼠，每组6只动物，随机分配。也可收集小班各组的实验数据汇总处理分析。

（罗 娟 宋元龙 骆红艳 张 斌 牟阳灵）

三、地塞米松的抗炎作用（鼠耳肿胀法）

【实验目的】

（1）二甲苯（dimethylbenzene）刺激小鼠耳部皮肤，复制急性炎症（acute inflammation）模型。

（2）观察地塞米松（dexamethasone）对炎性水肿的抑制作用。

【实验原理】 二甲苯是一种具有强烈化学刺激性的有机溶剂，涂抹于动物皮肤上，能损伤局部组织，引起接触部位释放致炎物质，使局部毛细血管通透性增加、白细胞浸润，而致急性炎症反应。

【实验对象】 雄性小鼠2只（体重25～30g）。

【实验药品与器材】 二甲苯，0.5%地塞米松溶液，生理盐水；电子天平（最小精确度低于0.1mg），直径8mm打孔器，粗剪刀，注射器，5号针头。

【实验方法与步骤】

（1）称重、编号：取雄性小鼠2只，体重25～30g，记录体重并做好标记。

（2）给药：每只小鼠用约0.1ml的二甲苯涂抹左耳前后两面皮肤。30min后，一只小鼠腹腔注射0.5%地塞米松溶液0.1ml/10g体重；另一只小鼠腹腔注射等量生理盐水。

（3）记录并计算小鼠左耳肿胀情况：给地塞米松2h后将小鼠脱臼处死，沿耳廓基线剪下左右两耳、用打孔器分别在相同部位打下圆耳片，用天平称重圆耳片并分别记录结果。

左耳的肿胀程度用每只鼠的左耳圆耳片重量减去右耳圆耳片重量表示。最后对全实验室给药鼠与对照鼠左耳的肿胀程度进行统计处理。

（4）将实验结果填入表4-76内。

表4-76 地塞米松对二甲苯致小鼠耳肿胀的抗炎作用

	组内结果			全室结果		
	耳片重（mg）		肿胀程度	耳片重（mg）		肿胀程度
	左	右		左	右	
地塞米松						
生理盐水						

【注意事项】

（1）所取圆耳片应与涂二甲苯的部位一致。

（2）应选用锋利的打孔器。

【思考题】 糖皮质激素的抗炎机制及临床用药时的注意事项是什么？

（杨俊卿）

四、糖皮质激素对红细胞膜的稳定作用

【实验目的】 观察强的松龙（prednisolone acetate）对红细胞膜（erythrocyte membrane）的稳定作用。

【实验原理】 皂苷（saponin），为植物内比较复杂的苷类化合物，分为甾体皂苷（作为合成甾体激素及有关药物的原料）和三萜皂苷（为药理活性成分）两类。皂苷能破坏红细胞膜，产生溶血作用。糖皮质激素能稳定细胞膜，使红细胞膜免遭皂苷的破坏，而不出现明显的溶血现象。

【实验对象】 家兔或犬。

【实验药品与器材】 2%红细胞生理盐水混悬液，0.5%皂苷生理盐水溶液，0.5%乙酸强的松龙溶液，生理盐水；试管架，试管，吸管，注射器。

【实验方法与步骤】 配制2%红细胞生理盐水混悬液：从家兔或犬的心脏或其他大动物的动脉取血20ml，置圆形或三角烧瓶中用洁净玻璃棒搅拌，使成为脱纤维血液。加入适量生理盐水，摇匀离心，倾去上层血液，再用生理盐水冲洗，离心，直至上清液不见红色，根据血球容积用生理盐水配制成2%红细胞生理盐水混悬液。红细胞生理盐水混悬液在冰箱冷藏室贮存3～4天再用，比新鲜配制的效果更佳。

【实验项目】 取清洁干燥试管 3 支,编号后各加入 2%红细胞生理盐水混悬液 3ml。再在 1、2 号管内分别加入生理盐水 1ml 和 0.5ml,3 号管则加入 0.5%乙酸强的松龙液 0.5ml。各管均轻轻摇匀,然后在 2、3 号管中加入 0.5%皂甙溶液 0.5ml,摇匀后静置 10~15min,观察 3 支试管有无溶血现象发生。

将 3 支试管的变化结果记入表 4-77。分析结果。

表 4-77 强的松龙对红细胞膜的保护作用

试管号	2%红细胞悬液	生理盐水	0.5%乙酸强的松龙液	0.5%皂甙溶液	结果
1	3ml	1.0ml	—		
2	3ml	0.5ml	—	0.5ml	
3	3ml	—	0.5ml	0.5ml	

【注意事项】 加入皂甙后,要随时观察实验结果。观察时可将 3 支试管并排对光比较。

【思考题】 糖皮质激素稳定红细胞膜的作用有何临床意义?

（杨俊卿）

五、胰岛素过量反应及其解救

【实验目的】 观察胰岛素(insulin)过量引起的低血糖(hypoglycemia)反应及葡萄糖救治效果。

【实验原理】 脑组织的糖原储存量极少,必须持续不断地从血中摄取葡萄糖,来维持脑细胞正常活动。因此,脑组织对血糖浓度的改变极为敏感。胰岛素能降低血糖,胰岛素过量导致的低血糖可使脑组织能量供给不足而致脑功能失调,重者会出现惊厥甚至昏迷,而给予高渗葡萄糖(hypertonicglucose)溶液能得到迅速缓解。

【实验对象】 小鼠 3 只(体重 18~20g)。

【实验药品与器材】 浓度为 20U / ml 的胰岛素溶液,25%葡萄糖注射液,生理盐水;恒温水浴锅,有孔板,1000ml 大烧杯,1ml 注射器,针头(5 号)。

【实验方法与步骤】 取禁食(不禁水)12~24h 的小鼠 3 只,称重编号。将装有小鼠的烧杯放入水温为 37~38℃的水浴锅中,观察并记录每只小鼠的正常活动情况。

【实验项目】

（1）取 2 只小鼠分别腹腔注射胰岛素液 10U/10g 体重,另一只给予等量的生理盐水。置于水浴锅中的烧杯中,盖上有孔板,观察小鼠行为有何改变。

（2）当给予胰岛素的小鼠发生惊厥时,迅速取出,一只立即腹腔注射 25%葡萄糖注射液 0.5~1ml,另一只腹腔注射等量的生理盐水,比较 2 只小鼠的结果有何不同。

【注意事项】

（1）实验小鼠一定要禁食,否则将影响胰岛素过量反应的表现。如果静脉注射的技术娴熟,可以采用小鼠尾静脉给予高渗葡萄糖溶液,解救效果会更好。

（2）恒温水浴锅的水温应保持在 37~38℃,水温过高小鼠足趾不能忍受热刺激疼痛而上跳,难以观察低血糖反应;水温过低时低血糖反应出现延缓甚至不出现。

（3）胰岛素过量的低血糖反应以躺倒或抽搐的出现为救治指征。

（4）抢救用的高渗葡萄糖液应事先抽好备用。

【思考题】

（1）胰岛素可通过那些途径降血糖?有何临床应用和不良反应?

（2）胰岛素过量所致的低血糖反应有哪些临床表现?如何预防?

（杨俊卿）

六、人体 hCG 测定

【实验目的】 学习检测尿液 hCG 的实验方法,学习早期妊娠的检测方法。

【实验原理】 受精后第 6 天左右,囊胚滋养层细胞开始分泌人绒毛膜促性腺激素(human chorionic gonadotrophin,hCG),并随着妊娠的进展逐渐增多。胚胎植入后约 5 天,以敏感的方法在血或尿中测出 hCG 浓度,可以作为诊断早期妊娠的一个指标。用酶联标记的 ELISA 早孕试纸可以快速检测尿液中 hCG 含量。

早孕试纸由吸水纸材料制成,通过毛细作用使尿液浸润。试纸从下至上有 R、T、C 三个指示区,R 区距离 T、C 区较远,R 区以下的末端试纸用于浸泡尿液,将尿液吸收到试纸中。R 区内含有可溶性酶联抗 hCG 单克隆抗体,能结合尿液中的 hCG。T 区含有固定于此区域的 hCG 多克隆抗体及酶的底物,当 hCG-酶联单克隆抗体复合物随尿液的毛细作用上升至 T 区时，可与该处多克隆抗体结合，而被固定在 T 区，酶的底物与酶反应显色，R 区多余的单克隆抗体则继续随尿液向上移动至 C 区。C 区含有针对 R 区单抗的二抗及酶的底物，能结合 R 区来源的单克隆抗体并显色（图 4-74）。

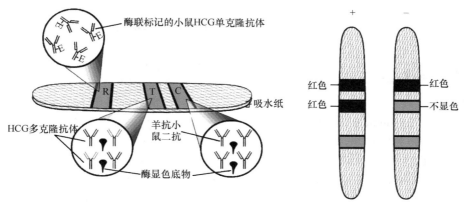

图 4-74　HCG 检测试纸工作原理（左图）和 HCG 检测结果（右图）
"+"为阳性，"-"为阴性

【实验对象】　人。

【实验药品和器材】　收集正常未妊娠成年女性晨尿，从医院产科获取妊娠女性晨尿；烧杯，早孕试纸。

【实验方法和步骤】

（1）用小烧杯分别分装两种来源的尿液，并做好标记。

（2）将早孕试纸的收集端浸入未妊娠女性尿液中保持 1min，待尿液通过毛细作用到达试纸顶端的 C 区后，将试纸平放在桌面上，等待 5min。

（3）将另一张试纸浸入妊娠女性尿液中 1min，方法同（2）。

（4）观察两张试纸上 T 区和 C 区颜色的变化。

【注意事项】

（1）试纸下端放入尿液中时，注意保持 R 区位于液面以上，防止其中可溶性抗体被烧杯中尿液稀释。

（2）试纸不能重复使用。

【思考题】

（1）若试纸上 T 区和 C 区均未显色，说明什么？

（2）若试纸上 T 区和 C 区均显红色，说明什么？

（王　媛　万　瑜）

第五章　应激、发热及酸碱平衡

一、应　激

（一）应激能力与调控

【实验目的】

（1）应激能力（fight-flight 反应）的观察认识。

（2）观察了解调控应激能力的某些有关因素。

【实验原理】　创伤与运动是常见的病理、生理应激情况，实验操作简便、干扰因素相对较少，可用作观察机体应激反应（stress response）能力，在此基础上认识和发现调控应激能力的有关因素。对运动应激能力的研究，可采用经典的游泳力竭时间测定方法，血糖水平是反映应激时机体代谢特征的重要检测指标。

【实验对象】　小鼠（昆明种，雄性，20g 左右）。

【实验药品与器材】　血糖试纸，葡萄糖氧化酶法血糖测定试剂盒，EDTA，肾上腺素，血管紧张素Ⅱ，乙酰胆碱；电子计重器，恒温水浴箱，秒表，血糖仪，721 型分光光度计，移液枪，离心机，试管，手术剪等。

【实验方法与项目设计】

（1）小鼠正常血糖测定：24h 前领取动物保证喂食，随机分组为正常对照组和实验组。实验前 3h 停止喂食，测定健康对照组动物的血糖（bloodglucose）水平，作为实验的标准对照。血糖测定方法用葡萄糖氧化酶（glucose oxidasegOD）法或试纸法，用断头取血、眼球摘除取血或尾尖取血。取血过程应操作迅速，保持环境安静，尽量较少对动物的惊扰。实验组应与标准对照组采用一致的取血和血糖测定法。

（2）创伤后应激血糖测定：取实验组动物，剪尾创伤，3min 后测定血糖。

（3）运动应激能力测定：采用游泳力竭时间测定法。

条件：水温 25℃，水深＞20cm，可用恒温水浴箱作为泳池。建立观察点二个：力乏与力竭，秒表计时。力乏指征为出现休息和泳速减慢；力竭指征为不能保持正常运动姿势和不能正常浮出水面。

（4）应激调控

1）药物及药物浓度对应激血糖的调控：

肾上腺素（adrenaline Adr.）：腹腔注射（0.1ml/10g）；提供药物系列稀释浓度（0.5mg‰、0.1mg% 和

0.3mg%）；给药 10～15min 后取血检测血糖。

血管紧张素Ⅱ（angiotensin Ⅱ Ang-Ⅱ）：腹腔注射（0.1ml/10g）；提供药物系列稀释浓度（0.1mg%、1mg% 和 10mg%）；给药 10～15min 后取血检测血糖。

乙酰胆碱（acetylcholine ACh）：腹腔注射（0.1ml/10g）；提供药物系列稀释浓度（0.01～0.06mg%）；给药 10～15min 后取血检测血糖。

2）药物对运动应激能力的调控：同上方式和浓度，给药后即测游泳力竭时间。

3）适应性训练：采用游泳力竭法进行运动应激训练，1 次/天，连续 3 天后再用于实验。

4）力竭血糖比较：以对照组（未施加任何处理因素）力竭（游泳应激运动）时间为准，比较对照组、不同药物实验组、适应性训练实验组之间血糖水平。

【实验项目要求】

（1）学生必须完成的实验项目

1）动物应激能力的观察检测：包括创伤应激血糖和运动应激能力的测定。

2）一种药物的一种浓度、剂量对应激血糖的调控效应：常用 0.1mg% 肾上腺素。

3）一种药物的一种浓度、剂量对运动应激能力的调控效应：如用 0.3mg% 肾上腺素。

（2）学生自行选择设计内容范围（要求必须选择以下其中一项自行摸索实验）

1）不同药物或一种药物的不同剂量的调控作用

2）适应性训练的作用

3）力竭血糖比较法在检测影响应激能力因素中的应用。

4）其他自行设计内容，可通过一轮实验后再进行深入水平的设计。

（3）各组间注意相互配合交流，以提高实验质量和学习效率。

【注意事项】

（1）尽量减少对动物不必要的惊扰，快速准确完成实验操作。

（2）血糖测定按所用血糖检测试剂盒或血糖仪说明严格操作，取血用试管保持干燥，避免溶血发生。

（3）正确把握腹腔注射方法和药物使用剂量。

【思考题】　应激反应发生的机理、意义和调控的可能方法。

（二）应激原与应激反应

【实验目的】

（1）观察不同性质、不同作用方式的应激原（stressor）引起应激反应的特点，分析其机理。

（2）了解影响应激反应的因素。

【实验原理】 通过对不同应激原引起应激反应的观察，认识应激反应的一般规律、非特异性基本特征，以及不同应激原引起应激反应的某些特点；利用规则光与不规则光刺激，了解区分躯体性应激（physical stress）与心理性应激（psychological stress）；通过药物作用了解影响应激反应的因素。

【实验对象】 家兔（体重≥2kg）。

【实验药品与器材】 1%肝素生理盐水，1%普鲁卡因，EDTA，葡萄糖氧化酶法血糖测定试剂盒，氯丙嗪，肾上腺素；常规手术器材，心电测定引导装置，压力换能器，生物信号采集分析系统，小型手电筒，三节式手电筒，恒温水浴箱，血糖仪，721型分光光度计，移液枪，离心机，秒表，注射器等。

【实验观察指标】 心跳：心率（次/分），强度。

呼吸：频率（次/分），幅度。

血压：mmHg（kPa），描记监测。

心电：标准Ⅱ导联心电图，描记监测。

微循环：可用眼结膜血管充盈状况观察，较简易。

血糖：颈外静脉采血，葡萄糖氧化酶法测定。

【实验方法与项目设计】

（1）称重，仰卧位固定，颈部剪毛。

（2）充分局麻下行颈正中切口，颈总动脉分离及插管术（见第二章第七节哺乳动物实验操作技术），导管系统抗凝，连接血压描记系统，记录动脉血压。

（3）颈外静脉分离术（见第二章第七节哺乳动物实验操作技术），用作穿刺取血标本。

（4）标准Ⅱ导联心电图引导，连续描记观测。

（5）术毕待动物恢复平静、稳定状态后，观测记录各项指标（自身对照）。

（6）分组设计与实验项目：

1）创伤疼痛组：止血钳夹尾（勿放）造成创伤疼痛刺激，观察指标变化过程，血糖检测待夹尾约10min后取血测定，松开夹尾钳。

2）规则给光组：电筒直射眼瞳孔给予光线刺激，规则交替给光与间歇时间约50~30s，持续10min，观察指标变化过程，10min时取血测定血糖。

3）不规则给光组：以规则给光组的总给光量、时间及方式为准，不规则变换给光与间歇时间（注意总的给光时间与间歇时间比例与规则给光组一致）。观察指标变化过程，10min时取血测定血糖。

4）电击组：小型专用电棒电击左下肢足底，瞬间放电，可反复几次，视心电变化（心律失常）出现为准，注意电击时暂停心电采集（松开导线鳄鱼夹即可）。观察指标变化情况，10min时取血测定血糖。

5）镇静剂+不规则给光+肾上腺素组：可耳缘静脉注射氯丙嗪（1mg/kg）后，再同上给不规则光刺激，观测指标变化，再静脉注射肾上腺素（1:10 000，0.1ml/kg），观察指标变化。

【实验项目要求】 实验班只有4个实验组时，主要完成前4项实验内容。每组学生以完成一项设计实验项目内容为主，在此基础上可以增加与其他组之间可能交叉应用的实验内容，包括自行设计的内容，选做类似第5）项的药物调控后不同应激原作用反应变化实验。注意新增内容实验前应待动物恢复平静，重新检测建立自身对照指标后再进行。

【注意事项】

（1）实验操作轻柔准确，尽可能减轻颈部手术创伤，保证充分局麻，实验过程中以湿生理盐水纱布覆盖保护颈部创口、创口上滴用局麻药（如1%普鲁卡因）。

（2）颈外静脉穿刺后注意用干棉花及时止血。

（3）电击与光线刺激引起心电变化较为突出和敏感，电击组使用电击的反复次数及规则给光组每一次给光的时间长短可视心电异常变化出现为准调整，例如：据动物实验情况，每次给光时间可以略长于或短于50s。

（4）实验过程中，规则给光组与不规则给光组间要注意相互配合。

（5）药物应用的剂量、浓度乃至种类，在老师指导下，可作适当调整。

【思考题】

（1）影响应激反应的因素及意义？

（2）规则光与不规则光造成刺激有何差别，为什么？

（3）如何分化躯体性应激与心理性应激？

（邓华瑜 李 静[2]）

二、家兔内毒素性发热

【实验目的】

（1）学习用内毒素诱导家兔发热的动物模型的复制方法。

（2）观察用内毒素诱导家兔发热时，体温变化的规律和发热发生、发展的病理生理过程。

（3）通过实验掌握机体发热的种类、发生机理及其预防、治疗措施。

（4）了解内毒素的耐热性。

【实验原理】 发热（fever）是在致热原的作用下使体温调节中枢的调定点上移而引起的调节性体温升高。多数病理性体温升高（如传染病引发的发热或炎症性发热）均属此类。发热是临床常见的疾病症状之一，也是许多疾病所共有的病理过程。在整个病程中，机体发热的体温曲线变化往往反映病情变化，分析体温曲线变化的规律对判断病情、评价疗效和估计预后均有重要参考价值。

能引起人体或动物发热的物质，通称为致热原。根据其来源又可分为外源性和内源性致热原（endogenous pyrogen），许多外源性致热原（exogenous pyrogen）（传染源或致炎刺激物）能够激活体内产生内源性致热原的细胞，使后者产生和释放内源性致热原，再通过某种途径引起发热。因此，外源性致热原乃是体内产生内源性致热原细胞的激活物，或称为发热激活物（activators）。

革兰阴性菌（gram-negative bacteria）的细胞壁含有的脂多糖（lipopolysaccharide，LPS）称为内毒素（endotoxin）。内毒素为外源性致热原，它可激活中性粒细胞、单核细胞等细胞，使之产生和释放出内源性致热原，内源性致热原作用于体温调节中枢（central thermoregulation），使体温调定点（temperature set point）提高至37℃以上，这时机体产热增加，散热减少，体温升高，引起发热。内毒素在自然界中分布很广，它的耐热性较强，需160℃

干热2h才能灭活。

【实验对象】 正常健康家兔（2～2.5 kg，雌雄不限）。

【实验药品与器材】 无菌生理盐水，液状石蜡或凡士林，20μg%精制大肠杆菌内毒素（每毫升无菌生理盐水中含0.2μg内毒素）；电子秤，体温计，坐标纸，一次性医用无菌10ml、20ml注射器若干支，针头，38℃恒温水浴装置，90℃恒温水浴装置。

【实验方法与步骤】 取体重相近的健康家兔3只，分别称重、编号，随机分为：甲兔（内毒素Ⅰ组）、乙兔（内毒素Ⅱ组）、丙兔（生理盐水组）。也可以每组学生只做一只家兔，最后综合全班各组结果进行比较。

【实验项目】

（1）在体温计（thermometer）上、距离水银头（或红色酒精头）顶端10cm处用记号笔做好标记，水银头（或红色酒精头）部涂抹上少量液状石蜡（liquid paraffin）或凡士林（vaseline）。将体温计轻柔、缓慢地插入家兔肛门内，深度为10cm，分别测定各家兔的直肠温度，每次测定5min，间隔10min，共测定3次，取其均值作为正常体温值。

（2）复制内毒素性发热模型：按下表内容分别给各家兔注射药物，复制内毒素性发热的动物模型。

（3）按表5-1内容分别注射药物后，记录给药时间，各家兔每隔10min测量一次体温，各连续测量9～12次。

表5-1　动物分组及给药方案表

家兔	给药方式	给药剂量	药物种类
甲	耳缘静脉注射	5ml/kg	内毒素溶液（经38℃水浴3 min后给药）
乙	耳缘静脉注射	5ml/kg	内毒素溶液（先经90℃水浴加热30 min、再经38℃水浴30 min后给药）
丙	耳缘静脉注射	5ml/kg	无菌生理盐水（经38℃水浴30 min后给药）

（4）根据实验测量的各时间点体温值，应用所给公式，计算各家兔的体温反应指数（TRI）和发热高峰（ΔT），比较3只家兔的发热效应强度，写出实验报告。

【实验结果】 在实验中，详细记录下列观测指标的变化，根据所给公式计算如下数据：

（1）平均体温反应曲线：以体温为纵坐标，测量时间为横坐标，绘制体温变化曲线。

（2）发热高峰（ΔT）的计算：即体温上升的最大高度，是反映发热效应强度的一种指标。ΔT=体温上升的最高值-正常体温值（实验中测得的均值）。

（3）体温反应指数（TRI）的计算：TRI指体温

反应曲线与基线之间的面积。发热时，即称为发热指数，是反应发热效应强度的较好指标。

体温反应指数（TRI）的计算方法：以体温为纵坐标，以时间为横坐标，如：5cm=1℃，1.0cm=10min。以测得的正常体温为两坐标之交点，横坐标即为体温基线。将各时间点体温变化数值在坐标纸上描绘成体温变化曲线。体温变化曲线与体温基线之间的面积即为反应指数。将所测各点分别与横坐标作垂直线，可将发热曲线与体温基线之间的面积划分为若干个小梯形或三角形，再计算其面积之和。

（4）发热潜伏期：从注射药物起到体温升高0.3℃所需的时间。

【注意事项】

（1）同一家兔的正常基础体温波动幅度不能超过 0.4℃，否则不能使用。

（2）每次体温计的插入深度应一致（约 10cm）。体温上升高于对照体温 0.3℃视为发热。

（3）测体温时，可单人操作，用一只手将家兔抱在怀中，另一只手持温度计测量体温。也可两人配合，一人抱住家兔，一人测量体温。但不能捆绑家兔，否则体温不上升。

【思考题】

（1）试比较 3 只家兔体温变化的异同点，分析其原因。

（2）试分析内毒素导致机体发热的机制，除此外，还有哪些物质是常见或重要的发热激活物？

（3）发热的临床经过大致分为几个时相？各时相的临床特征是什么？

（4）具有特殊热型的疾病有哪几个？其特殊热型是什么？

（5）发热时，机体的主要机能和代谢改变有哪些？其特点是什么？

（6）临床上对发热病人的处理原则有哪些？请根据这些原则自行设计几种解热的方法。

（张京玲）

三、代谢性酸中毒

【实验目的】

（1）学习制作家兔急性代谢性酸中毒模型的方法。

（2）观察急性代谢性酸中毒时机体血气指标及呼吸运动的变化特点。

（3）掌握急性代谢性酸中毒实验性治疗的基本方法。

【实验原理】 代谢性酸中毒（metabolic acidosis）是指血浆中 HCO_3^- 原发性减少，而导致 pH 降低的酸碱平衡紊乱。引起代谢性酸中毒的常见原因为 HCO_3^- 经肾或胃肠道直接丢失过多、固定酸（fixed acid）产生过多或外源性固定酸摄入过多、肾脏泌氢功能障碍、高钾血症、血液稀释等。

本实验通过静脉注入固定酸（如：磷酸二氢钠，sodium dihydrogen phosphate，NaH_2PO_4），增加细胞外液 H^+ 浓度，使体内 HCO_3^- 缓冲过度消耗，导致代谢性酸中毒；再经静脉注入碱性溶液（如：碳酸氢钠溶液，sodium bicarbonate，$NaHCO_3$），补充过度消耗的 HCO_3^- 缓冲，对代谢性酸中毒进行有效治疗。但如果静脉内注入碱性溶液过多，造成补碱过度，又可产生代谢性碱中毒。

【实验对象】 家兔（体重 1.5～2.5kg）。

【实验药品与器材】 3%（g/ml）戊巴比妥钠溶液，1%（g/ml）肝素生理盐水溶液，12%（g/ml）磷酸二氢钠（NaH_2PO_4），5%（g/ml）碳酸氢钠（$NaHCO_3$）；兔台，婴儿秤，BL-420F 生物信号采集分析系统，压力换能器，张力换能器，心电电极，BG-800A 血气分析仪，哺乳动物实验手术器械一套，三通管，1ml、5 ml、10ml 和 20ml 注射器。

【实验方法与步骤】

（1）家兔称重后，耳缘静脉注入 3% 戊巴比妥钠（30mg/kg）麻醉，仰卧固定于兔台，剪去颈部被毛。

（2）在甲状软骨与胸骨切迹之间做颈部正中切口，逐层分离颈部组织，游离一侧颈总动脉。

（3）由耳缘静脉注入 1%肝素（1ml/kg）抗凝。

（4）进行颈总动脉插管。颈总动脉插管通过三通管连接压力换能器以测定动脉血压，并备动脉取血用。

（5）将针型电极分别对称插入家兔四肢踝部皮下，导线按右前肢（红）、左前肢（黄）、左后肢（绿）、右后肢（黑）的顺序连接至生物信号采集分析系统，描记心电图波形。

（6）在家兔剑突下腹部随呼吸起伏最明显处，以弯针穿线并固定于张力换能器上，调整其松紧程度以描记呼吸曲线。

【实验项目】

（1）调好实验记录装置，待家兔安静 5min 后，观察家兔的一般状态（兴奋、躁动、痉挛、昏迷等），记录各项生理指标：动脉血压、呼吸（频率和幅度）和描记心电图。

（2）打开颈总动脉插管连接的三通管开关，取动脉血 1ml，利用血气分析仪测定动脉血 pH、二氧化碳分压（$PaCO_2$）、氧分压（PO_2）、标准碳酸氢盐（SB）、实际碳酸氢盐（AB）、碱剩余（BE）和阴离子间隙（AG），作为正常对照值。

（3）经耳缘静脉缓慢注入 12%NaH_2PO_4 溶液（5ml/kg）。

（4）给药 10min 后，从颈总动脉取血，测定上述各项血气和血液酸碱指标，并记录各项生理指标。

（5）根据注入酸性溶液后测得的 BE 值，计算所需补充的 5%$NaHCO_3$ 的量。经耳缘静脉注射 5% $NaHCO_3$ 溶液进行补碱治疗。

所需补充 $NaHCO_3$（mmol）=BE 绝对值×体重（kg）×0.3　　　　　　　　　　　　　（5-1）

0.3 是 HCO_3^- 进入体内分布的间隙，即体重

×30%。

所需补充的 5%NaHCO₃ ml 数＝所需补充NaHCO₃ 的 mmol 数/0.6　　　　　　（5-2）

5%NaHCO₃ 1 ml=0.6 mmol。

（6）经 5%NaHCO₃ 治疗 10min 后，从颈总动脉取血，测定各项血气和血液酸碱指标，并记录各项生理指标。观察各项指标是否接近或恢复到正常水平。

（7）随后再经耳缘静脉第二次注入 5%NaHCO₃溶液（3ml/kg），10min 后从颈总动脉取血，测定各项血气和血液酸碱指标，并记录各项生理指标。

【注意事项】

（1）颈总动脉采血时，应先弃去数滴，血液中切勿进入气泡，以保证实验数据的准确。

（2）测 CO_2CP 所用试管、吸管应干燥、洁净，各器皿应标记，不能交叉使用。

（3）描记心电图时，避免周围电磁干扰。

【思考题】

（1）代谢性酸中毒时呼吸和血液酸碱指标有何变化？是怎样发生的？

（2）代酸性酸中毒发生时对机体有何影响？

（3）如何对代谢性酸中毒进行补碱治疗？

（张德玲　何小华）

四、家兔单纯性酸碱平衡紊乱

【实验目的】

（1）学习建立单纯性酸碱平衡紊乱动物模型的方法。

（2）根据血气酸碱及电解质含量的变化，分析酸碱平衡紊乱的类型。

【实验原理】　采用静脉输入酸和碱的方法复制单纯性代谢性酸中毒和代谢性碱中毒的动物模型，观察代谢性酸中毒及代谢性碱中毒对呼吸功能的影响。

【实验对象】　家兔（1.5～2.5kg）。

【实验药品与器材】　3%（g/ml）戊巴比妥钠溶液或 20%氨基甲酸乙酯（乌拉坦 urethane）溶液，1%（g/ml）普鲁卡因溶液，生理盐水，蒸馏水、A 试剂：4%（g/ml）乳酸溶液，B：试剂 2%（g/ml）NaHCO₃溶液；兔台，手术器械，1ml、5ml 注射器，试管，软木塞，试管架，颈动脉插管，血气分析仪，生化分析仪，离心机，光电比色计，水浴锅。

【实验方法与步骤】

（1）家兔称重，耳缘静脉注入 3%的戊巴比妥钠溶液（30 mg/kg），仰卧固定于兔台，颈部剪毛，分离左侧颈总动脉和右侧颈外静脉，穿线备用。

（2）左颈总动脉插管，以备动脉取血，右颈外静脉插管以备输液。

（3）观察指标

1）记录心电图，观察 T 波的变化。

2）用血气分析仪测定全血：pH、PaO_2、$PaCO_2$、$[HCO_3^-]$。

3）用生化分析仪测定血清：$[K^+]$、$[Na^+]$、$[Cl^-]$。

【实验项目】

（1）动脉抽血 1ml，测血各指标，同时注意观察动物的呼吸频率与深度。

（2）A 组：静脉滴注 A 试剂（按 10ml/kg 体重），20～30 滴/分，滴完后，取动脉血，测血气各指标及生化指标。同时注意观察动物的呼吸频率与深度。

（3）B 组：静脉滴注 B 试剂（10ml/kg 体重），20～30 滴/分，滴完后，取动脉血，测血气各指标及生化指标。同时注意观察动物的呼吸频率与深度。

（4）将实验结果填入表 5-2。

表 5-2　实验结果

呼吸频率深度	全血				血清		
	pH	PaO_2	$PaCO_2$	$[HCO_3^-]$	$[Na^+]$	$[Cl^-]$	$[K^+]$
正常							
A 组							
B 组							

（5）根据实验结果分析 A 组与 B 组动物酸碱平衡紊乱的类型。

【注意事项】

（1）动物的营养状况要好。长期半饥饿状态引起的酮体增多可使血液 pH 下降。

（2）注意控制麻醉深度，麻醉过深 pH 偏低，过浅则使 pH 偏高。

（3）取血时注意使血液与空气隔绝，否则 pH 偏高。

（4）如有条件，可在动物发生酸中毒或碱中毒后 5h 再测其血气指标,观察其变化并分析变化机制。

【思考题】

(1)何谓代谢性酸中毒?代谢性酸中毒对呼吸有何影响?为什么?

(2)何谓代谢性碱中毒?代谢性碱中毒对呼吸有何影响?为什么?

(3)分析静脉滴注 A 试剂、B 试剂各引起何种酸碱平衡紊乱?其判断依据是什么?

(4)静脉滴注 A 试剂、B 试剂对血清钾离子浓度有何影响?为什么?

(5)何谓 AG?静脉滴注 A 试剂对 AG 有何影响?为什么?

(杨　莹　王小川)

五、实验性气胸与酸碱平衡紊乱

酸碱平衡紊乱(acid-base disturbance)一直是基础与临床教学难点,故将其列为学生自主设计实验方向之一。气胸(pneumothorax)是临床常见的疾病情况,本实验设计以此疾病模型为基础,复制和观察酸碱平衡紊乱病理过程的发生发展,较接近临床实际情况,通过不同药物的处理和恰当治疗措施的应用,启发学生思维,加深对各种单纯型和混合型酸碱平衡紊乱(mixed acid-base disorders)的认识。

【实验目的】

(1)复制实验性气胸导致呼吸性酸中毒(respiratory acidosis)动物模型,并复制单纯型代谢性酸中毒(metabolic acidosis)动物模型以进行对比;通过不当治疗引起或促使混合型及其他类型酸碱平衡紊乱的发生。

(2)观察酸碱平衡紊乱发生发展过程,认识酸碱平衡紊乱对机体的活动,血气指标及机体的适应代偿能力的影响

(3)了解正确选择治疗措施。

【实验原理】　通过胸腔穿刺注入空气导致气胸、呼吸功能不全而致呼吸性酸中毒,控制注入气量、气胸的严重程度而控制呼吸功能不全及相应呼吸性酸中毒的严重程度,以观察机体的代偿能力;通过静脉注射酸性物质提高血液固定酸水平复制代谢性酸中毒动物模型以作对比,控制酸性物质注入量而控制代谢性酸的严重程度;通过水封瓶闭式引流胸腔气体治疗原发病,改善呼吸功能、纠正呼吸性酸中毒,疗效显著;可拉明兴奋呼吸中枢,增强通气功能,但过度通气可致呼吸性碱中毒;镇静剂可能抑制呼吸中枢,加重二氧化碳潴留,不宜对呼吸性酸中毒患者使用;NaHCO₃ 类碱性药物增加血液 PaCO₂,有加重呼吸性酸中毒危险,临床不宜单独应用于呼吸性酸中毒患者,使用过多过快亦可致呼吸性酸中毒合并代谢性碱中毒混合型酸碱平衡紊乱,而代谢性酸中毒型酸碱平衡紊乱使用碱性药物治疗,疗效显著;呼吸功能不全时二氧化碳潴留并存缺氧,严重Ⅱ型呼衰可呈现呼吸性酸中毒合并代谢性酸中毒,给予酸性物质可促使该类混合型呈现;在这些酸碱平衡紊乱类型基础上,增加或变换处理因素可复制出其他各种类型酸碱平衡紊乱。

【实验对象】　家兔(体重≥2kg)。

【实验药品与器材】　1%肝素生理盐水,1%普鲁卡因,20%氨基甲酸乙酯(乌拉坦 urethane)溶液,2%戊巴比妥,5%NaHCO₃,可拉明制剂,3%乳酸,25%NaH₂PO₄;常规手术器材,水封瓶,胸膜腔穿刺针,三通管,压力换能器(二套),生物信号采集分析系统,血气分析仪,20~50ml 注射器等。

【实验观察指标】

血压:mmHg(kPa)、波形,描记监测。

呼吸:频率(次/分)、幅度。

角膜反射。

胸内压:cmH₂O(可间接反应呼吸频率和幅度),描记监测。

口唇黏膜、血液标本颜色:可反映血氧 SaO₂、CaO₂。

血气指标分析:pH、PaCO₂、CO₂CP、AB、SB、BB、BE 等。

【实验方法与步骤】

(1)称重,静脉麻醉,仰卧固定,颈部、股三角区、右胸部剪毛。

(2)颈正中切口,常规颈总动脉分离、插管术(见第二章第七节哺乳动物实验操作技术),可采用肝素化抗凝(于插管前给动物耳缘静脉注射 1%肝素生理盐水,1ml/kg),连接生物信号采集分析系统,记录血压。

(3)常规股动脉插管术(见第二章第七节),用作取动脉血标本。

(4)将胸膜腔穿刺针连接三通管,通过三通管连通压力换能器,在压力记录监控下穿刺胸膜腔,穿刺部位于腋前线、第四、五肋间,沿肋骨上缘、与胸壁垂直进针,有落空感后略退出并调整位置,记录到负压后,调节描记系统灵敏度增大到适当程度,记录到随呼吸运动变化的满意的胸内负压变化曲线,固定穿刺针,连续记录胸内压变化。

【实验项目】

(1)术毕平静状态下观测记录各项生理及血氧、血气指标(自身对照)。

（2）从三通管向胸膜腔注气 80～100ml，复制闭合性气胸，胸内压由负转向正，观察代偿性呼吸性酸中毒的出现，监测指标变化，10min 后取血标本检测血氧、血气指标。

（3）持续向胸膜腔内注气达 200～300ml，复制张力性气胸，造成急性 Ⅱ 型呼吸衰竭，失代偿性呼吸性酸中毒出现，监测指标变化，10min 后取血标本检测血氧、血气指标。

（4）分组设计与实验项目：

1）水封瓶治疗：通过三通管连通水封瓶闭式引流导管，进行气体引流，可见气体通过导管从瓶内水面逸出持续产生气泡，监测指标变化，10min 后取血测血氧、血气指标。

2）水封瓶+可拉明治疗：同上进行胸腔气体闭式引流，并且耳缘静脉注射可拉 50mg/kg，监测指标变化，10min 后取血测血氧、血气指标。可以同样方法再注射可拉明一次，同前观测指标变化、测血氧、血气。

3）镇静剂使用：耳缘静脉缓注 20%乌拉坦 1～2ml 或 2%戊巴比妥 1～2ml，监测指标变化，5～10min 后取血测血氧、血气指标。

4）碱性药物使用：耳缘静脉注射 5%NaHCO$_3$ 10ml，监测指标变化，10min 中后取血测血氧、血气指标。

5）酸性药物使用：耳缘静脉注射 3%乳酸 1.5ml/kg，监测指标变化，5～10min 后取血测血氧、血气指标。

6）单纯型代谢性酸中毒实验组：该组可以与前述呼酸实验组作对比。不做气胸模型复制，即不需方法第 4、6、7 条。自身对照正常指标观测记录后，耳缘静脉注射 3%乳酸 1ml/kg，监测指标变化，5min 后取血测血氧、血气指标变化；再次耳缘静脉注射 25% NaH$_2$PO$_4$ 2ml/kg，监测指标变化，5min 后取血测血氧、血气指标；耳缘静脉注射 5%NaHCO$_3$ 10ml

治疗，监测指标变化，5min 取血测血氧、血气指标。若使用 NaH$_2$PO$_4$ 后出现血压迅速严重下降，应立即取血标本用作检测，并立即注射 NaHCO$_3$ 治疗。

7）在以上实验基础上，自行设计增加处理因素，复制各种其他类型的酸碱平衡紊乱。

（5）分析实验结果。

【实验要求】 每组学生根据需要并量力而行，选择一项设计实验项目内容完成。实验班里保证有一组学生担任单纯型代谢性酸中毒实验组，用于对比。

学生完成本组设计实验内容后，可以自行选择与其他实验组方法的合理交叉组合应用，变换处理因素。

【注意事项】

（1）静脉麻醉宜浅不宜深，可辅以 1%普鲁卡因切口局部麻醉。静脉麻醉用药为乌拉坦时，使用镇静剂宜用戊巴比妥，反之亦然。也可选用安定类镇静剂。

（2）股动脉取血标本时注意先放掉管内原有残血。

（3）检测胸内压的压力换能器系统无须充入生理盐水。

（4）胸腔穿刺不宜太深，以免损伤肺组织，注意调整最佳位置和固定。

（5）水封瓶闭式引流导管置入瓶内水面下 1～2cm 处，不宜过深；水封瓶应放在低于胸膜腔的位置（手术台下）。

【思考题】

（1）酸碱平衡紊乱的分类。

（2）酸碱平衡紊乱的发病机制及对机体的影响。

（3）酸碱平衡紊乱的防治原则。

（李　静[2]　邓华瑜）

第六章 药代动力学与药效学

一、药代动力学实验

（一）酚红血浆药物浓度的测定

【实验目的】

（1）观察静脉注射酚红后，不同时间血液中酚红浓度的变化。

（2）学习血药浓度测定的基本方法；掌握药物在体内的半衰期（half life，$t_{1/2}$），表观分布容积（apparent volume of distribution，V_d）等参数的计算方法。

【实验原理】

酚磺酞（phenolsufon phthaleinl，PSP），商品名为酚红（分子量：354.38），为一种常用的化学指示剂，在碱性环境中呈紫红色。静脉注射后，因其在体内不被代谢，不易通过毛细血管进入组织，故可用比色法测定静脉注射后不同时间点血浆中 PSP 的吸光度，然后通过外标法计算出血浆 PSP 的浓度。因 PSP 在体内满足一级消除动力学，故可由给药时间和相应血药浓度，计算其半衰期和表观分布容积。

【实验对象】

健康家兔（体重 2～2.5 kg，雌雄不拘）。

【实验药品与器材】

新鲜配制 1μmol/L、2μmol/L、4μmol/L、8μmol/L、16μmol/LPSP 溶液，0.6%PSP 溶液，稀释液（0.9%NaCl 溶液 29ml+1mmol/L NaOH 溶液 1ml），1mol/L NaOH 溶液，75%乙醇；兔盒，手术刀片，抗凝试管（在试管内加入肝素液烤干备用），试管，试管架，2ml 移液管，洗耳球，1ml 加样器，5ml 注射器，6 号针头，手术灯，动脉夹，擦镜纸，棉球，台式离心机，721 型分光光度计，婴儿磅秤。

【实验方法与步骤】

（1）绘制酚红的标准曲线：取 1μmol/L、2μmol/L、4μmol/L、8μmol/L、16μmol/L PSP 标准溶液及蒸馏水各 1.55ml，再加入 1mol/L NaOH 溶液 0.05ml，摇匀。于 560nm 波长处比色测定上述标准溶液的吸光度并绘制出酚红的标准曲线。亦可用计算器或计算机将酚红的不同标准浓度与其相应的吸光值值作直线回归，可得标准曲线的直线回归方程：

$$Y=a+bX \quad (6-1)$$

X：酚红的标准浓度；Y：吸光度（A）。

（2）静脉给予酚红后不同时间血液中药物浓度的测定：取健康家兔一只，称重，放入兔盒内。从一侧耳缘静脉取血 1ml 置于干燥的含肝素的试管中，振摇，供空白对照。然后从同侧耳缘静脉注射 0.6% 酚红溶液 6mg/kg。给药后 5min、10min、20min 和 30min 分别从另一侧耳缘静脉取血 1ml，置于含肝素的试管中，振摇。离心 10min（转速为 1500r/min），分别取上清液 0.1ml，置于 5 只试管中，各加入稀释液 1.5ml，摇匀后静置 5min。用 721 或 722 型分光光度计，于 560nm 波长处依次进行比色测定，记录其吸光度值。

【实验项目】

计算不同时间酚红的血浆浓度、半衰期（$t_{1/2}$）和表观分布容积（V_d）。

具体操作步骤如下：

（1）输入酚红标准曲线（浓度–吸光度关系曲线）。

（2）利用上述标准曲线，求得不同的吸光度所对应的浓度值，将此浓度值乘以 16 即可求得给药后不同时间所对应的血浆酚红浓度。

（3）根据一级消除动力学公式

$$\lg C_t = \lg C_0 - k_e t/2.303 \quad (6-2)$$

将给药时间 t 与已求得的 PSP 血浆浓度对数值 $\log C_t$ 再作线性回归，即可得该回归方程的斜率（$-k_e/2.303$）和截距（$\log C_0$）。将 k_e 和 C_0 代入公式 $t_{1/2}=0.693/k_e$ 和 $V_d=D/C_0$（D 为给药剂量），便可求得 $t_{1/2}$ 和 V_d。

附：

（1）计算器操作步骤

1）MODE 2：屏幕显示 LR，进入线性回归计算状态。

2）INV AC：清除贮存器内的全部数据。

3）$X_D Y_D$：输入自变量数据。DATA：输入因变量数据。

4）酚红标准曲线的输入

1（酚红标准浓度）	$X_D Y_D$，A_1（吸光度）	DATA
⋮	⋮ ⋮	⋮
16	$X_D Y_D$，A_{16}	DATA

5）INV A（截距）、INV B（斜率）、INV r（相关系数）。

6）INV $\hat{X}$ 得期望值。

（2）计算机的操作步骤（以 Excel 2000 为例）将数据输入 Excel 中，调用其自带的函数，根据对话框要求操作即可完成运算。

SLOPE：返回经过给定数据点的线性回归拟合线方程的斜率。

INTERCEP：返回经过给定数据点的线性回归拟合线方程的截距。

CORREL：返回两组数值之间的相关系数。

FORECAST：通过一条线性回归拟合线返回预测值。

【注意事项】

（1）取血前，应除去兔耳取血部位的毛，以免在取血时发生凝血。

（2）取血前应使兔耳耳缘静脉充分扩张、充盈以利取血。

（3）离心时应注意试管的平衡，以免损坏离心机。

（4）禁止用手触摸比色皿的光面，若溶液流出，只能用擦镜纸擦拭，禁用粗糙物品擦拭。

（二）磺胺类药物的血浓测定

【实验目的】 同实验（一）。

【实验原理】 磺胺类药物及苯环上有游离氨基的化合物在酸性溶液中与亚硝酸钠进行重氮化反应，生成重氮盐，此外在碱性溶液中与酚类物质（如麝香草酚）发生偶联反应，生成橙红色偶氮化合物，可在 480 nm 波长下进行比色测定吸光度，进一步可计算出磺胺类药物的浓度。

【实验对象】 家兔（体重 2kg 左右）。

【实验药品与器材】 肝素，20%磺胺嘧啶钠（sulfadiazine sodium，SD-Na），20%三氯乙酸，0.5%亚硝酸钠，2mol/L 盐酸，0.5%麝香草酚，肝素（1000 U/ml），生理盐水；试管，离心管，注射器，吸管，离心机，721 型分光光度计。

【实验方法与步骤】

（1）SD-Na 标准曲线的制作及回归方程的计算

1）依次加入表 6-1 中所列试剂。

表 6-1 加入试剂 （单位：ml）

药品	试管号				
	1	2	3	4	5
20%SD-Na	0	0.05	0.10	0.15	0.20
蒸馏水	1.0	0.95	0.90	0.85	0.80
20%三氯乙酸	0.50	0.50	0.50	0.50	0.50
0.5%亚硝酸钠	0.50	0.50	0.50	0.50	0.50
0.5%麝香草酚	1.0	1.0	1.0	1.0	1.0

注：加入 SD-Na 和蒸馏水后需混匀后再加入亚硝酸钠和麝香草酚。

2）测定各试管溶液的光密度（Y）：在 480nm 波长下，测定各试管溶液的光密度，并记录在表 6-2 中。

表 6-2 光密度测定结果记录表

	1 号管	2 号管	3 号管	4 号管	5 号管
XSD-Na（μg）含量 Y 光密度（480nm）	0	10	20	30	40

3）以光密度为 Y，SD-Na 含量为 X，用直线回归方程计算：

$$Y = A + BX \qquad (6\text{-}3)$$

$$B = (n\sum x \cdot y - \sum x \cdot \sum y) / [n\sum x^2 - (\sum x)^2]$$

$$A = (\sum y - B\sum x) / n$$

（2）SD-Na 血药浓度的测定：取家兔 1 只，称重，耳外缘涂擦二甲苯以扩张血管。静脉注射肝素（1000U/kg），取血 0.3ml（作空白对照）后静脉注射 20%SD-Na 2ml/kg（400mg/kg），立即记录给药时间，分别于给药后 5min、10min、15min、30min、60min、90min、120min，从对侧耳缘静脉取血 0.3ml。用吸管准确吸取各次血液 0.1ml，分别加入盛有 1.9ml 蒸馏水的离心管内，加 20%三氯乙酸 1.0ml，摇匀，1500r/min 离心 5min。准确吸取上清液 1.5ml，加入 0.5%亚硝酸钠 0.5ml，充分摇匀，再加入 0.5%麝香草酚 1.0ml，摇匀。以给药前的空白管作参比，用 721 型分光光度计测定各管在波长 480nm 处的光密度。代入标准曲线的回归方程，算出 5min、10min、15min、30min、60min、90min、120min 血样的 SD-Na 含量（μg）。

【实验项目】

（1）计算 SD-Na 血药浓度（C）：用各样本的光密度直接代入标准曲线方程中求得的值乘以稀释的倍数即为 SD-Na 血药浓度。

（2）作时-量曲线图：以时间为横坐标，SD-Na 血药浓度的对数值为纵坐标。在坐标纸上作时-量曲线图，观察血药浓度随时间改变的变化情况。

（3）计算药动学参数（依据上述公式计算出的 B、A 值进行计算）

消除速率常数：K_e（min^{-1}）$= -2.303B$。

血浆半衰期：$t_{1/2}$（min）$= 0.693/K_e$。

表观分布容积：V_d（ml/kg）$= D_0/C_0$。 （6-4）

D_0 为给药剂量。

C_0 为时-量曲线向纵坐标延长与之相交值的反对数。

消除率：CL（mg/kg·min）$= K_e \cdot V_d$。 （6-5）

时量曲线下的面积：AUC（μg·min/ml）$= C_0/K_e$。 （6-6）

【注意事项】

（1）取血前，应除去兔耳取血部位的毛，以免血液凝固，取血困难。

（2）取血前应使兔耳缘静脉充分扩张、充盈，以利取血。

（3）操作时一定要注意药品及试剂用量的准确，否则将影响实验结果。

【思考题】

（1）测定血药浓度临床意义是什么？

（2）影响血药浓度测定结果的因素有哪些？

（3）血浆半衰期（$t_{1/2}$）的定义及意义。

（4）药物一级动力学消除时量曲线的特点。

（5）K_e、CL、AUC 的定义及意义。

（郭莲军　徐旭林）

二、药物半数致死量（LD₅₀）的测定

【实验目的】　学习 LD₅₀ 的测定及计算方法，加深对 LD₅₀ 药理学意义理解。

【实验原理】　在一定剂量范围内，药物效应的强弱与药物剂量的大小存在一定关系，即随药物剂量的增加而效应增强，称之为量-效关系（dose-effect relationship），药物效应按性质可分为量反应和质反应两种。量反应可通过逐渐增加或减少药物剂量而改变检测指标，例如，血压的升降、心率的加快或减慢、血糖值的升高或降低等。质反应为药物效应不随药物剂量的增减呈连续性量变化，而表现为反应性质的变化，如有或无、存活或死亡、阳性或阴性等。质反应实验通常将动物均匀分组，各组给予不同的剂量，观察各组内发生质反应动物数的百分率。

以横坐标代表剂量、纵坐标代表反应百分率绘图，通常形成一条长尾的"S"形曲线。如果将该剂量转换成对数剂量，这条曲线就变成对称的"S"形曲线。从"S"形曲线上可以看出，其中段斜率比较大，表明在曲线中段处剂量稍有变动，反应率就有明显差别；相反在曲线的两端处，反应率变化则不明显，剂量变化对反应率影响不大，因此，在 50% 反应率处剂量最为准确，误差最小。如果观察指标是死亡现象，那么该剂量称为半数致死量（50% Lethal dose，LD₅₀）；如果观察指标是疗效，此剂量则称为半数有效量（50% effective dose，ED₅₀）。药理实验中，常采用 LD₅₀ 和 ED₅₀ 来表示药物的毒性和疗效的高低。当药物毒性较低，测不出 LD₅₀ 时，可以做一日最大耐受量测定，也可用以反映药物的毒性情况。

LD₅₀ 的计算方法有 20 多种，其中以概率单位正规法（即 Bliss 法）最为严谨，结果最精密，申报新药一般采用此方法。求 ED₅₀ 的实验方法原则上同 LD₅₀。

最大耐受量测定时，受试药物采用与临床相同的给药途径，以动物能耐受的最大浓度、最大容积的剂量 1 天内 2～3 次给予动物，连续观察 7 天，记录动物反应情况，以不产生死亡的最大剂量为最大耐受量。计算出总给予药量 g/kg，推算出相当于临床用药量的倍数。

在教学过程中，可根据教学条件和实验要求灵活运用。本实验介绍较为常用的改良寇氏法，以利多卡因为例，测定药物的 LD₅₀。

【实验对象】　小鼠。

【实验药品与器材】　1%利多卡因（lidocaine）；小动物电子秤，小鼠鼠笼，1ml 注射器，4 号针头，计时器，Bliss 统计法软件包（含计算机及打印机）。

【实验方法与步骤】

（1）预试试验：随机取健康小鼠 9 只，体重 18～22g，雌雄各半。实验前禁食 12h，不禁水。小鼠分成 3 组（必要时可增加组数），分别腹腔注射不同剂量利多卡因，观察给药后 2h 内小鼠死亡情况（呼吸停止），找出引起 100%死亡率的药物剂量（d_k）及 0 死亡率的药物剂量（d_i），利多卡因最小致死参考剂量为 100mg/kg。

（2）正式实验

1）分组编号：取小鼠 50 只，称重，标记，随机分为 5 组，每组 10 只。

2）各组剂量计算：各组剂量按等比级数排列。根据预试实验得到的 d_k 和 d_i，按下列公式（6-7）求出公比（即各组剂量间的比值，r）。

$$r = \sqrt[n-1]{(d_k / d_i)} \qquad (6-7)$$

由公式 6-7 演化为公式 6-8：

$$\lg r = \lg(d_k / d_i)/(n-1) \qquad (6-8)$$

3）根据 r 值，便可计算出各组剂量。例如：本实验共分 5 组，设各组剂量分别为 d_1，d_2，d_3，d_4，d_5，d_1 为已知的最小剂量，d_2 为次小剂量，$d_2 = d_1 \times r$，$d_3 = d_2 \times r$，$d_4 = d_3 \times r$，d_5 为最大剂量，也为已知数，r 为各组剂量间的比值，这样便得出了 5 组剂量。

4）给药：本次实验采用腹腔注射用药，记录并计算 2h 内各组动物的死亡率（用小数表示）。为了保证实验顺利进行，可以从大剂量组开始给药。如果死亡率在 80%以下时，应再增加一组，其剂量为 $d_l \times r$，如果最小剂量组死亡率大于 20%时也应再设一组，其剂量为 $d_1 \times r$。

【实验项目】

（1）记录每组动物的死亡情况，统计每组小鼠的死亡只数和计算死亡率，并将实验结果填入表 6-3 中。

表 6-3 动物给药剂量与死亡数统计表

组别 (n)	动物数	剂量 (ml/10g)	死亡数	死亡率 (pi)
1				
2				
3				
4				
5				

（2）计算 LD_{50}：按公式 5-9 计算 LD_{50}。

$$LD_{50} = \lg^{-1}\left[Xm - i\left(\sum Pi - 0.5\right)\right] \quad (6-9)$$

式中，Xm 为最大剂量的对数值；P 为动物死亡率（用小数表示）；$\sum P$ 为各组死亡率的总和；i 为公比的对数（即 $\lg r$）。

计算 LD_{50} 的标准误和可信限：LD_{50} 的标准误计算方法见公式 6-10 或公式 6-11。

$$SLD_{50} = 2.3 i LD_{50}\sqrt{\left[\left(\sum p - \sum p^2\right)/n\right]} \quad (6-10)$$

（适用于各组动物数相等的情况）

$$SLD_{50} = 2.3 i LD_{50}\sqrt{\left[\left(\sum p - p^2\right)/n\right]} \quad (6-11)$$

（适用于各组动物数不等的情况）

附：动物随机化分组的步骤

（1）编号：查随机数字表，任意取连续的一段随机数字，然后除以组数，得出余数。

（2）根据余数分组，结果出现各组内动物数不相等，则须重新调整至相等。

（3）调整的方法：继续取随机数字，除以组内不均匀动物数，依余数调出该组内某号动物，达到各组动物相等。

[举例]将 40 只小鼠随机分为 4 组，每组 10 只。

动物编号（No）	1	2	3	4	5	6	7	8	9	10	40
随机数字	22	17	68	65	81	68	95	23	92	35	88
除以组数	4	4	4	4	4	4	4	4	4	4	4
余数	2	1	0	1	1	0	3	3	0	3	0
组别	2	1	4	1	1	4	3	3	4	3	4

查随机数字表，详见统计学。

【注意事项】

（1）实验时，不要把各组剂量搞混，腹腔注射剂量要准确。

（2）注射部位要正确，不能将药物注入肠腔、脏器或膀胱内。

（3）观测指标是死亡，要以呼吸、心跳停止为指标。

（4）正式报告应包括以下要点：实验日期、检品的批号、规格、生产厂家、理化性状、溶液的浓度、实验时室温、小鼠的性别、体重、给药途径、剂量（给药的绝对量与给药体积）、给药时间、给药后见到的中毒症状、死亡时间、死亡率和 LD_{50} 的计算值（含可信限与可信限率）。

【思考题】

（1）何谓 LD_{50}？试述测定 LD_{50} 的药理学与毒理学的意义？

（2）LD_{50} 测定时，动物为什么要进行随机分组？

（郭莲军　徐旭林）

三、药物量效曲线的测定

【实验目的】

（1）学习麻醉大鼠有创血压的测定方法。

（2）学习药物量效曲线的测定方法。

【实验对象】　SD 大鼠（雄性，250～300g）。

【实验药品与器材】　浓度为 4g/ml、8μg/ml、20μg/ml，40μg/ml，80μg/ml，200μg/ml，400μg/ml，800μg/ml 的去甲肾上腺素，10%水合氯醛，500U/ml 肝素生理盐水，生理盐水；大鼠手术台，固定胶带，粗线绳，1ml、2ml、5ml、10ml 和 20ml 注射器若干，针头若干，烧杯若干，手术器械一套，微型剪刀 1 把，棉球，纱布，手术结扎丝线，微机生物信号采集分析系统，压力传感器，动脉夹，动脉插管，玻璃分针，静脉插管，塑料三通，胶管若干，针灸针，大弯针等。

【实验方法与步骤】

（1）器械与微机准备：打开微机开关，进入生物信号采集分析系统软件，在菜单内找到循环实验，血压实验，然后将压力传感器一端连接到微机系统上，另一端连接三通和动脉插管，用 20ml 注射器由三通处向动脉插管和压力传感器内注入空气制压，同时观察屏幕上显示的压力数据，检查压力传感器是否工作正常，然后再注入肝素生理盐水、排出传感器与插管内的气泡，关闭三通。注意全部装置内不得有气泡存在。

（2）麻醉：取大鼠称重后，腹腔注射 10%水合氯醛 0.3ml/100g 体重，麻醉。

（3）手术①：将麻醉大鼠仰卧于手术台上，用胶带固定四肢，用粗线绳绑住大鼠牙齿以固定头部。剪去颈部的毛，切开颈部皮肤，在颈部一侧肌肉下分离出颈总动脉，穿线两根，一根用于结扎远心端，另一根备用，在近心端处夹上动脉夹，用微型动脉剪（或眼科剪）在动脉上剪开一小口，插入充满肝素生理盐水的动脉插管，用另一根备用线结扎固定后，打开动脉夹和三通的开关，记录血压曲线和测量血压数据。

（4）手术②：剪去腹股沟部位的毛，切开大鼠一侧腹股沟部位的皮肤，分离股静脉，用连接的注射器的输液针向近心端方向穿入股静脉内，推进注射器注入少量生理盐水以确认穿刺成功。然后用胶带固定输液针，保持输液通畅为宜，用于给药。

【实验项目】

（1）给药：全部手术完成后，休息 10min，使大鼠从手术的应激状态中缓解，血压数据较稳定时记录给药前血压值，并按剂量递增的原则从低浓度开始依次给药，观察大鼠血压变化值。给药体积要求保持一致（0.5ml/1kg），每次给药必须是在前一个剂量的药效消失后才可注入下一个剂量。为保证药液进入血循环起效，可在推入药液后迅速推入 0.5ml 生理盐水冲入药液。将给药前血压值、给药后血压峰值分别记录入表 6-4 中。

表 6-4　血压数据

计量	血压（kPa）		
（μg/kg）	给药前	给药后	血压差
2			
4			
10			
20			
40			
100			
200			
400			

（2）绘制量效曲线：根据上表中的数据在普通坐标、对数坐标纸上分别绘制出量效曲线，并找出阈剂量、效能、ED_{50} 等指标的位点。

【注意事项】

（1）麻醉药注射速度要快。

（2）在整个实验过程中，均要使颈总动脉保持与气管平行位置，以免插管前端刺破动脉或影响血压的记录。

（3）注入肝素生理盐水后，注意保持压力传感器和动脉导管系统的密闭性。如有漏液，要及时查找原因，必要时更换三通、传感器或动脉插管。

【思考题】

（1）怎样绘制药物的量效曲线？

（2）量效曲线的药理学意义有哪些？

（金大庆）

四、pD_2 和 pA_2 的测定

（一）受体拮抗剂 pA_2 值的测定

根据受体拮抗药与受体结合是否有可逆性而将其分为竞争性拮抗剂（competitive antagonists）和非竞争性拮抗剂（non competitive antagonists），竞争性拮抗剂与受体的亲和力通常用 pA_2 值表示，pA_2 值的大小可反应竞争性拮抗剂对相应激动剂的拮抗程度，在实验体系中加入相应拮抗剂后，如果 2 倍浓度的激动剂所产生的效应恰好等于未加入拮抗剂时激动剂产生的效应，则所加入拮抗剂浓度（mol/L）的负对数即为 pA_2。

（1）实验常用的标本：离体血管（螺旋肌条或血管环），离体肛尾肌，输精管，蛙腹直肌，豚鼠离体肠，离体气管环等。

（2）试验仪器：标本固定板，恒温水浴槽，氧气瓶，肌张力传感器，生物信号采集分析系统。

生物信号采集分析系统-肌张力传感器装置（图6-1）。

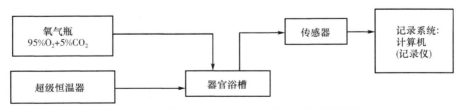

图 6-1　生物信号采集分析系统-肌张力传感器装置

（3）实验条件：供气（95%O_2+5%CO_2 的混合气体）系统：调节混合气体 3～4 个气泡/s 为宜；恒温系统：浴槽内温度保持在 37℃±1℃；pH=7.3～7.4。

记录系统：生物信号采集分析系统。

1）调零，定标。

2）第一通道记录肌张力：时间常数 DC，高频滤波 100Hz，必要时加平滑。

3）速度：1m/s，压缩：1∶40。

（4）加药方法：通常以半对数摩尔浓度（1/2log mol）累积给药法加药（表 6-5）。

表6-5　给予药物浓度及浴槽内药物终浓度

激动剂浓度 （mol/L）	抽取量 （μl）	浴槽内终浓度（浴槽容积为10ml） （mol/L）
10^{-4}	10	10^{-7}
	20	3×10^{-7}
	70	10^{-6}
10^{-3}	20	3×10^{-6}
	70	10^{-5}
10^{-2}	20	3×10^{-5}
	70	10^{-4}

（5）量效曲线的制作：求出激动剂各剂量的反应百分率。首先测量激动剂每一剂量的收缩反应幅度，以最大反应幅度（效能）为百分之百，按公式：

$$激动剂各剂量反应的百分率 = \frac{每一剂量收缩幅度}{最大收缩幅度}$$

$$(6\text{-}12)$$

根据反应百分率，绘制出量效曲线，从量效曲线上分别求出加入拮抗剂前后激动剂的 ED_{50}，然后代入下列公式计算 pA_2 值。根据给予拮抗剂前后，激动剂量效曲线位移和最大反应高低的情况，可判断所给拮抗剂的性质（竞争性或非竞争性）。如为竞争性，其对受体竞争性拮抗作用的强弱，可用其拮抗参数 pA_2 值的大小来判断。

（6）pA_2 的计算：

$$pA_2 = pAx + \log(x-1) \qquad (6\text{-}13)$$

pAx：竞争性拮抗剂摩尔浓度之负对数（ $-\log B$ ）。$x = Ab/A$。

A：没用拮抗剂之前激动剂引起 50%效应所需剂量。

Ab：竞争性拮抗剂存在时激动剂引起 50%效应所需剂量。

Ⅰ.离体血管环实验

【实验目的】

（1）学习离体血管实验方法。

（2）学习药物量效曲线的测定及 pA_2 值的计算方法。

【实验原理】　血管平滑肌含肾上腺素能 α_1 受体，α_1 受体激动剂与受体结合后，可将肌细胞膜上的 IPI_2 裂解，产生三磷酸肌醇（ IP_3 ）和 1,2-二酰甘油（ DAG ），IP_3 引起快速细胞内钙动员，使肌浆网和线粒体释放钙离子，胞浆内钙离子浓度升高，钙与钙调蛋白（ calmodulin ）结合，形成钙-钙调蛋白复合物，进一步激活肌球蛋白轻链激酶，使肌球蛋白轻链磷酸化，进而形成肌动蛋白复合物，激活肌球蛋白 ATP 酶，引起收缩。

【实验对象】　家兔。

【实验药品与器材】　甲氧胺（ methoxamine ），哌唑嗪（ prazosin ），K-H 溶液；生物信号采集分析系统，肌张力传感器，双凹夹，铁支架，双层玻璃标本浴槽（ 10ml 或 5ml ），恒温水浴槽，氧气瓶，10μl、20μl、100μl 微量注射器，000 黑丝线，手术器械一套。

【实验方法与步骤】　生物信号采集分析系统-肌张力传感器装置（见前）。

血管环的制备：取成年健康家兔一只，雌雄不拘，静脉注射 0.3%肝素溶液（ 3ml/kg ），3%的戊巴比妥钠（ 60mg/kg ）静脉注射麻醉，迅速打开胸腔，以心脏为标志，靠近脊椎旁，用小弯止血钳分离胸主动脉段血管，尽可能将血管周围组织分离干净，将血管取出，迅速置于盛有预先通以 95% O_2 和 5% CO_2 混合气体的 K-H 液的平皿内，立即清除血管内血液，仔细分离并除去血管周围脂肪及结缔组织，剪成长 3～4mm 长的血管环，一端固定于标本板上，另一端固定于肌张力传感器上，悬浮于容积为 10ml 的 K-H 液的浴槽内，通入混合气体（ 5%CO_2+ 95% O_2 ），浴槽内环境由酸碱分析仪监测，pH 范围 7.4，PO_2 80kPa，PCO_2 5.3kPa，张力传感器与生物信号采集分析系统相连。

平衡：前负荷为 4g，平衡 2h，平衡期间每间隔 15min 更换一次营养液。

标本的收缩张力经肌力传感器输入生物信号采集分析系统记录贮存。

【实验项目】　标本稳定后，用选择性 α_1 受体激动剂甲氧胺，以 1/2log 剂量累积给药法，观察药物对血管环的收缩反应，待标本达最大收缩反应后，用 K-H 液浸洗标本，每 5～10min 浸洗一次，待标本张力恢复至给药前水平，加入一定浓度的受体拮抗剂哌唑嗪，孵育 10min 后，重复给予甲氧胺（给药方法同前），然后绘制二次给予甲氧胺后血管收缩反应的量效曲线。

量效曲线的制作：求出各剂量的反应百分率。首先测量甲氧胺每一剂量的收缩反应幅度，以最大反应幅度（效能）为百分之百，按公式6-12计算出各激动剂的反应百分率后，绘制出量效曲线，从量效曲线上分别求出加入拮抗剂前后激动剂的 ED_{50}，然后按公式6-13 计算 pA_2 值。根据给予拮抗剂前后，激动剂量效曲线位移和最大反应高低的情况，可判断所给拮抗剂的性质。

本实验所给拮抗剂哌唑嗪，为 α_1 受体竞争性拮抗剂，可用其拮抗参数 pA_2 值的大小来判断其对受体竞争性拮抗作用的强弱。

Ⅱ.离体肛尾肌或输精管的实验

【实验目的】　学习离体肛尾肌或输精管的实验

方法。

【实验原理】　大鼠肛尾肌的肾上腺素能受体极为丰富，其受体主要是 α_1 受体，几乎无 α_2 受体和 β 受体，而大鼠输精管前列腺段则主要含 α_2 受体，大鼠输精管副睾端主要为 α_1 受体，因此大鼠肛尾肌和输精管是研究肾上腺素能受体亚型的良好标本。

【实验对象】　大鼠。

【实验药品与器材】　甲氧胺、哌唑嗪或育亨宾（选择性 α_2 受体受体阻断剂），维拉帕米（verapamil），Kerb's 液；生物信号采集分析系统，肌张力传感器，双凹夹、铁支架，双层玻璃标本浴槽（10ml 或、5ml），恒温水浴槽，氧气瓶，10μl、20μl、100μl 微量注射器，000 黑丝线，哺乳动物手术器械一套。

【实验方法与步骤】　生物信号采集分析系统-肌张力传感器装置（见前）。

标本的制备　取大鼠，体重 300～350g，击头致昏（或半麻状态），将四肢固定于大鼠台上，沿腹中线剪开至耻骨联合处，暴露下腹腔，找到耻骨联合处并剪断之，找到直肠，在其与结肠交界处剪断，将直肠翻转向下，露出直肠末端（肛门处），在直肠与骶骨之间连一对细长的肌肉即肛尾肌，仔细分离一侧肛尾肌，在肌条下穿两根细丝线于两端结扎，然后游离并悬挂入盛有 Kreb's 溶液的浴槽内。浴槽内温度 37℃±1℃，通 95%O_2 与 5%CO_2 混合气体，标本固定好后，给予 0.5g 的静息张力（前负荷），稳定 30min 后，开始实验，在稳定期间，每 3～5min 更换一次营养液，标本的收缩张力经肌张力传感器输入生物信号采集分析系统记录贮存。

【实验项目】　同实验Ⅰ。

【注意事项】

（1）仔细辨认标本，肌尾肌肉质感较强。在分离时标本暴露时间不要太久，要随时滴上少量营养液，防止标本干燥。

（2）标本在分离结扎时，不要用力过大，以防标本受损，影响其生物活性。

（3）将标本与肌力传感器连接固定时，切勿人为地将标本线拉得过紧或过松。

（4）不要将标本贴在浴槽壁上。注意浴槽内温度和供气情况。

Ⅲ.胆碱能神经药物对蟾蜍腹直肌的作用

【实验目的】　学习蟾蜍腹直肌的实验方法。

【实验原理】　蟾蜍腹直肌富含胆碱能 N_2 受体，胆碱能神经递质-乙酰胆碱可使之收缩，N_2 胆碱受体阻断剂（N_2-cholinoceptor bloking drugs）亦称骨骼肌松弛药（skeletal muscular relaxants），此类药物可与骨骼肌神经肌肉接头处的运动终板膜（突触后膜）上的 N_2 受体结合，阻碍神经肌肉接头处神经冲动的正常传递，而导致骨骼肌松弛。

【实验对象】　蟾蜍。

【实验药品与器材】　乙酰胆碱（acetylcholine，ACh，10^{-4}～10^{-1} mol/L，用磷酸缓冲液配制，pH5.5），三碘季铵酚（flaxedil），任氏液；探针、蛙板、氧气瓶、器官浴槽、铁支架、双凹夹、肌张力传感器、标本板、100μl 微量注射器、10ml 注射器、手术剪、眼科剪、眼科镊、培养皿、烧杯、丝线、生物信号采集分析系统。

【实验方法与步骤】

（1）实验装置的连接：生物信号采集分析系统-肌张力传感器装置（见前）。

（2）标本制备：取蟾蜍 1 只，用自来水冲洗干净。左手握住蟾蜍，用食指压住其头部前端，右手持刺蛙针从枕骨大孔垂直刺入至脊椎管捣毁脊髓，此时蟾蜍的四肢松弛，并向前刺入颅腔捣毁脑组织。用刺蛙针破坏脑和脊髓后，用图钉将蟾蜍四肢仰卧位固定于蛙板上，用自来水将手及用过的手术器械洗净。然后用镊子提起耻骨联合处的皮肤，用手术剪沿腹中线剪开腹部皮肤，将皮肤和腹部肌肉游离，充分暴露腹直肌，观察肌纤维走向。自腹白线将两片腹直肌分离，在耻骨端及胸骨端，各以细线结扎，剪下长 1～2cm、宽 0.5cm 的腹直肌标本，放入盛有经混合氧饱和的任氏液的培养皿中备用。同样方法制备对侧腹直肌标本。

（3）标本固定：将标本一端固定于标本板固定钩上，迅速移至含有 10ml 任氏液的器官浴槽中，并通入混合气体；另一端与肌张力传感器的应变梁相连，调节微调器，给标本施加 1g 负荷，平衡 0.5h，平衡期间每间隔 15min 更换一次营养液。更换营养液时，使营养液沿浴槽壁匀速注入，切勿直接冲击标本。

（4）给药方法：右手持微量加样器缓慢抽取药液，避免气泡进入，准确抽取药量。给药时将针尖垂直伸入液面下，快速推入。实验时按半对数摩尔浓度累积给药法，依次加入 ACh。其顺序见前表所示。

按上述方法给药，当达到最小有效浓度后，每加一次药，标本出现一次收缩，待收缩反应达到最大时，立即加入下一剂量，直至加药后收缩反应不再增加，即达最大效应，描记 ACh 的量效曲线（第一条量效曲线）；打印第一条量效曲线。连续用 10ml 任氏液冲洗标本两次，然后继续每间隔 5min 更换一次营养液，直至肌张力恢复到正常（曲线回到基线）。加入三碘季铵酚 10^{-2} mol/L 70μl，即浴槽终浓度为 $7×10^{-5}$mol/L，10min 后按前述方法给予 ACh，重复制作 ACh 的第二条量效曲线。

【实验项目】　标本稳定后，用选择性受体激动剂 ACh，以 1/2log 累积给药法，观察药物对腹直肌所致的收缩反应，待标本达最大收缩反应后，用任氏液浸洗标本，每 5～10min 浸洗一次，待标本张力恢复至给药前水平，加入一定浓度的受体拮抗剂三碘季铵酚，孵育 10min 后，重复给予 ACh（给药方法同前），然后绘制二次给予 ACh 后腹直肌收缩反应的量效曲线。

量效曲线的制作：求出各剂量的反应百分率。首先测量 ACh 每一剂量的收缩反应幅度，以最大反应幅度（效能）为百分之百，按公式 6-12 计算出各激动剂的反应百分率后，绘制出量效曲线，从量效曲线上分别求出加入拮抗剂前后激动剂的 ED_{50}，然后代入公式 6-13 计算 pA_2 值。根据给予拮抗剂前后，激动剂量效曲线位移和最大反应高低的情况，可判断所给拮抗剂的性质。

本实验所给拮抗剂三碘季铵酚，为 N_2 受体竞争性拮抗剂，判断其对受体竞争性拮抗作用的强弱，可用其拮抗参数 pA_2 值的大小来判断。

【注意事项】

（1）手术动作轻柔，勿用力牵拉标本。

（2）标本不得在空气中暴露过久，营养液必须新鲜配制，如出现混浊，不能使用。

（3）标本板固定要牢，以免松动而改变负荷。

（4）每次加药时，微量注射器针头应接触液面，做到加药准确及时。

（5）不得用力牵拉张力传感器应变梁。

【思考题】

（1）肾上腺素能受体的分型，各亚型在心血管系统的分布及效应。

（2）何谓量效曲线？

（3）pA_2 的定义是什么？

（4）竞争性拮抗剂与非竞争性拮抗剂对激动剂量效曲线的影响。

（郭莲军　吕　青）

（二）乙酰胆碱和维库溴铵对腹直肌 N_m 受体的 pD_2 和 pA_2 测定

【实验目的】　学习受体激动剂的 pD_2 和拮抗剂 pA_2 测定的实验方法。

【实验原理】　ACh 能激动腹直肌上的 N_m 受体，使腹直肌收缩；维库溴铵（vecuronium bromide）是竞争性 N_m 受体拮抗剂，与 ACh 竞争 N_m 受体，竞争抑制乙酰胆碱对腹直肌的收缩作用。

【实验对象】　蟾蜍。

【实验药品与器材】　任氏溶液，10^{-5}～10^{-1}mol/L 浓度的氯化 ACh 溶液，$6.27×10^{-9}$mol/L 维库溴铵溶液；离体器官实验仪（可不需要恒温）或/和离体器官灌流浴槽，铁支架，张力换能器，生物信号处理系统，刺蛙针，蛙板，剪刀，镊子，棉球及丝线。

【实验方法与步骤】

（1）安装和调试实验装置，水浴管任氏液容积为 10ml。

（2）捣毁蟾蜍脑及脊髓，仰卧位固定于蛙板，剪开胸腹部皮肤，自耻骨上端沿腹白线向上将左右腹直肌分离，腹直肌两端结扎并剪断，肌肉长度约 2～3cm，保留两端结扎线固定用。标本游离后置于盛有任氏液的培养皿中备用。

（3）将腹直肌标本一端固定于 L 形通气钩，另一端固定在与张力换能器相连，然后置于水浴管（槽）中，调整线的松紧度，并通入适量空气，以每秒 1～2 个气泡为宜。启动生物信号采集系统，选择通道、"张力"。换液 1 次，再给腹直肌标本加负荷 1～2g，平衡 30min 左右，记录腹直肌正常收缩曲线。

【实验项目】

（1）按累加量效法，依次向浴（槽）管中加入氯化 ACh 溶液 10^{-5} mol/L 0.1ml、0.2ml，10^{-4}mol/L 0.07ml、0.2ml，10^{-3} mol/L 0.07ml、0.2ml，10^{-2}mol/L 0.07ml、0.2ml，10^{-1} mol/L 0.07ml、0.2ml，使浴管中氯化 ACh 的终浓度分别为 10^{-7}mol/L、10^{-7}mol/L 和 $3×10^{-7}$mol/L、10^{-6} mol/L 和 $3×10^{-6}$mol/L、10^{-5}mol/L 和 $3×10^{-5}$mol/L、10^{-4} mol/L 和 $3×10^{-4}$mol/L 及 10^{-3}mol/L 和 $3×10^{-3}$mol/L。记录各 ACh 浓度对腹直肌的收缩作用。每种浓度的试剂观察记录结束后，用任氏液冲洗 3 次，待腹直肌标本恢复至基线后，再进行下一浓度试剂的实验。

（2）加入 $6.27×10^{-9}$mol/L 维库溴铵溶液 0.1ml，10min 后加按（1）步骤和方法加入 ACh 溶液，观察并记录维库溴铵对 ACh 作用的影响。

（3）以效应为纵坐标，氯化 ACh 负对数浓度值为横坐标，绘制两条量效曲线图。以直线回归法求出 2 条量效曲线的 KD 值，并进一步计算 ACh 的 pD_2 和维库溴铵的 pA_2 值。$PA_2= -lgB+lg\ (x-1)$，其中 $x=KD_2/KD_1$。B 为 $6.27×10^{-9}$mol/L，KD_2 为加拮抗剂后的 KD 值，而 kD_1 为未加拮抗剂的 KD 值。

（4）分析实验结果

【注意事项】

（1）分离腹直肌标本时，需要注意避免剪断腹壁内侧的腹壁静脉。

（2）腹直肌标本不要黏附水浴管或与通气钩缠绕。

（3）加药时，不要碰到张力换能器和通气钩之间的连接线。

【思考题】　受体激动剂的 pD_2 和拮抗剂 pA_2 的

临床意义。

（杨俊卿）

（三）苯肾上腺素的 pD_2 和哌唑嗪的 pA_2 测定

【实验目的】

（1）观察不同浓度苯肾上腺素（phenylephrine）对大鼠离体肛尾肌的作用及哌唑嗪（prazosin）对苯肾上腺素作用的影响。

（2）掌握测定和计算 pD_2 和 pA_2 的方法。

（3）了解研究药物剂量效关系的实验方法。

【实验原理】

药物进入机体后，能够与其特异性受体（special receptor）结合形成药物-受体复合物，该复合物可引发细胞内一系列酶促生化反应，导致药理的效应出现。药物与其特异性受体结合的能力称为亲和力（affinity），常用亲和力指数（affinity index，pD_2）来表示，其值越大，说明药物与其特异性受体的亲和力越高，越容易形成药物-受体复合物（drug-receptor complex）引发相应的药理效应。pD_2值可由药理实验测得，它是药物产生最大反应的50%时的药物摩尔浓度的负对数值。

不同的药物可与同一个受体结合，但结合后产生的药理效应可能截然相反，能够激动受体并产生效应的药物称为受体的激动剂（agonist），不激动受体但占据受体，阻止激动剂与受体结合产生效应的药物称为受体的阻断剂，也称为该激动剂的拮抗剂（antagonist）。在竞争性拮抗（competitive antagonism）类型中，拮抗剂对激动剂拮抗作用的强弱通常用拮抗参数（pA_2）来表示，其数值越大，表示拮抗剂的拮抗作用越强。pA_2值也可由药理学实验测得，它是指当加入拮抗剂后与加入拮抗剂前同一激动剂的剂量比为2时，拮抗剂摩尔浓度的负对数值。

苯肾上腺素是 α_1 受体激动剂，可引起大鼠肛尾肌收缩。按对数累加剂量给药可得到 S 型累加剂量反应曲线，即量效曲线。根据其累加量效曲线（dose-effect curve or concentration-effect curve）可求得其 pD_2 值。

哌唑嗪为 α_1 受体阻断剂，同时也是苯肾上腺素的拮抗剂，通过观察加入哌唑嗪前后不同剂量苯肾上腺素引起大鼠肛尾肌收缩作用的变化，可得到多条苯肾上腺素的累加剂量反应曲线，然后根据公式：

$$pA_2 = pAx + \lg(x-1) \qquad (6-14)$$

即可求出哌唑嗪的 pA_2 值。

【实验对象】

大鼠（200～300 g，雌雄不拘）。

【实验药品与器材】

5×10^{-2} mol/L 苯肾上腺素，2×10^{-2} mol/L 苯肾上腺素，2×10^{-5} mol/L 哌唑嗪，Kreb's 液；手术器械一套，玻璃平皿，铁架台，双凹夹，张力换能器，气泵，烧杯，L 型通气管，温度计，棉线，弹簧夹，橡皮管，量筒，注射器，注射针头，麦氏浴管，恒温装置一套，生物信号采集分析系统，木槌。

【实验方法与步骤】

（1）取大鼠一只，重击头部致死（建议用半量麻醉），剖开下腹部，沿直肠小心寻找并分离出肛尾肌，剪取并置于盛有温 Kreb's 液的平皿内备用。

（2）将大鼠肛尾肌一端用丝线结扎后固定于 L 型通气钩上，置于盛有 20ml 37℃ Kreb's 液的麦氏浴管中，将气泵连于通气管上，拧动螺丝调节气体量为2～3个气泡/s，另一端用丝线结扎后连接于张力换能器上，麦氏浴管与恒温装置相联结，以保持麦氏浴管内 Kreb's 液的温度在37℃左右。如图 6-2，图 6-3 所示。

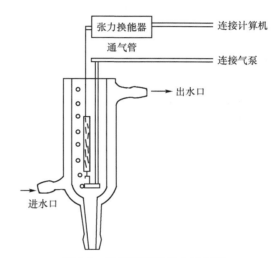

图 6-2　麦氏浴管及标本示意图

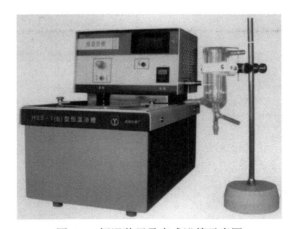

图 6-3　恒温装置及麦式浴管示意图

（3）将张力换能器连接到生物信号采集分析系统上，打开微机，进入实验软件菜单，选择适当的张力参数，调节好基线，稳定标本 10min 后开始记录，记录速度为 1～2.5mm/min。当收缩曲线平稳，肌肉自律性消失时即可给药。

【实验项目】

（1）给药：依次加入 $2×10^{-6}$ mol/L 苯肾上腺素 0.1ml（终浓度为 $2×10^{-6}×0.1/20=10^{-8}$ mol/L），0.2ml（终浓度为 $3×10^{-8}$ mol/L）；$2×10^{-5}$ mol/L 苯肾上腺素 0.07ml（终浓度为 10^{-7} mol/L），0.2ml（终浓度为 $3×10^{-7}$）……于麦氏浴管内，见表 6-6。每次给药

是在前一剂量达最大反应时。

（2）当增大苯肾上腺素剂量后，反应不再增加时放掉浴管内液体并冲洗 5 次。待肛尾肌恢复正常后，向麦氏浴管内加入 $2×10^{-5}$ mol/L 哌唑嗪 0.1ml，10min 后再重复步骤 4。

表 6-6 给药剂量

给药次序	1	2	3	4	5	6	7	8	9	10	11
原浓度（mol/L）	$2×10^{-6}$		$2×10^{-5}$		$2×10^{-4}$		$2×10^{-3}$		$2×10^{-2}$		$5×10^{-2}$
剂量（ml）	0.1	0.2	0.07	0.2	0.07	0.2	0.07	0.2	0.07	0.2	0.28
终浓度（mol/L）	10^{-8}	$3×10^{-8}$	10^{-7}	$3×10^{-7}$	10^{-6}	$3×10^{-6}$	10^{-5}	$3×10^{-5}$	10^{-4}	$3×10^{-4}$	10^{-3}

（3）当增大苯肾上腺素剂量后，反应不再增加时结束实验。画图并按公式计算 pD$_2$ 和 pA$_2$ 值。写出实验报告。

【结果与计算】

（1）绘制累积量效关系（dose-effect relationship or concentration-effect relationship）曲线图：以苯肾上腺素的摩尔浓度的负对数为横坐标，纵坐标为效应（E，先找出曲线累积高度，然后各自算出各剂量的效应百分率）。作图画出 S 型累加剂量反应曲线。如图 6-4 所示。

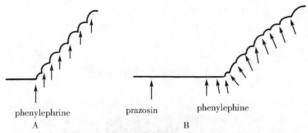

图 6-4 累加苯肾上腺素对大鼠肛尾肌的收缩曲线
A. 未加拮抗剂；B. 加拮抗剂后

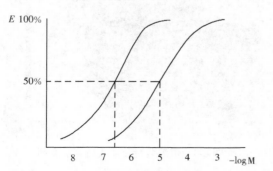

图 6-5 加 prazosin 后，量效曲线平行右移，E$_{max}$ 不变，pD$_2$ 变小

（2）求得苯肾上腺素的 pD$_2$：从量效曲线上找到引起 50% 反应的点在横坐标上的投影即为 pD$_2$ 值。如图 6-5 所示。

（3）计算哌唑嗪的 pA$_2$：根据公式

$$pA_2=pAx+lg（x–1）\qquad (6-15)$$

求出 pA$_2$ 值，其中 pAx 为拮抗剂的摩尔浓度的负对数值，x 为用拮抗剂后与用拮抗剂前产生 50% 最大反应时的激动剂摩尔浓度之比。

$$x=KD_{后}/KD_{前}=10^{-pD_2后}/10^{-pD_2前}\qquad (6-16)$$

【注意事项】

（1）悬挂大鼠肛尾肌时，不要过度牵拉。

（2）加药时不要滴在悬挂线上或管壁上，应将药液直接注射到 Kreb's 液内。

（3）为了正确地累积反应，应在对某剂量的反应达到最大后立即给予第二个剂量，若第一个剂量达到最大反应后慢慢观察，再给第二个剂量，反应就难于累积，故可稍微提前一点加第二个剂量。

（4）每支注射器只能用来抽取一种浓度的药液，以免产生干扰。

（5）悬挂的标本及其与换能器的连线不要触及麦氏浴管壁及 L 型通气管壁。

【思考题】

（1）测定量效曲线的意义是什么？

（2）量效曲线有哪些类型？从量效曲线上，我们可获得哪些重要的药效学参数？它们说明了什么？

（3）将药物分为激动剂与拮抗剂的标准是什么？激动剂与拮抗剂各有哪些类型？其各自的特点是什么？

（4）测定和计算 pD$_2$ 和 pA$_2$ 对药物的药效学研究有何意义？

（张京玲）

五、pH 对药物吸收的影响

【实验目的】 观察不同 pH 对氨基水杨酸（para-aminosalicylic acid，PAS）的吸收（absorption）的影响。

【实验原理】 胃肠道吸收环境的酸碱度密切影

响弱酸或弱碱性药物的解离度，从而影响这些药物的跨膜转运（transmembrane transport）。

【实验对象】 小鼠。

【实验药品与器材】 10%三氯化铁混合液（三氯化铁 10g 用三氯乙酸配成 100ml），三种不同 pH 的 0.5%PAS 溶液（20%PAS 溶液分别用 0.03mol/L 盐酸、0.5N 碳酸氢钠和生理盐水稀疏为 0.5%PAS 溶液），0.05%PAS 标准液，生理盐水，肝素溶液（300U/ml）；小鼠灌胃器，离心管，试管，钟罩，小弯镊，刻度吸管，漏斗，分光光度计。

【实验方法与步骤】 取小鼠 4 只，标记，称重，灌胃给药。1 号鼠给予 0.5mol/L 碳酸氢钠、2 号鼠给予 0.03mol/L 盐酸、3 号鼠给予生理盐水 0.2ml/10g 体重，约 10min 后，3 只小鼠分别灌胃给予碳酸氢钠、盐酸、生理盐水配制的 0.5%PAS 溶液，4 号鼠给予生理盐水，灌胃体积 0.3ml/10g 体重。

【实验项目】

（1）给药后 20min，用小弯镊摘除小鼠眼球，分别收集流出的血液于盛有 0.1ml 肝素的离心管中，轻轻混匀。

（2）取试管 6 只，按表 6-7 顺序进行操作，每步均应充分混匀。

表 6-7 操作顺序

	1	2	3	4	5	6
血液（全血）	0.4ml	0.4ml	0.4	0.4ml	–	–
10%三氯化铁混合液	5.0ml	5.0ml	5.0ml	5.0ml	5.0ml	5.0ml
0.05%PAS 标准液	–	–	–	–	0.4ml	–
蒸馏水	–	–	–	–	–	0.4ml

（3）过滤 1~4 管，滤液在分光光度计上比色，波长 510nm，蒸馏水调零，测定 1~6 号管光密度。按照下列公式计算各鼠血药浓度。

标准管 PAS 静光密度 $D_5=d_5-d_6$；测定管 PAS 静光密度 $D_n=d_n-d_4$，测定管 PAS 浓度 $C_n=500×(D_n/D_5)$。

（4）比较 1~3 号鼠血药浓度，分析结果。

【注意事项】

（1）要充分保证药物一次性全部灌入胃内。

（2）收集血液时应不断轻轻摇动离心管，防止血液凝固。

【思考题】 体液 pH 对药物的跨膜转运影响的规律？

（杨俊卿）

六、肝脏功能损害对药物作用的影响

【实验目的】 了解肝脏在药物代谢中的作用；观察肝功能（hepatic function）损伤对药物作用的影响。

【实验原理】 肝脏是药物代谢的主要器官，肝功能不全时以肝代谢为主的药物血药浓度增高，药效增强，作用时间延长且易发生蓄积中毒。四氯化碳（carbon tetrachloride）是一种对肝细胞有严重毒性作用而常用于制作中毒性肝炎动物模型的化学物质，进入机体后经肝脏细胞色素 P450 激活，生成三氯甲基自由基（$CCl_3·$），攻击内质网膜上的磷脂分子，引起膜的脂质过氧化，导致膜结构和功能完整性的破坏；$CCl_3·$还可抑制细胞膜和微粒体膜上钙泵的活性，使 Ca^{2+}内流增加，进而引起细胞中毒死亡。本实验采用四氯化碳制作肝功能不全的病理模型，观察肝功能损害对戊巴比妥钠作用的影响。

【实验对象】 小鼠，体重 18~22 g，雌雄不限。

【实验药品与器材】 50%四氯化碳（CCl_4）溶液，0.25%戊巴比妥钠溶液（pentobarbital sodium），苦味酸，10%甲醛；天平，1ml 注射器，组织剪。

【实验方法与步骤】 取健康小鼠 4 只，称重并编号 1、2、3、4。

【实验项目】

（1）1、2 号小鼠以 50%四氯化碳溶液灌胃（0.1ml/10g）造成肝损伤（liver injury）；3、4 号小鼠以生理盐水灌胃（0.1ml/10g）。

（2）24h 后各小鼠均腹腔注射 0.25%戊巴比妥钠溶液 0.2ml/10g，观察各动物反应。记录各小鼠翻正发射消失时间和恢复时间，并计算入睡时间和睡眠时间。

（3）实验结束，解剖小鼠，比较肝脏外观差异，并取同叶肝组织于 10%甲醛固定后做病理切片。将实验结果填入表 6-8。

表 6-8 实验结果

鼠号	入睡时间（min）	睡眠时间（min）	肝脏外观	肝脏病理改变
1				
2				
3				
4				

（4）分析结果。

【注意事项】

（1）灌胃时操作要正确轻柔，避免损伤口腔，并注意不要灌入气管内。

（2）腹腔注射给药时应避免损伤腹腔脏器及大血管。

（3）准确抽取每只鼠的给药量及应给的药物。

【思考题】

（1）为什么损害肝脏的小鼠注射戊巴比妥后作用维持时间延长？

（2）肝功能不全患者临床用药时应注意些什么？

（郑　敏　吴基良）

七、给药途径对药物作用的影响

【实验目的】　观察不同给药途径对药物作用的影响。

【实验原理】　不同给药途径，药物吸收速度和药物吸收量不同，药物效应因而呈现差异。主要包括"量差异"（即同一效应，但作用强度不同）和"质差异"（即出现不同的药理效应）。

【实验对象】　小鼠（体重18～22g，雌雄不限）。

【实验药品与器材】　10%硫酸镁溶液，2.5%氯化钙溶液，0.5%戊巴比妥钠溶液；1ml注射器，小鼠灌胃针头，6号针头，小鼠笼，天平。

【实验方法与步骤】

（1）硫酸镁不同给药途径对药物作用的影响：取体重相近的小鼠2只，称重并编号。1号小鼠腹腔注射10%硫酸镁溶液0.5ml，2号小鼠经口灌胃10%硫酸镁溶液0.5ml；给药后如见肌肉松弛、呼吸抑制时，立即腹腔注射氯化钙溶液0.2ml。观察并比较两种给药方式的药物反应。将实验结果填入表6-9。

表6-9　实验结果

鼠号	药物	剂量（ml/只）	给药途径	给药前		给药后		氯化钙解救结果
				肌张力	呼吸	肌张力	呼吸	
1号								
2号								

（2）戊巴比妥钠不同给药途径对药物作用的影响：取体重相近的小鼠3只，称重并编号，观察小鼠正常的翻正反射。1号小鼠经口灌胃0.5%戊巴比妥溶液（0.1ml/10g）；2号小鼠皮下注射0.5%戊巴比妥溶液（0.1ml/10g）；3号小鼠腹腔注射0.5%戊巴比妥溶液（0.1ml/10g）。观察并纪录给药后小鼠翻正反射消失时间及恢复时间。将实验结果填入表6-10。

表6-10　实验结果

动物号	体重（g）	给药剂量	给药时间	翻正反射消失时间	翻正反射恢复时间	作用维持时间
1号						
2号						
3号						

【注意事项】

（1）经口灌胃给药时，勿将药物灌入气管，以免造成动物窒息死亡。

（2）腹腔注射时，应掌握好注射角度（一般为45°角），避免伤及内脏器官。

【思考题】

（1）同一药物，相同剂量以不同给药途径给药为什么会出现不同的药物反应？

（2）硫酸镁有哪些药理作用及临床应用？其过量中毒如何解救？

（欧阳昌汉　吴基良）

八、机能状态对药物作用的影响

【实验目的】

（1）观察肝功能（hepatic function）状态不同时药物作用的差异。

（2）观察肾功能（renal function）状态不同时药物作用的差异。

【实验原理】　肝脏是药物代谢的重要器官。肝功能不全时，以肝代谢为主的药物血药浓度增高，药效增强，作用时间延长且易发生蓄积中毒。四氯化碳（carbon tetrachloride）是一种对肝细胞有严重毒性作用而常用于制作中毒性肝炎动物模型的化学物质，进入机体后经肝脏细胞色素 P450 激活，生成三氯甲基自由基（$CCl_3 \cdot$），攻击内质网膜上的磷脂分子，引起膜的脂质过氧化，导致膜结构和功能完整性的破坏；$CCl_3 \cdot$ 还可抑制细胞膜和微粒体膜上钙泵的活性，使 Ca^{2+} 内流增加，进而引起细胞中毒死亡。本实验采用四氯化碳制作肝功能不全的病理模型，观察肝功能损害对戊巴妥钠作用的影响。

肾是药物排泄的最主要器官。肾功能不全时药物排泄减慢，可导致蓄积中毒的发生。氯化高汞是一种具有细胞毒作用的淘汰药物，可损伤肾小管上皮细胞而使肾脏排泄功能下降。卡那霉素为氨基苷类抗生素，可产生肾毒性及神经肌肉接头阻滞作用。本实验采用氯化高汞制作肾功能不全动物模型，用于观察肾功能状态对卡那霉素毒性作用的影响。

【实验对象】　小鼠（体重 18～22 g，雌雄不限）。

【实验药品与器材】　50%四氯化碳溶液，0.04%氯化高汞溶液，0.175%异戊巴比妥溶液，2.4%卡那霉素溶液，苦味酸溶液；鼠笼，天平，1ml 注射器，5 号注射针头，剪刀，镊子，刀片。

【实验方法与步骤】　选用健康小鼠 6 只，随机分为实验 1 组、2 组及对照组并以苦味酸标记编号。各组小鼠在实验前 24h 分别进行相应处理：实验 1 组（1、2 号鼠）以 50%四氯化碳溶液 0.1ml/10g 灌胃给药，造成肝损伤；实验 2 组（3、4 号鼠）腹腔注射 0.04%氯化高汞溶液 0.2ml/10g，造成肾损伤；对照组（5、6 鼠）腹腔注射生理盐水 0.2ml/10g。

【实验项目】　1、3、5 号小鼠分别腹腔注射 0.175%异戊巴比妥溶液 0.15ml/10g，观察各动物的反应，记录各小鼠翻正反射消失时间、恢复时间及持续时间。2、4、6 号小鼠分别腹腔注射 2.5%卡那霉素溶液 0.15ml/10g，观察给药前后各鼠所表现的症状有何差异（注意观察肌张力、四肢运动及呼吸状态）。将实验结果填入表 6-11。

表 6-11　实验结果

鼠号	体重（g）	药量（ml）	翻正反射		肌肉活动		呼吸状态等情况	
			潜伏时间	持续时间	给药前	给药后	给药前	给药后
1								
2								
3								
4								
5								
6								

【注意事项】

（1）及时准确记录给药时间、翻正反射消失时间及恢复时间。由给药时间到翻正反射消失时间算出药物的潜伏时间；从翻正反射消失时间到恢复时间算出药物在体内的持续时间（即睡眠时间）。

（2）观察比较给药前后小鼠肌肉活动情况有何不同。

（3）实验结束后，将各鼠处死，剖取肝脏、肾脏，比较各小鼠肝、肾外观的差异。四氯化碳中毒小鼠（1、2 号）的肝脏肿大、充血，可呈灰黄色，触之有油腻感，其小叶比正常肝脏更清楚。氯化高汞中毒的小鼠（3、4 号）肾脏异常肿大，用刀片纵切，可见皮质部较为苍白，髓质部有充血现象。

【思考题】

（1）何谓肝药酶、肝药酶诱导剂及肝药酶抑制剂？如何指导临床合理用药？

（2）试述肝功能、肾功能与临床用药的关系。

（郑　敏　吴基良）

九、青霉素 G 钾盐和钠盐快速静脉注射的毒性作用

【实验目的】　比较青霉素 G 钾盐（penicillin G potassium）和钠盐（penicillin G sodium）快速静脉注射对小鼠的急性毒性作用。

【实验原理】　快速静脉注射钾离子，可因高钾血症而致心搏骤停，小鼠迅速死亡。

【实验对象】　小鼠（2 只，体重 18～20g）。

【实验药品与器材】　青霉素 G 钾，青霉素 G 钠；小鼠固定器，1ml 注射器，4 号或 4.5 号针头，恒温水浴箱，天平，棉球。

【实验方法与步骤】　取小鼠 2 只，称重编号，放入小鼠固定器内，将其尾浸于 40℃水中 1～2min，

使其尾静脉充分扩张。

【实验项目】

（1）两鼠由尾静脉分别快速给予 10 万 U/ml 青霉素 G 钾溶液和青霉素 G 钠溶液，给药容积 0.1ml/10g 体重。注射后立即将小鼠从固定器中取出，观察两鼠的变化有何不同。

（2）记录两鼠的活动情况，有无死亡。

【注意事项】

（1）除可用热水浸尾外，还可用乙醇溶液棉球或二甲苯擦鼠尾、机械揉搓鼠尾、电吹风加热鼠尾等方法使小鼠尾静脉充分扩张。

（2）小鼠体重不宜过大，因越大尾静脉越难注射。小鼠尾根部静脉位置相对较深，所以注射部位不宜太靠近鼠尾根部。

【思考题】

（1）青霉素 G 钾盐和钠盐快速静注会产生什么结果?为什么?

（2）如果应用青霉素 G 钾盐静滴时须注意什么?

（杨俊卿）

十、链霉素毒性反应及氯化钙的拮抗作用

【实验目的】

（1）观察链霉素的急性毒性反应。

（2）氯化钙对链霉素急性毒性的拮抗作用。

【实验原理】　链霉素的毒性反应有耳毒性、肾毒性、过敏反应和神经肌肉毒性。

高浓度的链霉素能与 Ca^{2+} 络合，使体内 Ca^{2+} 含量降低，链霉素还能与突触前膜上的钙结合部位结合，阻断了电压门控钙离子通道开放与钙离子内流，从而抑制乙酰胆碱的释放引起的肌细胞兴奋，导致肌肉麻痹。氯化钙通过提高局部钙浓度，与链霉素竞争突触前膜上的钙结合位点，拮抗链霉素引起的神经肌肉麻痹作用。链霉素引起的神经肌肉麻痹也可以用新斯的明治疗。

【实验对象】　SD 大鼠（6 只，雄性，250g 左右）。

【实验药品与器材】　25%硫酸链霉素，5%氯化钙，生理盐水；注射器。

【实验方法与步骤】

（1）实验大鼠分为三组，每组 2 只，称重编号。

（2）给药前先观察大鼠的正常活动、体位、骨骼肌张力、呼吸、心率以及耳部血液循环等情况。

【实验项目】

（1）第一组和第二组肌肉注射 25%链霉素 600mg/kg，第三组注射生理盐水 2.4ml/1kg。观察 10min，记录大鼠（2）中的变化。

（2）当肌内注射链霉素大鼠的体征明显时，给第一组静脉注射 5%氯化钙 8mg/kg，第二、三组静脉注射生理盐水 1.6ml/1kg，观察（2）中的指标。

（3）将以上实验结果填入表 6-12 中，分析实验结果。

表 6-12　实验结果

组别	呼吸（给药）		体位（给药）		肌张力（给药）		心率（给药）		耳血管（给药）	
	前	后	前	后	前	后	前	后	前	后
第一组										
第二组										
第三组										

【注意事项】

（1）链霉素注射后毒性反应出现缓慢渐进，约 10min 左右开始出现，25～30min 明显。

（2）如果氯化钙静脉注射没有成功，可改用腹腔注射，效果不如静脉注射，不明显时可考虑多次注射。

【思考题】

（1）链霉素的毒性有哪些？怎样预防与治疗？

（2）链霉素的作用机制有哪些？

（金大庆）

十一、抗生素对体内感染小鼠的保护作用

【实验目的】

（1）建立肺炎链球菌感染小鼠动物模型。

（2）了解病理组织切片的制作方法及观察手段，了解病变组织的形态结构。

（3）了解细菌染色标本的制备过程和细菌培养技术，熟悉细菌形态学的观察。

【实验原理】　青霉素是抗生素的一种，是指分子中含有青霉烷、能破坏细菌的细胞壁并在细菌细

胞的繁殖期起杀菌作用的一类抗生素，是由青霉菌中提炼出的抗生素。青霉素属于 β-内酰胺类抗生素（β-lactams），β-内酰胺类抗生素包括青霉素、头孢菌素、碳青霉烯类、单环类、头霉素类等。青霉素是一种高效、低毒、临床应用广泛的重要抗生素，适用于 A 组及 B 组溶血性链球菌、肺炎链球菌、对青霉素敏感金葡菌等革兰阳性球菌所致的各种感染，如败血症、肺炎、脑膜炎、扁桃体炎、中耳炎、猩红热、丹毒、产褥热等。也用于治疗草绿色链球菌和肠球菌心内膜炎（与氨基糖苷类联合）；梭状芽胞杆菌所致的破伤风、气性坏疽、炭疽、白喉、流行性脑脊髓膜炎、李斯特菌病、鼠咬热、梅毒、淋病、雅司、回归热、钩端螺旋体病、奋森咽峡炎、放线菌病等。

青霉素抗菌作用原理是：革兰阳性菌细胞壁主要由粘肽构成，合成粘肽的前体物，需在转肽酶的作用下，才能交互联结形成网络状结构包绕着整个细菌，青霉素的化学结构与合成粘肽的前体物的结构部分相似，竞争地与转肽酶结合，使该酶的活性降低，黏肽合成发生障碍，造成细胞壁缺损，导致菌体死亡。

【实验对象】 小鼠（18 只，体重 20±2g，雌雄各半）。

【实验药品与器材】 肺炎链球菌培养液，3.5%碘酒，乙醇溶液棉签，血清，3%戊巴比妥钠，灭菌的生理盐水，染色试剂、青霉素；手术器械，小鼠解剖台，载玻片，注射器，离心机，离心管，记录标签，煮沸消毒锅，显微镜等。

【实验方法与步骤】

（1）依需要选取一定数量的小鼠，标号，称重，感染接种后随机分为 2 组：抗生素治疗组与非治疗组（对照组）。

（2）固定与消毒：用右手拇指与食指提起鼠尾，使鼠爬于鼠罐铁网盖上，向后拉鼠尾，则鼠呈固定状态。此时迅速以左手拇食二指捏住鼠头颈背部皮肤，提起，急速翻转，使鼠腹部向上躺于掌面。然后，以小指或无名指挟住鼠尾及左后腿于大鱼际肌处，中指垫于鼠背之下。按左侧腹股沟部去毛，用碘酒和乙醇溶液消毒。

（3）感染接种：将鼠头向下，使肠管倒向横隔膜，免遭刺伤，右手持注射器，以 15° 倾斜方向先将针头刺入皮下，再将注射器提起，以近垂直方向穿透腹壁肌层与腹膜而入腹腔，试抽注射器如无吸入时，说明针刺在腹腔内，即可将肺炎球菌培养液注入（细菌原液为（6～9）×10^6 CFU/ml，以 0.5ml 细菌原液与 4.5ml 的 5%干酵母溶液混合，配制成 10^{-4} 浓度的菌悬液），注射量以 0.5～2.0ml 为宜，注射完毕后，用乙醇溶液棉签轻轻压擦注射处片刻，以防注入液外溢，并可达到消毒的目的。

行为学观察：观察小鼠感染后数分钟是否出现中枢神经系统兴奋的症状，如狂躁、抽搐、步态不稳、竖尾，观察感染当天其活动、进食状况，有无蜷卧、弓背等现象。

【实验项目】

（1）抗生素保护性治疗

抗生素治疗组：给感染接种动物连续腹腔注射青霉素 3 天，每天 1 次（1.2 万单位/g/d），感染后 6 天再给药 1 次，隔离饲养 7 天。

非治疗组（对照组）：给感染接种动物按治疗组给药时间和给药体积连续腹腔注射 0.9%氯化钠溶液 3 天，每天 1 次，感染后 6 天再注 1 次，隔离饲养 7 天。观察和记录各组小鼠的反应及死亡情况。

（2）取血：死亡小鼠解剖后取心腔血。先用无菌镊子将心脏固定，再用无菌剪刀剪开心包膜，将接种环在酒精灯上灼烧，烫灼心脏表面，再用无菌注射针由烫灼部位刺入心室取血。存活小鼠心脏穿刺取血。小鼠固定于鼠台、暴露胸部，眼科剪去毛，常规消毒。4～5 号针头的注射器，选择心搏最强处（左侧第 3～4 肋间，一般位于两上肢连线下 0.5cm 中线稍偏左）进针。调整进针深浅，当针头正确刺入心脏时，由于心脏跳动的力量，鼠血自然进入注射器，缓慢抽动注射器针芯，使注射器内保持负压，取 0.1～0.2ml 血后拔出针尖，短时以棉签压迫穿刺部位。

（3）细菌学检查：将血接种于血清肉汤及血液琼脂平板培养基，并涂片，进行细菌学检查和化学诊断，包括血红蛋白含量测定、红细胞、白细胞、血小板和淋巴细胞等的测定及组织中的炎症反应。次日观察培养基内有无细菌生长。根据直接镜检、分离培养及鉴定结果，判定小鼠是否感染肺炎球菌，并结合传染免疫的理论，理解基本概念。

（4）解剖尸检：取发病或死亡小鼠，3%来苏尔液中浸湿皮毛，（未死亡小鼠腹腔注射戊巴比妥钠 45mg/kg 麻醉），仰卧于解剖台上，用固定针固定其四肢，解剖观察各脏器。

1）注射部位观察：用有钩镊子提取下腹部皮肤，以钝头剪刀自近耻骨联合处至下颌部作直线剪开皮肤，再由开线近四肢的两端，横向四肢剪开，剥离皮下组织，皮肤向腹部两侧翻转，并用固定钉固定。观察注射局部所属淋巴腺有无充血、肿大、粘连等病理变化。

2）肺组织观察：用碘酒消毒胸腔壁，换用剪刀和镊子，解剖胸腔。自横隔沿肋软骨分别向上剪开并直至上胸腔口。剪断一侧胸锁韧带，翻起胸骨，暴露胸腔脏器后，肉眼观察肺组织有无病理变化，病变肺的一大叶或一叶之大部分致密，切面粗糙，呈灰白色，其质实如肝。然后将肺取出并立即放入 10%甲醛溶液内固定，常规石蜡包埋，HE 染色后光镜下观察形态学变化。

3）腹腔脏器观察：另换消毒剪刀和无钩镊子，继续解剖腹腔。从耻骨至横隔膜直线剪开肌层与腹膜。此时应特别注意勿损伤肠管，以免污染，暴露腹腔脏器后，观察腹腔内有无渗出液及其性状，并作培养与涂片；然后横剪开，观察肠管与腹膜有无粘连，肝、脾、肾等脏器有无充血、肿大、粘连以及病灶等变化。然后切取肝、脾等组织作培养与涂片并将脾等脏器放入 10%甲醛溶液内固定。

（5）实验完毕后，将尸体浸入 3%来苏尔液内，然后深埋或焚烧，解剖台以 3%来苏尔液消毒，解剖器械煮沸灭菌。

（6）比较抗生素治疗组与盐水对照组小鼠以上各项目的差异。

【注意事项】

（1）实验前应用 2%～3%来苏尔溶液对感染动物进行局部或全身消毒。

（2）实验中应注意全程无菌操作，应严格遵守无菌操作规程。

【思考题】

（1）肺炎链球菌感染小鼠后肺组织中有哪些变化？

（2）细菌的实验室检查应如何进行？

（3）在本实验中能否肯定该抗生素对小鼠细菌感染有效？

（梁向艳　陈健康）

十二、钙镁的对抗作用

【实验目的】　观察硫酸镁（magnesium sulfate）与氯化钙（calcium chloride）的对抗作用。

【实验原理】　硫酸镁具有抗惊厥作用，是临床缓解子痫惊厥的首选药物。运动神经末梢释放 ACh 需要 Ca^{2+} 参与，而 Mg^{2+} 与 Ca^{2+} 有相互竞争作用，因此硫酸镁中毒时，过量 Mg^{2+} 可干扰 ACh 的释放，使肌肉松弛，导致肌肉瘫痪、呼吸抑制、血压下降和心脏停搏。Mg^{2+} 过量中毒时，除人工呼吸外，可缓慢静注钙剂（氯化钙或葡萄糖酸钙），因 Ca^{2+} 能拮抗 Mg^{2+} 的作用，促进 ACh 释放，从而恢复肌肉收缩功能。

【实验对象】　家兔（体重 2.0～2.5 kg，雌雄均可）。

【实验药品与器材】　5%硫酸镁溶液，2.5%氯化钙溶液；台式磅秤，5ml、10ml 注射器，5 号针头，乙醇溶液棉球，干棉球。

【实验方法与步骤】　取家兔 1 只，称重，观察并记录正常活动、姿势、肌张力与呼吸频率。

【实验项目】

（1）经耳缘静脉缓慢注射 5%硫酸镁溶液 3.5ml/kg，观察上述指标的变化。

（2）当家兔出现肌肉松弛、不能站立、呼吸抑制症状时，立即耳缘静脉注射 2.5%氯化钙溶液 2ml/kg，继续观察上述指标的变化。

【注意事项】

（1）个别家兔对硫酸镁比较敏感，药物尚未给完即出现明显的骨骼肌麻痹及发绀，应及时停止注射，并进行抢救。

（2）个别家兔需要很大剂量硫酸镁才出现麻痹，需要继续静脉注射，直到出现预期效果为止。

（3）硫酸镁注射速度要缓慢，2.5%氯化钙溶液要在静注耳缘前要事先准备好，以备抢救。

【思考题】　试述硫酸镁的临床用途与给药方式的关系。

（杨俊卿）

十三、有机磷酸酯类农药急性中毒及其解救

【实验目的】

（1）观察有机磷酸酯类农药敌百虫（dipterex）中毒后出现的症状和体征。

（2）观察阿托品（atropine sulfate）和碘解磷定（pyraloxime iodide, PAM）对敌百虫中毒的解救效果，并比较两药解毒作用的特点和作用机制。

（3）学习血液中胆碱酯酶活性的测定方法。

【实验原理】　有机磷酸酯类农药（organophosphates pesticide）进入机体后，与胆碱酯酶呈难逆性结合，抑制胆碱酯酶活性（cholinesterase activity），使其丧失水解乙酰胆碱（acetylcholine）的能力，造成乙酰胆碱在体内大量堆积，产生一系列急性中毒症状。

阿托品为选择性的 M 胆碱受体阻断剂，很大剂量时还可阻断 N_1 受体，可与乙酰胆碱竞争 M、N_1 受体，阻断乙酰胆碱对这些受体的激动作用，因而有效地解除有机磷酸酯类中毒的 M 样症状和 N_1 样症状，是解救有机磷酸酯类中毒的对症治疗（symptomatic treatment）药物。

碘解磷定是解救有机磷酸酯类中毒的特效药，因其可使胆碱酯酶恢复活性，水解体内堆积的乙酰胆碱，能够彻底解除有机磷酸酯类农药急性中毒的症状和体征，是解救有机磷酸酯类中毒的对因治疗（etiological treatment）药物。但其对循环系统和呼吸系统中毒症状的解救作用起效较慢，而对中毒引起的骨骼肌兴奋症状的解救作用迅速有效。

利用血液中胆碱酯酶能够分解乙酰胆碱，产生乙酸使 pH 改变的原理，以溴麝香草酚蓝作指示剂（bromothymol blue indicator），可获得不同颜色，将

乙酰胆碱 ——————————→
　　　　　　胆　碱　酯　酶
　　抑制 ↑　　　↑ 再激活
　　　敌百虫　　PAM

此颜色与已知 pH 标准管相比，即可测知血样的 pH 大小。pH 愈小，胆碱酯酶活性愈大。反应式如下：

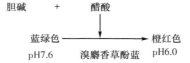

胆碱　＋　醋酸

蓝绿色 ——————————→ 橙红色
pH7.6　　溴麝香草酚蓝　　pH6.0

【实验对象】　健康家兔（体重 2～2.5 kg，雌雄不限）。

【实验药品与器材】　5%敌百虫，0.1%硫酸阿托品，2.5%碘解磷定；1ml、2ml、5ml 和 20ml 注射器各 1 支，7 号、6 号针头各 2 个，瞳孔测量尺，烧杯，滤纸，试管，移液枪，吸头，试管架，手术刀片，干棉球，电子秤，听诊器，秒表，血红蛋白吸管，兔固定盒，微机酸度计，恒温水浴箱。

【实验方法与步骤】

（1）取家兔 2 只，称重，编号，观察和测量家兔的正常指标，呼吸、心率、大小便、唾液、瞳孔、肌张力及有无肌震颤情况，并记录在表 6-13 中。

（2）从家兔耳缘静脉取血作正常胆碱酯酶活性检查。取血法：先轻弹兔耳缘静脉，使其充分扩张，用手术刀片割破约 2mm 伤口，让血液自流，以血红蛋白吸管取血至 20mm（相当 0.02ml 血液），立即将此血移入事先准备好盛有 0.04%溴麝香草酚蓝 1ml 的试管中；共取血二次，合计血样 0.04ml，充分振摇，混匀；再加 1%乙酰胆碱 0.5ml，摇匀后，置于 37℃水浴中保温 45～60min，观察其颜色反应，用微机酸度计测定 pH 并记录数值。

（3）甲兔从耳缘静脉注射 5%敌百虫 50mg/kg，每隔 5min 观察上述指标有何改变，待中毒症状明显时，记录作用时间，再按上法取血，测定胆碱酯酶活性，记录 pH。同时从耳缘静脉注射 0.1%阿托品 1mg/kg，再每隔 5min 观察上述指标有何改变。当 M 样作用消失时（约 10min），记录作用时间，再按上法取血，测定胆碱酯酶活性，记录 pH。（实验完毕，以 PAM 50mg/kg 静脉注射，以防动物死亡）。

（4）乙兔按甲兔同样方法产生敌百虫中毒后，以 2.5% PAM 50mg/kg 代替阿托品，每隔 15min 注射一次，共 3 次。当 PAM 对敌百虫中毒的解救作用未发生前，即第三次注射 PAM 后，即刻和 15min 时分别按上法取血，测定胆碱酯酶活性。记录作用时间和 pH。

（5）从实验所得 pH 用下列公式计算药物对胆碱酯酶活力的估计影响。

$$\frac{7.6 - 用药后的pH}{7.6 - 用药前的pH} \times 100\% = 用药后胆碱脂酶活力$$

（6-17）

【实验结果】　将实验结果填入表 6-13。

表 6-13　实验结果

	甲兔 体重（kg）			乙兔 体重（kg）		
	用药前	敌百虫	阿托品	用药前	敌百虫	PAM
一般活动						
呼吸						
心率						
瞳孔						
唾液						
大小便						
肌紧张						
肌震颤						
胆碱酯酶活力						

【注意事项】

（1）敌百虫可通过皮肤吸收，手接触药物后应立即用自来水冲洗，切勿用肥皂，因敌百虫在碱性环境中可转变为毒性更强的敌敌畏。

（2）每只兔要从耳静脉取血三到五次，尽可能从同一伤口处取之。取血的切口部位宜从兔耳的根部开始。取血时要注意血凝和止血。

（3）由耳缘静脉推注阿托品时，注射速度要快。

而推注 PAM 时，注射速度要尽量缓慢。进针部位宜从兔耳的尖端开始。取血和注射药物要分别在不同的兔耳上进行。

（4）试管及试验用具需干燥而洁净。各血样的保温时间要相同。

【思考题】

（1）有机磷酸酯类农药急性中毒的症状有哪些？请结合本试验分析敌百虫的中毒机理。

（2）有机磷酸酯类农药急性中毒的抢救措施有哪些？需要注意哪些事项？为什么？

（3）分析阿托品和 PAM 的解毒机理，两药解救敌百虫中毒的特点是什么？如何解救疗效最好？

（张京玲）

十四、药物对局麻药中毒的保护作用

【实验目的】

（1）观察不同药物对利多卡因中毒的保护作用。

（2）观察利多卡因中毒的表现。

【实验原理】
通常认为局麻药通过阻止 Na^+ 内流而阻断神经冲动的传导发挥局麻作用。利多卡因是常用的局麻药之一，血药浓度 $>5\mu g/ml$ 时可引起头痛、眩晕、震颤等毒性反应，甚至惊厥。

苯巴比妥钠、氯丙嗪和地西泮属于中枢神经系统抑制药，小剂量时可引起安静或嗜睡状态，称为镇静作用；较大剂量时引起类似生理性睡眠的催眠效应；还具有一定的抗惊厥效果。对利多卡因等局麻药过量中毒引起的惊厥有一定的对抗作用。

【实验对象】
小鼠，体重 18～22g，雌雄各半。

【实验药品与器材】
0.05%苯巴比妥钠，0.05%氯丙嗪，0.05%地西泮，2%利多卡因，生理盐水；1ml 注射器 5 支、玻璃钟罩 1 个、电子秤、小鼠笼、计算器。

【实验方法与步骤】

（1）取 18～22g 健康小鼠 8 只，随机分为 4 组，每组 2 只。

（2）腹腔注射药物后观察反应，填写表 6-14 中各项。

（3）根据全实验室结果进行统计分析。

表 6-14　药物对利多卡因中毒保护作用记录表

组别	编号	性别	体重	给药时间	ip 利多卡因时间	出现惊厥/死亡时间	惊厥潜伏期	死亡时间	存活时间	死亡率（%）
苯巴比妥组										
氯丙嗪组										
地西泮组										
生理盐水组										

【实验项目】

（1）每组小鼠分别腹腔注射 0.05%苯巴比妥钠、0.05%氯丙嗪、0.05%地西泮和生理盐水，容积均为 0.1ml/10g，观察注药后的反应。

（2）15min 后再分别腹腔注射 2%盐酸利多卡因 0.08ml/10g，观察 15min，小鼠是否发生惊厥和死亡及发生时间，记录结果。

【注意事项】

（1）实验时，每种药物要单独使用一只注射器，不可混淆。

（2）腹腔注射部位要正确，不要将药物注入肠腔、脏器或膀胱内。

（3）实验动物的种类、体重范围、给药途径、观察时间等因素对结果都有影响，应加注意。

（4）给药剂量要准确无误，观察结果要及时仔细。

【思考题】

（1）预防局麻药中毒的方法有哪些？

（2）各种常用局麻药临床的极限量是多少？

（李　丽）

十五、子宫平滑肌兴奋药对离体子宫平滑肌收缩活动的影响

【实验目的】

（1）学习制备离体子宫平滑肌标本的实验方法。

（2）观察不同的子宫平滑肌兴奋药对离体子宫平滑肌的作用，熟悉它们的作用特点及应用。

【实验原理】
子宫平滑肌兴奋药（oxytocics）是一类选择性直接兴奋子宫平滑肌的药物，它们的作用可因子宫生理状态及剂量的不同而有差异，或使子宫产生节律性收缩（rhythmical contraction），或产生强直性收缩（sustained contraction）。缩宫素（oxytocin）与麦角新碱（ergonovine）是两种类型的子宫平滑肌兴奋药，其作用性质和特点各不相同。缩宫素是垂体后叶激素（pituitrin）的主要成分之一。对子宫平滑肌有直接的兴奋作用。小剂量的缩宫素可加强子宫的节律性收缩，其收缩的性质与正常分娩相似；随着剂量的加大，将引起肌张力持续增高，最后可致强直性收缩。子宫平滑肌对缩宫素的敏感性（susceptivity）与体内雌激素（estrogen）和孕激素（progesterone）的水平有密切关系，雌激素可提

高其敏感性，孕激素则降低其敏感性。麦角新碱也能选择性地兴奋子宫平滑肌，其作用也取决于子宫的机能状态，妊娠子宫对麦角新碱比未妊娠子宫敏感，在临产时或刚产后最敏感。与缩宫素不同的是，麦角新碱的作用比较强而持久，剂量稍大即引起子宫强直性收缩，对子宫体（body of uterus）和子宫颈（neck of uterus）的兴奋作用无明显差别。因此，缩宫素与麦角新碱的临床应用也有明显不同。

【实验对象】　未孕雌性小鼠。

【实验药品与器材】　0.2U/ml、2U/ml 的缩宫素溶液各 5ml、10ml，0.05%麦角新碱溶液，乐氏溶液（Locke's solution）；麦氏浴管，标本板，固定夹，铁支架，肌张力传感器（tension sensor），生物信号采集分析系统，1ml、10ml 注射器，黑色细丝线，培养皿，常规手术器械一套，恒温装置，供氧系统：提供 95%O$_2$ 与 5%CO$_2$ 的混合气体。

【实验方法与步骤】

（1）取体重 30～40g 未孕雌性小鼠一只，于实验前 1～2 天肌内注射雌二醇（esteradiol）0.1mg/kg，使动物处在动情前期（proestrus）或动情期（estrus）。

（2）将此小鼠用脊椎脱臼法处死，从腹正中线剪开下腹部，用手术镊将肠和肠系膜拨向一侧，在膀胱和直肠之间找到子宫，取出子宫，剪成几段长约 1cm 的标本，立即放入盛有经混合氧饱和的乐氏液的培养皿中。

（3）启动微机电源，点击生物信号采集分析系统的实验软件→实验菜单→药理学专用实验→子宫兴奋药对离体大鼠子宫的作用，点击进入界面屏幕，以备记录收缩波形和实验数据。

（4）取出一段子宫标本，上下端穿线结扎，将其悬挂于盛有乐氏液的麦式浴管（容积为 10ml 或 20ml）内，标本一端系于固定钩上，另一端与肌张力传感器相连。缓慢通入 95% 的 O$_2$ 和 5% 的 CO$_2$ 混合气体（每秒 1～2 个气泡），调节微调器，给标本负荷 1.5g 的静息张力，记录子宫正常收缩曲线，实验装置如图 6-6 所示。

【实验项目】

（1）记录 3min 正常曲线后，加入 0.2U/ml 的缩宫素 0.2ml，观察并记录给药前、后子宫收缩的变化。待作用出现显著后，用温乐氏液冲洗 3 次。

（2）记录 3min 正常曲线后，加入 2U/ml 的缩宫素 0.5ml，观察并记录给药前、后子宫收缩的变化。待作用出现显著后，用温乐氏液冲洗三次。

（3）待作用恢复正常后，记录 3min 正常曲线，加入 0.05%麦角新碱溶液 0.5～1.0ml，观察并记录给药前、后子宫收缩的变化。

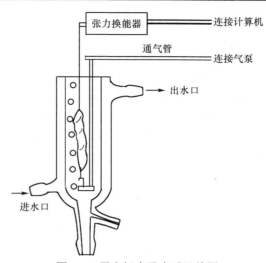

图 6-6　子宫标本及麦氏浴管图

（4）分析实验结果，将记录到的各次给药前后的子宫平滑肌收缩曲线打印出来作为实验结果，写出实验报告。

【注意事项】

（1）摘取标本时应注意鉴别子宫与肠管，以免取错标本。

（2）将标本悬挂于麦氏管中时应避免对标本用力牵拉或过度刺激。当标本连接装置完成后，可静置平衡一段时间，待子宫收缩曲线趋于平稳时即可开始给药。

（3）乐氏液的 pH 为 7.3～7.5，麦氏浴管内的乐氏液温度为 35℃±2℃，实验前要调整好，否则将影响标本的反应性。

（4）用温乐氏液冲洗标本时，注意不要将冲洗液很快放掉。加入冲洗的温乐氏液后，让液体在麦氏管中停留 1～3min 后再放掉，如此重复 3 次后，标本容易恢复正常收缩状态。

【思考题】

（1）缩宫素对子宫平滑肌的兴奋作用有何特点？临床应用及注意事项有哪些？

（2）麦角新碱对子宫平滑肌的兴奋作用与缩宫素比较有何不同？临床应用及注意事项是什么？

（张京玲）

十六、利用豚鼠肠肌标本鉴别未知药品

【实验目的】　通过对未知药品的鉴别，提高同学分析问题和解决问题的能力。

【实验原理】　豚鼠回肠（ileum of guinea pig）平滑肌上存在多种受体，如 MR、H$_1$R、βR 等，这些受体被激动以后可引起肠肌收缩或舒张，而这些受体的阻断剂能拮抗相应激动剂的效应。根据这一原理可以利用豚鼠肠肌标本进行初步鉴别未知药品。

【实验对象】　豚鼠。

【实验药品与器材】　低钙洛氏液（含钙量为正常洛氏液的10%～25%），1∶10 000磷酸组织胺（histamine），1∶10 000盐酸苯海拉明（diphenhydramine），1∶10 000氯化乙酰胆碱（acetylcholine），1∶10 000硫酸阿托品（atropine），1∶10 000硫酸异丙肾上腺素（isoprenaline），1∶10 000普萘洛尔（propranolol）；生物信号采集分析系统，张力换能器，恒温离体器官实验仪，空气泵，通气钩，温度计，1ml注射器2支，搪瓷盘，平皿，针线，剪刀，小镊子。

【实验方法和步骤】

（1）取豚鼠一只，击头致死（建议半剂量麻醉），立即打开腹腔，切取回肠上半段，浸入4℃洛氏液中，沿肠壁小心剪去肠系膜，用洛氏液将肠内容冲净，剪成2～2.5cm长的肠段备用。

（2）实验前，调节水浴锅温度使保持在37℃±0.5℃，在药皿管中盛25ml洛氏液，标记好液面高度，取一肠段穿线将其一端固定于通气钩上，放入药皿管中，另一端与张力换能器相连，负荷0.5～1.0g使肠肌在一定前负荷条件下工作，张力换能器与生物信号采集分析系统连接。输入气泡1～2个/s，以保持肠肌正常运动。待肠肌稳定5～10min后，描记一段正常活动曲线作为基线，实验时向药皿管中滴加药液，待加入药液作用明显后，用洛氏液连续冲洗2次，等到曲线恢复到用药前水平，随之描记一段基线，再加入另一种药。

【实验项目】

（1）试剂瓶6只，分别盛有1∶10 000氯化乙酰胆碱，1∶10 000硫酸阿托品，1∶10 000磷酸组织胺，1∶10 000盐酸苯海拉明，1∶10 000硫酸异丙肾上腺素，1∶10 000普萘洛尔，但药瓶标签上未标明药品，只标有代号A、B、C、D、E、F。

（2）利用上述肠肌标本，由自己设计给药步骤，在描记曲线下方注明给药标志及药物代号，根据此记录结果进行分析，鉴别出A、B、C、D、E、F各为何药，并得出结论（标明药品名称）。

【注意事项】

（1）在肠段一端缝线时，只需穿过一侧肠壁，

勿将肠腔结扎。

（2）注意实验中的机械故障，如肠段或挂线与药皿管壁贴附，灵敏度过大或过小等均可影响曲线描记。

（3）操作过程中避免用力牵引肠段，以免损伤组织影响反应。

【思考题】　本实验结果分析的思路是什么？

（杨俊卿）

十七、局麻药作用强度的比较

【实验目的】

（1）学习筛试表面麻醉（surface anesthesia）用药的方法。

（2）观察普鲁卡因（procaine）与丁卡因（tetracaine）作用的区别。

【实验原理】　角膜为一单纯均一膜，其中有无髓鞘神经纤维，无其他感觉细胞及血管，对药物反应较恒定和持久，故常用角膜反射指标来测试局部麻醉药物的穿透性能、麻醉强度及作用持续时间。由于丁卡因的亲脂性比普鲁卡因高，穿透力强，易进入神经组织，也易被吸收入血，故丁卡因的作用及毒性均比普鲁卡因强。

【实验对象】　家兔（体重2～2.5kg，雌雄不限）。

【实验药品与器材】　0.5%盐酸普鲁卡因溶液，0.6mg%盐酸丁卡因溶液；兔固定箱，剪刀，滴管。

【实验方法与步骤】　取无眼部疾患的健康家兔一只，放入固定箱内，剪去两眼睫毛。用拇指和食指将家兔眼睑拉成杯状，中指压住鼻泪管，用1ml注射器分别在左右两眼将药物滴入结膜囊内。左眼：0.5%盐酸普鲁卡因溶液2滴。右眼：0.6mg%盐酸丁卡因溶液2滴。轻轻揉动眼睑，使药液与角膜充分接触，并在眼眶中存留1min，然后放手任其自溢。角膜反射测试：用兔须轻触角膜，每次用力一致，引起眨眼反射。每次测试5下，触及部位可按角膜上、中、下，左、右的顺序，刺激5个点。全部阳性（5次都不眨眼）时记5/5，全部阴性（5次都眨眼）时记0/5，以此类推。

【实验项目】　滴药后每隔5min测试角膜反射1次，到30min为止。同时观察有无结膜充血等反应。记录并比较两药之作用。实验结果填入表6-15。

表6-15　实验结果

兔眼	滴入药物	滴药后角膜反射					
		5 min	10 min	15 min	20 min	25 min	30 min
左	盐酸普鲁卡因						
右	盐酸丁卡因						

【注意事项】

（1）滴药时必须压住鼻泪管，以免药液流入鼻腔，经鼻黏膜吸收而致中毒，并影响实验结果。

（2）刺激角膜的兔须宜软硬适中，并使用同一根兔须，以保证触力均等。

【思考题】

（1）影响药物表面麻醉效果的因素有哪些？

（2）常用的表面麻醉药物有哪些？有哪些临床用途？

（吴基良 郑 敏）

十八、普萘洛尔的抗缺氧作用（常压缺氧法）

【实验目的】 观察普萘洛尔（propranolol）对小鼠缺氧（hypoxia）耐受力的影响。

【实验原理】 决定机体对缺氧耐受性的因素主要有代谢耗氧率和代谢能力。心肌耗氧量大，易导致缺氧，而脑对缺氧的敏感性更高。严重缺氧可造成组织损伤，甚至机体死亡。普萘洛尔通过阻断β受体，使内脏活动减弱，物质代谢减慢，组织耗氧量减少，可提高机体对缺氧的耐受性，延长机体在缺氧环境里的存活时间。

【实验对象】 小鼠（3只，体重18～22g）。

【实验药品与器材】 0.1%硫酸异丙肾上腺素溶液（isoprenaline），0.1%盐酸普萘洛尔溶液，生理盐水；250ml广口瓶（配盖），天平，秒表，1ml注射器，滤纸，凡士林，钠石灰。

【实验方法与步骤】

（1）250ml广口瓶3个，其内分别放钠石灰5g（可用纱布包好），用于吸收 CO_2 和水分。

（2）取体重相近、同性别的小鼠3只，称重、编号。

分别腹腔注射给予 0.1%硫酸异丙肾上腺素溶液、0.1%盐酸普萘洛尔溶液和生理盐水，给药体积0.2ml/10g体重。

【实验项目】

（1）给药15min后，将3只小鼠分别放入3个广口瓶内，瓶口涂适量凡士林后密封，即刻记录封盖时间，观察并记录小鼠活动变化及呼吸停止时间。

（2）计算各小鼠存活时间和存活时间延长百分率，并将全班实验室结果进行统计处理表（6-16）。

$$存活时间延长百分率(\%)=\frac{给药组平均存活时间（min）-对照组平均存活时间（min）}{对照组平均存活时间（min）}\times100\% \quad （6-18）$$

表 6-16 药物对小鼠缺氧耐受力的影响

	本组实验结果		全室实验结果	
	小鼠存活时间（min）	存活时间延长百分率（%）	小鼠存活时间（min）	存活时间延长百分率（%）
异丙肾上腺素				
普萘洛尔				
生理盐水				

（3）分析实验结果。

【注意事项】

（1）不同实验小组里小鼠可雌雄兼用，但同一小组内的3只小鼠必须是同一性别。

（2）所有广口瓶必须等容量，并配有磨口塞。瓶塞涂抹上凡士林后应盖紧，以便密封。

（3）呼吸停止为死亡指标，故应密切观察呼吸变化情况。

【思考题】 普萘洛尔抗缺氧的作用机理是什么？

（杨俊卿）

十九、安慰剂的药理效应

【实验目的】

（1）学习用双盲法排除受试者、观察者之偏见。

（2）掌握药物临床评价的基本方法。

（3）了解心电运动试验的方法和意义。

【实验原理】

（1）安慰剂（placebo）是指没有药理活性的物质（如乳糖、淀粉等），被制成与试验药外观、气味相同的制剂，作为临床对照试验中的阴性对照物。

（2）安慰剂效应（placebo effect）：安慰剂虽不含任何具有药理活性物质，但通过心理因素却可产生意想不到的"疗效"或"不良反应"。

（3）双盲法：双盲法用于药物疗效试验。受试者和参加临床试验、临床评价的研究人员或研制方的工作人员均不知道，也不能识别受试者使用了何种药物（受试药或安慰剂），称为双盲试验。

（4）心电运动试验（exercise testing）——踏车试验。

1）为冠心病的诊断（尤其是早期诊断）提供依据。

2）评定冠状动脉病变的严重程度及预后。

3）评定心功能和体力活动能力。

4）发现运动诱发的、潜在的心律失常，以及鉴定心律失常。

5）为制定运动处方提供定量依据。

6）评定治疗结果。

7）预测无症状者发生冠心病的危险性。

踏车试验禁忌证：①任何急性病，特别是心肌梗死；②心力衰竭；③严重肺部疾患；④电解质紊乱；⑤严重心律失常；⑥药物中毒；⑦中、重度高血压；⑧身体显著衰弱，或者不适合做踏车试验的患者。

中止运动的标准：①达到顶测心率：极量运动心率：（220-年龄数）次/分；亚极量运动心率：（190-年龄数）次/分，康复及医疗体育运动心率：（170-年龄数）次/分。②出现典型心绞痛。③心电图出现阳性改变。④出现严重心律失常。⑤血压下降或骤升：较运动前收缩压下降 10mmHg，或运动中血压超过 210mmHg。⑥头晕、脸色苍白、出冷汗、步态不稳。⑦下肢无力，不能继续运动。

【实验对象】 人。

【实验药品与器材】 阿托品胶囊（0.6 mg/粒），安慰剂胶囊；心电图机，踏车功量机，心电图尺，分规，测视力近点卡片，血压计，听诊器。

【实验方法与步骤】

（1）操作步骤

1）根据学生人数情况，随机分为 3~4 组，每组中选出 1~2 名受试者，其余为观察者。受试者随机编号并服药，填写登记表，记录服药时间。

2）分别于给药前和给药后 45min、90min 测定静息状态（受试者静坐 5~10min 后测定）和运动试验时（踏车结束后即刻）的各种指标。

（2）测量指标

1）脉率：计数腕部脉搏 30s，以次/分表示。

2）血压：以 mmHg 表示。

3）视力近点：托起卡片（受试者可见清晰的字母符号），慢慢地移向受试者，当卡上的字母变模糊并超出焦点时作为终点，测量该点至眼球的距离，以毫米（mm）表示，反映眼睛适应近视能力的大小。

4）ECG：记录 II 导联心电图，用分规和心电图尺测量 II 导联心电图的 P-R 间期、QRS 波、Q-T 间期、ST 间期及 T 波高度。

心电图阳性判断标准：心电图 ST 段水平型或下垂型下移 1mm，间期 0.06s 以上；或 ST 段上斜型下移 2mm，间期 0.08s 以上，也可参考 Brody 效应，即利用运动前和运动中 R 波幅度的变化△R＞0 或△RST＞0 作为阳性标志。

【实验项目】 实验结果填入表 6-17。

表 6-17　实验结果登记表

受试者	姓名		性别		年龄		体重
实验制剂编号							
观察者							
实验日期							
观测指标	给药前		给药后				
			45min		90min		
	静息	运动	静息	运动	静息	运动	
HR（次/分）							
BP（mmHg）							
近点（mm）							
P-R（s）							
QRS（s）							
Q-T（s）							
ST（s）							
T波（mV）							
主观感觉							

【注意事项】

（1）受试者无青光眼、幽门梗阻、前列腺肥大，心律失常病史。

（2）受试者在接受试验时，应保持安静，仅可做基础运动。

（3）应保证测量的准确性，并记录受试者在试验期间的任何主诉。

（4）使用安慰剂时的注意事项：①不得用于危重急性患者，进行有安慰剂的对照试验时，确保危重患者不被选入试验；②以安慰剂对照时，受试者应随时得到可靠的监护；③必须有经验丰富的医师参与试验。

【思考题】

（1）什么是安慰剂？

（2）出现安慰剂药理效应的原因是什么，有何影响因素？

（徐 戎）

二十、家兔肝功能障碍对磺胺嘧啶的药代动力学的影响

【实验目的】

（1）了解血药浓度测定的基本技术及程序。

（2）掌握药代动力学重要参数的意义及测定方法，了解药代动力学研究在新药研究中的作用与意义。

（3）通过观察肝功能障碍对磺胺嘧啶药物代谢动力学的变化，进一步理解影响药物体内过程的因素。

【实验原理】 磺胺嘧啶（sulfadiazine，SD）为一种广谱抑菌剂，在体内经肝脏乙酰化代谢后，以原形药物及乙酰化代谢产物经肾小球滤过而排泄，部分药物可经肾小管重吸收。肝功能障碍时药物经肝脏代谢减慢，半衰期相应延长。本实验通过比较磺胺嘧啶在正常与肝功能障碍家兔体内的药代动力学参数，定量研究肝功能对药物消除的影响。

磺胺嘧啶血浆药物浓度测定的显色原理：磺胺类药物为对氨基苯磺酰胺类化合物，在酸性溶液中，可与亚硝酸钠起重氮反应，产生重氮盐。在碱性溶液中，重氮盐可与酚类化合物（麝香草酚）起偶氮反应，形成橙红色的偶氮化合物。如图6-7所示。

【实验对象】 家兔。

【实验药品与器材】 5%SD溶液，0.1%SD标准液，7.5%三氯乙酸溶液，0.5%亚硝酸钠溶液，0.5%麝香草酚溶液（用20%NaOH溶液配制），0.3%肝素（用生理盐水配制），50%四氯化碳（用大豆油稀释）溶液，蒸馏水；空白塑料试管30支，移液器，吸头若干，试管架，标记笔，离心机，722型分光光度计，手术刀片，药棉，10ml注射器1支，血管钳。

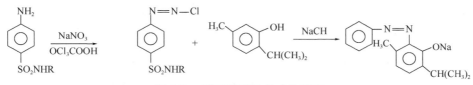

图6-7 磺胺类药物的成色反应

【实验方法与步骤】

（1）家兔肝损伤模型制备：取家兔，以0.8ml/kg剂量皮下注射50%的四氯化碳，正常饲养24h；另一只在相同部位注射等量的生理盐水作为正常对照。24h后两组动物均按以下操作进行实验。

（2）标记试管

1）取塑料试管9支，分别标记为空白对照管、给药后2min，4min，8min，15min，30min，45min，60min，90min管，每支试管加入肝素50μl，供采血用。

2）取塑料试管10支，分别标记为空白对照管、标准管，给药后2min，4min，8min，15min，30min，45min，60min，90min管，并加入7.5%三氯乙酸2.7ml。

3）取塑料试管10支，分别标记为空白对照管、标准管，给药后2min，4min，8min，15min，30min，45min，60min，90min管。

（3）动物实验

1）给药前采血：将家兔置于兔盒内固定，除去耳廓外缘的毛，选择一条比较明显的耳缘静脉，使血管显露。用手术刀片将兔耳的一侧耳缘静脉管径的1/2~2/3切开，采集给药前的静脉血于肝素化试管中，摇匀后准确吸取0.2ml分别置于加有三氯乙酸的空白对照管和标准管。

2）给药：选择另一侧耳缘静脉进行给药。用左手拇指和中指捏住兔的耳尖部，食指垫于兔耳注射处下方。右手持注射器，从近耳尖处将针头刺入血管，即以左手使针头和兔耳固定，将药液推入，按150mg/kg剂量静注5%SD注射液（3ml/kg），记录给药时间。如推注时有阻力，局部发生肿胀，表明针头不在血管内，应立即拔针重新穿刺。

3）给药后取血：于注射后2min，4min，8min，15min，30min，45min，60min，90min时间点取血约0.5ml（10滴左右）于肝素化试管中，摇匀后准确吸取0.2ml于预先标记好的加有2.7ml三氯乙酸的试管中（给药后2min，4min，8min，15min，30min，45min，60min，90min管）。

4）标准管中加入0.1%SD标准液0.1ml，其余各

管加蒸馏水 0.1ml，摇匀。

5）显色反应：血样以 1500r/min 离心 5min，分别取离心后的上清液 1.5ml，加 0.5%亚硝酸钠溶液 0.5ml，摇匀，再加入 0.5%麝香草酚 1ml，可见橙红色反应。用 722 型分光光度计于 525nm 波长处测定其光密度。操作步骤见表 6-18。

表 6-18　血样的加液量及顺序

试管	三氯乙酸（ml）	血样（ml）	蒸馏水（ml）	0.1%SD（ml）	亚硝酸钠（ml）	麝香草酚（ml）
血对照管	2.7	0.2	0.1		0.5	1
2 min	2.7	0.2	0.1		0.5	1
4 min	2.7	0.2	0.1		0.5	1
8 min	2.7	0.2	0.1		0.5	充	1	充
15 min	2.7	0.2	0.1	充分摇匀，离心 5 min，取上清液 1.5 ml	0.5	分	1	分
30 min	2.7	0.2	0.1		0.5	摇	1	摇
45 min	2.7	0.2	0.1		0.5	匀	1	匀
60 min	2.7	0.2	0.1		0.5		1	
90 min	2.7	0.2	0.1		0.5		1	
血标准管	2.7	0.2	0.1		0.5		1	

【实验项目】　计算各取血时间点血样的 SD 浓度及浓度对数值（表 6-19、表 6-20）：

样品浓度=[样品管光密度（OD）/标准管光密度（OD）]×标准管浓度（μg/ml）　　　　（6-19）

表 6-19　不同时间点 SD 的血药浓度

时间点	对照	2 min	4 min	8 min	15 min	30 min	45 min	60 min	90 min
OD 值									
浓度（μg/ml）									

表 6-20　健康家兔和肝损伤家兔的药代动力学参数

组别	给药途径	药代动力学参数				
		AUC	$T_{1/2}$	V_d	C_{max}	T_{max}
1. 健康家兔	iv					
2. 健康家兔	iv					
3. 肝损伤家兔	iv					
4. 肝损伤家兔	iv					

AUC：药时曲线下面积，$T_{1/2}$：半衰期，V_d：表观分布容积，C_{max}：峰浓度，T_{max}：达峰时间。

【注意事项】

（1）取血前应尽量剔除兔耳周围的毛，以免引起凝血，影响采血。

（2）用白炽电灯加热兔耳有助于取血。

（3）取血时尽量让血液直接滴入试管。

（4）将血样加到肝素试管中应立即轻轻摇晃，防止凝血。

（5）离心时应将血管平衡后对称置入，以免损坏离心机。

【思考题】　从你所得的结果讨论药代动力学参数的生理意义及在肝功能障碍时如何制定临床用药方案。

（徐　戎）

二十一、家兔硫酸镁药代动力学性质的研究

【实验目的】

（1）了解血药浓度测定的基本技术及程序。

（2）掌握药代动力学（pharmacokinetics）重要参数意义及测定方法，了解药代动力学研究在新药

研究中的作用与意义。

（3）验证硫酸镁动力学模型。

【实验原理】 给药后兔血清中的 Mg^{2+} 在 NaOH 溶液中，与 OH^- 作用生成 $Mg(OH)_2$ 胶体离子，该胶粒与达旦黄结合显橘红色，在一定的浓度范围内，显色强度与 Mg^{2+} 含量呈线性关系。

【实验对象】 家兔。

【实验药品与器材】 25%$MgSO_4$ 注射液，9.6μg/ml Mg^{2+} 标准溶液，0.1%PEG 溶液，0.5%达旦黄溶液，7.5%NaOH 溶液；722 型可见-紫外分光光度计，离心机，5ml 一次性注射器，手术器材，10ml 试管 15 支，10ml 离心管 10 支，微量移液器，移液管，吸耳球等。

【实验方法与步骤】

（1）给药前采血：将家兔置于兔盒内固定，拔去耳廓外沿的毛，选择一条比较明显的耳缘静脉，使血管显露。先用手术刀片将兔耳的一边耳缘静脉管径的 1/2~2/3 切开，采集给药前的静脉血。

（2）给药：用左手拇指和中指捏住兔的耳尖部，食指垫于兔耳注射处下方，右手持注射器，从近耳尖处将针头刺入血管，即以左手使针头和兔耳固定，按 180mg/kg 的剂量，静注 25%$MgSO_4$ 注射液。如推注时有阻力，局部发生肿胀，表明针头不在血管内，应立即拔针重新穿刺。

（3）采血：以同样方法在给药后 0.17h，0.33h，0.5h，1.0h，2.0h，3.0h，4.0h，5.0h 分别滴血收集耳

缘静脉血 1~2ml 于试管中。

（4）Mg^{2+} 标准曲线制作：取试管 6 支，标号 0~5，依次加入 Mg^{2+} 标准溶液 0，0.125ml，0.25ml，0.5ml，0.75ml，1ml，各加蒸馏水至 3.0 ml，加 0.1%PEG 溶液 0.5ml、0.02%达旦黄溶液 0.5ml（应现用现配，取 0.5%达旦黄母液 0.4ml，加蒸馏水至 10ml），振摇均匀，再加 7.5%NaOH 溶液 0.1ml，振摇均匀，在 540nm 波长测定各管溶液的吸光度（A），填入实验结果记录表中。

按线性回归方法求出直线方程为 $A=a+bC$。

（5）血药浓度测定：分离血清，取 0.1ml 置于有塞离心管中，加蒸馏水至 3.0ml，加 0.1%PEG 溶液 0.5ml、0.02%达旦黄溶液 0.5ml，振摇均匀，加 7.5%NaOH 溶液 1.0ml，振摇均匀（此时溶液显橘红色），以含空白血清但其他试剂与上述等体积的混合溶液作参比，在 540nm 处测定吸收度（A）。

（6）结果计算：测得血清样品的吸光度（A），按公式（6-20）计算血药浓度（C）：
$$C(\mu g/ml) = (A-a)/b \qquad (6\text{-}20)$$

（7）作图：在半对数坐标纸上，以 t 为横坐标，C 为纵坐标描点，绘成曲线。

（8）计算：使用 DAS 软件进行参数计算，得出药代动力学参数 α、β、A、B、K_{21}、K_{12}、K_{10}、V_0 值。

【实验项目】 实验结果填入表 6-21 和表 6-22。

表 6-21 Mg^{2+} 标准曲线各浓度对应吸光度

试管号	0	1	2	3	4	5
C（μg/ml）	0	12	24	48	72	96
A						

注：表中 C 为相当于血药浓度（μg/ml）

表 6-22 给药后各时间点的药物浓度

t（h）	0.17	1.33	0.5	1.0	2.0	3.0	4.0	5.0
A								
C（μg/ml）								

【注意事项】

（1）家兔耳缘静脉注射时，注意穿刺应朝向心端方向。

（2）向试管内加液体时应尽量保证精确，注意加样顺序。

【思考题】

（1）什么是药代动力学二房室模型？

（2）为什么要选用房室模型（compartment model）进行药代动力学特征的判断？

（徐 戎）

二十二、磺胺在动物体内的组织分布

【实验目的】 观察不同磺胺在小鼠体内的组织分布特点，分析药物药理作用的区别。

【实验原理】 不同结构的磺胺其血浆蛋白结合

率不同，故组织分布也不一样，特别是血脑屏障的穿透力也不相同。磺胺的 4 位上有游离氨基，可在酸性环境与亚硝酸钠反应生成重氮盐，此重氮化合物在碱性环境与麝香草酚反应，进一步生成橘红色的偶氮化合物。通过光电比色，可测定体液和组织的磺胺药物含量。

【实验对象】 小鼠。

【实验药品与器材】 20%氢氧化钠溶液配制的 0.5%麝香草酚溶液，6mol/L 盐酸，0.5%麝香草酚溶液，0.5%硝酸钠溶液，5%三氯乙酸，9.8%磺胺嘧啶（sulfadiazine）混悬液，10%磺胺噻唑（sulfathiazole）混悬液，生理盐水；剪刀，镊子，棉球，量筒，漏斗，滤纸，试管架，试管，匀浆器，722 型分光光度计。

【实验方法与步骤】

（1）取小鼠 3 只，编号、称重。甲号鼠灌胃给予生理盐水 0.3ml/10g，乙号鼠灌胃给予 10%磺胺噻唑混悬液 0.3ml/10g，丙号鼠灌胃给予 9.8%磺胺嘧啶混悬液 0.3ml/10g。

（2）在灌胃后 90min，分别断头取血 0.25ml，加入预先置有 9.75ml 5%三氯乙酸溶液试管中，混匀备用。

【实验项目】

（1）分离、称取肝脏及脑各 0.4g，用匀浆器研磨或在玻璃纸上用眼科剪剪碎，以 5%三氯乙酸溶液冲洗玻璃纸或匀浆器，洗液倒入量筒，使总量达 16ml。

（2）游离磺胺浓度：将血液、组织制备液放置 10min 过滤，各取滤液 4.5ml 于标号的试管中，加入 0.5%硝酸钠溶液 0.5ml，2min 后加入 20%氢氧化钠溶液配制的 0.5%麝香草酚溶液 1.0ml，摇匀，波长 485nm 下比色。

（3）总磺胺测定：另各取上述滤液 4.5ml，加入 6mol/L 盐酸 2 滴，沸水浴 30min，冷却后液体补足 4.5ml，按（4）的步骤测定。

（4）标准曲线制备或者设立一个标准管。

（5）通过标准曲线或标准管一点法，分别计算血、肝脏、脑组织中游离的和总的磺胺浓度，并进行比较各组织浓度的差异。

（6）分析实验结果。

【思考题】 不同磺胺的组织分布有何不同？其有何临床意义？

（杨俊卿）

第七章　探索性实验

一、压力感受性反射在急性失血性休克过程中的作用

【实验目的】　研究压力感受性反射在急性失血性休克过程中的重要调节作用。

【实验原理】　实验设计的理论依据，要求与实验目的一致，具有科学性。

【实验对象】　正确选择实验对象，要标出大小、雌、雄、健康、饲喂（驯养）条件等。

【实验药品与器材】　实验所需的仪器、器械、药品、辅料，要明确名称、规格、数量；药品配制溶液要明确配制方法、浓度。

【实验方法与步骤】　实验的具体方法步骤，包括动物标本（或动物模型）的制备和仪器线路的连接、安装和调试等。

【实验项目】　根据所掌握的知识和技能，可使用的实验材料、仪器和设备的条件科学性设定实验项目；完整的实验设计应符合对照、随机和重复的基本原则；实验项目和观察指标要灵敏、方便、稳定、客观和切实可行，能反映某实验条件改变时，引起实验对象的机能活动的相应变化。

【注意事项】　实验项实施过程中的重要注意事项，如影响标本制作以及实验成败的关键步骤及防范措施等。

（梁华敏　高琳琳　牟阳灵　张亮品）

二、某些因素对循环、呼吸、泌尿功能的影响

【实验目的】

（1）熟悉并掌握哺乳类动物手术操作。

（2）加深理解机体对内外环境变化的反应是作为整体进行的。

【实验原理】　体内各器官、系统在神经系统和体液因素的调节和控制下，相互联系，相互制约，相互协调，相互配合，共同完成统一的整体生理功能。当某种刺激因素作用于机体后，不仅只是对一个器官的功能产生影响，而是对多个系统的功能同时发挥影响，改变它们的功能状态，以适应外环境的变化。

【实验对象】　家兔。

【实验药品和器材】　20%氨基甲酸乙酯（乌拉坦 urethane）溶液，生理盐水，肝素生理盐水[1000ml 生理盐水中加入 2~3 支肝素（12 500 单位/支）]，呋塞米（速尿）2ml/支，0.1‰肾上腺素，0.1‰去甲肾上腺素，0.01‰乙酰胆碱，20%葡萄糖溶液，垂体后叶素，班氏试剂（或尿糖测试纸）；生物信号采集分析系统，哺乳动物手术器械一套，动脉夹，眼科剪，动脉插管，保护电极，兔手术台，血压换能器，张力换能器，三通管，马利气鼓，记滴装置，输尿管插管，CO_2 气囊，50cm 的长橡皮管，试管和试管架，酒精灯，烧杯，纱布，1ml、2ml、10ml 和 20ml 注射器各一支，输液器。

【方法与步骤】

（1）麻醉、固定：称量兔体重，用 20%氨基甲酸乙酯溶液 1g/kg 耳缘静脉缓慢注射麻醉。仰卧位固定动物于兔手术台上。

（2）气管插管（tracheal cannula）：剪去颈部兔毛，于颈前部正中剪开皮肤约 6~8cm。用止血钳分离皮下组织及胸骨舌骨肌，暴露气管。分离气管旁结缔组织，在甲状软骨下约第三、四或第四、五软骨环间作"⊥"形切口，向肺脏方向插入气管插管（注意：插管斜面向上），结扎并将扎线端固定在插管的分叉上以免滑脱。

（3）分离右侧颈部迷走神经（vagal nerve）、减压神经（depressor nerve）、颈总动脉（common carotid artery）。用左手拇指（Pollicis）和食指（index finger）捏住一侧颈部切口的皮肤和肌肉，其余三指从皮肤外面略向上顶，使颈部气管旁的软组织外翻，便可暴露出与气管平行的动脉鞘，鞘内包括有靠前的颈总动脉和紧贴在后的迷走神经，交感神经（sympathetic nerve）和减压神经。用玻璃分针轻轻地纵向分离开鞘膜，并将颈总动脉稍移向一旁，就可见到三条平行排列呈灰白色的神经：迷走神经最粗，规整，明亮；交感神经（sympathetic nerve）较细；减压神经最细如发丝，在颈中部水平，减压神经多位于前两者之间并紧挨交感神经并行。分离神经和血管，于迷走神经、减压神经和颈总动脉下各穿一线，在远离血管神经处将线打一个活结备用。

（4）左侧颈总动脉插管，记录血压：按上述方法分离左侧颈总动脉，尽量分离长一些（注意不要损伤颈总动脉的甲状腺分支），在动脉下穿两根丝线，尽量靠近头端作第一道结扎（一定要结扎紧，此处结扎

线残端要短些），在第一道结扎线下方约 5mm 左右处作第二道结扎（要扎紧，此处的结扎线残端要留长一些，用于后面牵拉）。用动脉夹（artery clamp）夹住近心端暂时阻断血流（动脉夹对血管损伤小，不能用止血钳），在动脉夹近头端侧再穿一根丝线，靠近第二道结扎线约 5mm 处用眼科剪作一斜形（V 形）剪口，将与压力换能器相连的已经充满肝素（heparin）抗凝剂（anticoagulant）的动脉插管向心脏方向插入动脉，丝线结扎，并将其固定在插管上，至此颈部手术全部完成。将压力换能器置于心脏水平且固定牢固。

（5）膀胱插管，记录尿滴：膀胱（bladder）插管法：在兔下腹部摸到耻骨联合（pubic symphysis），在其上将兔毛剪干净，沿正中线作一个约 3cm 的皮肤切口（注意腹部切口不要太大），找到腹白线（此处血管较少，剪开时出血少），沿腹白线剪开腹壁肌肉组织直至腹腔，剪口长约 1～2cm（作此步时可以在切口处伸入一把止血钳分开腹壁肌肉与内脏，剪开时剪刀刀尖上挑，避免伤到内脏），沿盆腔方向找到膀胱，用手将其轻轻提起至腹腔外，找到膀胱三角，仔细辨别并分离输尿管（ureter），在两侧输尿管下方穿一丝线，将膀胱向头端牵拉，用所穿的线向后方结扎，将膀胱到输尿管的出口结扎，以免刺激膀胱时使膀胱收缩而尿液流失。用两把止血钳将膀胱提起，在膀胱底部血管较少的部位，沿纵向作一个切口（膀胱内如充满尿液，先将其放入盛尿容器），插入膀胱插管（注意膀胱插管不要插入太深），用丝线结扎固定，等待片刻，可见尿液从膀胱插管流出。手术完毕，用温热（38～39℃）生理盐水纱布将腹部切口盖住，以保持腹腔内温度。将与膀胱插管相连的输出管道连于受滴装置，通过记滴输入线与电脑记滴插孔相连，记录尿滴。

（6）记录膈肌电活动，观察呼吸变化：在剑突（xiphoid）下方沿腹白线作一长 3～4 cm 的切口，暴露剑突，将剑突表面组织剥离，用有齿镊夹住剑突软骨的边缘，将其提起，在剑突的内侧面可以看到两侧附着的膈肌，即膈肌角，用两根针形电极平行插入膈肌中，电极另一端连于生物信号采集分析系统 2 通道，按神经放电的参数调节，即可引导出膈肌肌电。

（7）静脉输液：将输液器与灌有生理盐水的输液瓶相连，排尽输液器中的空气，行耳缘静脉穿刺，将生理盐水于耳缘静脉缓慢滴入（20～30 滴/分），以维持动物正常的生理状态，并建立静脉给药通道（静脉穿刺成功后，液体流动通畅，用动脉夹将输液针头与耳郭再保持自然位置时夹住固定）。

（8）仪器安装、调试及参数设置

1）将压力换能器连于 1 通道，针形电极连于 2 通道，记滴输入线插入记滴输入插孔。

2）开启主机与显示器电源开关，启动生物信号采集分析系统，显示图形用户界面与主菜单，进入监视状态。

3）选择输入信号：1 通道为压力，2 通道为肌电，调节两个通道的速度相同。进入记录状态后点击"设置"选项，在下拉列表中选择"记滴时间"在对话框中选择时间 10s（也可使用默认值 30s），确定，此时可在 1 通道的右上角显示每 10s 的尿滴数。

4）选择刺激参数：点击"打开刺激器设置对话框"按钮（左侧Π键），再点击"设置"（模式：粗电压；方式：连续单刺激；延时：0.05ms；波宽：1.00ms；频率分别为：1Hz、5Hz、10Hz、20Hz、30Hz 和 40 Hz；强度 5.0V），点击"非程控"。

【实验项目】 缓慢取下夹在左侧颈总动脉的动脉夹，记录正常血压（blood pressure）和呼吸波动曲线，血压的波形包括一级波和二级波。一级波是由于心脏的搏动引起的，心脏收缩时血压升高，心脏舒张时血压下降，波峰和波谷之间的差值为脉压。二级波与呼吸有关，是由于呼吸时胸内压的变化对血压的影响造成。记录膈肌电活动和尿滴数，（等待滴出的尿滴数稳定，规律时再记录作为对照）（图 7-1）。

（1）夹闭右侧颈总动脉 用止血钳挑起右侧颈总动脉（未插管侧），使其良好暴露，待血压稳定后再用动脉夹夹住右侧颈总动脉 15～20s，观察血压、呼吸和尿滴变化。

（2）牵拉左侧颈总动脉头端 在左侧颈总动脉头端的第二道结扎线和动脉插管间剪断颈总动脉，顺颈总动脉的长轴向心脏方向快速波动式牵拉左侧颈总动脉头端 15～20s，观察血压、呼吸和尿滴变化。

（3）增加吸入气体中 CO_2 的浓度 将装有 CO_2（carbon dioxide）球囊的输出口置于气管插管的一个端口附近（另一端已接有马利气鼓，所以不能将 CO_2 球囊的输出口直接插入气管内给 CO_2）给予适量的 CO_2 刺激（以呼吸有明显改变为度）。观察血压、呼吸和尿滴变化。注意给 CO_2 时量不可过大有效即可，以防止损伤动物。

（4）增加无效腔（dead space）将 50cm 的长橡皮管连于气管插管的一个端口，观察血压、呼吸和尿滴变化。

（5）静脉快速注射 37℃生理盐水 20ml：用 20ml 注射器抽取 20ml 温生理盐水，通过耳缘静脉输液管的针头快速推注 20ml 生理盐水，观察血压、呼吸和尿量变化。

（6）静脉注射 0.1‰肾上腺素（adrenaline 或 epinephrine，adr） 0.3ml：通过输液管的针头注射 0.1‰肾上腺素 0.3ml（后面的药物注射均以此法进行），观察血压、呼吸和尿量变化。

（7）静脉注射呋塞米 5mg/kg（20mg/支，2ml）观察血压、呼吸和尿量变化。

（8）静脉注射 0.1‰去甲肾上腺素(noradrenaline，NA 或 norepinephrine，NE）0.3ml：观察血压、呼吸和尿量变化。

（9）静脉注射20%葡萄糖 10ml（注射前以及尿量增加后做尿糖定性试验），观察血压、呼吸和尿量变化。

（10）静脉注射 0.01‰乙酰胆碱（ACh）0.3ml：观察血压、呼吸和尿量变化。

（11）静脉注射垂体后叶素（pituitrin）0.3ml：观察血压、呼吸和尿量变化。

（12）电刺激减压神经 15s（参数见第四章第三节实验七）观察血压、呼吸和尿量变化。

（13）结扎并剪断右侧迷走神经，注意呼吸，血压的变化。

（14）按"仪器及其参数（4）选择刺激参数"所设置的参数，刺激右侧迷走神经外周端10～15s，观察血压、呼吸和尿量变化。

将实验结果填入表 7-1。

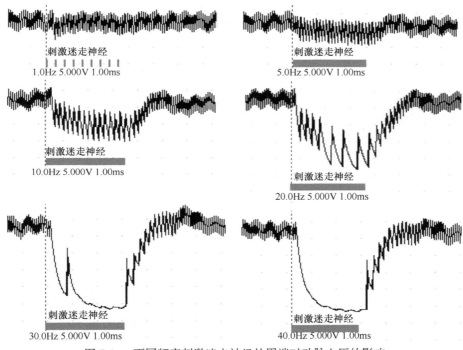

图 7-1　不同频率刺激迷走神经外周端对动脉血压的影响

表 7-1　实验结果

处理项目	血压（mmHg）		呼吸（次/分）		尿量（滴/分）		解释
	对照	处理	对照	处理	对照	处理	
1.夹闭右侧颈总动脉							
2.牵拉左侧颈总动脉头端							
3.增加吸入气体中 CO_2 浓度							
4.增加无效腔							
5.静脉注射 37℃生理盐水 20ml							
6.静脉注射 0.1‰肾上腺素 0.3ml							
7.静脉注射呋塞米 5mg/kg							
8.静注 0.1‰去甲肾上腺素 0.3ml							
9.静脉注射 20%葡萄糖 10ml							
10.静脉注射 0.01‰乙酰胆碱，0.3ml							
11.静脉注射垂体后叶素 0.3ml							

续表

处理项目	血压（mmHg）		呼吸（次/分）		尿量（滴/分）		解释
	对照	处理	对照	处理	对照	处理	
12.电刺激减压神经 15s							
13.结扎并剪断右侧迷走神经							
14.不同频率电刺激右侧迷走神经外周端							

注：静脉注射 20%葡萄糖前及尿量增加后做尿糖定性试验

（15）分析实验结果。

【注意事项】

（1）动脉插管前一定要准备好充满抗凝剂的压力换能器，插管前要用抗凝剂冲洗一下颈总动脉切口处（1～2 滴）。操作时照明灯不要直接照在插管侧，防止凝血，插管时注意三通管处于正确的方向。实验结束后拔插管前要先将颈总动脉结扎再将动脉插管拔出。

（2）膀胱提出腹腔外时，避免损伤膀胱。结扎尿道时不要将输尿管结扎，手术操作应该轻柔，操作过程中不要用止血钳钳夹输尿管，以免造成输尿管损伤及痉挛造成无尿。

（3）一项处理过后，要等到血压呼吸尿量等都恢复到稳定状态再进行下一项处理。每一步操作结果都要有一段操作前的对照。每项处理均准确作好标记。

（4）通过输液管进行注射时，要注意防止注入空气。

【思考题】

（1）夹闭颈总动脉后，动脉血压有何变化？产生变化的机理如何？

（2）肾上腺素和去甲肾上腺素对循环和泌尿系统有何影响，机理是什么？

（3）静脉注射 20%葡萄糖引起尿量增多的机制是什么？

（4）静脉注射速尿后尿量有何变化？为什么？

（陆 杰 余丽娟）

三、药物对犬冠脉循环、脑循环和肾循环血流动力学的影响

【实验目的】

（1）学习麻醉犬冠脉循环、脑血液循环、肾血液循环血流动力学的手术操作和测定方法。

（2）观察某些药物和生理因素对冠脉循环、脑血液循环、肾血液循环血流动力学的影响。

【实验原理】 冠脉循环（coronary circulation）、脑血液循环（brain circulation）、肾血液循环（renal circulatin）的血流动力学异常是常见的病理生理学问

题。药物或其他措施干预、纠正或改善这些血流动力学异常是医务工作者的重要任务。因此，冠脉循环、脑血液循环和肾血液循环血流动力学检测已成为基本的科研方法；了解药物或其他措施对这些血流动力学的影响是医学生应该掌握的基本知识。

冠脉循环、脑血液循环和肾血液循环血流动力学研究主要检测体循环血压差（blood pressure difference of systemic circulation）、冠脉血流量（coronary blood flow）、颈总动脉血流量（blood flow of common carotid artery）和肾动脉血流量（renal artery blood flow），分别计算冠脉循环、脑血液循环和肾血液循环血流阻力。体循环血压差是指主动脉压与中央静脉压之间的血压差。冠脉循环、脑血液循环和肾血液循环血流动力学受许多因素的影响。

【实验对象】 犬（体重 15～20kg）。

【实验药品与器材】 3%戊巴比妥钠，生理盐水，卡托普利注射液，尼莫地平注射液，双嘧达莫（潘生丁）注射液，去甲肾上腺素注射液；电磁流量计主机，4mm、2.5mm、2mm、1.5mm 和 1mm 电磁流量计探头或多普勒血流计及其探头，人工通气机，生物信号采集分析系统，压力换能器，水检压计，哺乳动物手术器械一套，肌肉牵开器，动脉夹，动脉插管，纱布，棉球，1ml、2ml 和 20ml 注射器。

【实验方法与步骤】

（1）连接实验装置：同"药物对麻醉家兔血流动力学的影响"。

（2）手术

1）气管插管：犬称重，前肢静脉注射（见第二章第七节）3%戊巴比妥钠 30mg/kg 麻醉，仰卧位固定于手术台，沿颈正中线切开皮肤约 10cm，用血管钳沿正中线分离筋膜和颈前肌群，显露气管并进行气管插管（见第二章第七节）。

2）股动脉、股静脉和右颈外静脉插管：剪去腹股沟部位的被毛。用手指感触股动脉搏动，以明确股部血管的位置，沿血管走行方向切开皮肤 5～6cm。用血管钳顺血管走行方向分离股血管表面筋膜和肌肉（熟练者用眼科剪更为方便），显露股血管和股神经。一般股动脉在背外侧，可被股静脉掩盖，粉红色

壁较厚，有搏动；股静脉在股动脉腹内侧，紫蓝色，壁较薄，较粗；股神经位于股动脉背外侧。用血管钳顺血管方向分离神经、血管鞘和血管之间的结缔组织，游离股动脉和股静脉约 2~2.5cm，并分别在其下方穿过两根丝线备用。将股动脉远心端结扎，近心用动脉夹夹闭，用眼科剪在结扎处近心端剪一"V"形小口，将与压力换能器相连的动脉插管插入股动脉约 1.5cm，用丝线将动脉和插管紧扎固定，以防插管滑脱；去除动脉夹，即可测定股动脉血压。用类似方法进行股静脉插管，以供给药用。

用血管钳沿肌肉走行方向分离颈部肌肉和皮肤之间筋膜，显露附着于皮肤内侧的右颈外静脉（较粗、紫蓝色、壁薄），分离右侧颈外静脉，将连接水检压计的静脉插管插入颈外静脉，直至上腔静脉并结扎固定；然后使水检压计"0"刻度相当于动物腋中线，以测定中心静脉压（或通过高灵敏的压力换能器，用生物信号采集分析系统记录中心静脉压）。

3）分离颈总动脉：将颈部皮肤和肌肉向外侧牵拉，用血管钳分离左侧颈总动脉以备测定血流量，然后向头端继续分离，寻找颈外动脉并将其结扎。测定狗颈总动脉血流量宜选用内直径为 4mm 的流量计探头。分离右侧颈总动脉备用。

4）离肾动脉：让动物取侧卧位，剪去动物左侧腰部和腹部外侧被毛。自肋缘下，沿骶棘肌腹侧缘做长约 15cm 的皮肤纵向切口，暴露腰背筋膜。用血管钳提起腰背筋膜，于骶棘肌腹外侧纵向剪开腰背筋膜约 14cm，注意勿伤及腹肌和骶棘肌，以防出血。用血管钳沿骶棘肌腹外侧缘轻轻分离，暴露位于腹膜后的肾脏。将肾脏向腹侧轻推，并用肌肉牵开器将肾脏与骶棘肌牵开 4cm，可显露肾静脉、肾动脉、肾神经和肾盂。用玻璃分针轻轻分离肾动脉约 11.5cm。测定肾动脉血流量宜选用内直径为 2mm 的流量计探头。

5）游离左冠状动脉前降支：将人工通气机连接犬气管插管，启动人工通气机，使呼吸频率为 18 次/分，潮气量 300ml。剪去左胸部被毛，于左侧第五肋骨处沿肋骨走行方向切开皮肤约 25~30cm，分离皮下筋膜，显露第五肋骨。用手术刀在肋骨表面切开骨膜，用刀柄分离骨膜，用骨剪剪去第五肋骨约 20~25cm，再切开肋骨后筋膜，进入胸腔。用肌肉牵开器撑开肋骨约 15~20cm，显露心脏。剪开心包膜前壁，显露心脏前表面，可见位于室间沟的左冠状动脉前降支。用小镊子夹持左冠状动脉前降支起始部位筋膜，用眼科剪顺血管方向仔细分离冠状动脉侧表面筋膜，再用玻璃分针仔细游离冠状动脉约 3~4mm。用电磁流量计或多普勒血流计探头（内直径 1mm 或 1.5mm）顺势套挂冠状动脉及可测定其血

流量。如遇动脉痉挛，等待 10~20min，多可自行缓解。

（3）调试仪器：同"药物对麻醉家兔血流动力学的影响"。

【实验项目】

（1）对照动脉血压、中心静脉压、冠脉血流量、颈总动脉血流量和肾动脉血流量，分别计算冠脉循环、脑血液循环和肾血液循环血流阻力。

（2）用动脉夹夹闭左侧右侧颈总动脉，观察左颈总动脉血流量变化并计算其脑循环血流阻力；放开右侧颈总动脉后，再用动脉夹夹闭左颈总动脉 1min，放开动脉夹后观察左颈总动脉血流量变化并计算其脑循环血流阻力。

（3）用动脉夹闭肾动脉 1min，放开动脉夹后观察肾动脉血流量变化并计算肾循环血流阻力。

（4）静脉注射生理盐水 15ml/kg，观察动脉血压、中心静脉压、冠脉血流量、颈总动脉血流量和肾动脉血流量，分别计算冠脉循环、脑血液循环和肾血液循环血流阻力。

（5）静脉注射卡托普利 1mg/kg，观察上述参数变化。

（6）静脉注射尼莫地平 1mg/kg，观察上述参数变化。

（7）硝酸甘油 0.3mg 放于犬舌下，观察上述参数变化。

（8）静脉注射潘生丁 1mg/kg，观察上述参数变化。

（9）静脉注射 0.1mg/ml 去甲肾上腺素（10μg/kg），观察上述参数变化。

【注意事项】

（1）腹股沟区股动脉段常有分支，如分离时遇较大阻力，应注意是否由于分支，不可盲目用力，以防撕裂血管，引起出血。遇到分支时，不必处理，可继续分离下段血管。股静脉壁较薄，且该段股静脉的纵向张力较大，弹性小，容易撕裂出血，故分离时一定仔细，耐心，轻柔，以防出血。

（2）插管前一定检查导管顶部是否光滑，是否过尖；插管后结扎并固定，以防插管滑脱。

【思考题】

（1）夹闭右侧颈总动脉后，左颈总动脉血流量及血流阻力有何变化？为什么？

（2）放开右侧颈总动脉后，用动脉夹夹闭左颈总动脉 1min，放开动脉夹后左颈总动脉血流量及脑循环血流阻力有何变化？为什么？

（3）夹闭左侧肾动脉 1min，放开动脉夹后肾动脉血流量及肾循环血流阻力有何变化？为什么？该变化与颈总动脉有何不同？有何意义？

（4）静脉分别注射生理盐水 20ml/kg、去甲肾上腺素、卡托普利、尼莫地平、潘生丁及舌下给予硝酸甘油后冠脉血流量、颈总动脉血流量和肾动脉血流量有何变化？为什么？

（张海锋　陈健康）

四、自体血液回输对急性失血动物呼吸运动和心电活动的影响

【实验目的】

（1）复制急性失血动物模型。

（2）观察自体血液回输时间对心、肺等器官的影响。

【实验原理】　手术过程中如果发生急性失血，进行血液回输是抢救休克的必要手段。

异体输血容易导致肝炎、艾滋病等传染病的传播。近年来，自体血回输（autologous blood transfusion）在手术中的应用逐渐被关注和接受，一些发达国家已经广泛采用自体回输血液，我国《献血法》亦要求三甲医院自体输血率要达到年用血量的 20%。手术前进行血液采集，将采集的血液保存在合适的环境下，以备手术中必要时进行自体血液回输，既能挽救病人，又能免除异体输血带来的　危害。

研究表明，输血能有效抢救休克，但同时也可能导致缺血再灌注损伤，缺血时间的长短与再灌注损伤的程度有关。由于对氧需求量高的组织器官，如心、脑等，易发生再灌注损伤，因此有必要观察急性失血后不同时间点回输血液对主要器官的影响，对于选择合适的时间输血，减少机体重要器官的再灌注损伤，有重要的实用价值。

【实验对象】　雄性家兔（5 只，体重约 2.5kg）。

【实验药品与器材】　20% 乌拉坦（溶于生理盐水），0.9% 肝素（溶于生理盐水）；BL420F 生物信号采集分析系统，动脉夹，家兔手术台，50ml 注射器，常规手术器械，医用缝合针，小硅胶管，气管插管，120g/L NaH$_2$PO$_4$，50g/L NaHCO$_3$，生理盐水；呼吸换能器。

【实验方法与步骤】

（1）家兔称重后，腹腔注射 20% 乌拉坦（1g/kg 体重），麻醉后仰卧固定，颈部和腹部剪毛。

（2）碘伏消毒后颈部正中皮肤切口，分离左颈总动脉和颈外静脉，穿线备用。

（3）气管插管。

（4）耳缘静脉注射 1% 肝素（1ml/kg）。

（5）插管肝素化后，做左颈总动脉和颈外静脉插管并固定。颈总动脉插管和血压传感器相连，通过 BL-420F 生物信号采集分析系统，监测血压；颈外静脉插管连接三通管后与 50ml 注射器（预充肝素溶液 1ml）相连，用于实验中抽血或者回输血液。

（6）将呼吸传感器连于气管插管，通过 BL-420F 多道生物信号采集分析系统，监测呼吸运动。

（7）用肢体导联记录并观察心电图的变化：将针形电极分别对称插入家兔四肢踝部皮下，右上肢、左上肢、左下肢、右下肢导线的颜色分别为红、黄、绿、黑。用 BL-420F 生物信号采集分析系统记录心电图。实验过程中连续监测 S-T 段缺血后以及血液回输后的变化以及 T 波的形状，并对心室心律失常的出现时间以及持续时间按照 Lambeth Convention 心律失常评分法对严重程度进行分析。

【实验项目】

（1）一只家兔完成全部手术后不进行抽血和自体血液回输，连续观察记录与实验组相同时间长度的心电图、血压和呼吸运动。

（2）另外四只家兔术后待心电、血压和呼吸运动达稳定，由颈外静脉插管连接充有肝素溶液的注射器抽血，每 1kg 家兔抽血 20ml（相当于全身血量的 30%），2min 内完成。

（3）抽出血液迅速与注射器内的肝素混匀，其中三只家兔分别在抽血后 0min、20min 和 40min 后开始一次性由颈外静脉回输全部抽出的自体血液（10min 内回输完）。另外一只家兔在抽血后不进行自体血回输，而立即由颈外静脉输入与抽出血液体积相同的生理盐水（10min 内回输完）。

（4）连续观察记录心电图、血压和呼吸运动至血液回输后 2h。

（5）按每 5min 的时间间隔测量血压和呼吸运动参数；分析心电图，特别注意 S-T 段、T 波的变化。

（6）比较分析实验结果。

【注意事项】

（1）本实验手术较复杂，尽量避免手术中出现窒息，出血和休克。

（2）心电图记录过程中避免电磁干扰，保持心电图机良好接地。

（3）麻醉注射剂量不能过大。

【思考题】

（1）是否观察到血压和呼吸频率的变化？如何解释？

（2）是否观察到心电图的改变？如何解释实验结果？

（吕义晟　胡新武　郑云洁　牟阳灵）

第八章　机能学计算机模拟教学实验

对于部分实验技术难度较大、概念抽象、周期较长或资金消费较多的机能学教学实验内容，利用计算机进行模拟实验教学，不仅解决了实验教学中的实际困难，而且能为学生提供反复操作、重复观察的机会，有利于学生对基本概念和理论知识的理解。现将美国 David Dewhurst 和澳大利亚 Barry 教授等人编写的部分机能学模拟实验教学软件介绍如下。

一、神经纤维动作电位

启动　该软件在 DOS 状态下运行。在 Windows 状态下运用资源管理器或其他方法，将文件名为"Aep"的文件拷入硬盘，然后用鼠标点击"A"图标执行该文件，进入"神经纤维动作电位"模拟实验主菜单。如图 8-1 所示。

ELECTROPHYSIOLOGY LABORATORY

Computer Simulations:

1　Axon Spike
2　Action Potential-Expaded Scale
3　Voltage Clamp
4　Saltatory Conduction
5　End Experiments

TO Select a pmrogram,
TYPE the Number of the program and PRESS <return>.

What is the Number of the Program which you wish to use?

图 8-1　神经纤维动作电位模拟实验主菜单

（一）神经轴突锋电位（axon spike）

按 $\boxed{1}$ 和 $\boxed{\text{Enter}}$ 键后进入神经轴突锋电位实验项目。神经纤维兴奋时以产生和传导动作电位为标志，而神经纤维受到刺激时是否能产生兴奋，除组织本身的兴奋性外，还与刺激的强度，作用时间，两次刺激的时间间隔等有关，以下内容是在改变单因素时观察标本的反应，根据其反应，分析产生反应的原因或机制，学生还可通过改变膜电位或其他参数观察反应结果。

1. 阈强度的测定　在膜电位、刺激时间不变时，改变刺激强度，观察是否有动作电位产生。测定该条件下组织的阈值（精确到小数点后一位数）。推荐参数：膜电位 −90mV，刺激时间 0.1ms，第二个刺激不使用（参数置"0"）。分别观察强度为 78.5mA 和 78.6mA 的刺激产生的反应。结果如图 8-2 所示。

2. 刺激强度与时间的关系　条件：膜电位 −90mV，刺激强度 70mA，分别观察刺激时间为 0.1ms 和 0.2ms 时产生的反应。

3. 时间总和现象　分别观察条件相同的两次阈下刺激在时间间隔不同时产生的反应。

膜电位 −90mV，刺激 I 和刺激 II 的强度均为 75mV，刺激波宽 0.1ms（阈下刺激）。两次刺激的时间间隔分别为 6ms 和 3ms。结果如图 8-3 所示。

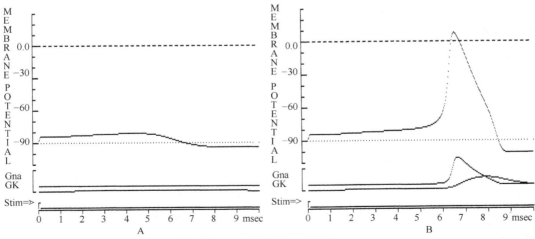

图 8-2　阈下刺激和阈刺激

A. 刺激强度 78.5 mA；B.刺激强度 78.6 mA

上：膜电位及其变化；中：G_{Na} 和 G_k；下：刺激标记和时间

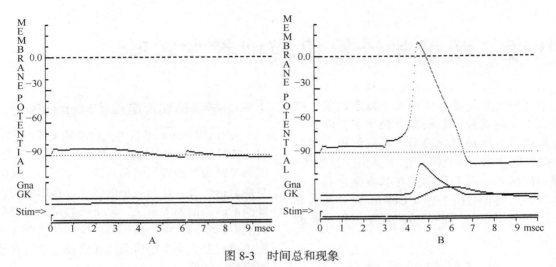

图 8-3　时间总和现象

A.两个阈下刺激时间间隔 6ms；B.两个阈下刺激时间间隔 3ms

上：膜电位及其变化；中：G_{Na} 和 Gk；下：刺激标记和时间

4. 兴奋后不应期的变化　分别观察两次阈上刺激，时间间隔为不同产生的反应。膜电位—90mV，刺激强度：刺激Ⅰ和刺激Ⅱ均为 100mA 刺激波宽为 0.5ms，两次刺激的时间间隔分别为 8.5ms 和 2.5ms。

（二）电压钳（voltage clamp）

按 ③ 和 Enter 键后进入电压钳实验项目，该项目中有示范教学的内容，先观察示范教学内容，然后在静息膜电位相同时，可分别改变钳制电位的水平和钳制的时间，观察 G_{Na+} 和 G_{K+} 的变化。

1. 示范

2. 改变钳制电压的水平　观察 G_{Na+} 和 G_{K+} 的变化。

3. 改变钳制电压的时间　观察 G_{Na+} 和 G_{K+} 的变化。

（三）神经纤维兴奋的跳跃式传导（saltatory conduction）

按 ④ 和 Enter 键后进入神经纤维兴奋的跳跃式传导实验项目，该项目中有示范的内容。此外，根据影响神经纤维传导的因素，分别改变纤维的直径，膜的阈电位和郎飞氏节的距离，观察郎飞氏结处动作电位的产生，分析对传导速度的影响。

1. 示范

2. 改变直径

3. 改变结距

4. 改变阈电位

（四）退出

主菜单中键入 ⑤，按 Enter 键即可。

二、神经干动作电位

启动　该软件在 DOS 状态下运行。在 Windows 状态下运用资源管理器或其他方法将文件名为 "Nerve" 的文件拷入硬盘，然后用光标点击 "N" 图标执行该文件，进入 "神经干动作电位" 模拟实验菜单。如图 8-4 所示。

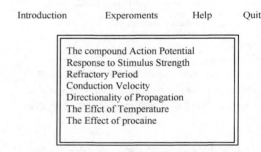

Introduction　　　Experiments　　　Help　　　Quit

The compound Action Potential
Response to Stimulus Strength
Refractory Period
Conduction Velocity
Directionality of Propagation
The Effct of Temperature
The Effect of procaine

图 8-4　神经干动作电位模拟实验主菜单

本节的内容以蛙坐骨神经干动作电位为指标，观察单、双相复合动作电位，刺激强度对神经干动作电位幅度的影响（包括阈刺激，强度法则和最大刺激），神经干兴奋后兴奋性的变化（不应期的测定），和传导速度的测量。传导速度的测量用 V＝（d_2-d_1）/（t_2-t_1）的计算方法得出结果。此外，还可观察传导方向、温度及 Procaine 对传导特性的影响。

方法：用鼠标点击 "N" 图标进入 "神经干动作电位" 模拟实验菜单，按 Enter，进入 "神经干动作电位" 模拟实验主菜单，用 ←、→ 和 Enter 键选实验（Experiment），再用 ↑、↓ 和 Enter 键选具体实验项目，进入具体实验项目后，根据提示即可进行实验。如传导速度的测量（图 8-5）和强度法则（图 8-6）。

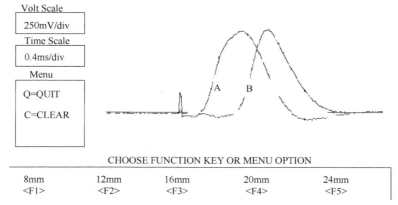

图 8-5　神经干动作电位传导速度的测量

A.记录电极距参考点 8 mm 时的动作电位；B. 记录电极距参考点 24 mm 时的动作电位动作电位前的小波为刺激伪迹

F1～F5（24-8）/（0.8-0.4）=16/0.4=40（m/s）。

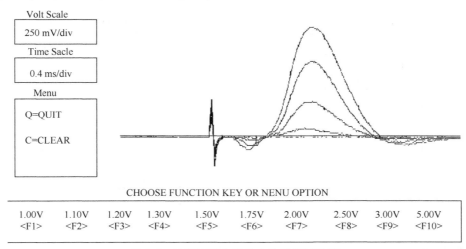

图 8-6　神经干产生动作电位的强度法则

显示分别由 F1、F3、F5、F7 和 F9 给予不同的刺激强度产生的动作电位，从 F3 开始，刺激强度越大，动作电位的幅度越高，F9 的刺激使动作电位的幅度达到最大

退出　实验状态按 $\boxed{Q}$ 键返回主菜单，将光标移至"Quit"，按 $\boxed{Q}$ 键，即可退出"神经干动作电位"模拟实验。

三、肌肉收缩的力学

启动　该软件在 DOS 状态下运行。在 Windows 状态下运用资源管理器或其他方法将文件名为"Muscle"的文件拷入硬盘，然后用光标点击"M"图标执行该文件，进入"肌肉收缩"模拟实验菜单。分别用 $\boxed{1}$ $\boxed{2}$ $\boxed{3}$ 键选具体实验项目，进入具体实验项目后，根据提示即可进行实验。如图 8-7 所示。

Muscle Contraction MENU

1. Lesson 1

2. Lesson 2

3. Lesson 3

4. Quit

Which do you want to do (1,2,3 or 4)?

图 8-7　肌肉收缩模拟实验主菜单

本节内容用肌肉收缩张力的变化和不同的坐标系统，表达前后负荷对肌肉收缩的影响。分为三个部分（Lesson Ⅰ～Ⅲ），重点在 Lesson Ⅱ 中的第 3 项：肌肉的收缩力与长度的关系（F VS L）。将后负荷保持在 0.6，改变前负荷，使 L 分别为 0.8、0.9 和 1.0 时，按 $\boxed{S}$ 刺激键，产生一组曲线，分析肌肉的收缩变化，包括缩短的长度、速度、缩短开始的时间和等长收缩时张力上升的速度（图 8-8）。当前负荷维持不变使 L 为 1.0，改变后负荷，使 P0 分别为 0.9、0.5 和 0.1 时，按 $\boxed{S}$ 刺激键，产生一组曲线，分析肌肉的收缩变化，包括缩短的长度、速度、缩短开始的时间和等长收缩时的张力（图 8-9）。

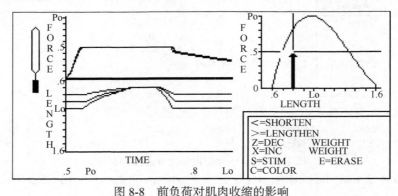

图 8-8 前负荷对肌肉收缩的影响

左上：张力-时间坐标；左下：长度-时间坐标；右上：长度-张力坐标

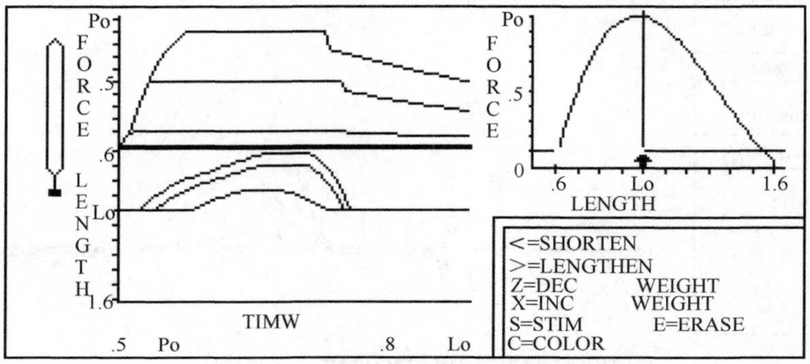

图 8-9 后负荷对肌肉收缩的影响

左上：张力-时间坐标；左下：长度-时间坐标；右上：长度-张力坐标

退出 $\boxed{4}$，$\boxed{Enter}$，$\boxed{Q}$，即退出模拟系统。

（李 静[1] 骆红艳 胡还忠）

四、细胞静息电位和动作电位与 Na^+、K^+ 的关系

静息电位（resting potential，Rp）是指静息状态下细胞膜两侧的电位差。Rp 的形成是由于 Na^+-K^+ 泵主动转运造成膜内高 K^+、膜外高 Na^+，且静息时细胞膜主要对 K^+ 通透，因此 K^+ 顺浓度差外流，与膜内带负电的蛋白质离子形成内负外正的电位差。当决定 K^+ 外流的电化学驱动力为零时，K^+ 的净外流为零，此时的膜电位即 Rp。故 Rp 接近 K^+ 的平衡电位（K^+ equilibrium potential，E_k），其数值可由 Nernst 公式算出：

$$E_k = \frac{RT}{ZF} \ln \frac{[K^+]_o}{[K^+]_i} \qquad (8-1)$$

从上式可知，Rp 的大小主要取决于膜两侧 K^+ 的浓度比。实际上在静息状态下，细胞膜对 Na^+、Cl^- 也有一定的通透性。以 P_{Na^+}、P_{K^+}、P_{Cl^-} 分别代表膜对三种离子的通透性，P_{K^+} 是 P_{Na^+} 的 50～100 倍。这样膜电位（E）可根据 Goldman-Hodgkin-katz 方程来测算：

$$E = \frac{RT}{F} \ln \frac{P_{K^+} \cdot [K^+]_o + P_{Na^+} \cdot [Na^+]_o + P_{Cl^-} \cdot [Cl^-]_i}{P_{K^+} \cdot [K^+]_i + P_{Na^+} \cdot [Na^+]_i + P_{Cl^-} \cdot [Cl^-]_o} \qquad (8-2)$$

由于一般细胞膜对 Cl^- 无主动转运，其平衡电位非常接近静息电位，因此 Cl^- 的作用可忽略不计。经进一步简化后上式表达为：

$$E = \frac{RT}{F} \ln \frac{[K^+]_o + \frac{P_{Na^+}}{P_{K^+}} \cdot [Na^+]_o}{[K^+]_i + \frac{P_{Na^+}}{P_{K^+}} \cdot [Na^+]_i} \qquad (8-3)$$

同理，当细胞膜受到有效刺激时，P_{Na^+} 突然升高（P_{K^+} 的 20 倍以上），加上膜外 $[Na^+]$ 高，Na^+ 大量内流并超过 K^+ 外流，产生动作电位（action potential，Ap）；

而 Ap 的超射值接近于 Na^+ 的平衡电位。由此可见，经简化的公式（11-3），可分别计算出 Rp 以及 Ap 的超射值。

本实验参照澳大利亚 Barry 教授（University of New South Wales）研制的模拟实验软件，假定 $[K^+]_i$ 和 $[Na^+]_i$ 为接近于生理状态的 150 mM 和 15 mM，室温 20 ℃，细胞膜对阴离子不通透时，通过键盘移动模拟微电极，观察改变 $[K^+]_o$、$[Na^+]_o$ 以及 P_{Na+}/P_{K+} 对 Rp 及 Ap 超射值的影响。

【实验目的】　观察 $[K^+]_o$、$[Na^+]_o$ 以及 P_{Na+}/P_{K+} 的变化对 Rp 及 Ap 的影响，加深对膜电位形成机制的理解。

【实验器材】　计算机，由澳大利亚 Barry 教授（University of New South Wales）研制的模拟实验软件。

【实验步骤及观察项目】　DOS 状态下进入模拟实验菜单，选择 Rp 或 Ap。

（1）观察 Rp 的影响因素

1）键入 r 后回车，进入 Rp 的模拟实验。

2）输入 $[K^+]_o$（可选范围为 0.5～5.0 mM），可先输入 5 并回车。

3）屏幕出现两根微电极，其中一根为固定于膜外的参考电极，另一根是细胞内电极，可通过 4 个方向键（↑、↓、←、→）控制该电极的移动位置，键盘上的数字 1、2、3 可控制电极移动的速度，选 3 则移动速度最快，选 1 最慢。

当微电极插入细胞内时按空格键终止移动，屏幕显示此时的 Rp 数值。依次插入设定的 5 个细胞，可得出同一 $[K^+]_o$ 时 5 个细胞各自的 Rp 数值。记录下显示的 5 个细胞静息电位的平均值及标准误。操作微电极时不要动作过深过快，以免细胞破裂导致失败。

4）按 Esc 键和空格键，选择新的细胞和细胞外液，分别观察 $[K^+]_o$ 为 4、3、2、1 及 0.5 mM 时的 RP，记录下每一浓度对应的 Rp 数值及标准误。为增加模拟实验的真实性，可见同一 $[K^+]_o$ 在不同次的操作过程中，其 Rp 数值存在差异。

5）双击 Esc 键，依屏幕提示按空格键，显示一个半对数坐标，按提示分别输入不同的 $[K^+]_o$ 时对应的 Rp 的平均值和标准误。

6）按 Esc 结束数据输入，选择不同的 P_{Na+}/P_{K+}（范围为 0.0001～1.0）。首先输入 0.01 后回车，则可见由上述 6 次实验测得平均值在 P_{Na+} 为 P_{K+} 的 1/100 时的 Rp 曲线（类似正常状态），同时键入 i 可出现一条 P_{Na+} 为 0 时 Rp 的理想曲线，比较两条曲线的差异及原因。

7）按空格键后重新输入 P_{Na+}/P_{K+}，得到相应的曲线。

8）将上述结果绘制于实验报告本上，并进行分析。

（2）观察动作电位的影响因素

1）进入动作电位模拟实验。输入 $[Na^+]_o$ 为 150 mmol/L，按测定 Rp 的方法将模拟微电极插入细胞后按空格键停止，屏幕显示 Rp 值。在按 S 键刺激细胞产生 Ap，显示 Ap 的超射值。重复操作得到 5 个细胞的 Rp 以及 Ap 超射值的平均值和标准误。同理依次分别输入 140、130、120、110 和 100 mmol/L 的 $[Na^+]_o$，记录各组的数据。

2）按 Esc 键结束数据输入，屏幕显示半对数坐标，依提示分别输入实验数据。

3）按 Esc 键结束数据输入，键入 P_{Na+}/P_{K+} 为 100 后回车，则得到一条曲线；按 i 键显示其理论曲线。

4）依次观察 P_{Na+}/P_{K+} 比值为 50、25、10 和 5 时得到各自的曲线，并绘制于坐标纸上。比较 P_{Na+}/P_{K+} 变化时曲线有何差异并说明理由。

【注意事项】　请认真按实验软件指示操作，不进行与本实验无关的操作。及时记录数据并绘制曲线。

【思考题】　试述 Rp 和 Ap 的形成机制及证明方法。

（周　勇　管荼香）

第九章　医学生物学实验及论文的撰写

第一节　探索性实验

一、概念及其意义

科学研究是在尽量排除主观因素的条件下，一种自觉、主动地发现、探索和解释自然现象，阐明新规律，建立新理论、发明新技术等一系列创新活动过程。

探索性实验是指人们从事开创性的研究工作时，为探寻未知事物或现象的性质以及规律所进行的实践活动，属于科学研究的范畴。本书提及的探索性实验是机能学实验教学的重要组成部分，是基于医学生在理解和掌握已有理论和实践技能的基础上，进一步培养他们的观察能力、思维能力、探索精神以及科研实践能力的方法。

医学机能学科的探索性实验以实验动物或动物组织器官为研究对象，研究机体各种生理活动和现象，认识疾病的发生发展过程和规律，揭示生理与病理生理相互转化的关系，探讨药物或干预因素在疾病转归中的作用，为临床应用提供理论依据。

机能学实验教学作为基础医学教育的重要课程之一，具有多学科交叉融合的特点和较强实践性特征，在医学教育中起着承前启后的作用，为促进学生全面系统地掌握医学理论知识，启发和培养学生创新意识的重要环节，而开展探索性实验则是实现这一环节的关键。探索性实验不仅能使学生认识科学研究的魅力，而且通过实验研究，观察实验对象的生理现象、病理生理改变，以及药物的治疗与干预作用，使其从生理现象、疾病的发生、发展和转归的系统分析研究中促进综合能力的提高。

二、探索性实验的基本研究模式

医学探索性实验可因研究目的、性质，以及学科领域的不同虽会有所差异，但总体而言都可大致分为三个基本层次，即表型观察、模型复制以及干预阻断（或表型干预）。

1. 表型观察　表型（phenotype）指个体形态、功能等各方面的表现，如身高、体重、肤色、血型、酶活力、药物耐受力、偏好乃至性格神经精神状况变化等等，是反映个体外表行为表现和具有的行为模式，依此可将生物体分类成独立类群，它们是基

因型和环境因素共同作用的结果，表现为生理现象或疾病。

在对老年性痴呆症探索性实验中，首先应该观察和发现其生理或病理性表现。如老年性痴呆症表现症状，对这类患者的研究表明，脑内神经元有神经原纤维缠结（neurofibrillary tangles，NFTs）形成，NFTs不仅是由异常过度磷酸化的 Tau 蛋白组成，而且NFTs形成的数量与老年性痴呆症患者的临床表现呈正相关，说明由异常过度磷酸化 Tau 蛋白组成的NFTs 可能与老年性痴呆症相关联。继而通过基因工程，生产特异性识别 Tau 蛋白磷酸化位点的抗体，用于检测老年性痴呆症患者的 Tau 蛋白异常过度磷酸化水平，来评估患病的程度。

如果我们设定生理现象或疾病为 B，表型为 A，则表型观察是一个由 B 到 A 的过程。

2. 模型复制　人类疾病的动物模型是用生物医学科学手段建立的具有人类疾病相似性表现的动物实验对象和材料。对模型的复制与研究，有助于深入认识人类疾病的发生发展规律和研究相应有效的防治措施。

在对于老年性痴呆症探索性实验中，当检测到老年性痴呆症患者的 Tau 蛋白异常过度磷酸化水平后，需要进一步讨论的问题是 Tau 蛋白的异常过度磷酸化是否是引起老年性痴呆症的发生的可能原因？通过动物或细胞实验，上调 Tau 蛋白磷酸化水平，观察是否可以复制出老年性痴呆症样的病理和行为学异常变化。如果实验结果为阳性，则表明 Tau 蛋白的异常过度磷酸化与老年性痴呆症的发生密切相关。

模型复制则是一个由表型（A）到现象（B）的过程。

3. 干预阻断（或表型干预）　逻辑学认为，充分必要条件是指如果有事件 A，则必然出现事件 B；如果没有 A 事件的发生，则必然没有 B 事件的出现，A 事件就是 B 事件的充分必要条件。

模型复制表明，Tau 蛋白的异常过度磷酸化与老年性痴呆症的发生密切相关，但 Tau 蛋白的异常过度磷酸化是否为老年性痴呆症发生的充分必要条件呢？

干预阻断实验是通过阻止、阻断或下调表型，达到防止疾病或病理过程出现的研究方法，通过干预 A 而阻断 B 发生的过程，称为表型干预研究。是探讨和确认充分必要条件重要手段。如下调老年性痴呆症动物模型 Tau 蛋白磷酸化水平,观察动物老年

性痴呆症样的病理和行为学异常是否得到缓解甚或恢复。如果实验结果为阳性，则表明 Tau 蛋白的异常过度磷酸化是老年性痴呆症发生的充分必要条件，即 Tau 蛋白的异常过度磷酸化是老年性痴呆症发病的关键因素。

综上所述，探索性实验的基本研究方法包括表型观察（从 B 到 A）、模型复制（从 A 到 B）以及干预阻断即表型干预（从下调 A 到防止 B）的研究过程。

三、机能学中探索性实验实施

在即将完成医学基础课程进入临床阶段前，开展基于机能学科的探索性实验将有助于医学生主动全面回顾已学基础医学学科的理论知识、尽早接触科学研究，让学生从生理、疾病以及疾病转归的系统分析中得到理论认识与科研能力的提高。基于机能学科的探索性实验可根据不同高校具体情况进行不同设置。

（1）基于机能学科开设探索性实验课程。

（2）开设探索性实验选修课。

（3）融入机能学科的探索性实验。

（王小川）

第二节 医学生物学科学研究思维方法与创新

过去的世纪是物理学的世纪，已经开始的世纪是生物学的世纪。作为一名医学科学工作者，学习医学生物学科学研究思维方法，对培养创新能力至关重要。

一、医学生物学研究的基本程序

一个具体的医学生物学研究过程可概括为如下几个方面：即选择一个研究主题；收集研究资料；提出理论假设；然后根据这个理论假设预测实验结果，设计一个高度可控的实验来验证理论假设的正确性；根据实验事实撰写研究论文。此外，科学研究的动力源于社会，所得出的理论和取得的成果最终应服务于社会，即科研成果的转化。创新能力的培养可体现在科学研究的多个环节。下面就医学生物学研究中所涉及的有关问题做一简单介绍。

（一）科研选题

科研选题的基本原则可概括为如下几点：创新性、科学性、目的性和可行性。其基本方法可归纳为以下两种：

1. 前瞻性选题 从一流杂志选择一个有重要意义的科学问题，找到相关研究最新进展，思考这一研究下一步最关键的问题是什么？研究结果必然国际领先。

2. 回顾性选题 读一本权威性教科书或综述文章，选择一个热点科学问题，找到对这一问题目前的观点和疑问，提出自己的假设，用新技术进行验证。可能获得两种研究结果：与过去已有报道的结果相同，表示你用新技术验证和完善了已有的理论；与过去已有报道完全不同，这就是新发现。使用回顾性选题，科学工作者除了要对科学有敏锐的洞察力以外，还需要有对权威提出质疑的勇气和反叛精神。

值得一提的是：科研选题的创新性和科学性基于对这一领域国内外研究概况的掌握和理解。对于一个初涉科研的年青科技工作者来说，要学会分类信息和提取信息的技能，否则便会被浩如烟海的信息所吞没。

（二）收集资料

各种疾病的病因、发病机制、诊断和防治应该是医学科学研究的主要材料和资源。在收集资料时，必须遵循研究资料或要解决的问题源于自然、源于社会的原则。

（三）提出假设

假设的形成是研究的基础。理论假设可源于研究者观察的资料，也可是文献的总结，但绝不是研究者的主观臆想，它是黑暗中一盏忽闪忽灭的火花，照亮未知的行程。理论假设决定了研究的方向和研究的水平。做出一种理论假设，是一个高风险的游戏。在资料贫乏的情况下，风险更大。由于不可预测的因素，有些假设，甚至大多数假设可能是错误的，这也是历史上从事科学研究的人不计其数，而名垂青史者仅仅是极少数的主要原因之一。因此，理论假设的形成可谓是研究工作最富挑战性的环节之一，也是研究者科学素养的高度体现。

（四）实验设计

1. 研究材料的选择 理论假设需要实验来证明，实验的第一步就是选择合理的研究材料。由于生物体以及生物个体的高度不均一性，某些生物定理仅仅适用于特定的研究对象，因而理论假说只能在某些特定的生物材料中得到证实。选错了研究对象，有可能导致极有价值的理论假说胎死腹中。由于生物体的高度复杂性，正确选择研究对象不仅能证明理论假设，而且能使实验方法变得简洁，实验结果更具说服力。因此，合理的研究对象是研究成败的关键之一。

2. 实验条件的可控性 科学实验的原则是伽利略建立的，实验的目的在于证明理论假设的正确与否，实验的结果应当客观可信，不应该因观察者的不同而不同，即如果实验条件重复，结果也应当重复。一个理想的科学实验应当是一个高度可控的实验：每个实验条件应当是高度可控的，这种可控性表现在每个实验条件可以用理论预测和计算它的强度，并且这种强度的误差是可以被估计的。只有高度可控的实验条件才能保证实验结果的高度重复，这正是近代科学实验的核心。然而，由于生物医学所研究对象的高度不均一性，在某些条件下难以精确控制实验条件，最终实验结果是一些离散的数据，因此，生物医学的重现性是统计学的重现性，而不是绝对数值的重现。

3. 实验技术的可行性 一个再有意义的研究课题，如果没有相应的研究条件，则是无法执行的。这是我们在科研中必须注意的问题。

4. 实验过程的简洁性 一个实验过程越复杂，所涉及的方法和步骤就越多，那么，不可预测的因素就越多，实验结果的离散度就越大，重复性就越差，解释就越困难。因此，有经验的科学家总是力图用简洁的实验方法，证明复杂高深的理论。

5. 明确所要解决的关键性科学问题 一个研究只能解决一个特定的科学问题，切忌面面俱到，切忌试图通过你的一个课题解决所有的科学难题。

（五）执行实验

"实践是检验真理的唯一标准"。只有通过科学实验，才能对所提出的理论假设加以验证。要保证实验的成功率，必须做好如下几点：

（1）在开始实验前做好充分的准备，最好将所有实验步骤表格化，标出关键性步骤。

（2）实验中认真观察和记录每一个现象和细节，尤其是细胞生物学研究者，创新发现常常源于细致的观察。

（3）认真分析总结实验结果。

（六）结果分析

1. 数学的应用 原始的实验结果数量庞大，特别是生物医学的原始实验数据往往高度离散，因此，要从中寻找数据之间的规律，必须借助数学工具，对原始数据进行分析和综合，把庞大而又高度离散的原始数据用简洁的数学公式表达出来，以利于分析实验结果。生物医学通常采用数理统计的方法处理实验数据，求得原始数据的平均值，观察原始数据的离散度，比较实验组之间的差异，探求实验数据间的关联性，从总体上把握实验结果，为实验结果的分析做好准备。名垂青史的科学家往往能对数学工具应用自如。马克思曾经说过，应用数学工具的熟练程度，决定了科学的成功程度。

2. 统计方法的应用 由于生命现象的高度复杂性和不均一性，即物种与物种之间，同一物种在不同时间和空间，甚至在同一时间和空间的同一物种的不同个体之间的差异性，使生物学研究中存在一条约成俗定的规则：一条生物学定理仅仅适用于它所来源的材料，它的普适性需要在不同的材料之间得到证明。由于研究材料的不均一性，因此生物学定理往往以统计的形式表现出来，生物学定理代表的是一个群体的平均值。

3. 实验结果的外推 由于技术的限制，某些实验条件无法达到理想的状态，那么，可以将现有的结论作合理的外推，这就是伽利略的"理想实验"。

4. 实验结果的提炼与升华 科学实验并非简单为发现而发现，况且科学实验的目的是证明理论假说的正确性与否，提炼实验结果背后的规律，才是科学研究的真正目的。因此，对实验结果的分析，可以说与做实验一样重要。分析得到的实验结果，探讨实验结果之间的联系，解释实验结果，在此基础上论证理论假说的正确与否，修订原始理论假说，形成新的理论框架，预测新的实验现象，开始新一轮科学研究的循环。一个高明的科学家往往能从平凡的实验结果中提炼出令人惊叹的理论，因此，从实验结果中提炼出理论的精彩程度，决定了一个科学研究者所能达到的层次。

5. 怎样对待非预料性结果 得到一个非预料性结果时，一个对自己充满自信的科学家首先考虑到的应该是自己有了新的发现。此时，应该抓紧时间检查实验结果的重现性，而不是坐在那里冥思苦想"到底是哪里出了错"。

6. 什么是科学发现 一个革命性的科学发现的涵义应该是"非预料性和无法解释"，因为它不仅无已有的理论的支持，又不是基于已有的研究结果。当然，新的科学发现的前提是可重现性。

（七）撰写和发表科研论文

见本章第三节。

二、科研质量控制有关参数及其重要性

有关科研质量控制的参数繁多，在统计学中已有详尽描述，这里仅强调几个最简单、且易出错的

参数：

1. 对照组 巧妙而正确地设计对照组是评价一个实验结果的可信度的前提。根据实验目的和需要解决的问题不同，对照组的设计多种多样，如组间对照、自身对照、配对对照等。然而，阳性对照、阴性对照和空白对照是所有实验所必备的，阳性对照可排除实验过程中的系统误差，阴性对照是说明实验特异性的前提，而空白对照则是正确定量计算的基础。

2. 随机原则 在实验分组过程中不能带任何主观因素，否则将严重影响结果的可靠性。

3. 重现性 在一定条件下，重复次数越多，实验数据越可靠。不能被重复的研究结果毫无科学价值。

4. 标准的应用 根据研究的目的和方法不同，选择的标准亦不尽相同。概括起来有定性分析标准和定量分析标准，后者又有绝对定量和相对定量标准。在医学生物学研究中，最常用的是相对定量分析。

（王建枝）

第三节　机能学实验研究论文的书写

科学论文是交流和传播科学信息的基本方式，也是作者对科学贡献的主要标志。书写研究论文是科研工作的重要内容。一篇高质量的科研论文应能充分体现作者工作的新发现、新方法、新观点及其研究价值。科学价值和表达形式是构成研究论文的两大要素，科研设计和实验结果决定科学价值，表达形式则通过资料整理和写作来反映。可见，严密的科研设计和真实、有效的实验结果是高水平研究论文的基础，而准确、完美的表达形式则能充分体现科研水平与意义。因此，如何撰写出高质量的研究论文，除了需要有深厚的科研功底外，还要有较强的逻辑表达能力，注重科学性、创新性与可读性，做到多读、多想、多问、多写、多改。下面就研究论文的书写进行简单介绍。

一、一 般 要 求

（一）拟订提纲、进行资料整理

1. 拟订提纲 医学研究论文一般包括文题、作者、摘要、关键词、引言、材料与方法、结果、讨论和参考文献九个部分。其中引言、材料与方法、结果、讨论和结论是主要内容。拟订提纲有利于从文献及结果中理清思路，分析实验结果是否能充分说明问题，必要时应及时补充实验，尽量避免在审稿中发现重大缺陷造成退稿。

2. 合理组织材料 包括实验结果与文献资料的整理。对实验结果的表述一般有图、表格和文字概括等形式。作图应简单明了，便于表示连续的、直观的结果；表格能展示较精确或较复杂的（如多因素、多指标）的结果；以文字对实验条件进行说明与结果概要；以统计学方法及 P 值表明差异的显著性，对重复性不够好的结果不预收载。同时收集、整理相关文献资料，为说明某种观点或论证某一结果，常引用文献作依据。

（二）论文格式

论文投稿分外文期刊和中文期刊两大类。

1. 外文期刊 1978 年 1 月一批国际知名医学期刊的编辑于加拿大发表了著名的温哥华宣言（Vancouver Declaration），对生物医学期刊稿件格式提出了统一的要求，称为"生物医学期刊稿约的统一要求（Uniform Requirements for Manuscripts Submitted to Biomedical Journals）"。目前已修订到第五版（见 JAMA，277：927～934，1997），该统一要求已被世界上大多数生物医学期刊采用，并定期由"国际医学期刊编辑委员会"（International Committee of Medical Journal Editors，ICMJE）进行修订。因此，向外文期刊投稿前须充分阅读该要求及各期刊具体的来稿须知（Instructions for Authors 或 Information for Contributors），也可参阅欲投稿期刊刊登的论文格式。

2. 中文期刊 随着中国加入 WTO，中文期刊的稿约要求将与国际通用的"统一要求"全面接轨。此外，在向中文医学期刊投稿时应采用最新版的《中国药典》和《药名词汇》中的标准药名；采用全国自然科学名词审定委员会公布的《医学名词》中的标准医学名词。中文期刊常需标注中文分类号、字数、资助基金的来源及作者简介，其他见各期刊的来稿须知。

（三）写作要点

1. 注重科学性 应把握实验设计的三大原则即对照、重复与随机。具体有：①被试因素应符合自然科学的基本规律，搭配合理并标准化或固定化；②受试对象应标准化；③观察指标应合理、可行与先进；④反映重复性的样本达到所需例数；⑤设立随机、合理的对照。

2. 观点鲜明、创新性强 创新是科学的生命，全文应紧扣主题，突出创新性，充分展示实验中的新发现，归纳出新的观点。

3. 把握尺度、推理严谨 应在充分阅读文献的基础上对实验结果进行周密考察、充分论证后再下结论。避免以简单的或不全面的结果推导出绝对的结论。

4. 注重可读性 研究论文的目的是让人能清楚其中的科学意义。因此，论文应文风客观朴实，层次分明，逻辑性强。少用长句与疑难字、词，少用第一人称，不滥用非标准的缩略语，做到用词通俗、准确与规范。

二、各项具体内容的写作

（一）题目（title）

题目应包括被试因素、受试对象、试验效应及变化特点等。力求准确概括论文的性质、内容以及创新之处，关键性词汇使用要恰当。题目字数一般为 20～30 个字或 100 个英文印刷符号。

（二）摘要（abstract）与关键词（key words）

摘要可置于论文的开始，构成研究论文的一部分，也可与题目一起独立出现于各种检索系统。要求紧扣主题，观点鲜明，简单扼要，重点突出，充分体现本研究的创新之处，一般为 100～300 字。

研究论文摘要的写作多采用结构式，包括目的（objective 或 aim）、方法（methods）、结果（results）与结论（conclusions）即 OMRC。其中结论必须是本文实验结果的一级推理，而其他作者的支持性工作和本研究的外延推理部分不应列入摘要中。

关键词也称主题词或索引词，可以是单词或短语，列出关键词便于图书索引与读者检索。关键词应能充分体现论文中重要的主题并能吸引读者。除主要从 Index Medicus 的 MESH（Medical Subject Headings）表查找外，还可以从《汉语主题词表》、《医学主题词注释字顺表》以及《中医药主题词表》中得到补充。个别查不出相应词的，可选择直接相关的几个词组配或最直接的上位关键词等。关键词可选用 3～10 个，一般为 3～5 个；各词汇之间空两格，英文关键词的第一个字母要大写。

（三）引言（introduction）

引言常采用从宽到窄的"漏斗式"（funnel shape）结构，从叙述与主题相关的已知的一般知识开始，进入该主题特定领域研究现状（unknown），然后提出本论文要解决的问题（question）。即围绕提出问题的依据、解决问题的关键、本文在解决该问题中的地位以及可能的创新点进行简明扼要的说明。

应该注意的是引言中所提出的问题即研究目的，应能在实验结果中加以证实。在引言中可适当引用参考文献，但一般不超过 3 条，引言的字数为 300～600 字，约占全文的 1/10。引言不同于摘要，本文的结论不列在引言中。

（四）材料与方法（material and method）

这部分主要说明实验的方法学依据，包括材料、方法和研究的基本过程，并利于其他人重复与借鉴。

1. 受试对象 对人，应说明受试者的选择标准、年龄、性别、病情判断依据、病程长短、并发症、用药及疗程观察指标等，选择志愿者时应注明对照的合理性。对动物则应说明来源、性别、年龄、体重、饲养条件、健康情况、麻醉（药品、剂量、途径）及手术方法。有动物模型时要简介复制方法。

2. 实验材料 实验中采用的化学药品、实验仪器应说明名称、来源、规格、批号等。生物材料（器官、组织、细胞等）应说明名称、来源、采样时间、保存或运输方法等。

3. 被试因素 应描述被试因素与受试对象的组合原则，对照设置、被试因素作用的方法、时间与强度等。

4. 观察指标与实验步骤 具体说明观察指标的种类、特点，处理过程和测定方法等，并按实验过程和先后顺序逐一介绍。

5. 统计学数据处理 说明统计量的表示方法如平均值±标准差（Mean±SD）；差异显著性的检测方法及其评定标准。必要时写明计算手段与统计软件名称。

（五）结果（results）

实验结果叙述研究中所发现的重要现象，由此判断实验研究的成败，导出相应的结论和推论。表述结果有文字描述和图表两种方式。表达实验结果时一般不用原始数据，而用统计量，并应有统计学结论。

1. 文字描述 一般用于结果的概况和要点。叙述顺序按重要性大小排列，分别为主要实验结果、次要实验结果和对照组结果。对主要实验结果要重点描述；对有显著性变化的结果，需指出其变化的特点与规律及差异的显著性；必要时重复一些关键的数据或变化百分率。

2. 以表格或图提供具体数据 表格或图设计应正确合理，简单明了，读者从表格或图就能对实验内容（如药物、途径、指标与单位、结果等）有大致的了解。

表格的制作：一般采用"三"线表即顶线、标目线和底线三条横线构成栏头、表身。一般行头标示组别、栏头标示反应指标。表格应有序号与表题。表底下方可加必要的脚注。

图的绘制：一般常以柱形图高度表达非连续性资料的大小，以线图、直方图或散点图表达连续性或计量资料的变化，以点图表示双变量之间的关系。有时为说明两个或多个指标变化，可设立双坐标。图序号与标题置于图的下方。一般纵坐标与横坐标长度之比为3∶4较合适。

（六）讨论（discussion）

讨论是对实验结果进行论证、分析，实现透过现象看本质，以达到理论上的升华。因此，讨论部分可反映出论文的学术水平。讨论应包括：

1. 对引言中所提问题的回答、论证与解释应针对引言中提出的问题给予回答，指明答案与问题的对应关系及答案适用的范畴；通过适当陈述结果和引用文献等全方位论证答案；用已知知识解释答案的合理性以及与以往观点的一致性，并为自己的答案辩护。

2. 突出创新点　引言中所提出的未知问题实际是本研究工作的创新点，可列举本文实验结果从哪几方面支持该创新点。推导出创新的重要性，即具有何重要理论意义与应用价值，但切忌推理过分外延。

3. 客观评价研究方法或结果的局限性与不一致性　应注意到任何研究在时间、空间和条件上的局限性，指出与本文密切相关的未解决问题及可能的解决途径。对意外结果或与假设不完全一致的结果应予以解释。

（七）参考文献（reference）

该部分往往代表研究的起点，反映出作者对该研究领域前沿的跟踪程度，同时也为读者提供更多的相关信息。选择参考文献一般应遵循有效（主要选择期刊）、易获得以及新而精的原则。引用文献正确，除按论文格式中提到的《生物医学期刊稿约的统一要求》外，亦应认真阅读欲投稿期刊的"来稿须知"中对参考文献的具体要求。同时要保证引用参考文献信息的准确性、公正性及相关性。

（管茶香　周　勇）

参 考 文 献

包定元. 1990.药理学实验指导.成都：成都科技大学出版社.

韩亚京.1998.实验动物大鼠脑脊液采集法.解剖科学进展；4（3）：281-282

李仪奎. 1991.中药药理学实验方法.上海：上海科学技术出版社.

李著华，朱庆平，唐显玲，等.2003.微量肝素对家兔 DIC 时血液流变性变化和微循环障碍的治疗作用.中国血液流变学杂志，13（3）：203-206

鲁子惠，顾西根.1985.生理科学新技术.北京：科学出版社.

倪灿荣，马大烈，戴益民.2006.免疫组织化学实验技术及应用.北京：化学工业出版社.

阮晓岚，李胜，孟详喻，等. 2015. 弥散性血管内凝血诊疗现状：ISTH/SSC 最新共识解读.中国循证医学杂志，15（9）：993-999

邵俊伟，蔡逊. 2014. 高脂饮食联合链脲佐菌素建立 2 型糖尿病大鼠模型的研究进展.中国实验动物学报，22（4）：90-93

孙波，刘文利. 1984.右心导管测定大鼠肺动脉压的实验方法.中国医学科学院学报；6（6）：464-466

汪家政，范明.2000.蛋白质技术手册.第 2 版.北京：科学出版社.

王吉耀.2011.内科学.第 2 版.北京：人民卫生出版社.

王庭槐.2004.生理学.北京：高等教育出版社.

魏文汉.1984.病理生理学（下册）.上海：上海科学技术出版社.

夏丙南，孙瑞元，张家铨. 1983.药理学实验教程.贵阳：贵州人民出版社.

肖献忠.2013.病理生理学.第 3 版.北京：高等教育出版社.

徐叔云，卞如濂，陈修.1982.药理学实验方法.北京：人民卫生出版社.

徐叔云，卞如濂，陈修.1994.药理实验方法学.第 2 版.北京：人民卫生出版社.

徐叔云，卞如濂，陈修.2002.药理实验方法学.第 3 版.北京：人民卫生出版社.

姚泰. 2001.生理学（七年制规划教材）.北京：人民卫生出版社.

姚泰. 2003 生理学.第 6 版.北京：人民卫生出版社.

姚泰.2001.生理学.北京：人民卫生出版社.

叶顺传，曾秋棠，刘晓飞.2004.美托洛尔与额沙坦对大鼠急性心肌梗死后 Kv4.2 基因转录的影响.中国心脏起搏与心电生理杂志，18（2）：112

袁秉祥. 2003.机能实验学教程.西安：西安交通大学出版社.

赵轶千，王雨若. 1985.生理学实验指导.北京：人民卫生出版社.

Bollag DM，Rozycki MD，Edelstein SJ.1996.Protein Methods.The Second Edit. New York：Wiley-Liss.

Pillekamp F，Halbach M，Reppel M，et al. 2007. Neonatal Murine Heart Slices. A Robust Model to Study Ventricular Isometric Contractions. Cell Physiol Biochem，20（6）：837-846.

Xi JY，Khalil M，Shishechian N，et al. 2010. Comparison of contractile behavior of native murine ventricular tissue and cardiomyocytes derived from embryonic or induced pluripotent stem cells. FASEB J，24（8）：2739-2751

附录　常用实验动物一般生理常数

（一）实验动物血液学主要常数

动物种类	红细胞数立方毫米（×10⁶）	血红蛋白（克/100毫升血）	血细胞压积（%）	红细胞平均体积（立方微米）	红细胞平均血红蛋白量（微微克）
猫	77.5	12.5	36	48	17
狗	66.7	16.5	47	70	25
豚鼠	55.4	3.4	43	81	25
兔	66.2	13.4	39	60	23
大鼠	77.3	15.2	45	62	21
小鼠	88.6	14.2	45	51	17
猴	55.4	13.0	40	73	24
马	110.1	15.0	44	44	15
绵羊	112.0	12.0	38	32	10

（二）实验动物白细胞分类正常值

动物种类	白细胞数/立方毫米（×1000）	多核细胞（%）	（×10³）	淋巴细胞（%）	（×10³）	单核细胞（%）	（×10³）	嗜酸性细胞（%）	（×10³）	嗜碱性细胞（%）	（×10³）	血小板（×10³）
猫	13.2	59	7.8	34	4.5	2.5	0.33	4.6	0.60	0.0	0.00	300
狗	11.5	54	7.3	30	3.4	3.0	0.35	4.0	0.46	0.0	0.00	297
豚鼠	9.9	38	3.9	55	5.4	2.7	0.30	3.5	0.38	0.3	0.00	/
兔	8.1	32	2.7	63	5.2	4.1	0.29	1.3	0.10	2.4	0.19	650
大鼠	9.8	19	1.9	76	7.4	2.7	0.26	1.6	0.16	0.0	0.00	/
小鼠	9.2	20	1.8	80	7.3	0.2	0.02	0.9	0.08	0.0	0.00	232
猴	11.3	45	5.1	50	5.7	2.0	0.23	3.0	0.34	少	少	450
马	7.3	54	4.2	29	2.3	5.0	0.33	5.0	0.38	0.6	0.04	235
绵羊	7.4	27	2.0	63	4.6	3.0	0.20	6.0	0.40	1.0	0.10	/

（三）常用实验动物动脉血压正常值

动物种类	性别	平均动脉压（毫米汞柱）	测量时条件	测量方法	测量例数
猫	/	133±9（SE）	戊巴比妥钠麻醉	颈总动脉插管	6
狗	/	133±2.7（SE）	同上	同上	30
豚鼠		57.2	麻醉	同上	8
兔	雄	90	麻醉	同上	20
大鼠	雌	88±10.7（SE）	乙醚麻醉	主动脉插管	20
小鼠	/	99±2（SE）	同上	尾部间接测压	40
猴	/	110±10（SD）	同上	经座椅训练一周，主动脉插管	13

（四）常用实验动物心率正常值

动物种类	性别	心率（次/分钟）	测量时条件	测量方法	测量例数
大鼠	雄	373±7.7（SE）	戊巴比妥钠麻醉	心电图测量	22
小鼠	/	376±4.9（SD）	同上	同上	10
豚鼠	雄	252±12	笼中静止时	同上	5
兔		246	戊巴比妥钠麻醉	同上	5
狗		121±19（SD）	经过训练、清醒	同上	30
猫		213±14（SE）	戊巴比妥钠麻醉	颈总动脉插管、膜检压计	6
猴	雄	227	氯丙嗪、座椅	心电图测量	4

（五）常用实验动物的体温正常值

动物种类	性别	年龄	体温（℃）	测定部位	测量例数
大鼠	雄	1 年以上	36.7±0.9（SD）	直肠	10
小鼠	雄	4 月至 1 年	36.5±1.3（SD）	直肠	50
豚鼠	雄	1～2 年	39.2±0.7	直肠	6
兔	雄	1～5 年	39.6	直肠	33
狗		成年犬	38.2±0.6（SD）	直肠（麻醉）	77
猴	雌	成年猴	39.7±0.1（SD）	同上	40

（六）常用实验动物的呼吸频率正常值

动物种类	性别	呼吸频率	测量例数	测量时条件	测量方法
大鼠	/	85.5	35	/	呼吸描记器
小鼠	/	94	10	戊巴比妥钠麻醉	同上
豚鼠	/	60±20（SD）	10	同上	同上
兔	雄（幼）	56	5	同上	（未注明）
狗	/	28.2±3.25	39	同上	体积描记仪
猴	雌	40	8	经座椅训练	呼吸描记器
猫		30	4	戊巴比妥钠麻醉	同上

（七）常用实验动物的代谢率、氧耗量的正常值

动物种类	性别	外界温度（℃）	测定条件	测定例数	耗氧量（毫升/克/小时）	代谢率（卡/米^2/小时）	体表面积（米^2）计算公式
大鼠	雄	28	睡、空腹	42	0.69±0.023(SE)		
大鼠	雄	27	空腹	10		28.29±0.41（SD）	米^2=9×（体重）$^{2/3}$体重以克为单位
小鼠		31～31.9	安静	50		26.6±1.2	米^2=9.1×（体重）$^{2/3}$体重以克为单位
豚鼠		30～30.9	空腹	6		24.70±0.41（SD）	米^2=9×（体重）$^{2/3}$体重以克为单位
豚鼠		25	安静	6	0.833		
兔		28～32	基础状态	20		26.00	米^2=0.001×（体重）$^{2/3}$体重以克为单位
狗	雄	24	安静	9		28.00	米^2=0.107×（体重）0.06体重以公斤为单位
猴	雄			6	0.432	24.91	米^2=11.7×（体重）$^{2/3}$体重以公斤为单位